DR LEMANSKI

HYGIÈNE DU COLON

OU

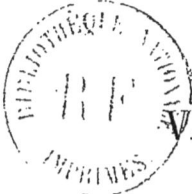

VADE-MECUM

DE L'EUROPÉEN AUX COLONIES

PARIS

G. STEINHEIL, ÉDITEUR

2, RUE CASIMIR-DELAVIGNE, 6^e

1902

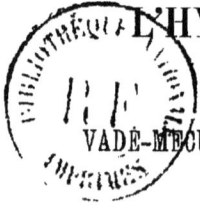

L'HYGIÈNE DU COLON,

ou

VADE-MECUM DE L'EUROPÉEN AUX COLONIES

,TRAVAUX DU MÊME AUTEUR :

De la voie rectale et de son utilisation en thérapeu-tique, brochure de 70 pages, Paris, 1893.

Projet de Maison de Santé, brochure de 16 pages, Tunis, 1897.

De l'Assistance publique française en Tunisie, brochure de 16 pages. Tunis, 1897, Picard et Cᵉ.

Une trachéotomie et un tubage chez des Musulmans, in *Bulletin Médical*, Paris, 1898.

Le Bouton d'Orient *(Bouton tunisien)*, brochure de 20 pages, Tunis, 1898, Picard et Cᵉ.

Hypnotisme et Aïssaouas, brochure, Tunis, 1898.

Deux cas de néphrite rhumatismale avec urémie convulsive, in *Bulletin Médical*, août 1898, Paris.

L'Hygiène infantile, brochure in-8º de 98 pages, Tunis, 1898, Picard et Cᵉ.

Psychologie de la femme arabe, in *Revue Tunisienne*, 1899, Tunis.

Traitement du paludisme chez l'enfant, *Bulletin Médical de l'Hôpital civil français de Tunis*, 1889.

Traitement du paludisme (en préparation).

Diagnostic des abcès du foie, brochure, Tunis, 1899.

Les indications des injections hypodermiques de quinine, in *Bulletin Médical de l'Hôpital civil français de Tunis*, 1889.

Traitement du paludisme aigu ou chronique par les injections hypodermiques de bichlorhydrate de quinine, en collaboration avec Marcel Drouillard, communi-cation à la Société de Thérapeutique, 1900.

L'hygiène de l'Escrime en été, brochure, 1900.

La psychologie de l'Escrime, brochure, 1900.

L'art pratique de formuler, in-18 de 260 pages, G. Steinheil, Paris, 1900 (2ᵉ édition 1902).

De l'emploi du dermatol en gynécologie et influence du paludisme sur l'appareil génital de la femme, mé-moire à la *Société Obstétricale et Gynécologique de Paris*.

Le traitement de l'hépatisme paludéen et l'hydrothé-rapie dans la convalescence de la fièvre typhoïde, in *Bulletin Médical de l'Hôpital civil français de Tunis*.

Tunis et ses environs (chez Picard, Tunis, 1901).

Formuraire aide-mémoire de la Faculté de méde-cine et des médecins des Hôpitaux de Paris. Roux et Lemanski, 5ᵉ édition, G. Steinheil, Paris, 1902.

Dʀ LEMANSKI

—

HYGIÈNE DU CÔLON

ou

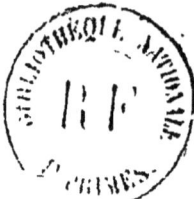

VADE-MECUM

DE L'EUROPÉEN AUX COLONIES

PARIS

G. STEINHEIL, ÉDITEUR

2, RUE CASIMIR-DELAVIGNE, 6ᵉ

—

1902

PRÉFACE

Je suis heureux d'avoir à présenter au public ce volume de mon ami M. le docteur Lemanski. Je le remercie de m'avoir laissé ce soin; je m'en charge avec d'autant plus de plaisir que j'ai ainsi l'occasion de dire tout le bien que je pense de son excellent ouvrage *l'Hygiène du colon*.

Sous ce titre, trop modeste à mon sens, M. Lemanski a fait un remarquable traité d'hygiène. Toutes les questions qui se rapportent à cette science y sont magistralement exposées, et l'ouvrage a ce mérite inappréciable qu'il est d'une lecture attrayante. On passe d'un chapitre à l'autre par une transition facile, logique, qui semble toute naturelle.

L'ouvrage est divisé en deux parties : la première traite plus particulièrement de l'hygiène en général en ce qui concerne l'habitation, la boisson; l'habillement, l'alimentation, l'antisepsie; la deuxième partie s'occupe surtout des différentes affections qui peuvent atteindre l'homme et de la façon de les éviter ou de les soigner. Naturellement cette seconde partie ren-

ferme de nombreux conseils aux personnes qui vont
porter dans les colonies leur activité et leur intelligence, puisque c'est principalement pour elles que
l'auteur a écrit. Chaque chapitre est précédé d'un
sommaire qui en analyse les différentes parties,
ce qui permet de se rendre un compte rapide du sujet
traité, et, en cas de nécessité, de retrouver facilement
un passage. Enfin, quelques mots techniques un peu
trop scientifiques sont expliqués en note pour éviter
au lecteur toute hésitation ou toute interprétation
erronée.

Telle est la division de l'ouvrage, dont on saisit l'utilité et la méthode; mais ce qu'on ne peut expliquer,
c'est le charme et la vivacité du style, les remarques
pittoresques, les récits pleins de vie dont le texte est
agrémenté. L'hygiène comprise à la façon du docteur Lemanski n'est pas une marâtre qui vous gour-
mande et vous moleste sans cesse, vous faisant de la
vie des tableaux effrayants; c'est, au contraire, une
douce fée qui vous prend par la main, vous guide avec
une bienveillante sollicitude dans les routes de la vie
semées, hélas! de périls nombreux et souvent cachés;
elle veut que notre santé, quel que soit notre pays
d'élection, évite ces périls pour que notre vie soit
saine, agréable et partant plus longue.

Je ne crois pas nécessaire de faire des vœux pour
le succès de l'*Hygiène du colon;* il est assuré d'avance.
Cet ouvrage ne tardera pas à être dans la bibliothèque
de tous nos compatriotes de la Tunisie. Je contri-

Luerai pour ma part à le répandre, car je n'hésiterai pas à le donner en récompense aux élèves de mes établissements scolaires et, en le faisant, c'est surtout à eux que je serai utile.

'L. Machuel,

Directeur général de l'Enseignement public en Tunisie.

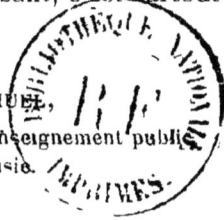

AVANT-PROPOS.

Il est banal de répéter que l'hygiène est la plus précieuse sauvegarde de la santé : prévenir la maladie vaut mieux que la guérir.

Nous voudrions, en nous inspirant de cette conviction, faire partager notre sentiment à tous et entreprendre une œuvre de constante vulgarisation en nous appliquant à répandre les vérités nouvelles, conquêtes journalières de cette science qui augmente sans cesse son vaste domaine.

L'ensemble des connaissances médicales, à notre époque, est difficile à embrasser pour les gens du métier ; les découvertes si nombreuses de l'art de guérir obligent les médecins à une grande somme de travail pour lire les revues, les journaux, les mémoires originaux, les comptes rendus des Académies. C'est donc une tâche ardue pour les savants, impossible aux gens du monde.

N'est-il point cependant utile que le grand public acquière des notions générales sur les progrès récents de la médecine ? Cela n'est-il point surtout vrai pour les Européens vivant dans les colonies, où ils

doivent être préparés à se défendre contre les maladies qui les menacent et les frappent s'ils sont imprudents, qu'ils éviteront au contraire s'ils sont mé-
nagers de leurs forces et de leur corps !

Notre but aussi est d'aider le praticien dans sa lutte
contre les maladies, sans avoir jamais la prétention
de le remplacer dans les cas graves. Mais nous facili-
terons les innovations de la thérapeutique moderne
en apprenant aux familles à accepter avec plus de
confiance les paroles du médecin.

Nous entreprendrons, en quelques chapitres, le
bon combat contre les deux plus grands fléaux de
l'humanité, la tuberculose et l'alcoolisme, qui menacent d'abâtardir les races les plus fortes. Nulle part
le danger n'est plus imminent qu'aux colonies, et
nous n'avons pas craint de montrer tout le péril
aux colons ; l'abstinence et la prophylaxie en général
sont les meilleures assurances contre la mort.

L'hygiène, nécessaire partout, est donc indispensable, on le comprendra, dans les colonies où l'Européen doit s'acclimater ; c'est un auxiliaire pour aider aux installations et prévenir, dans la vie de tous
les jours, les fâcheuses défaillances de la santé.

L'utilité de l'hygiène est grande. Elle s'impose,
elle s'affirme, elle est indispensable à tous les hommes,
dans les situations les plus diverses : l'agriculteur doit
s'y conformer, dans ses exploitations, pour être à
même de compter sur des ouvriers actifs et énergiques ; le général a besoin de s'en préoccuper pour
conduire une expédition sans laisser derrière lui trop

d'éclopés et de traînards ; l'ingénieur, qui ne construit pas que des lignes de chemins de fer ou des ponts, y songera également s'il s'occupe de bâtiments ou de règlements de voirie ; l'instituteur donnera aux élèves de bons principes de médecine courante avec l'enseignement de chaque jour.

Mais le colon isolé, dont la maison est souvent à plusieurs dizaines de kilomètres de tout secours, a besoin de savoir par lui-même donner les premiers soins, pour sauver parfois une existence. Il lui faut des principes d'hygiène détaillée et de médecine générale : il les appliquera dans les cas légers ou graves en attendant la venue du médecin.

Dans maintes circonstances, le médecin ne peut pas être appelé au loin, au début de toute maladie ; avant son arrivée, il est souvent mille précautions à prendre pour ne pas gêner son action. Aux colons doivent donc être donnés les conseils d'hygiène et de médecine courante pour se garder de la maladie et parer aux premières éventualités. Il est surtout nécessaire de savoir *ce qu'on ne doit pas faire* pour éviter d'être nuisible. Notre livre aurait pu s'appeler : *Comment il faut attendre le médecin.*

Dans un esprit particulier nous ferons, et dans une méthode inverse, ce que se proposent les livres de médecine, plus ou moins populaires, qui ont la naïve et sotte prétention de remplacer le médecin. Nous n'apprendrons pas à une maman quelle médication *complète* réclame telle maladie, mais nous lui dirons en quoi elle consiste, pour lui donner l'idée, si c'est grave, de faire appeler le médecin ; nous lui dirons aussi, jusqu'à l'arrivée de ce dernier, ce qu'elle a le droit de faire ou de tenter.

Ainsi, c'est faciliter la tâche de la thérapeutique et ne jamais entraver son intervention précieuse. De plus, l'entourage devient pour le praticien un auxiliaire instruit et habile, et non pas un ennemi ignorant et incapable.

La diffusion et la vulgarisation moderne de la médecine sont aujourd'hui courantes ; il n'est pas un journal important qui n'ait sa chronique médicale ; il n'est pas une grande revue sans article scientifique. Les avis, les conseils ne manquent ni dans les livres, ni dans les périodiques. Aussi n'avons-nous pas eu la prétention de faire œuvre nouvelle, mais simplement de condenser, sous forme concise et pratique, des préceptes et des règles qu'il est quelquefois, pour les colons, difficile de rencontrer réunis.

Dans notre livre, ils trouveront, avec tous les détails qu'elles comportent, les principales questions d'hygiène développées sans prétention, aussi clairement et aussi simplement que possible, et la description des plus importantes maladies avec les symptômes qui suffisent à faire un diagnostic simple. L'éducation médicale du colon sera ainsi assez complète afin de s'entourer de toutes les précautions utiles pour éviter la maladie, et assez étendue pour donner les premiers soins avant toute intervention médicale, et même guérir quelque affection ou maladie au début, sans jamais faire, nous le répétons, *quoi que ce soit de nuisible.*

Pour la commodité de la lecture et des recherches, nous avons divisé l'hygiène du colon en deux parties.

Dans la *première partie*, nous avons passé en revue les principales questions relatives à l'alimentation, à l'habitation, à l'hygiène du corps, à la prophylaxie générale ; nous nous sommes attardés à développer la théorie et la pratique de l'antisepsie générale ou particulière, à exposer minutieusement les bienfaits de la vaccine et les services que peut rendre le thermomètre. L'alcoolisme a surtout retenu notre attention, et nous avons longuement exposé les dangers de l'abus des boissons alcoolisées, surtout dans les pays chauds. Aucun détail n'a été négligé.

Dans la *seconde partie*, au contraire, nous nous sommes interdit les trop longs développements, et nous nous sommes efforcés de résumer succinctement et de synthétiser la physionomie et les symptômes de chaque maladie, nous attachant surtout à apprendre aux colons à les reconnaître aisément dès le début, pour faire de la thérapeutique de *prompt secours* avant le diagnostic des gens du métier. Toutefois, nous avons réservé une place à part au Paludisme, à la Tuberculose, aux maladies épidémiques dont les atteintes sont fréquentes dans les colonies et qui peuvent être si facilement évitées, grâce à une véritable et sévère prophylaxie.

Indirectement, nous le pensons, notre livre aura rendu service aux médecins également, en rendant moins fréquentes, moins graves et moins dangereuses les *erreurs des malades*. L'entourage d'un valétudinaire a besoin de se familiariser avec les habitudes nouvelles de la thérapeutique : des personnes au courant sont des auxiliaires précieux au cours d'un traitement un peu long. Au moins on est sûr que les prescriptions seront comprises et exécutées fidèlement ; les résultats de la cure seront d'autant meilleurs.

On parle très souvent des fautes commises par des médecins, des erreurs qui peuvent entraîner la mort par inattention ou imprudence. Dans la pratique, ces faits sont extrêmement rares, fort heureusement d'ailleurs, et médecin et pharmacien ont une conscience professionnelle digne d'éloges, dont les efforts évitent bien des accidents. Un côté moins tragique de la vie du praticien lui permet de recueillir une jolie collection d'anecdotes avec les interprétations erronées des ordonnances. A la fin de sa carrière, le vieux médecin recommandera toujours à ses jeunes confrères la patience, la douceur, le calme et une énergie persévérante, mais il leur enjoindra d'être prodigues d'explications pour la plus simple prescription.

— Madame, vous prendrez un lavement d'eau boriquée matin et soir.

Il n'est pas inutile de préciser avec force détails : on pourrait le lendemain vous faire des reproches sur l'amertume du breuvage.

Il y a quelque dix ans, faisant un remplacement dans le Berry, je me réveillai en sursaut, au beau milieu de la nuit, à plusieurs coups vigoureux de la sonnette.

›Bientôt le domestique venait me prévenir qu'une personne avait un besoin urgent de me parler.

— Monsieur le Docteur, je viens vous demander en grâce, pour mon mari, facteur rural, qui souffre « d'un cor au pied », un flacon de laudanum.

— Mais, Madame, on ne fait pas lever un médecin à une heure du matin, pour lui demander du ›laudanum. Allez chez le pharmacien.

— Oh! Monsieur, je suis venue, sûre que vous me répondriez, tandis que notre pharmacien ne se lève pas toujours.

— Je vous remercie de la préférence, mais... Puis je me pris à réfléchir que, pour un cor au pied, la douleur et l'angoisse me semblaient bien exagérées, et je soupçonnai quelque abcès, quelque durillon forcé.

— Voyons, Madame, repris-je, votre mari est facteur rural; n'a-t-il pas une plaie ou un abcès au pied, et ne serait-il pas préférable, puisque je suis sorti du lit, d'aller le voir et de vérifier par moi-même...

— Non, Monsieur, il est bien inutile de vous déranger, vous êtes trop aimable, grand merci, donnez-moi seulement le laudanum que je lui fasse un cataplasme à mon pauvre homme, et il pourra s'endormir et moi aussi.

Malgré son entêtement, quoique je flairasse de plus en plus quelque chose d'insolite, je m'exécutai pour ne pas avoir l'air de « courir après la visite », et je fus humain en donnant quelques grammes de laudanum dans un flacon.

Puis je me glissais peu d'instants après dans des

draps encore moites, enchanté de reprendre les rêves interrompus, et savourant la tiédeur du lit, d'autant plus agréable que, durant cette nuit de rude hiver, le thermomètre marquait 15° au-dessous de zéro.

Je ne devais jouir de cette béatitude que peu de temps. Vers deux heures la sonnette reprenait son vacarme affolant. Et, de nouveau, le domestique, les yeux gros de sommeil, la figure abêtie et la langue épaisse, m'annonçait que la même paysanne revenait pour le « cor de son mari ». Je me mis à sacrer, à pester, à blasphémer Hippocrate, Esculape, Apollon et Mercure! Mais, avec la réflexion, je me levai!

La malheureuse s'excusait lamentablement ; elle aurait bien dû, elle l'avouait, avoir suivi mes conseils ; le pied gonflait, son infortuné mari n'avait pas fermé l'œil et poussait des cris de douleur et de détresse à fendre l'âme.

Je partis, comme tout médecin l'eût fait à ma place, et je trouvai le facteur rural avec un durillon forcé et suppuré. Un bon coup de bistouri, et l'homme soulagé me rendait des actions de grâces. Vite une ordonnance : un antiseptique, une pommade belladonée pour calmer la douleur, un paquet de gaze et des bandes.

On devait aller chez le pharmacien, expliquai-je, on laverait la plaie avec l'antiseptique, on aurait le paquet de gaze, sur laquelle on mettrait la pommade et on appliquerait le tout sur la plaie avec ouate et bandes.

Le lendemain de bonne heure j'étais auprès du facteur.

— Eh bien, mon ami, vous avez bien dormi?

— Monsieur le Docteur, tout irait bien sans ce maudit pansement dur comme la pierre.

— ? ? !!!

Rapidement, j'enlevai les diverses pièces du pansement et j'arrivai bientôt sur une masse grisâtre enduite de pommade: stupéfait, je regardai ! Les malheureux avaient appliqué le paquet de gaze sans l'ouvrir et ils avaient oint de pommade le papier parcheminé qui enveloppe la gaze!

Qu'on ne s'étonne pas après cela que des malheureux se mettent sur la tête des vessies de caoutchouc vides de glace, ou avalent, comme certain malade de mon service, par la bouche des suppositoires destinés à un autre orifice. Mais au moins celui-ci déclarait que le beurre de cacao avait un bon goût de chocolat qui ne lui répugnait pas du tout.

*
* *

Notre livre paraîtra certainement imparfait aux critiques des censeurs sévères, mais il a été longuement médité et écrit de bonne foi. Depuis dix ans, la pathologie des pays chauds a fait l'objet de nos études, et nous avons tiré, de ce commerce long et constant, la certitude que la plupart des maladies seraient évitées par une hygiène et une prophylaxie plus sévères et plus rigoureuses. Le projet nous a tenté de dire notre sentiment aux colons sans déguiser notre pensée: qu'ils lisent cet essai d'hygiène coloniale,

ils y puiseront cette conviction que l'Européen abstinent, qui se défie de l'alcool, qui sait se nourrir
et soigner à temps les indispositions inévitables,
mais bénignes, est assuré de conserver sa santé sous
les climats les plus rudes des tropiques.

Si notre vade-mecum ne lui rend pas service dans
la vie courante, il l'aura, nous l'espérons, instruit du
danger.

> Video meliora proboque
> Detoriora sequor ;

pensera-t-il avec Ovide, mais il dira peut-être :

> Je sais ce qu'il faut faire
> Et je fais le contraire ;

mais assurément le moment viendra où la conviction
nouvelle imposera une règle de conduite plus raisonnable, et notre succès sera aussi grand que nous
le désirons.

PREMIÈRE PARTIE

CHAPITRE PREMIER

L'HABITATION

Sommaire. — Où faut-il placer sa maison? — Les vents dominants. — Le levant. — Éviter le voisinage des marais. — Choisir un terrain perméable. — Proximité des sources. — Les
plantations. — La joie des jardins. — Un rêve. — L'aération. —
Le chauffage. — L'oxyde de carbone — Propreté et balayage
humide — Destruction des parasites. — Désinfection des pièces
d'eaux.

Quand on arrive dans une colonie, il est bien rare d'acquérir du jour au lendemain un domaine qui vous con-
vienne avec une installation toute prête : il est besoin d'attendre et de savoir choisir la région, les terres, le site qui
sont le mieux assortis à vos goûts personnels. On séjourne
quelque temps dans une ville, plus ou moins importante,
en attendant l'achat d'une propriété. Parfois on fait l'acqui-
sition de plusieurs centaines d'hectares de terrains nus, en
friches, où tout est à créer. On aura donc toute latitude
pour placer et construire sa maison suivant son caprice,
mais aussi conformément aux règles essentielles de l'hygiène. Quand on trouve une habitation déjà élevée, il faut,
avant de s'y installer, s'assurer si elle n'est pas malsaine,

si elle ne présente pas de gros dangers au point de vue de
la santé. Quelles sont donc les précautions indispensables
à prendre, quelles sont les fautes à éviter?

Autant que faire se peut, on tirera tout avantage de construire une maison à flanc de coteau, à l'abri des vents dominants. L'éminence à laquelle on s'adosse sert d'écran
pour protéger, en été, des vents chauds; en hiver, des vents
froids. Il faut apprendre sur place quels sont ceux dont
on a le plus à craindre. Si vous vous fixez dans un pays où,
en été, le refroidissement nocturne n'est pas considérable,
la façade pourra être franchement dans la direction du
vent: vous établirez ainsi pendant la nuit des courants d'air
agréables et sans dangers. Si, au contraire, vous avez à
redouter la fraîcheur trop accentuée, que le grand axe de
la construction fasse un certain angle avec la direction du
vent: vous en éviterez ainsi la trop violente action. Généralement, l'orientation est-ouest est la plus recommandable; celle à éviter, plutôt la nord-sud.

Dans tous les cas, on doit préférer les lieux élevés aux
plaines, les coteaux aux bords des rivières. Le paludisme
sévit d'autant plus, qu'on habite des pays plats ou des
vallées encaissées, où croupissent les eaux malsaines.
L'orientation a autant d'importance que l'emplacement
proprement dit et le choix du terrain:

L'orientation au levant est, à mon sens, la plus agréable:
l'ardeur du soleil est généralement moindre, le matin; si
vos chambres sont à l'ombre toute l'après-midi, vous joui-
rez le soir et la nuit d'une fraîcheur relative, qui vous sera
précieuse. Ce point semble capital à tous les hygiénistes,
et il ne faudrait pas lui préférer de vaines préoccupations
architecturales. Je sacrifierais encore plus volontiers la
façade aux commodités intérieures: il est indispensable

que l'air circule partout librement, d'où la nécessité des larges fenêtres, des pièces vastes, des cours intérieures et des vérandas.

Les cours intérieures donnent beaucoup d'air à une habitation, elles facilitent également la disposition et les distributions de la maison, dont les dégagements sont plus aisés. Elles apportent de la lumière aux pièces, hautes et spacieuses, quelquefois mal éclairées par des fenêtres trop étroites, ou closes de volets, pour éviter, à la période des fortes chaleurs, l'entrée des rayons solaires ou les effluves des vents chauds. C'est en même temps un « hall », où s'écouleront les heures des soirées d'été, où on cherche un lieu frais pour se réunir à l'abri des poussières. Les vérandas rendent les mêmes services quand elles sont bien abritées par des auvents, des stores, des paravents habilement disposés.

On doit, à mon avis, avoir pour objectif principal dans une maison, aux colonies, de rechercher un abri parfait et complet contre le soleil et la pluie. L'orientation aide dans une certaine mesure à la réalisation du premier point ; encore faut il prévoir des murs assez épais, des toits qui empêchent de passer les rayons du soleil : la solidité et l'imperméabilité des terrasses, des toits ou des murs, de la maçonnerie en général, sont seuls capables d'obtenir l'idéal d'une maison étanche, avantage sans équivalent.

En Afrique, beaucoup de colons adoptent la maison arabe modifiée et accommodée aux besoins européens : c'est souvent pratique et agréable à l'œil. Si vous acceptez la terrasse, sachez obtenir une imperméabilité complète : je recommande, dans ce cas, une maison à deux étages : rez-de-chaussée surélevé et premier étage. Les débarras, les greniers protégeant vos chambres du rez de-chaussée de l'action trop directe du soleil ou des suintements d'eau en hiver, à la période des pluies.

Vous éviterez, cela va sans dire, le voisinage trop direct' des marais. — Nous reparlerons de cette question importante dans le chapitre où nous développerons les éléments de la prophylaxie du paludisme. — Disons simplement que bâtir près d'un marais serait s'exposer aux fièvres les plus redoutables : les plus petites mares sont dangereuses : un mètre carré d'eau permet aux larves des moustiques de proliférer, et ces 'bestioles adultes' véhiculent, par leurs piqûres, l'hématozoaire du paludisme (1).

D'ailleurs, vous devez tenir à ce que votre maison soit bâtie dans un terrain perméable, permettant le libre et facile écoulement des eaux pluviales : sur les roches granitiques et les schistes ardoisiers, elles ne pénètrent pas et glissent aisément. Il' est toujours préférable de s'installer à flanc de coteaux ; fuyez, au contraire, la plaine et surtout les terrains argileux et d'alluvion, imperméables à l'eau, qui s'y fixe en marais croupissants. Le voisinage des terrains en culture est recommandable : empiriquement, sans explications suffisantes ni satisfaisantes, on l'a reconnu sain et salubre. Les terrains crayeux et sablonneux filtrant facilement les pluies constituent également un bon emplacement. On peut dire, en général, que la proximité des sources convient très bien à une habitation : leur existence indique un terrain salubre. Elle a d'ailleurs, au point de vue des commodités et des besoins journaliers, une valeur inappréciable. Chacun connaît l'importance d'une eau pure, fraîche, saine et abondante, dans les lieux habités par toute agglomération d'hommes ; cette importance est primordiale aux colonies. L'eau' y est de première nécessité pour la

(1) Voir chapitre LE PALUDISME.

boisson, les lavages et les soins de toilette : l'eau de source, dans ces différentes attributions, est préférable à celle de puits ou de citerne. Cette dernière peut faire courir les plus grands dangers à la santé, si elle est souillée d'impuretés dues aux infiltrations de toutes sortes.

L'eau abondante, en dehors des besoins de l'alimentation, subvient aux nécessités des jeunes plantations. L'assainissement du sol, dans toutes les colonies, dépend beaucoup de l'asséchement de la terre par les arbres très avides d'humidité. L'eucalyptus jouit à ce propos d'une réputation méritée. Aux alentours des habitations, un bois, ou simplement un rideau épais de ces arbres, abrite du vent et du soleil tout en donnant un coin de verdure d'un effet agréable à l'œil. Cela n'est point à négliger dans les colonies trop brûlées du soleil, où des vastes étendues s'ouvrent à l'horizon avec, quelquefois, pour toute végétation, les simples poteaux télégraphiques. Par prudence, pour éviter les parasites de tout genre, il est bon que ces plantations soient à une certaine distance de votre demeure.

Les végétaux, dans les pays chauds, absorbent une grande quantité de l'eau du sous-sol ; ils constituent un drainage naturel constant et prolongé, et on comprendra qu'en modifiant ainsi la terre, ils puissent diminuer la pullulation des parasites du paludisme. Certaines essences d'arbres poussent avec une très grande rapidité, assainissent rapidement la région, et donnent bientôt aussi une ombre salutaire et réconfortante. Les plantations d'eucalyptus, je le répète, sont assurément les plus pratiques et les plus utiles. En Italie, en Corse, en Algérie, en Tunisie, elles ont été faites en grand nombre et ont rendu habitables certains pays dont les colons étaient décimés par la fièvre. En Tunisie, la Compagnie de Bône-Guelma, sur la

ligne de Tunis à Bône, a ainsi élevé le long de la voie ferrée
un rideau de ces arbres superbes qui atteignent, depuis
dix à douze ans, des hauteurs de 8 à 10 mètres. Ce rideau,
d'une épaisseur d'une cinquantaine de mètres, offre au
voyageur le plus joli coup d'œil, en même temps qu'il
protège les terrassements et rend le pays plus salubre.

De plus, l'eucalyptus a été considéré depuis longtemps
comme jouissant de vertus antipaludéennes incontestables.
Ramel, Torelli, Michon ont rapporté des exemples probants
de régions entières ou de fermes assainies par ces plantations. On se sert habituellement de *l'eucalyptus rostrata*,
qui pousse très vite, qui ne craint ni le froid ni la trop
grande chaleur. Il résiste dans les terrains humides et
s'accommode un peu de toutes les espèces de terres.

« Agit-il simplement, dit Laveran, comme les autres végétaux en drainant et en desséchant le sol ? S'il assainit le
sol plus rapidement que ne font les autres arbres, est-ce
uniquement parce que sa croissance est plus rapide ou
bien faut-il admettre qu'il a des vertus spéciales et qu'il
jouit de la propriété de détruire les parasites du paludisme ?
Cette dernière hypothèse n'a rien d'invraisemblable : les
eucalyptus dégagent en effet des vapeurs aromatiques
douées de propriétés antiseptiques ; de plus, les feuilles et
les branches qui couvrent le sol contiennent une forte
proportion d'eucalyptol qui peut s'opposer au développement des germes du paludisme. » (LAVERAN, *Paludisme*.)

Joint aux nombreuses plantations d'arbres, le dessèchement des marais contribue puissamment à la purification
de l'air et à l'assainissement d'une région. Le dessèchement doit être fait avec méthode, et il faut se garder de
mettre à découvert de grandes étendues de marécages au
moment des fortes chaleurs. Ce serait s'exposer à de terri-

bles épidémies de paludisme. Il est de beaucoup préférable de choisir les saisons où le paludisme semble subir un temps d'arrêt. Quoi qu'il en soit, le dessèchement des marais a déjà rendu de très importants services en Algérie et en Italie, pour ne parler que de ces deux régions.

Les colons, qui vivent souvent dans des contrées très peu peuplées et dans des endroits isolés, sont forcés, pour pourvoir à leur alimentation, de créer des jardins potagers ou fruitiers, suffisamment irrigués. Il sera préférable que la maison en soit suffisamment éloignée, pour éviter le danger que font courir habituellement les terrains humides, les mares ou les pièces d'eau. Cependant un jardin d'agrément donne une physionomie gaie et reposante à une habitation en rase campagne : on y trouvera quelquefois un peu d'ombre aux heures chaudes de la journée, ce qui n'est pas à dédaigner.

Les plantations séparent la maison de maître des fermes et des communs ; les hangars, les écuries, étables, bergeries, doivent être à une certaine distance de votre habitation, si vous ne voulez pas être incommodé par les odeurs et les bruits de tous genres qui sont habituels aux exploiteurs agricoles.

Ne craignez point aussi d'apporter tous vos soins à l'installation des cuisines, buanderies, caves, offices, etc. Il est facile de les reléguer dans les sous-sols avec monte-charge pour les plats, sans qu'il soit besoin que les domestiques aillent et viennent à chaque instant. Ainsi vous ne souffrirez pas des odeurs désagréables de cuisine et vous serez loin du bruit et des conversations des serviteurs, européens ou indigènes. La coutume américaine des cuisines sur les toits ou aux étages supérieurs n'est pas applicable aux colonies.

Tels sont les points essentiels d'une installation saine et
confortable ,pour des Européens désireux de bien vivre
aux colonies. Mais, dans quelques circonstances, notre
compatriote, expatrié, se trouve obligé de séjourner dans
de grandes villes. La question du logement comporte
pour lui un véritable problème, dont la solution est fort
délicate.

Bien des fois, dans les loisirs ensommeillés d'une sieste
alanguie, des Européens, énervés par la chaleur, horriblement malheureux dans des pièces trop exiguës, ont fait le
rêve de la maison idéale aux colonies, soit en ville, soit à la
campagne.

Sans être en tous points semblables à la tortue, qui est
née dans une maison qui sera toujours sienne, sans souci
des propriétaires, bien des hommes, dans ces conditions,
habitent des appartements qu'ils n'ont pas choisis librement, qui ne sont pas pour eux le nid souhaité. Le type
actuel des constructions des grandes villes coloniales ne
répond' pas toujours aux vues de l'esprit de chaque loca-
+taire ; mais, à moins d'être assez riche pour se construire
un hôtel de son goût, il+faut bien accepter les imperfections
qui nous sont imposées par les architectes (peu coupables
à la vérité !) forcés d'élever un immeuble qui réalise le
tour de force par excellence, cher au propriétaire : coûter
peu et rapporter beaucoup. On ménage le terrain, on dis-
tribue l'air parcimonieusement, on créc multitude de coins
et recoins sans lumière, où tous les microbes de la création,
à l'abri du soleil, leur plus mortel ennemi, vivront et pul-
luleront heureux, ,dansant la sarabande en+ l'honneur du
sympathique architecte et du tutélaire ,propriétaire, qui

multiplient les cabinets de débarras, antres obscurs. L'espace, l'air, l'eau, tout cela coûte fort cher et rapporte très
peu. Aussi, à quoi bon construire des maisons dont les
pièces soient larges, bien aérées, bien éclairées et hautes
de plafonds. Je vous le répète, il faudrait pouvoir abandonner soixante ou quatre-vingt mille francs pour se
bâtir le *home* rêvé ; c'est un sacrifice que la bourse de peu
de gens peut consentir.

Toutefois la perfection, hors la pratique courante, n'est
pas inaccessible au cerveau des imaginatifs, et je vous dirai
mon idée d'une habitation saine et agréable, tout comme
un palais enchanté décrit dans un conte des *Mille et une
Nuits*. Cela coûte si peu de bâtir des châteaux... aux colonies, quand on n'est pas forcé d'envoyer un chèque pour
solder la dépense.

Pour le style d'ensemble et la conception générale, les
rêveurs conçoivent la maison mauresque, ou mieux la
maison espagnole (construite solidement) avec grand patio ,
intérieur, servant de vestibule et de jardin, avec vasque et
jet d'eau au centre, au milieu de plantes et de fleurs, aux
tonalités gaies et verdoyantes. Toutes les pièces du rez de-
chaussée aboutissent à ce grand hall, qui comporte une
galerie au premier étage pour desservir les chambres prin
cipales. Au nord, des grandes baies pour apporter largement la lumière et l'air ; au sud, des ouvertures plus petites
qui protégeront, en été, contre la trop grande chaleur et,
en hiver, donneront du soleil et de la gaîté.

Je laisse naturellement l'exécution, dans ses détails, à la
science des architectes, mais je désire surtout que leur activité s'emploie, dans la construction, à éviter l'humidité des
murs, à ménager l'accès facile de la lumière, un cubage
d'air plutôt abondant qu'insuffisant, l'arrivée d'eau potable

en grande quantité, à assurer l'éloignement des immondices, des water-closet à siphon et à chasse d'eau, des
éviers sans reproche.

Vraiment, semble-t-il, tout le monde paraît d'accord sur
ce point spécial d'hygiène, et personne, dira-t-on, ne songerait à passer son existence dans une atmosphère confinée,
chargée des pires émanations et des miasmes les plus dangereux, tout imprégnée de poisons et de germes terribles.
Les avantages de l'air pur sont si grands que ses bienfaits,
depuis des siècles, sont connus de tous : bien des maladies, longues et pénibles, sont souvent merveilleusement
améliorées par un changement de séjour ou de résidence,
tant les effluves délicieux d'un air nouveau peuvent être
un remède miraculeux. L'air doit circuler partout librement et caresser notre corps comme une onde bienfaisante
et régénératrice, et il doit aussi pénétrer abondamment dans
la profondeur de nos poumons. — Tout cela est-il décidément entré dans l'esprit des gens du monde?

Aujourd'hui, en toute profession, on se pique aisément
d'érudition et de savoir, étendus au domaine entier des
connaissances humaines ; aussi sait-on très bien que
nombre de microbes se trouvent véhiculés par l'air que
nous respirons. De là à prendre les précautions les plus
minutieuses pour éviter les *trop fameux courants d'air*, il
n'y a vraiment qu'une nuance.

Eh bien, j'avoue que les dangers de l'air sont surtout
ceux de l'air raréfié, confiné, perpétuellement respiré et
rejeté par la même poitrine. Je suis persuadé que nous ne
sommes pas encore assez convaincus de tous les avantages
d'une atmosphère pure. Nous n'avons pas encore confiance.

Partout, en hiver, aux colonies comme en Europe,

,rhumes, bronchites, grippe ou'influenza règnent en épidémies : ce sont des incommodités, stupides 'en somme,.
et que les meilleures médications sont quelquefois impuissantes à enrayer ou à guérir. Le mal vient plus de nous que
des microbes ! Ils nous frappent si violemment par le seul
fait que nous sommes peu aguerris, désarmés, vaincus à
l'avance. Nos muqueuses, nos bronches, nos ¡poumons ne
sont pas facilement, et d'une façon coutumière, assez habitués à l'impression de l'air froid. Aussi le cercle est
vicieux aisément : on se grippe, on se couvre davantage;
on se *regrippe*, on se *recouvre* encore plus.

Les fenêtres entr'ouvertes la nuit, dans un lit suffisamment chaud, avec des chemises de toile, sans flanelle, vous
ne risquez que de vous bien porter et de ne devenir jamais
tuberculeux. L'air est également nécessaire à 'la surface
extérieure de notre corps, tout comme il est indispensable
au fonctionnement intérieur de nos tissus. Sachons donc
nous aguerrir et nous livrer plus souvent à l'air pur et'
vif, dont 'les avantages sont si grands : il devra circuler
abondamment et librement dans toute habitation, grâce
à des ouvertures de toutes sortes, portes ou fenêtres, baies
ou vérandas, qui largement le distribuent dans tout l'intérieur de la maison.

Avec de l'air et de la lumière, la maison est gaie : la maison gaie est déjà la moitié de la santé.

Dans les colonies,'l'aération doit être aidée par des ven-
tilateurs perfectionnés, pour produire dans 'les appartements une fraîcheur agréable. 'L'eau, qui en s'évaporant
concourt au même but, doit être distribuée dans chaque
,pièce, où elle servira aux soins de propreté générale, tout
en coulant constamment, nuit et jour. en un mince filet
qui, habilement institué, peut être décoratif et,distraire

l'œil. Toutes les pièces, peintes à l'huile et vernies, sans angles et au sol cimenté, pourront être lavées à grande eau et désinfectées facilement, en cas de besoin.

Attenant aux chambres à coucher se trouvera toujours un cabinet de toilette avec eau chaude et froide, baignoire et douche. Mais je veux un cabinet spacieux et clair : il m'est désagréable de me laver dans un endroit obscur.

Les cuisines, offices, buanderies, décharges, seront particulièrement soignés. L'écoulement des eaux ménagères ne devra rencontrer aucun obstacle, et les branchements sur les canalisations des rues devront être tout spécialement surveillés.

Naturellement on ne consommera que de l'eau de source filtrée ; on s'éclairera à l'électricité, on ne crachera pas par terre (il y a encore tant de gens prisonniers de cette habitude !); on couchera hiver comme été les fenêtres ouvertes, on ne mettra pas de tapis, pas de portières, pas de tentures, le strict minimum de meubles. Les lits n'auront pas de rideaux : une grande moustiquaire protégera les dormeurs de ces terribles parasites qui nous inoculent bien des maladies, je crois, surtout certainement le paludisme.

Peut-être faudrait-il, pour compléter cette œuvre, travailler ferme un *cours d'hygiène de l'habitation* ? Ce n'est pas là une science occulte, ouverte seulement à des mages initiés aux connaissances hermétiques. Probablement une telle maison paraîtrait de prime abord devoir être habitée par un excentrique millionnaire, préoccupé de faire bizarre et peu conforme aux usages habituels. Qu'importe ! Cette nouveauté, je le sais, coûterait sans doute un peu gros, au début ! Mais les architectes sont gens aussi ingénieux qu'habiles ; en y réfléchissant bien, je ne doute pas qu'on finisse par construire la maison idéale et saine, sinon à

bon marché, du moins à des prix abordables ! Je reconnais,
comme tous 'les hygiénistes, qu'on a déjà fait beaucoup
dans cet ordre d'idées depuis ces vingt dernières années.
Combien avons-nous encore vu de maisons où les cabinets
à l'anglaise étaient inconnus ou se trouvaient fréquemment
dans la *cuisine même*. Triste voisinage ! De même, rencon-
trait-on, il y a seulement 'trente ans, beaucoup d'appartements avec cabinets de toilette munis de douches et baignoires ? Prenait-on garde à la nature des eaux, à la lumière, à la ventilation ?

Nous pouvons dire avec fierté que les médecins ont
donné une impulsion énergique à cette partie de l'hygiène
générale ; l'étiologie des maladies contagieuses a beaucoup
contribué, en se précisant, à marquer le danger des habi-
'tations malsaines où la tuberculose, la variole, la diphtérie, la fièvre typhoïde pouvaient, en s'éternisant, créer de
véritables hécatombes d'êtres humains. Avec la nécessité
de la désinfection on a compris l'inutilité des tentures, des
rideaux de lit, des débarras obscurs, des coins' terribles.
L'action bienfaisante et microbicide, mieux connue, des
rayons solaires a fait admettre l'absolu et indispensable
éclairage des pièces, où nous passons au moins la moitié de
notre existence,, puisque nous y dormons environ neuf ou
dix heures.

Est-ce là un rêve de médecin en rupture d'hygiène ? Pur
développement utopiste d'une conception sans portée pratique ? N'y a-t-il'aucune importance pour la santé de posséder une habitation construite selon les bonnes règles
médicales ? J'estime que la santé humaine dépend très souvent de l'hygiène plus ou moins bonne de la maison ; il me
suffira de dire que l'anémie, le rhumatisme, la tuberculose,
le rachitisme, la myopie sont souvent engendrés par des

logements insalubres. ¹Quant aux maladies infectieuses,
très souvent, pour ne pas dire presque toujours, elles sont
causées par des germes conservés dans les appartements
où il n'a pas été procédé à une désinfection suffisante.

¹Dans beaucoup ₍de municipalités, des Commissions d'hygiène ont établi des règlements fort bien faits, qui permettent d'introduire une propreté et des soins généraux
inconnus jusqu'ici. La question des logements insalubres
est toujours le sujet des préoccupations des édiles, et on
obtient petit à petit des résultats remarquables.

Encore faut-il que chacun y mette du sien et comprenne
¹l'utilité de ces mesures qui, au début, paraissent vexatoires.

Cette maison idéale, que chacun désire agréable et confortable, sera surtout charmante à habiter en été. Toutefois, j'ai souvent constaté dans les pays chauds que, l'hiver
venu, on avait trop pensé aux ardeurs du soleil et pas
assez aux rigueurs du froid. Il ne sera pas déplacé de parer un peu aux intempéries hivernales. Quel mode de chauffage adopter ? Avant tout, sachez exiger de vos architectes
des cheminées, et des cheminées ne fumant pas. Sans
cela, vous serez, tout comme à Paris, exposés aux dangers
de l'asphyxie. Méfiez-vous également des trop séduisants
appareils perfectionnés de chauffage. Récemment, à Paris
et à Bruxelles, des accidents mortels sont venus rappeler
l'attention du public sur les dangers des émanations que
laissent échapper certains appareils de chauffage. Le plus
terrible des gaz que produise la combustion est sans contredit l'oxyde de carbone : il agit surtout comme un violent
poison de l'organisme, qu'il surprend d'autant mieux qu'il
n'a aucune odeur. Quand, dans un appartement, une fuite
de gaz d'éclairage se produit, on est presque aussitôt averti
par l'odorat et on prend les mesures nécessaires. Au con-

traire, dans une pièce où se trouve un poêle mobile, où passent les tuyaux d'un calorifère, des fissures peuvent exister et laisser échapper de l'oxyde de carbone, dont rien ne révélera la présence.

Ce terrible gaz peut même empoisonner lentement, déterminer des accidents chroniques, dont la nature déroute souvent les recherches des médecins. Je me rappelle avoir jadis assisté à une leçon du Dr Lancereaux, à l'hôpital de la Pitié, sur les dangers que les appareils de chauffage mobiles font courir à la santé publique. Le célèbre professeur nous racontait l'histoire d'une dame, fort riche et très avare qui, au plus gros de l'hiver, ne faisait pas de feu, par économie. Depuis quelque temps, elle souffrait de malaises singuliers, qui l'incommodaient beaucoup et l'inquiétaient davantage. Malgré toute sa ladrerie, elle fut obligée un beau matin d'envoyer quérir son médecin, le Dr Lancereaux. Celui-ci vint et se trouva fort embarrassé pour poser un diagnostic. Tout en causant avec la bonne dame, il s'étonna de la voir sans feu. Elle déclara que le bois était vraiment trop cher et qu'elle ne voulait pas suivre la mode générale, toute aux poêles mobiles Ses voisins l'agaçaient fort par le perpétuel va-et-vient de l'appareil de chauffage grinçant sur ses roulettes au-dessus d'elle. Ce fut un trait de lumière pour le Dr Lancereaux: il songea à un empoisonnement par l'oxyde de carbone. On fit des recherches, on découvrit bientôt que le tirage imparfait des cheminées et des gaines communes permettait aux gaz acide carbonique et oxyde de carbone de fuser dans l'appartement de la vieille dame avare. On la fit changer de maison, et les accidents cessèrent rapidement.

De pareils faits se renouvellent couramment, dans les grandes villes, causant parfois la mort de plusieurs personnes. Et il faut bien avouer que les meilleurs modes de chauffage sont encore dangereux, surtout la nuit, où portes et fenêtres sont closes. Au moindre changement de tempé rature, d'orientation du vent, le tirage des cheminées diminue ou s'arrête, et les gaz refluent, abondants, dans la pièce.

Le délicieux feu de bois, si cher aux amoureux et aux philosophes, si respecté des rêveurs et des poètes, n'est pas à l'abri de tout reproche, quoique certainement moins homicide que la grille de coke ou de charbon, le calorifère ou le poêle mobile

Cette question d'hygiène de l'habitation est de première importance, même dans les colonies, où le thermomètre descend parfois, durant l'hiver ou à l'époque des pluies. Chauffez-vous donc quand il vous plaira; mais méfiez-vous de l'oxyde de carbone. Je sais certain professeur de chimie qui vantait la nécessité des oiseaux en cage dans un appartement où on fait du feu : quand les bestioles, surtout les serins des Canaries, montrent de l'indolence ou succombent, il faut bien vite évacuer la pièce ; l'oxyde de carbone ne tarderait pas à vous faire un mauvais parti.

Que vous vous chauffiez au bois, au coke, au charbon ou au pétrole, ayez le soin d'éteindre le foyer la nuit et d'ouvrir la fenêtre. Bien emmitouflés dans de bonnes couvertures et suffisamment garantis, l'air froid de la nuit ne peut rien contre vous.

On pourrait dire, parodiant un vieux proverbe : « Là où entre souvent l'air, n'entre pas souvent le médecin. »

.*.

Tout autant que l'aération, la propreté et la désinfection ont une importance considérable. Comment faut-il nettoyer une maison ? En lavant le sol et les murs même à grande eau, sans jamais balayer à sec ni épousseter. Ces deux dernières manœuvres, si généralement et si communément en honneur dans les ménages, ne servent qu'à déplacer les poussières, véhicules féconds en incalculables microbes et germes pathogènes de tous genres. Tout au contraire, le nettoyage humide enlève les poussières et détruit les microorganismes, si l'on sait pratiquer un peu de désinfection (1).

La plupart du temps il suffira de laver le sol avec une éponge ou un linge trempé dans la solution suivante :

    Eau ordinaire . . . .   5 litres
    Sulfate de cuivre . . . .   200 grammes

Avec laquelle on mettra une ou deux cuillerées à soupe du mélange suivant :

    Alcool à 90°. . . . .   250 grammes
    Essence de thym . .)
                         } ââ   20   —
        —   lavande)
    Teinture de benjoin.   50   —

Non seulement la propreté est plus rigoureuse qu'avec l'odieux et néfaste balayage à sec, mais encore une agréable odeur de thym et de lavande se répand dans toute l'habitation. C'est aussi la meilleure prophylaxie de la tuberculose : si d'aventure quelque expectoration souillait le sol, si quelque maladroit ne distinguait pas le crachoir, qui doit exister dans presque toutes les pièces (2), du moins ce crachat n'aurait pas le temps de sécher et de se disséminer au loin en menues poussières.

(1) Voir le chapitre ANTISEPSIE
(2) Voir chapitre TUBERCULOSE ET PROPHYLAXIE.

Que le soin d'une minutieuse propreté vous incite ardemment à détruire les habituels parasites de nos maisons : puces, souris, rats, blattes, et même parfois punaises, sans compter les moustiques (1) : Les puces et les rats sont des hôtes dangereux qui, en temps d'épidémie, peuvent nous donner la peste : il faut les poursuivre jusqu'à destruction complète.

Pour les rats, les souris, les blattes, servez-vous d'une pâte ainsi préparée :

Sulfate de strychnine. . . . .   1 gramme
Farine.   250   —
Eau (quantité suffisante pour délayer).
Bleu de méthylène (pour colorer).   0gr,25

Cette pâte, ainsi colorée, ne peut pas donner lieu à des confusions regrettables : les animaux qui s'en seraient nourris ou qui en porteraient quelques traces avec les pattes sur les aliments décèleraient ainsi leur passage.

Pour les puces et les punaises, les poudres insecticides à base de pyrèthre, les lavages des lits au pétrole, aux antiseptiques désodorisants, les lavages savonneux suffisent habituellement, surtout dans les pièces claires et bien aérées avec de la literie en fer munie de sommiers métalliques, facilement lavables à l'eau bouillante.

*
* *

Dans le voisinage direct des maisons, les bassins, les pièces d'eau, les étangs sont dangereux, surtout à cause des moustiques. Si, pour quelque raison, on ne peut ni on ne veut les supprimer, il est indispensable de procéder

(1) Voir chapitre PROPHYLAXIE DU PALUDISME.

à la désinfection rigoureuse. C'est surtout à la destruction des larves de ces insectes qu'on apportera le plus grand soin ; elles vivent toujours à la surface de l'eau. On a recommandé divers moyens :

Versez sur la pièce d'eau, quelle qu'elle soit, de l'huile ordinaire ou du pétrole qui, en se répandant en couche mince, empêchent les larves de venir respirer à la surface de l'eau ; de plus, les gouttes de pétrole empoisonnent littéralement les larves en pénétrant dans leur appareil respiratoire.

D'après des expériences dues à M. Laveran, on compte que 15 centimètres cubes de pétrole suffisent absolument pour assainir un mètre carré d'étang, contenant des larves de moustiques. Toute étendue d'eau, soupçonnée de contenir des germes, devra donc être traitée par ce moyen, économique en somme, et capable de détruire des larves d'insectes qui, à l'état adulte, sont nos plus redoutables ennemis.

Le permanganate de potasse a été également préconisé dans le même but et de la même façon.

Dans une ville d'Italie, Sassari, un médecin, le D*r Féruci, plein de confiance dans ces divers procédés, prit la résolution de *détruire tous les moustiques*. Dans les différents quartiers de la ville, il rechercha les mares, réservoirs, pièces d'eau, citernes abandonnées, qui pouvaient donner un refuge aux larves dangereuses. Quand son relevé fut terminé, deux fois par mois il fit répandre partout du pétrole pour détruire les larves. Dans les appartements. on jetait une poudre composée de fleurs de chrysanthème, pyrèthre, valériane et calama aromatica, etc. Les résultats obtenus furent des plus satisfaisants. M. le D*r Féruci pense qu'il est toujours possible de débarrasser une ville des moustiques qui l'infectent, à moins d'empêchements tout particuliers.

Pour une ville d'environ 5o.ooo âmes, les dépenses occasionnées par ces mesures de salubrité publique ne dépasseraient pas 1.2oo à 1.5oo francs par an.

Enfin, si votre maison reçoit, là nuit où le jour, la visite des moustiques, faites-leur la guerre la plus acharnée.

Méfiez-vous de ces perfides bestioles, qui se glissent partout, dans les rideaux de vos lits, entre vos draps, dans les moindres coins et guettent votre sommeil pour mieux, à leur aise, sucer le sang qui est leur régal. Encore, la cuisson consécutive à cette visite intéressée ne serait-elle qu'à dédaigner, pour les âmes fortes, si ce « baiser » n'apportait pas le terrible poison malarien: Il faut donc détruire les moustiques ou s'en préserver. Leur nombre augmente en automne et au printemps : ils deviennent agressifs et voraces davantage.

Que chacun organise la défense sous peine de malaria aiguë! Mais qu'importe-t-il de faire ? Je ne connais qu'un seul moyen efficace et vraiment pratique : la moustiquaire. Ainsi protégé, mais correctement et strictement entouré de la mousseline préservatrice, vous dormirez à votre aise et sans risque d'infection. Votre nuit sera ainsi douce, mais garantissez-vous également de ces ennemis dans la journée.

Pour faire même la sieste, usez de la moustiquaire.

Parfois, après le déjeuner, je m'étends dans un coin sur un divan, pour parcourir les journaux : ce eu, sans doute, plaît également par sa retraite discrète à deux ou trois moustiques, qui m'assaillent immanquablement et me font fuir le refuge, où la pénombre et le silence invitaient même à la sieste, que je ne croyais pas devoir faire dans mon lit.

Je fuis autant l'infernal bourdonnement, sans grand retentissement, mais qui glace autant que le sifflement du serpent, parce que c'est l'inconnu qui vous atteint, sans qu'on puisse se défendre : la bête est insaisissable.

Je vous le redis, si votre lit n'est pas entouré de la victorieuse moustiquaire, commandez-la aussitôt; si vos enfants vous montrent, le matin, leurs bras gracieux et potelés, leur figure encore ensommeillée et leurs yeux aux paupières lourdes où se tracent — en traits de feu — les piqûres de moustiques, songez à leur santé et protégez leur berceau aussi hermétiquement qu'il vous sera possible.

Guerre impitoyable aux moustiques, et vous vivrez heureux dans une maison saine !

CHAPITRE II

VÊTEMENT ET COIFFURE

Tout est nouveau, pour l'Européen, dans les colonies : le costume des indigènes est, certes, bien fait pour l'étonner, mais il ne le sera pas moins par la façon de s'habiller de ses compatriotes. Non pas qu'il y ait un uniforme de colons ou de planteurs, comme un jour j'entendais en formuler le désir par un Français habitant l'Algérie ; mais les rigueurs de la chaleur nous forcent à nous protéger de notre mieux. Dans les pays froids, le problème du vêtement paraît simple : il consiste à se couvrir suffisamment, surtout dehors, pour conserver au corps, avec la liberté de ses mouvements, la chaleur qui lui est nécessaire et le préserve de toute variation brusque de température. Il est rare, en Russie, en Allemagne, en Norvège, en plein hiver d'avoir à redouter, du soir au matin, des écarts de thermomètre de 20 ou 25°. Cela arrive dans les régions tropicales et prétropicales; au point que le froid ou l'humidité de la nuit sont quelquefois plus redoutables que la chaleur même. Je le dis, en vérité, le problème du costume est plus délicat aux colonies. Sous les rayons ardents d'un soleil de feu, le vêtement le plus pratique doit être ample, souple et léger : il doit garantir de la chaleur, permettre l'évaporation de la sueur et protéger, le soir, d'un refroidissement trop brusque.

L'importance du costume est donc capitale. A ce sujet, les indigènes nous font la leçon; ils nous indiquent ce que l'expérience séculaire leur a démontré excellent, que le port de vêtements amples, à peine ajustés, est de beaucoup préférable à nos gilets ou vestons étriqués. Le vêtement de laine, et surtout de laine blanche, est certainement le meilleur de tous; il ne laisse pas pénétrer la chaleur aux heures ensoleillées; il ne la laisse pas partir au moment du refroidissement nocturne occasionné par le rayonnement. En Afrique, les Arabes nous donnent l'exemple avec leur burnous. Les Européens doivent donc porter des vêtements de flanelle blanche légère, de coton, ou encore, à la façon des Asiatiques, des tuniques d'étoffe légère à peine serrées aux reins. Il faut proscrire les cols empesés trop haut, trop serrés, et les cravates élégantes, mais bien gênantes. Le veston de toile blanche avec col légèrement montant est fort coquet et très pratique : il permet une certaine correction avec une grande aisance ; cela ne gêne point le thorax et ne comprime pas l'épigastre.

En dessous, vous mettez des chemises très fines en tissu fort léger, sans col et à manchettes courtes.

Là se pose le point d'interrogation habituel : faut-il porter un gilet de flanelle appliqué directement sur la peau

LEMANSKI. *L'Hygiène du Colon.*   3

par-dessous la chemise ?, Si cette habitude rend de réels
services aux personnes exposées à suer beaucoup, elle
présente bien des inconvénients : la sensation de la flanelle
sur le corps est désagréable, c'est assurément plus chaud
que la toile fine, et, une fois mouillée, elle est aussi humide
que la toile. — C'est donc un peu affaire de tempérament
et on ne peut ni la conseiller ni la proscrire d'une façon
absolue. Toutefois, il est bien entendu que la flanelle doit
être changée, quelquefois dans la journée, si elle est trop
mouillée, toujours le soir quand on est disposé à se mettre
au lit.

La coutume de se coucher avec une flanelle sur le corps
est absolument néfaste : la peau ne fonctionne pas bien, la
tiédeur de la laine est insupportable, et, le lendemain, on
se rhabille sans même avoir quitté la flanelle, sans même
l'avoir aérée. Bien préférable sera la précaution de la
changer pour une chemise de toile, dont le contact frais
est plein de délices; si on craint le refroidissement nocturne, il est sage de préparer une couverture qu'on jette
sur le drap qui vous protège imparfaitement.

J'en dirai autant de la ceinture de flanelle; le jour, elle
est excellente : elle protège les intestins contre les refroidissements, cause fréquente de coliques, de diarrhée ou
même de dysenterie. On sait qu'elle fait partie intégrante
du costume de nos troupiers aux colonies. A moins de susceptibilité individuelle très marquée et de nécessités toutes
spéciales, il vaut encore mieux s'en débarrasser la nuit; on
la garderait pour les campements, où l'on couche sous la
tente. La ceinture de flanelle, généralement assez serrée,
ne peut que nuire, la nuit, aux divers mouvements de la
respiration ou aux actes physiologiques de la digestion :
en effet, elle gêne le bas du thorax et comprime l'estomac

qu'elle étrangle. Tout au moins, faudrait-il, le soir avant
de se coucher, la desserrer complètement.

De tout ce que nous venons de dire, on comprendra
qu'il faut écarter systématiquement du vêtement les draps
sombres ou noirs, épais et lourds. En rase campagne, le
colon ne doit pas sacrifier à une vaine élégance ses commodités ou sa santé. Qu'il soit obligé de faire de longues
marches. ou forcé de faire de grandes courses à cheval;
il lui conviendra de porter la culotte ample avec des chaus-
sures fortes pour protéger les pieds et des guêtres de cuir
pour mettre le bas de la jambe à l'abri des ronces, des piqûres de serpents ou de scorpions. De préférence, la
chaussure sera de cuir fauve ou jaune : elle est d'un entretien plus facile et s'abîme moins au soleil. La botte véritable est trop chaude et plus gênante : on la portera plus
volontiers au moment des pluies, quand il faut traverser
des rivières et des marais, et franchir des terrains défoncés
et détrempés par la pluie.

Dans la mauvaise saison, aux colonies, on songera à se
garantir des averses d'eau, qui surviennent brusquement
et surprennent le cavalier ou le piéton loin de tout abri; le
plus commode imperméable, à mon avis, est le veston de
peau doublé de flanelle; chaud et complètement étanche,
ce léger vêtement est fort commode : on le roule au trous-
sequin de la selle ou encore, à pied, on le porte sur
l'épaule. Il rend les plus grands services.

J'en ai presque fini avec le costume masculin.

Il est non moins intéressant de s'occuper du costume
féminin.

Deux prescriptions dominent les usages du costume des

femmes aux colonies : pas de jupes longues, pas de corsets trop serrés.

Dans un Congrès tenu à Rome, les plus illustres savants
de l'Italie n'ont pas craint de discuter et de disputer sur
les différentes parties du costume féminin. La mode des,
jupes longues et des traînes a été unanimement flétrie et
condamnée au nom de l'hygiène et de la prophylaxie. Le
Dr Cassagrandi, en particulier, prit à tâche de démontrer à
ses confrères d'une façon irréfutable le danger des robes
qui balayent le sol, et ramassent dans leurs plis les pires
saletés, et essuient les souillures les plus diverses. Des
robes, portées pendant une heure dans les rues d'une
grande ville, présentaient au bas des plis, à l'examen
microscopique, toute une flore microbienne, nombreuse et
variée. Tuberculose, tétanos, grippe, fièvre typhoïde étaient
très largement représentés : tels sont les dangers de
ces toilettes, brossées, battues ensuite à la maison, et qui
disséminent un peu partout les plus redoutables contagions.

Mais, me dira-t-on, on ne parcourt pas les campagnes
en toilette de bal ou en robe à traîne ! J'entends bien. Mais
laissez-moi vous donner le conseil de porter des jupes
courtes, légères, dégageant hautement le pied, facilitant
la marche, l'équitation ou même, sur une route carrossable, le cyclisme, dont la coutume se répand un peu partout.

Le costume, suivant la saison, sera de flanelle légère,
de toile ou de drap : ma mission de médecin est terminée,
et je ne vous détaillerai pas la coupe qui sied le mieux,
suivant les saisons, les lieux ou les personnes.

Plus délicate sera ma tâche de vous parler du corset :
même dans les fermes les plus isolées, une jeune femme

française, surtout, consentira rarement à sortir, ne serait-
ce que pour accompagner son mari dans une promenade à
cheval, sans son corset.

Aussi, il ne me viendrait pas à l'esprit de vous parler de
cet élément principal, sinon indispensable, du costume
féminin, si je n'avais la profonde conviction que bien des
maladies de femmes n'ont pas d'autre origine.

'Les femmes, dans les pays chauds. souffrent la géhenne
atroce de cette cuirasse, faite de tissu et d'acier, le corset ;
il faudrait une puissante révolution pour arriver à l'abandon de cet engin de torture moderne. Encore si le corset
était *médicalement* bâti. Oui, je dis bien, *médicalement*
bâti. En coutil léger pour l'été, à peine pourvu de quelques
baleines, ceinture délicate de soutien,'tout au plus : il sié-
rait à la toilette, sans contrevenir aux lois de l'hygiène.
Mais, à porter des corsets de soie avec 40° de chaleur,
je préférerais l'ébullition satanique et infernale qui attend
les pécheurs impénitents.

Le corset gêne énormément les jeux des muscles qui
mettent en mouvement la cage thoracique ; il comprime
l'estomac et tous les viscères. Déjeuner ou dîner avec un
corset serré constitue un de ces drames terribles en plusieurs actes et plusieurs tableaux dont le dénouement est
celui des lacets, trop tendus, du tortionnaire. Qu'il serait
donc plus commode d'accepter la mode, pour les femmes,
des corsages amples ; on y vient un peu, mais trop timidement encore, je trouve.

'Dans une étude récente et fort bien faite : *le corset,
étude physiologique et pratique*, Mme Gaches-Sarraute
m'a intéressé par des idées très justes et surtout par des
conseils applicables sans trop de difficultés. Il faut recommander le corset, en général, à toutes les femmes et *en*

surveiller l'emploi, pour qu'il soit conditionné normalement, physiologiquement, hygiéniquement.

Mme Gaches-Sarraute développe sa théorie en ces
termes :

« Tout le monde sait qu'un corset est un appareil qui
s'applique d'une façon à peu près immédiate sur le corps
et qui possède toujours une certaine rigidité dans le sens
de la hauteur. Mais ce que les intéressées ignorent le plus
souvent, c'est qu'en raison de sa forme et de sa rigidité le
corset a une influence sur les organes qu'il recouvre. Il
doit donc agir de telle sorte que la pression qu'il est appelé
à exercer s'ajoute aux efforts de la nature, au lieu de les
contrarier. »

Ceci est très clair, parfait, bien dit, et connu de tous
d'ailleurs, à la portée de toutes les intelligences. Les
femmes, pour la plus grande partie, ne sont pas sottes :
elles peuvent être illogiques, entêtées, dépourvues du
sens philosophique (à part cela elles jouissent de toutes les
qualités !), mais elles savent parfaitement que le corset
s'applique sur le corps, et que, trop serré, il a une influence
fâcheuse sur les organes qu'il recouvre. Il laisse, le soir
venu, sa marque rouge sur la peau satinée, et c'est un
vrai délassement d'enlever cet objet de torture mondaine.

Les plus charmantes clientes vous diront que la mort
est préférable à la suppression radicale du corset ; et, si
jupons et chiffons vous intéressent quelque peu, vous
auriez mauvaise grâce à parler contre votre pensée intime :
un mal nécessaire, le corset, avouez-vous. Depuis longtemps, sans avoir eu encore le plaisir de lire le livre de
Mme Gaches-Sarraute, je me permettais quelquefois de
me mêler du corset. Je l'indique volontiers long, prenant
ses points d'appui sur le bassin (sur les hanches), peu serré

au niveau de l'estomac et tiré par des jarretelles à sa
partie inférieure. Cette dernière disposition permet de
maintenir le ventre, de le soutenir, pour ainsi parler, sans
cependant gêner la respiration, ni le fonctionnement
normal des organes abdominaux. J'ai l'habitude du cliché
suivant :

— Chère madame, si votre corset est court, si vous le
serrez trop fort au niveau de l'estomac, il faut bien que
les intestins, sans quitter l'abdomen, aillent quelque part :
résultat net, le ventre apparaît très gros; l'inverse est
vrai avec la disposition contraire de l'appareil. Ce dernier
avantage est dû, je le redis, au corset dont la partie inférieure est très longue et qui, grâce aux jarretelles fixées
aux bas, diminue la pression sur l'estomac et la rend plus
douce et plus uniforme sur le ventre.

Mieux vaut donc accepter la nécessité du corset et le
rendre aussi peu dangereux que possible... et ainsi, bien des
femmes seront satisfaites d'avoir remporté cette victoire.

*
* *

Nous venons de signaler tous les dangers d'une constriction trop violente de l'estomac. Chez l'homme, la question varie un peu quant à l'origine, mais il y a beaucoup
d'analogie entre un corset trop serré et une culotte ne se
maintenant aux hanches et sur le ventre que par la seule
pression. Dujardin-Beaumetz s'élevait fort contre le ridicule
qui s'attache au port des bretelles. « Les jeunes gens
trouvent malséant, écrivait-il, de porter des bretelles; ils
les laissent aux hommes mûrs, et quelques-uns même
seraient bien froissés si on leur disait qu'ils en portent.
C'est là une mauvaise habitude, Messieurs, disait le professeur de l'hôpital Cochin à ses élèves; elle a les mêmes

conséquences qu'un corset trop serré. Pour soutenir le pantalon, en effet, il faut un lien qui comprime la partie supérieure de l'abdomen et la région épigastrique. Aux repas, le lien ne cède pas, et l'estomac, coupé pour ainsi dire en deux, ne peut fonctionner normalement ; de là une cause fréquente de dyspepsie ; il faut donc conseiller à vos malades d'avoir des bretelles. »

J'en dirai tout autant pour les pays chauds, et je ne pouvais mieux appuyer mon opinion que sur celle, si autorisée, de mon regretté maître Dujardin-Beaumetz. Le port des bretelles permet un pantalon à ceinture plus lâche, et on y gagne en aisance et en liberté de mouvements. Je signale en passant la possibilité de fixer le pantalon à la chemise ou au gilet par quelques boutonnières.

Est-il nécessaire de dire que la plus extrême propreté des vêtements est indispensable ? Je ne voudrais pas insister ; cependant je dois signaler l'utilité de la désinfection des costumes qui ont pu être contaminés par l'approche d'un malade ou en temps d'épidémie. Dans ce cas, il est bon d'envoyer la garde-robe suspecte dans une ville importante, où se trouvera une étuve à désinfection. Si des difficultés matérielles trop grandes s'opposaient à cette façon de faire, on essaierait des procédés du soufre ou du formol; sur lesquels nous avons donné de longues explications. (Voir chapitre ANTISEPSIE ET DÉSINFECTION.)

Nombreuses sont les considérations relatives au vêtement ; nous ne pensons pas cependant avoir fatigué l'attention du lecteur. La façon de s'habiller importe beaucoup à l'hygiène. Si nous avons dit avec quelque développement comment il fallait se vêtir dans la journée, nous n'avons rien dit du costume pour la nuit. A la vérité, nous avons parlé incidemment de la chemise de nuit, de l'inopportunité du gilet ou de la chemise de flanelle pour dormir, mais nous avons été trop laconiques sur la façon d'être qu'il faut adopter pour jouir d'un bon sommeil.

Le lit avec ses accessoires, draps, couvertures, oreillers, traversin, édredon, sommier, matelas, constitue le véritable *vêtement de nuit* qui, s'il est bien entendu, permet de réparer les pertes et les fatigues du travail soutenu durant le jour.

« Dans nos climats, dit J. Rochard, dans son *Traité d'Hygiène*, il se compose d'un cadre en bois ou bien en fer, d'un sommier, d'un ou deux matelas, d'un traversin, d'un oreiller, de deux draps, d'une ou deux couvertures suivant la saison. Dans les régions équatoriales, la chaleur rend le poids des couvertures et même des draps insupportable ; on revêt, pour la nuit, une chemise très fine, un pantalon de soie léger, nommé *mauresque*: on se couche sur une natte et sous une moustiquaire. Le cadre du lit doit être assez long et assez large pour qu'on y soit à l'aise. On préfère généralement aujourd'hui les lits en fer, comme plus faciles à nettoyer et à débarrasser des punaises. Les sommiers élastiques en triangles de bois, en spirales de laiton ou en tringles de fer cintrées ont remplacé les paillasses, dont l'entretien est coûteux et qui sont des nids à microbes. »

Dans les colonies, comme le fait remarquer l'éminent hygiéniste, il faut être à son aise dans le lit, pour s'y tourner et retourner commodément, cherchant un peu de fraîcheur à une place où on n'a pas encore dormi Dans le commerce, chez les tapissiers, vous ne trouverez communément aucun lit à une ou deux personnes de dimensions suffisantes : aussi conseillerai-je de prendre le moyen détourné suivant. Commandez deux tréteaux en bois, de préférence encore en fer, de 1^m,80 à 2 mètres de large, qui supporteront un sommier métallique de 2 mètres de longueur, sur lequel se trouvera un épais matelas de laine, ou de crin végétal ; le tout sera accompagné des draps et traversin habituels. Autant que possible on commandera des draps de coton ou de toile fine pour qu'ils soient aux dimensions du lit.

Suivant la saison, on repose avec un simple drap, ayant au besoin sur les pieds, si on dort fenêtres et portes ouvertes, une légère couverture, dont on pourra se draper la nuit si la température fraîchit. Le lit sera en entier protégé par une moustiquaire soutenue par de légers portants en bois. Dans la journée, on relève la moustiquaire pour laisser pénétrer l'air ; on ventile ainsi pendant quelques heures draps et matelas.

Je ne suis guère partisan de l'oreiller pour appuyer la tête pendant le sommeil ; je préfère le traversin de crin végétal, qui permet à la nuque de se placer dans un plan presque horizontal comme le reste du corps. Les seuls cardiaques, asthmatiques et autres dyspnéiques devraient seuls se servir des oreillers, qui forcent à dormir presque dans la position assise.

Les diverses parties de la literie exigent les soins de propreté les plus minutieux : les matelas et sommiers ont besoin d'être refaits assez souvent, et même se trouveront bien, deux ou trois fois par an, d'une désinfection à l'étuve pour détruire germes et parasites de toutes sortes.

Un peu partout maintenant, appartements, dortoirs, salles d'hôpital, etc., on a proscrit, avec juste raison, les rideaux de lit de nos aïeux, qui étaient simplement des nids à poussière. Même ostracisme pour l'édredon, les couvre-pieds et les courtepointes, beaucoup trop chauds pour les colonies.

Enfin il est encore permis de se demander comment on doit se coucher et de quel côté il faut dormir.

Un interne de l'Hôpital civil français de Tunis, M. Gomma, a répondu spirituellement à cette question dans une revue que nous dirigeons : nous ne pouvons résister au plaisir de reproduire cet humoristique article.

« Dans une de ces amusantes histoires dont il a le secret, un de « nos auteurs gais », Alphonse Allais, raconte l'angoisse troublante où une bien innocente et toute naturelle question jeta le possesseur d'une magnifique barbe.

« Longue, fine, souple, soyeuse, douée enfin de toutes les qualités de la barbe idéale, elle faisait l'orgueil de son maître et l'admiration de tous ceux qui avaient l'inappréciable avantage de la pouvoir contempler.

« Or, il advint qu'au premier un de ces derniers dit un jour : « Où mettez-vous, quand vous dormez, une si opu-« lente barbe, sur les draps, sous les draps ? »

« Trois nuits sans sommeil furent consacrées à chercher la solution de ce problème, et cette solution serait encore un grand X, si Alexandre le Grand n'avait doté les mathématiques d'une méthode sûre et rapide pour résoudre toutes les difficultés dites insolubles, en tranchant le fameux nœud gordien.

« Vous devinez que, pour ne pas prolonger son angoisse, notre homme fit tomber une barbe qui toujours troublait son sommeil, soit qu'elle fût majestueusement étalée sur les draps, soit qu'on l'enfouît chaudement à l'abri des couvertures.

« Je m'en voudrais de troubler à ce point le repos de vos nuits et, si je vous demande de quel côté vous dormez, ce n'est point pour que vous me disiez à l'aurore le nombre de tours que vous aurez fait dans votre lit en cherchant une réponse aussi peu précise.

« Je veux, tout simplement, vous indiquer un moyen d'aider à la réalisation des souhaits de bonne nuit que tous les soirs on vous adresse.

« Mais, tout d'abord, je vous préviens que mes conseils n'ont rien d'absolu et si, à la suite d'une longue habitude, devenue une seconde nature, vous vous trouvez bien de dormir du mauvais côté, tout comme le nègre du maréchal : Continuez.

« Pour les enfants et les jeunes gens en voie de formation, dormir sur le dos est excellent. Libre de toute compression; le thorax se dilate amplement sous l'influence des mouvements respiratoires. Le cœur bat régulièrement, et l'estomac accomplit normalement ses fonctions digestives. Cette position, facilitant la ventilation pulmonaire, se recommande aussi à tous ceux qui ont besoin d'air, les tuberculeux par exemple.

« Mais son principal avantage consiste surtout en ce qu'elle combat le dos rond, le dos voûté.

« Je la signale aux mamans qui veulent avoir des enfants bien droits, bien constitués.

« Si même elles veulent m'en croire, elles supprimeront des couchettes de leur progéniture oreillers et traversins, pour relever simplement le haut du lit, qui doit ainsi représenter un plan légèrement incliné.

« Ce sera empêcher le dormeur, dont la tête n'aura pas de point d'appui spécial, de se coucher de ce côté, et on retirera ainsi de cette position tout ce qu'elle peut donner.

« Est-il besoin d'ajouter que le lit ne doit pas être trop mou ? Et, ceci dit une fois pour toutes, on dort mieux dans un lit un peu dur, le matin au réveil on est mieux reposé

« On ne dort pas d'habitude sur le ventre, à moins que l'on ne soit atteint d'un ulcère de la paroi postérieure de l'estomac, que l'on essaie de soustraire ainsi au contact irritant des aliments, ou de tout autre affection·qui permette de trouver certains avantages à cette position.

« On pèse sur son cœur, que l'on comprime et qui·bat plus difficilement. On est gêné pour respirer, soit que les poumons ne se puissent dilater à leur aise dans un thorax ·comprimé, soit qu'il faille péniblement tordre son cou pour ne pas s'autobaillonner sur l'oreiller.

« Cependant je vous recommande en passant cette position, si vous êtes pris de coliques subites. Elle suffit quelquefois à les calmer.

, « Dormez le moins possible, et, mieux encore, ne dormez pas du tout sur le côté gauche.

« Le cœur, gêné dans sa cage, ne bat pas régulièrement. L'apport sanguin est donc moindre aux organes qui se reposent, mais vivent tout de même.

« L'estomac doit déployer plus longtemps une énergie musculaire plus considérable que d'habitude pour envoyer dans l'intestin les aliments qu'il a modifiés.·L'activité prolongée d'un organe qui devrait se reposer peut être la cause de phénomènes nerveux, sinon graves, tout au moins pénibles et ennuyeux. Bon nombre de cauchemars, chez des personnes que leur système nerveux n'y rend pas d'habitude sujettes, peuvent fort bien ne pas reconnaître d'autre cause.

, « A ceux qui ont la digestion lente et pénible, je recommande tout spécialement le côté droit. A ceux qui sont atteints de dilatation de l'estomac, à ceux enfin qui se couchent d'habitude peu de temps après leur repas.

« Après un séjour de trois à quatre heures en moyenne dans l'estomac, les aliments, réduits en une bouillie semi-liquide, franchissent le pylore pour passer dans l'intestin Or, ce fameux portier se trouve à la droite de l'estomac, dont la paroi inférieure se termine à son niveau, sans qu'à aucun point de cette paroi une saillie ou un creux se trouve qui puisse arrêter le cours des aliments.

« Merveilleusement éduqué, le pylore ne tire le cordon qui donne accès dans l'intestin qu'aux aliments qui peuvent montrer patte blanche, c'est-à-dire ont subi dans l'estomac toutes les modifications gastriques physiologiques.

« Le passage des aliments, s'il n'est donc pas prématuré parce que l'on se couche sur le côté droit, est cependant facilité et l'estomac n'a pas besoin de se contracter comme il fait, *normalement* quand on est droit ou couché sur le dos, *plus énergiquement* et *plus longtemps* quand, en se couchant sur le côté gauche, on transforme en véritable ascension la vulgaire migration vers le pylore.

« Songez enfin que le cœur, situé du côté opposé du thorax, est très libre dans ses contractions, et vous connaîtrez tous les avantages qui compensent les légers inconvénients résultant de la compression du poumon droit.

« A votre ingéniosité je laisse le soin, si vous n'avez pas l'heureux privilège de ne faire de toute la nuit qu'un unique et profond sommeil, de combiner ces diverses positions suivant le but à atteindre. On peut, par exemple, se coucher sur le dos les trois premières heures qui suivent le repas, passer une heure ensuite sur le côté droit pour permettre à l'estomac de se vider dans l'intestin, se remettre ensuite sur le dos, etc.

« Dormir debout n'est guère connu que des factionnaires, et les inconvénients du sommeil, en pareille position, varient suivant le degré de mauvaise humeur du gradé qui surprend le coupable.

« Je ne voudrais pas que le trouble de vos esprits, dont je parlais au début de cet article, vous fît essayer de dormir sur la tête, les pieds en l'air.

« Je ne vous cache cependant pas que je recevrais avec un certain plaisir les *tuyaux*, fort probablement inédits, que vous voudriez bien me transmettre si vous en étiez réduits à rechercher un sommeil disparu, sur cette extrémité. »

Que le lit soit donc un *vêtement* confortable, où on puisse passer aisément les sept ou huit heures indispensables à l'organisme pour réparer les pertes subies durant les heures de veille. Vous saurez, suivant votre goût et vos aptitudes physiologiques, y dormir sur le côté et sur le dos, mais sans rêves ni cauchemars, souvent indices d'un malaise passager dû à une mauvaise position.

⁂

Une partie essentielle du vêtement est encore la coiffure. Elle doit protéger la région la plus exposée au soleil, c'est-à-dire la tête. Tout le monde connaît la gravité des moindres insolations : jamais on ne devrait aller tête nue au soleil. Bien mieux, il faudrait se garder d'accorder quelque confiance que ce soit au chapeau de paille ordinaire, qui n'offre qu'une protection illusoire contre les rayons d'un soleil ardent. Le casque en liège, recouvert de toile blanche, adopté généralement dans les colonies, est la meilleure coiffure ; il faut savoir lui ajouter, dans les moments de grandes chaleurs, une serviette qui recouvre directement la tête et qui fixe le casque lui-même. Cette serviette protège très efficacement la nuque ; les deux extrémités en sont nouées au-dessous du menton et abritent également la figure Le vent circule librement tout autour de la tête, constituant un excellent et très frais courant d'air. A défaut de serviettes-éponge assez épaisses, on usera très avantageusement de larges feuilles. M. Dubergé nous indique un procédé des plus pratiques :

« Un moyen pour se mettre à l'abri de l'insolation consiste à mettre sous le casque indien un mouchoir mouillé et légèrement pressé pour faire écouler l'excédent d'eau. Dès que le mouchoir placé sur la tête commence à se sécher, on en place un autre mouillé, conservé dans la poche après avoir été enveloppé d'un tissu imperméable. Si l'on doit rester longtemps au soleil et si l'on ne compte pas rencontrer d'eau, on peut en emporter ou avoir plusieurs mouchoirs mouillés d'avance. Ce petit moyen est facile à employer en embarcation. Les procédés également bons que j'ai dû employer, quand les circonstances le permettaient, consistent à mettre à l'intérieur du chapeau une ou deux larges feuilles de bananier ; la pratique anglaise qui consiste à recouvrir le casque indien ou le chapeau de feuillages ou d'étoffes légères est aussi hygiénique qu'élégante. »

En Afrique, je l'ai déjà dit, les Arabes nous donnent, grâce à des préceptes acquis par l'expérience des temps, des leçons d'hygiène dont nous devons savoir profiter. Ils savent bien que la partie délicate, durant les grandes chaleurs, celle qu'il faut protéger avec les soins les plus jaloux, c'est la tête, exposée aux insolations, aux coups de soleil. Personne n'ignore que la chéchia entourée du turban, recouverte de plusieurs capuchons de burnous, offre aux rayons du soleil une cuirasse difficile à traverser.

Beaucoup de colons se trouvent également bien des

chapeaux de feutre épais, à larges bords, à la façon des Boers. Sans rechercher des effets d'anachronisme et sans rappeler le feutre des compagnons de d'Artagnan, on s'accommodera de ce genre de coiffure, qui a surtout l'avantage d'être un excellent protecteur contre le soleil. Il n'est pas plus lourd que le casque ou le chapeau de paille ; il résiste fort bien à toutes les intempéries, et sa souplesse est encore un de ses précieux avantages, il est aussi bon à la pluie, en hiver, qu'au sirocco, en été.

Si l'on tient à la coiffure de paille, il est indispensable de la faire recouvrir de toile blanche; il faudrait en user de même avec les casquettes ou képis d'uniforme. J'aime peu par contre, le chapeau en toile blanche simple, généralement trop léger et abri illusoire dans la plupart des cas. C'est agréable et élégant pour la ville, peut-être, mais inacceptable pour la campagne.

Nous n'aurons qu'un mot de dédain pour les haut-de-forme en soie et même les « capes » dernier modèle : toutes coiffures de cérémonie aussi laides qu'incommodes et que des arrêtés sévères devraient proscrire des colonies. Les cérémonies officielles, hors la métropole, qui forcent les coloniaux à se mettre en habit, leur donnent la tolérance de porter sur la tête un feutre noir mou qui, dans un salon, se plie sous le bras et, dans la rue, est une coiffure seyante et moins ridicule qu'un claque.

J'insisterai davantage sur le danger, pour la rase campagne, pour les longues courses à pied ou à cheval, de ces petites casquettes anglaises en drap, autrefois apanage exclusif des jockeys, palefreniers ou garçons d'écurie, et il y a quelque temps adoptées par tous pour le voyage, les excursions et même les colonies. Je me rappelle avoir eu l'occasion de donner mes soins à un jeune homme frappé d'insolation, près de Biskra, au moment de son voyage de noces. Le couple inexpérimenté s'était aventuré, une après-midi de mai, à la chasse à la gazelle, en plein soleil. On chevaucha fort et on eut chaud, sans s'apercevoir qu'on courait grand risque à n'avoir la tête protégée que d'une de ces petites casquettes quadrillées noir et blanc; aussi, quelques jours après, le jeune homme était-il atteint d'une insolation qui le retenait malade pendant quarante jours dans une chambre d'hôtel. Les symptômes les plus graves mirent sa vie en danger, et sa constitution très robuste fut sans doute la seule cause de son complet rétablissement, après une longue convalescence.

Quant à la coiffure des femmes, mieux vaut n'en point parler : elle est essentiellement mauvaise et manque de toutes commodités pratiques. Pour se protéger contre les insolations, j'ai connu certaines personnes s'échafaudant sur la tête des monuments bizarres. Je décris d'après nature et dans l'ordre des superpositions : le crâne, les cheveux, une ou deux feuilles de chou ou de bananier, une serviette-éponge, un chapeau de paille à larges bords, dit chapeau de jardin, et encore, pour terminer, une serviette-éponge pour fixer le tout. Ce n'était pas d'une suprême élégance, oh! non. Ça n'avait pas d'œil du tout, mais ça protégeait quand même des coups de soleil. Je vais peut-être en décrivant cette coiffure féminine suggestive, me faire une ennemie mortelle. Que cette compatissante personne ne se laisse point aller à l'irascibilité de son caractère : je dépeins sans critique acerbe.

CHAPITRE ·III

L'ALIMENTATION

L'homme se nourrit pour vivre. disent les philosophes.
et les gourmands de répondre : on vit pour manger et
(d'autres ajoutent) avant tout pour boire. Quelques excep-
tionnels esprits, surtout dans les colonies, se préoccu-
pèrent de rechercher l'alimentation rationnelle, *ce qu'on
devrait manger pour se bien porter.*

Est-ce là vraiment telle préoccupation dont se soucient
nos contemporains ? Et l'usage des stimulants apéritifs ou
des divins quinquinas reconstituants n'entre-t-il pas davantage dans nos mœurs modernes, plutôt que la coutume
d'une alimentation saine? Vider maintes fois le hanap —
sous la forme vulgaire du verre grossier ou du bock épais
— est une inéluctable nécessité sociale : je défie même
l'homme le plus spirituel de la terre de trouver une circon-

stance des quotidiennes péripéties, où manque le choc des
cristaux dans lesquels scintillent les liqueurs aux reflets
polychromes. On s'empoisonne gaiement — plus souvent
tristement et bêtement — du matin au soir, en beuveries
sans excuses de ripailles, comme au temps de Gargamelle.
Puis encore à table, condiments et comestibles, viandes
saignantes et gibiers haut faisandés, sont des régals aux
traîtreuses surprises, aux dangereuses suites. On s'empoisonne encore! Cris de détresse, cris d'alarme! Et le
médecin — moderne Cassandre dans ses multiples et nombreux écrits — devient de commerce désagréable, en son
universelle plainte, d'humeur vraiment trop chagrine dans
sa sempiternelle apostrophe CAVE NE CADAS!

Que faut-il donc manger! Et dites un peu, s'écrie t-on,
le fond de votre spéculation gastronomique. Végétarien ou
carnivore, frugivore ou omnivore? Permettez-moi de vous
dire que je hais les extrêmes et trop indécises opinions. Indécises, parce que trop malaisées à suivre nettement dans
leur exorbitante exigence.

J'ai le plaisir quelquefois de recevoir dans mon cabinet
des colons, nouvellement débarqués de France, de cœur
haut d'espérances et d'esprit disposé aux hardies initiatives,
heureux de venir créer outre-mer de vastes domaines. Leur
inquiétude de la vie ignorée des pays chauds perce dans
toutes les questions, qu'ils s'appliquent à poser au médecin.

— Quelles précautions devons-nous prendre pour ne
pas tomber malades? Certains régimes sont-ils obligatoires
pour les nouveaux venus? Comment peut-on s'acclimater
sans heurts trop fâcheux et sans une trop longue patience?

Ces consultations sont, sans conteste, les plus agréables
à donner. Nos clients ont la physionomie souriante, de

mine rose et blanche, tout disposés à trouver le médecin
un homme charmant. Pour une fois notre cabinet est
presque un salon. Les malédictions banales et coutumières
contre les traitements insuffisants à guérir ou à soulager
n'emplissent pas l'âme des patients de leur fiel et de leur
noirceur. Les conseils du praticien sont volontiers acceptés
sans trop de résistance.

J'ai l'habitude de répondre ces quelques mots :

— Vivez ici comme en France, en vous abstenant de
l'usage et surtout de l'abus de la viande de boucherie et de
l'alcool. Devenez végétariens, mais d'un végétarisme
quelque peu schismatique, dans lequel vous comprendrez
le poisson et la volaille. Déjà un éminent écrivain, mort
récemment, Francisque Sarcey, avait développé les agréments et les avantages de ce mode d'alimentation, pour
les pays tempérés. Je le trouve également très précieux
pour les contrées chaudes. Sur les dernières années de son
existence, le célèbre critique du *Temps* s'était aperçu que
la digestion de la viande, du gibier, du vin fin et de l'alcool
sous toutes ses formes, lui devenait difficile. Le travail
intellectuel cessait d'être aisé et agréable ; il exigeait un
effort inaccoutumé. Des somnolences fâcheuses surve-
naient après le repas.

Comme j'avais la bonne fortune de vivre, à cette époque,
dans l'intimité de cet homme de tant d'esprit et de talent,
je constatais, tout comme lui, ces symptômes inquiétants
mis, par l'entourage de Sarcey, sur le compte d'un perpétuel surmenage cérébral. Cependant on fut bien forcé de
convenir avec lui que le genre d'alimentation devait avoir
une grosse part dans ces malaises fréquents. Comme
il était homme de beaucoup d'énergie et de résolution, il
conçut l'idée de supprimer de sa table les viandes et le

vin, il se prit d'un bel enthousiasme pour le végétarisme.
Ce fut une résurrection: Plus aucun des malaises anciens
et un renouveau très grand de facilité au travail. Avec son
habituelle disposition à mettre le public au courant de ses
peines et de ses joies, il proclama la vertu merveilleuse du
végétarisme, qu'il avouait avoir un peu adouci en le mitigeant par l'adjonction du poisson et de la volaille.

J'estime que l'excellent Sarcey était dans le vrai ; les
viandes et l'alcool alourdissent, par l'effort de la digestion
qu'ils nécessitent de la part de l'estomac. L'alcool, en particulier, congestionne singulièrement le cerveau. Quant
aux viandes, saignantes, cuites, braisées ou en sauce, elles
sont irritantes pour tout l'intestin. Combien de dyspepsies,
de gastro entérites, de colites, de dysentéries qui n'ont
pour toutes causes que l'abus de la viande. Même les jus
de viande, les *tea-beaf*, les bouillons américains ne trouvent
pas grâce devant mon ostracisme (1) : je n'accepte comme
nutritive que la viande crue, pressée, tamisée, et je la trouve
très sincèrement désagréable à manger et nullement digne
d'un gourmet. Elle ne peut avoir que la valeur d'un médicament, précieux en certains cas.

Dans les pays chauds les viandes exposent fréquemment
au tænia et, en été, comme il faut les manger fraîches, elles
sont coriaces, peu appétissantes, difficiles à digérer.

Dernièrement, le Dr Huchard a signalé la fréquente intoxication par le régime carné trop exclusif. « La nourriture
animale dont nous usons, dont nous abusons de plus en
plus, n'est pas une nourriture, c'est un empoisonnement
continu, dit le savant médecin, dans un livre fort récent de

(1) Le bouillon, et ses analogues, ne peut être avantageux qu'à
titre de boisson agréable et légèrement nutritive. Voir chapitre
Boissons.

aute science. » Je ne voudrais pas, à la façon des domi-
nicains étincelants de verve et de piété, prendre toute
autorité d'un texte pour prêcher la seule vérité et anathé-
matiser toute opinion hostile à la mienne. Cependant je
brandirai volontiers l'étendard, levé souvent dans des exhortations semblables, pour engager chacun à moins user ou
abuser de la viande, du vin et des alcools. Le public s'habitue à goûter les conseils de désintéressement complet
donnés par les médecins...

Qu'il est nécessaire de moins user de viande, tel est celui
que je voudrais vous donner... conseil, certes, exposé avec
moins de verve et d'entrain que pourrait le faire l'éminent
professeur Huchard.

Avec mon distingué confrère, je me permettrai de dire
aux plus jolies femmes et gracieuses, captivantes et capiteuses, qu'elles sont des nécrophages — non pas qu'elles
dévorent les morts, réservant gentiment les coups des
dents pointues aux vivants — parce qu'elles mangent
la viande d'animaux morts, d'animaux tués depuis deux
ou trois jours et — souffrez qu'on le dise — ayant déjà
subi les commencements de la putréfaction, de ce fait
contenant des matières dangereuses, les *ptomaïnes*.

Qu'importent les noms aux choses! Il est de constatation
courante, à la suite d'un repas aux copieuses et savantes com-
binaisons de viandes marinées avec art, de sentir la fatigue,
et physique, et intellectuelle, la lassitude et la torpeur, pro-
dromiques avertissements d'une intoxication qui, pour être
légère, n'est pas moins grave si elle est répétée souvent.
Si les ptomaïnes sont à doses infinitésimales dans les aliments, personne n'y contredit, et cela est encore bien heureux : mais nul ne songera à nier leur présence et leur nocivité, et cela suffit pour légitimer une juste méfiance, pour

se garder des abus de viande, de gibier dont la chair est
d'autant plus dangereuse, qu'il a été plus énergiquement
forcé durant la chasse. Le Dr Huchard dit avec humour :
« avec le vin pour père, la bonne chère pour mère, et Vénus
pour nourrice, on a des goutteux » ; et la trop abondante
alimentation peut encore commettre des méfaits : elle détériore les dents et rougeoie le teint, considération digne de
retenir l'attention, cependant difficile à fixer, des jolies
femmes désireuses, pour le visage, de ce vernis « broyé
avec les lys et les roses ». L'estomac, le cœur et les reins,
à la longue, souffrent d'exagération de viande dans le menu
d'habitude. En vérité, l'homme se détruit de ses propres
mains, *Homo homini lupus;* cruel aux autres et à lui-même ;
sa dégénérescence, s'en allant de jour en jour s'accentuant,
est son œuvre propre et fatale. Et qu'il plaise à tous de
recevoir cette affirmation, que le régime végétarien est le
plus propre à *augmenter la force musculaire* et à *faciliter
le travail intellectuel.* Qu'importe si cette proposition va à
l'encontre des opinions couramment admises.

Mais, me dit-on souvent, comment se soutenir et lutter
contre l'anémie de ces pays (où le soleil grimpe le long du
thermomètre comme un clown à la corde lisse), sans
viande et sans vin ? Que manger si on supprime gigot,
roatsbeaf, entrecôte, côtelettes, rouelle de veau, filet, etc. ?
Que boire si on exile de la table bourgogne, bordeaux,
champagne, rhum, eaux-de-vie et autres liqueurs variées ?

Ça, c'est affaire aux imaginations culinaires ! Mais, je
vous dirai volontiers en passant que je ne serais nullement embarrassé de vous préparer une carte fort allé-
chante, d'où seraient exclus complètement viandes de toute
sorte. Je conviens qu'un bon dîner se passe malaisément
de vin comme de fromage : mais on ne fait pas (et on ne

doit pas faire) un bon repas tous les jours. On a, au contraire, l'obligation de se mettre à table, avec l'idée qu'on
trouvera de quoi se restaurer agréablement, se rappelant
ce mot de Brillat-Savarin, que tous les animaux se nourissent, mais que l'homme seul sait manger.

Un *maigre bien conçu* peut devenir le régal des plus fines
bouches : la viande n'est donc pas indispensable.

C'est une erreur profonde de croire que les légumes
verts, les féculents, les farineux, le poisson, la volaille ne
peuvent pas constituer un régime tonique et suffisamment
fortifiant. Ils sont surtout précieux chez les enfants; pour
les adultes, le poisson contient un élément de haute
valeur, le phosphore, si utile au travail de la pensée qui,
suivant les biologistes, ne pourrait pas se passer de ce
corps précieux. Peut-être aussi, en se combinant avec
d'autres principes, entre-t-il dans la composition de ces
phosphates et glycéro-phosphates de chaux, dont la valeur
physiologique tend de plus en plus, chaque jour, à prendre
une importance primordiale dans l'alimentation.

Il me sera presque inutile d'insister sur les qualités du
lait (1), des œufs, du laitage dans la pratique courante. Ils
constituent la base de quantité de plats sucrés et savoureux, et ils entrent dans la préparation de nombre de mets.
Le lait se retrouve dans le fromage fermenté ou crémeux,
et il est encore sous cette forme un aliment de premier
ordre. Quant aux œufs, qu'ils soient brouillés aux truffes,
en omelette, à la béchamelle, à la mayonnaise, il me semble
qu'on ne peut jamais s'en lasser.

Végétarien veut également dire frugivore : qui niera

----

(1) Dans toutes les colonies on vend du lait en boîte, condensé,
pasteurisé, etc., qui offre toutes garanties pour la consommation
et remplace bien le lait naturel dans les usages communs.

l'attrait des fraises., cerises, pommes, poires, raisins et
autres fruits succulents à l'état frais ou en gelée, marme-
lades ou compote ? A cette énumération, l'eau du désir me
vient à la bouche.

Mon opinion est-elle trop exclusive et ai-je trop vanté la
superexcellence du végétarisme ainsi mitigé ? Je ne le crois
pas. D'ailleurs, aux colons nouvellement débarqués je dis :
Méfiez-vous de l'abus des viandes et des alcools; je ne condamne pas absolument l'usage modéré. Toutefois, si
quelque excès devait être légitime, ce serait de pécher par
trop de sympathie pour le régime végétarien. Les buveurs
d'eau et les frugivores ne sont pas des méchants, contrairement aux proverbes : les végétariens sont gens calmes
et paisibles; c'est quelquefois utile dans une colonie naissante, la patience et le sang-froid ! Sur la seule question de
l'alcool je suis intransigeant : je proscris totalement l'usage
quand il devient une habitude ; j'aime les gens qui n'éprouvent aucun mal et aucune gêne à se passer de vin pendant
quelques jours.

Que vous soyez omnivore ou végétarien, sachez conserver votre appétit ; on le perd facilement dans les pays
chauds, on arrive alors à cette anorexie dont il faut se
guérir le plus vite possible.

L'anorexie est l'absence d'envie des aliments, qui con-
fine presque au dégoût ; avec la plus ferme volonté de
manger, en se mettant à table, la vue seule de la viande,
des mets en général, produit un effet de répulsion : l'envie
de manger cesse immédiatement. Si la raison intervient, ce
n'est qu'à grand'peine que, en réagissant, on avalera
quelques bouchées. Quand la chaleur est forte, tout effort
est pénible : manger devient un travail; là soif seule est
ardente. Les forces se perdent en raison du manque d'ap-

pétit, de telle sorte qu'à elle seule l'anorexie, ce symptôme
isolé, constitue un accident pathologique dangereux. Le
séjour prolongé dans les colonies amène une prédisposition
à l'anorexie : la neurasthénie, l'anémie, le paludisme latent
ou chronique la créent sûrement, si un traitement approprié
n'intervient pas. M. le Dr Duboué (de Pau) croit que le
rôle de l'alimentation est très important dans l'impaludisme ; il insiste sur ce point, que d'ailleurs, dit-il, l'expérience de chaque jour démontre surabondamment. Le résultat de la médication quinique serait justement d'exciter
l'organisme et de rendre, grâce à un travail physiologique
spécial, l'aliment assimilable : le sulfate de quinine donne-
rait au système nerveux « l'aptitude nutritive qu'il possède
à l'état normal, aptitude qui s'était perdue ou pervertie
sous l'influence d'un agent miasmatique particulier ».

Il ajoute à cette proposition l'exposé des idées de Trousseau, au sujet de la diphtérie, idées qui sont très applicables au paludisme.

« Le rôle de l'alimentation est tellement important (1)
que je ne craindrais pas de répéter ici, à propos de l'impaludisme, ce qu'a dit Trousseau au sujet du traitement
de la diphtérie. Seulement, dans notre cas, il est inutile
d'aller jusqu'aux menaces. Le seul instinct des malades
ou la simple persuasion suffisent presque toujours. Le traitement général — dit notre vénéré maître — joue ici (dans
la diphtérie) un rôle capital ; le traitement doit être essentiellement tonique et réparateur, comme dans toutes les
maladies où les forces de l'économie semblent être primitivement tombées et déprimées. L'alimentation y occupe
le premier rang, et plus la maladie est grave, plus je vois

(1) Duboué. *Du Paludisme*, p. 427.

la nécessité de nourrir les malades. Un des signes les plus
alarmants pour le diagnostic, c'est le défaut d'appétit,
c'est le dégoût pour toute espèce de nourriture. Il faut
chercher à le vaincre par tous les moyens possibles et,
pour y parvenir, je ne crains pas d'aller chez les enfants
jusqu'aux menaces. Tant que l'appétit est conservé, il y a
grandes chances de guérison. Le choix des aliments n'a
d'ailleurs rien de fixe ; souvent on est obligé de satisfaire
chez ·certains individus les caprices de goût les plus
étranges (1).

« Tous ces préceptes, ajoute M. Duboué, s'appliquent à·la
lettre au traitement·de l'impaludisme,·et il est remarquable
que Trousseau· soit arrivé par expérience à préconiser le
sulfate de quinine, comme l'agent le plus propre à réveiller
·les fonctions digestives languissantes. »

Quel que soit le mode d'action du sulfate de quinine, le
fait clinique est indéniable ;·la quinine, agissant comme
amer sans doute, fortifie l'appétit. Toutefois, il faut l'avouer,
·dans certains cas, le sulfate de quinine échoue comme bien
d'autres médicaments.

Dujardin-Beaumetz cite des· exemples d'anorexie *irréductible* pour ainsi parler. Malgré toutes les supplications,
malgré les dangers d'inanition auxquels s'expose le malade,
il préfère tout et même la mort au·supplice terrible de
manger sans appétit, de surmonter l'invincible dégoût des·
aliments. Notre·regretté maître conseille au médecin de
devenir aussi fin cuisinier que clinicien consommé, « c'est
·dans ces cas que le praticien·doit être aussi bon cuisinier
que médecin expérimenté. Vous pourrez exciter le goût au·
moyen de sauces appétissantes et légèrement épicées. Vous

(1) Trousseau,·*Clin. méd.*, t. I, p. 413. Paris, 1861.

n'oublierez pas non plus que souvent les viandes froides plaisent davantage : il en est de même pour le jambon, le pâté, le gibier, les salades, etc., en un mot, pliez-vous au goût et au plaisir du malade. »

Parfois l'anorexie n'est pas absolue, c'est surtout le dégoût pour la chair musculaire qui prédomine. Ce sont là les cas heureux. La viande n'est pas absolument indispensable dans l'alimentation, surtout dans les pays chauds, comme nous le disions plus haut.

Il existe aussi une sorte d'anorexie paludéenne nerveuse, très rapprochable de l'anorexie hystérique très bien étudiée par le professeur Lasègue (1); elle doit certainement avoir de grands rapports avec elle: nous savons d'ailleurs combien sont fréquentes l'hystérie et la neurasthénie paludéenne. Dans ces deux symptômes le dégoût des aliments tient au mauvais état des fonctions digestives; qu'il y ait névrose ou affection organique, toujours il y a perturbation dans quelque phase de l'acte physiologique. Les douleurs qui suivent l'ingestion de la nourriture portent les malades à modifier leur alimentation : ils suppriment certains aliments qu'ils croient être lourds et d'une digestion pénible; comme les malaises continuent, ces malheureux poursuivent leurs idées hypocondriaques et finissent par cesser de manger, ou se nourrissent insuffisamment.

Le professeur Lasègue attire l'attention du médecin sur ce symptôme, qu'on a trop l'habitude de traiter à la légère Il en est de même de l'anorexie paludéenne, qu'elle soit une conséquence de l'hystérie, ou de la cachexie spéciale : le danger est si grand qu'il serait coupable de se désintéresser de l'état du malade.

(1) De l'Anorexie hystérique, *Archives générales de médecine*, avril 1873.

. .

Certains individus, sans être ni anémiques ni cachectiques, mais placés dans des conditions climatériques telles,
qu'on peut les considérer comme tributaires du miasme paludéen, ne mangent plus, sans qu'il soit possible d'assigner
d'autre cause à cet état particulier que la fatigue et le de-
goût de tout ce qui se mange. 'Quand, chez cette catégorie de malades, l'anorexie se prolonge, l'amaigrissement augmente de jour en jour, et la faiblesse générale fait
de rapides progrès. Aussi est-on frappé de constater si souvent, chez les Orientaux ou chez les Européens vivant
depuis longtemps dans les pays chauds, cette invincible torpeur qui se manifeste par le sentiment de lassitude qui précède tout exercice : le moindre dérangement est pénible,
on reste volontiers assis, étendu ou même couché. C'est la
mollesse physique et morale absolue. La lassitude est extrême, et quelquefois surviennent des tendances au vertige,
à la syncope, aux lipothymies.

Le malade souffre de cet état singulier, et les plus énergiques cherchent, souvent sans succès, à réagir de leur
mieux. Si la situation empire, il faut craindre les complications les plus désastreuses, les battements de cœur et les
spasmes angineux, les névralgies, etc. ·

Enfin, c'est tout le tableau symptomatique de l'anémie
ou de la chloro-anémie. Si le traitement n'intervient pas, l'organisme est tout préparé à recevoir les germes pathogènes
les plus variés, le terrain est prêt à garder la graine. Les
toxines microbiennes trouveront une économie désemparée,
dont les cellules seront incapables de lutter avantageusement contre l'envahisseur; la phagocytose sera imparfaite.

Quelques personnes, espérant vaincre la répulsion pour

les aliments par un traitement à la portée de tout le monde,
par préjugés populaires ou à la suite de conseils détestables, prennent cette funeste habitude de l'apéritif. Pendant quelque temps le moyen paraît réussir : l'alcool donne
un coup de fouet à l'organisme expirant, puis insensiblement l'appétit diminue encore. Mais, dans les pays chauds,
il est si agréable de boire ! On se laisse aller, et l'habitude
est constituée. Et, cependant, il n'est pas d'apéritifs qui ne
soient nuisibles ou même dangereux ; sans parler des dangers d'alcoolisme signalés souvent par Lancereaux, qui a
si bien montré les résultats toxiques des essences conte-
nues dans les absinthes, les vermouths et les amers de
toutes sortes, les dilatations d'estomac, qui déterminent si
souvent des auto-intoxications redoutables, ne sont pas
faites pour augmenter l'appétit. « Je ne saurais trop m'élever, écrit Dujardin-Beaumetz (1), contre les apéritifs que
l'on consomme en si grand nombre dans nos cafés et nos estaminets. L'expérience faite par un élève de Botkin, Tschelzoff (2), a montré que tous ces apéritifs, bitters, amers, etc.,
diminuaient la sécrétion du suc gastrique plutôt qu'ils ne
la provoquaient. Si quelques personnes prétendent en
éprouver des bienfaits, c'est qu'elles confondent les crampes
d'estomac occasionnées par ces alcools, avec la sensation
de la faim. »

Le meilleur apéritif, en dehors de toute thérapeutique,
le meilleur apéritif serait donc la boisson qui, prise quelque temps avant le repas, exciterait la muqueuse stomacale
et augmenterait la sécrétion du suc gastrique indispensable

---

(1) DUJARDIN-BEAUMETZ, *Leçons de clinique thérapeutique. Les dyspepsies nerveuses*, pp. 605 et suiv.

(2) TSCHELZOFF, *De l'Influence des amers sur la digestion, et l'assimilation des matières albuminoïdes*, 1886.

à toute bonne digestion. Il faudrait, pour être rafraîchissante, surtout dans les pays chauds, que cette boisson fût
froide, même glacée. Sans être un aliment par soi-même,
elle serait quelque chose comme un aliment liquide, un
peptogène, en définitif. Ce sont justement les conditions
réalisées par le bouillon: L'usage du bouillon dégraissé et
glacé ne saurait être trop recommandé : les expériences de
Schiff sont concluantes et sont venues confirmer, on peut
dire, l'expérience des siècles, qui a institué l'habitude de
manger de la soupe avant le repas.

Bien préparé et aromatisé à point, le bouillon glacé est
un breuvage fort agréable et dont on ne se lasse pas. Sa
digestion est facile, et il calme aussi bien la soif que la
faim ; il est peu coûteux, la viande étant dans les colonies
à bas prix, eu égard à la difficulté de la conserver longtemps sans qu'elle s'avarie. Il serait aussi pratique, et bien
moins ridicule, de boire du bouillon glacé quelque temps
avant le repas, que d'absorber un verre d'absinthe ou de
vermouth. On se servirait d'une façon tout aussi avanta-
geuse de ce bouillon spécial que les Anglais appellent *beef-
tea*. D'ailleurs, peu importe la nature du bouillon et son
mode de préparation : ce qui est à retenir, comme l'ont
démontré, à la suite de Schiff, Herzen, de Lausanne, et
Leven, c'est que le bouillon est un *stimulant de l'estomac
et qu'il augmente la sécrétion du suc gastrique*.

J'ai remarqué que les pires anorexiques acceptent facilement la prescription du bouillon froid : ils s'y habituent,
et à leur insu l'appétit réapparaît. Du moins les forces ne
s'affaiblissent pas et, sans être très nourrissant, le bouillon
soutient suffisamment, comme me le faisait remarquer un
malade, c'est une façon détournée d'absorber de la viande
glacée.

Le lait frappé flatte le goût et rafraîchit parfaitement; le café glacé n'est pas moins agréable. Son action est des plus utiles : deux médecins de Rio-de-Janeiro, Farnel et Guimaraco, ont étudié son action et, de leurs conclusions, il ressort que le café aide les échanges et facilite l'œuvre des émonctoires, et de plus c'est un incontestable stimulant. Le thé n'aurait pas dans les pays chauds la même utilité que dans le nord ; de plus il n'est vraiment bon que bouillant.

Enfin, il ne faut pas oublier, comme Brillat-Savarin l'a fait remarquer, l'influence sur l'appétence de l'odorat, de la vue, du goût ; chez les gens blasés, des mets bien présentés, épicés sans exagération, la vue d'une table proprement mise, les convives, la distraction, le talent et le savoir-faire d'une maîtresse de maison, souvent, réveillent la faim endormie. Beaumont et Richet, qui ont observé des individus porteurs de fistules, ont constaté qu'il suffisait de montrer à leur sujet en expérience, des mets qu'il aimait, pour qu'immédiatement une abondante sécrétion de suc gastrique se produisît. Sans métaphore, l'eau lui venait à la bouche... et aussi à l'estomac, la cavité buccale n'étant pas seule à être influencée par la vue.

* *

De tous temps, on a attribué aux *amers* une action excitante sur l'appétit et sur les fonctions digestives en général : en augmentant l'appétit, ils accroîtraient la sécrétion des sucs digestifs et aussi les contractions des parois musculaires de l'estomac et de l'intestin.

Les amers ont été divisés en cinq catégories :

1° Amers purs ou amers francs (gentiane, colombo, quassia amara; petite centaurée, chardon bénit, ményanthe, chicorée sauvage, mille-feuilles).

LEMANSKI. *L'Hygiène du colon.*   5

2° Amers aromatiques (angusture vraie, cascarille, camomille, absinthe, houblon).

3° Amers astringents (quinquina, café, écorce de saule).

4° Amers purgatifs (rhubarbe, aloès, coloquinte).

5° Strychnées (noix vomique, fausse angusture, picrotoxine).

Nothnagel et Rosbach prétendent que la sensation éprouvée après l'ingestion des amers est plutôt une sensation de constriction, de crampes qu'une réelle envie de manger. Toutefois, sans discuter sur la nature intime du phénomène qui se produit, on peut assurer que les amers, la plupart du temps, poussent à l'ingestion des aliments. Pour peu qu'on ait la prudence d'éviter l'accoutumance et l'addition d'alcool aux préparations apéritives, ces médicaments répondent à une indication thérapeutique rationnelle.

Les traités de thérapeutique, les formulaires, etc., sont très riches en formules de tous genres.

Les amers se prescrivent sous forme de poudres, infusions, macérations, décoctés, sirops, vins et teintures. Ces différentes préparations, à l'exception des vins en général, doivent être ingérées quinze ou trente minutes avant le repas. Les vins se prennent de préférence au milieu ou à la fin du repas ; de cette façon l'alcool est moins nocif.

La pharmacopée anglaise contient de nombreuses formules, dans lesquelles entrent différents toniques et des amers, tels la cannelle, le gingembre, la cardamone, la muscade.

Le formulaire de la Faculté de médecine de Vienne indique le gingembre associé aux autres amers et à l'arsenic.

Le Dr Lyon assure que le sulfate de strychnine donne

les meilleurs résultats dans l'anorexie en général. Il réussit
de même très bien dans l'anorexie paludéenne.

Enfin il n'est pas jusqu'aux gouttes amères de Baumé
qui ne donnent de très bons résultats.

M. Dujardin-Beaumetz parle d'un médicament découvert par Paal et Büsch, auquel ils ont donné le nom d'orexine
(ὄρεξις, appétit), et, qui, en chimie, est un chlorhydrate de
phényldihydroquinazoline.

Cette substance a été étudiée par Penzoldt, Hoffman et
Munter.

« Ce dernier, dit M. Dujardin-Beaumetz, en expérimen-
tant sur lui-même l'orexine, aurait constaté que cette sub
stance abrégeait d'une demi-heure la digestion stomacale :
ce serait donc un excellent stimulant de la digestion.

« Les expériences faites en Allemagne et celles que j'ai
entreprises moi-même n'ont pas répondu à cette assertion,
et j'ai trouvé dans l'orexine un stomachique très infidèle.
Si vous voulez utiliser ce corps, vous l'administrerez à la
dose de 25 ou 30 centigrammes à chaque repas dans un
cachet médicamenteux (1).

⁎

Les condiments ont une certaine valeur, sinon en thérapeutique, du moins dans les préceptes d'art culinaire ; quelques-uns servent, dans certaines formules, à masquer le
mauvais goût de nombreuses substances actives et joi-
gnent leur action à celle du médicament principal. Telles
sont la cannelle, fréquemment présentée sous forme de
teinture, de sirop, d'hydrolat ; l'écorce d'oranges amères,
dont le sirop est un banal excipient.

(1) DUJARDIN-BEAUMETZ, *Leçons de clinique thérapeutique. Des dys-*
pepsies nerveuses, p. 605.

Dans l'alimentation, les condiments sont précieux pour
stimuler des appétits paresseux ; ainsi agissent le poivre
commun, le poivre de Cayenne, les épices de toutes sortes.
De même, sans arriver à l'abus qui serait pernicieux, on
peut conseiller des mets relevés avec la girofle, la moutarde, la noix muscade, l'écorce de citron, le safran, la
vanille. Beaucoup d'aliments de nature insipide par eux-
mêmes deviennent ainsi très agréables : le riz, relevé de
safran et d'épices, est fort apprécié ; les crèmes à la vanille
et à la pistache, etc., plaisent aux convalescents les plus
anorexiques.

Brillat-Savarin recommandait le chocolat ou le cacao
ambrés, aux personnes dégoûtées de ces aliments.

*
* *

En dehors de la médication pharmaceutique, l'hydrothérapie peut rendre les plus grands services pour améliorer
l'appétit des malades. C'est naturellement à une pratique
excitante de l'hydrothérapie qu'il faudra avoir recours. On
emploiera les douches froides en pluie et en jet très courtes,
on pourra aussi prescrire les affusions froides, les immersions dans la piscine, les frictions avec le drap mouillé,
même aussi la douche écossaise. La durée de l'application
sera toujours très courte, pour obtenir une réaction rapide
et un effet excito-moteur consécutif puissant.

Les Dⁱˢ Beni-Barde et Materne sont d accord pour
reconnaître que, jointe au traitement moral avec placement
dans un milieu spécial, l'hydrothérapie peut, chez les hys-
tériques et les hypocondriaques, amener la guérison de
cette perturbation cérébrale spéciale à l'anorexie.

Vous semblez créer, dit-on, un terrible dilemme : ou vous
avez faim et il est périlleux de manger, ou vous n'avez point

d'appétit, et il est dangereux de ne point manger. L'objection est sans portée, et on a bien compris ma pensée : il
convient de réveiller l'envie de se nourrir qui disparaît
parfois et bien user de son appétit quand on en possède.
On peut même se laisser aller à une gourmandise hygiénique, mais il est désirable de se méfier des falsifications,
des conserves avariées, des champignons, etc Après cela,
aux colonies comme partout ailleurs, il est permis de temps
à autre de faire un « bon dîner ». L'hygiène n'est pas une
marâtre.

Trop de règles, trop de prudence, trop de précautions,
au dire de bien des gens, rendent la vie impossible, intolérable : on n'a pas demandé à y venir, sur cette terre ; parfois on aspire à la quitter rapidement, tant choses et gens
apparaissent des expressions raffinées de la méchanceté
universelle. Souvent, à la façon des Chinois, des hommes
inventent contre d'autres hommes les pires atrocités, les
plus cruels supplices comme les plus sournoises perfidies :
il semble que les animaux, les plantes, les fruits, les éléments cherchent aussi à tirer vengeance de nos mesquines
attaques. Faut-il achever le développement? Le brave chien,
ce bon ami de notre solitude devient enragé ; des plantes
gracieuses, aux couleurs enchanteresses, sont des poisons
terribles ; les fruits ou l'eau sont parfois plus dangereux
encore. Manger ou boire peut conduire au tombeau. Même
l'étincelle divine du cœur, l'amour, n'est pas exempt de
danger. Enfin laissez-moi vous avouer ma détresse : on en
arrive à ne plus pouvoir être gourmand à son aise. Sans
compter les fâcheuses gastrites et la détestable goutte, qui
font des gourmets des podagres et des cacochymes : il faut
se défendre des falsifications et aussi des divers comestibles qui peuvent être, d'aventure, toxiques.

En un excellent dîner de bonne compagnie, trouvez-vous
agréable de penser au péril de déguster de délicates « Ma-
rennes », de grosses « Natives », de succulentes moules ;
ou peut-on songer, sans colère, à la terrible fin des malheureux empoisonnés par les champignons ?'

Cependant, est-il quelque chose qui ravive mieux l'esprit d'un gourmet qu'une croquette de riz aux mousserons ;
qu'un plat de cèpes à la provençale ! Si j'osais, je vous don-
nerais telle recette, pour accommoder les morilles, dont
vous me rendriez grâce.

Mais passons, ma dignité médicale y sombrerait, et ce
serait d'un très mauvais effet : quoique je puisse faire remarquer que rien n'intéresse plus le médecin, destiné à
prescrire des régimes, que la correcte confection des mets
qu'il indique. Un de nos confrères, non des moins célèbres,
le bon Rabelais, devait sa bonne humeur et sa philosophie
aimable à son amour des vins de Chinon et des fines an-
douilles et autres charcuteries de Touraine : « c'est grande
joie de boire frais et de manger salé. »

C'est la tristesse dans l'âme que je perçois 'l'avenir prochain, où les meilleures choses deviendront immangeables
et seront proscrites de nos tables ! Cette préoccupation des
menus fins et délicats n'est-elle point paradoxale chez l'hygiéniste ? Oh ! que non pas ! Gardez-vous de vous nourrir,
sachez manger. 'Brillat-Savarin, nous 'le rappelions plus
haut, disait : toutes les créatures de l'univers s'alimentent,
l'homme seul sait manger. Et d'ailleurs, parmi nos contemporains, combien peu encore apprécient une bonne
table. Rares sont ceux qui sachent, au restaurant, *faire
une carte*. Et cependant, mieux qu'une rosette polychrome
ou camaïeu, cela inspire de suite 'le respect au maître
d'hôtel.

Je m'insurge contre la fatalité qui tue un gourmet parce qu'il a mangé des champignons, indispensables condiments d'un plat savamment conçu. Ceci s'accommode fort bien· avec l'hygiène. Il est possible de fort bien se porter et... d'être un gourmand. Il faut simplement savoir se modérer. L'abstinent le plus convaincu est heureux, en une occasion hors la banalité, d'humecter ses lèvres dans un champagne· ou un bordeaux de haut cru. Je l'ai dit souvent :·boire de l'eau, c'est bien ; boire du vin naturel, d'ordinaire, n'est pas nuisible : le buveur d'alcool d'habitude est le grand coupable, contre lequel nous essayons toujours de mener le bon combat. Le gourmet acceptera aisément le précepte·de n'abuser de rien.

·Mais, si j'apprenais que les marrons glacés, les pralines, les bouchées au chocolat, les perdreaux truffés, la truite de rivière,·le pâté de·foie gras, la « Duchesse » ou le « Chasselas » savoureux (je cite au hasard des souvenirs de l'estomac) peuvent devenir des poisons·terribles, je serais marri, contrit, désolé. Le fait paraît être vrai aujourd'hui pour les champignons : les accidents sont de plus en plus fréquents. Faudra-t-il en· arriver à l'abstention, c'est à craindre. Aux risques courus, on devra redoubler de précautions et s'entourer de toutes garanties. Ainsi, malheureusement, notre plaisir se trouve amoindri et gâté.

Je sais l'alcool, les apéritifs, les essences des·liqueurs,. des substances dangereuses : je m'en abstiens sans que ma gourmandise en·souffre. Je ne fume pas pour la raison simple que le tabac m'indispose. Je cesserais de même l'usage de·tout comestible dont l'emploi entraînerait des accidents. En·hygiène même on peut être sage. Mais j'ai du regret à me priver d'auxiliaires précieux de notre cuisine, parce que·la nature a voulu décider qu'à côté de

chaque espèce inoffensive, de champignon, se trouverait
une autre espèce vénéneuse, extrêmement difficile à dis-
tinguer de la première.

Toutes les descriptions, les caractères différentiels les
plus minutieux, l'expérience la plus approfondie sont souvent insuffisants à nous protéger. On dit bien que le bon
champignon a une odeur de rose, d'amande amère ou de
farine récente, que sa saveur rappelle la noisette, que sa
couleur est franche, rosée, vineuse ou violacée, ne se modifiant pas à l'air, cela n'empêche pas les plus malins de
s'y tromper. Il en est de cela comme des melons, dont le
choix est aussi difficile que celui d'une femme : ce n'est
pas peu dire.

Méfiez vous, dans tous les cas, des champignons à odeur
fade et désagréable, dont la chair molle et aqueuse est intacte, à l'abri de l'attaque des animaux, de couleur livide,
qui se corrompent sans se dessécher.

Encore faut-il savoir que certaines conditions mal définies, d'ordre climatérique ou atmosphérique, rendent quelquefois dangereux des champignons de bonne composition. Puis, rares sont les personnes allant elles-mêmes les
choisir dans la campagne ! On les achète, généralement,
de confiance au marché, à l'état frais ; à l'épicerie, en conserves.

C'est encore cette dernière préparation qui semble offrir
le plus de sécurité : une surveillance rigoureuse est exercée, et des spécialistes procèdent au choix, au triage, à la
mise en boîte des précieux comestibles. Leur perspicacité
est rarement en défaut.

Dans tous les cas n'accordez aucun crédit aux nombreux
signes populaires, aussi bizarres qu'inconstants, soi disant
infaillibles qui sont recommandés par les bonnes femmes.

Songez plutôt à proscrire, dans une certaine mesure, de votre alimentation les champignons frais dont la provenance est douteuse.

Il faut être d'autant plus prudent que la thérapeutique est souvent impuissante à conjurer les accidents dus à la muscarine, le terrible alcaloïde contenu dans les champignons, dont la nature est peu connue. L'emploi des vomitifs, le siphon et le lavage stomacal, les stimulants, sous la forme d'injections d'éther, le café fort ou encore la belladone ont été tour à tour vantés, et encore employés par les médecins... quand ils n'arrivent pas trop tard.

A la vérité, c'est fort désagréable de renoncer à un régal aussi délicat, mais nous avons déjà tant de chances de mourir, dans la vie courante, qu'il est sot d'aller au-devant de la mort... même pour une assiette de champignons. Relisez le livre de sir John Lubbock, *la Joie de vivre :* vous verrez qu'il fait bon encore d'être un colonial de 1901, si toutefois on sait montrer de la patience aux attaques d'autrui, de la philosophie à l'encontre du manque d'eau constant, de la sagesse dans l'exercice de la gourmandise.

Tout cela, c'est encore de l'hygiène : aussi me suis-je permis de vous parler de table, cuisine, condiments et de vous faire venir l'eau à la bouche. Ne le regrettez pas, je vous en fais mon compliment : c'est pour vous une preuve de bonne santé.

**

En résumé, dans les pays chauds, la modération dans l'usage du vin: des alcools et de la viande sera la règle la plus nécessaire à suivre. Presque toujours on mange trop sous les tropiques : le foie bientôt se congestionne, ne suffit pas à sa tâche, et les affections les plus diverses sont les conséquences de ces écarts de régime. Souvent survient de la fièvre : on croit à du paludisme, on administre vainement de la quinine. C'est tout simplement un embarras gastrique avec congestion du foie : un simple purgatif et une diète lactée de deux ou trois jours suffiront à la guérison.

L'exemple des Anglais aux Indes, à ce sujet, est très instructif. Au début de l'occupation, officiers et colons se traitaient à Calcutta comme à Londres : force roastbeaf et beafsteak saignants, ale et wisky. Les médecins de l'époque avaient fort à faire, et, ne possédant pas encore la quinine, opposaient le calomel aux fièvres nombreuses que ce régime trop carné engendrait fréquemment. Cette médication purgative réussissait. Parce que le tube digestif étai surtout malade, et parce que le calomel, cholalogue, purgatif, antiseptique, soulageait le foie et débarrassait les intestins.

Avec un peu de bonne volonté, on arrive à varier les menus et à y faire figurer des légumes frais ou secs, la salade, le poisson de mer ou de rivière. Dans toute ferme, on doit se préoccuper d'avoir du lait, des œufs, de la volaille, du porc frais, des lapins, etc. On ne sera ainsi jamais pris de court, et on ne se trouvera pas toujours obligé d'avoir recours aux conserves.

CHAPITRE IV

LES BOISSONS

Que doit boire l'homme civilisé ? Telle se pose la question que nous nous plaisons à résoudre : non pas que nous pensions lui donner une solution définitive, mais plutôt désireux de montrer que l'eau serait le breuvage idéal, si on pouvait décider les contemporains à quitter de pernicieuses habitudes. L'importance de l'eau dans l'hygiène générale demeure donc primordiale. A toute agglomération d'hommes, les plus petites comme les plus importantes, il' y a lieu de réserver de l'eau potable, en grande quantité et

à discrétion. Nous ne projetons pas une étude complète de
la distribution des eaux aux habitants des grandes villes :
l'embarras des municipalités les plus riches est partout très
grand. La consommation a depuis dix ans considérablement augmenté : les habitudes hydrothérapiques plus répandues, l'installation presque universelle des appareils de
chasse dans les water closets, ont centuplé le débit journa
lier de l'eau dans presque chaque appartement. Les sources
anciennes sont devenues insuffisantes, et le public se plaint,
murmure, réclame : c'est, à peu près, la même chose partout, en Europe comme aux colonies. Aussi certainement
arrivera-t-on à la solution la plus sage, préconisée jusqu'à
ce jour, c'est-à dire la double canalisation : eau de source
pour la boisson, eau de rivière pour les usages domestiques,
lavages, hydrothérapie, appareils de chasse, etc.

Pour le colon, isolé à la campagne, la question est
plus simple ; il se procurera de l'eau pure, potable, de
bonne qualité, de plusieurs façons différentes : par le captage des sources voisines, par le forage d'un puits, par
l'installation d'une citerne dans de bonnes conditions d'hygiène. Chaque fois que, dans les environs d'une exploitation agricole, d'une plantation, d'une ferme, on reconnaîtra
l'existence de sources d'un débit suffisant, il sera indispensable de procéder à leur captage. Aussi, dans ce but, on les
isole, pour les recueillir dans des bassins ou réservoirs
appropriés, pour qu'elles ne se souillent point en s'infiltrant
dans le sol. Pour capter la source, on remonte jusqu'à sa
véritable origine dans un rocher ou une montagne quelconque, et on y installe un réservoir. De là, l'eau sera distribuée par une canalisation spéciale et prête à être consommée, après analyse préalable qui démontrera si elle est
réellement potable.

Quelles sont les qualités essentielles d'une eau potable ?
Une eau peut être déclarée bonne et potable, quand
elle est sans odeur, qu'elle est fraîche, limpide, que sa
saveur est faible, ni fade, ni salée, ni douceâtre, ni acidulée, ceci au point de vue du goût et à la portée de tous
les palais.

L'eau de puits ou de citerne peut être propre à la consommation, mais le forage d'un puits et la construction
d'une citerne doivent être soumis à des règles précises et
essentielles.

Un puits ne doit pas se trouver à proximité des lieux
d'aisances, des étables, ou des dépôts d'immondices, ou de
fumier. Sa margelle doit être assez haute et suffisamment
étanche pour empêcher les déjections des animaux de s'y
déverser, aussi bien que les eaux de pluie qui se souillent
facilement dans les cours des fermes. Le puits doit être
assez profond pour arriver à la vraie nappe d'eau souterraine.
Ainsi il fournira l'eau été comme hiver, sans crainte qu'il
s'épuise. On doit procéder plusieurs fois par an à son
curage. La plus grande surveillance sera exercée pour
qu'aucune matière étrangère n'y soit jetée. S'il est fermé,
il est encore plus pratique ; l'eau sera montée à l'aide d'une
noria, d'un moulin à vent et amenée dans les abreuvoirs
pour les animaux, dans la maison pour les usages de l'alimentation, par une canalisation spéciale, ou dans les cours
à des fontaines bien aménagées.

Les citernes qui recueillent les eaux pluviales sont bonnes,
à condition d'être bien cimentées, parfaitement étanches,
éloignées des cabinets, des dépôts de fumier, assez vastes
pour laisser déposer de grandes quantités de liquide, et
enfin capables d'être fréquemment nettoyées, pour qu'on
enlève les dépôts de matières organiques et des substances

étrangères de toutes sortes : Sous aucun prétexte la citerne ne sera sous la maison.

Que le colon ait à sa disposition de l'eau de source, de l'eau de puits, de citerne ou de rivière, il devra, avant de la consommer, en faire faire un analyse chimique, dans un laboratoire de bactériologie : un établissement de ce genre existe toujours maintenant dans la principale ville de la colonie. Si, pour une raison quelconque, on ne pouvait pas faire procéder à cette mesure essentielle, il faudrait ne consommer que de l'eau bouillie, filtrée et purifiée par un quelconque des procédés chimiques préconisés en pareille circonstance.

Ces procédés chimiques de purification sont d'ailleurs fort anciens : on sait que les Égyptiens, les Orientaux, les Chinois se servaient, il y a plus de deux mille ans, de pierres d'alun avec lesquelles ils agitaient fortement l'eau pour la clarifier. Les différentes substances en suspension, après quelques instants de battage, se déposent au fond du vase ; on les laisse encore mieux se précipiter par le repos et, pour obtenir un liquide clair et fort limpide, il ne reste plus qu'à décanter doucement l'eau à la partie supérieure du récipient.

Nous empruntons à un travail de M. Robert Gaube, pharmacien de 1ʳᵉ classe, les détails suivants :

« Lorsque l'alun, qui est un sulfate double d'alumine et de potasse, se dissout dans l'eau, il se décompose en présence des sels en solution dans cette eau (carbonate de chaux, sulfate de chaux, chlorure de sodium, etc.). L'acide sulfurique se porte sur la chaux des carbonate et sulfate, l'alumine et la potasse sont mises en liberté !

« L'alumine ainsi libérée constitue un réseau, une sorte de filet à la trame serrée qui, par son poids, entraînera au

fond les matières en suspension dans l'eau; aussi bien ter-
reuses qu'organiques.

« La clarification des eaux argileuses se fait par ce procédé d'une façon rapide. Si les eaux à clarifier contenaient
une trop forte proportion de sulfate de chaux (eaux séléni-
teuses, c'est-à-dire des eaux qui forment des grumeaux
avec le savon), l'addition d'un lait de chaux faciliterait leur
clarification.

« Ce procédé de l'alunage semblerait donc un excellent
procédé pour débarrasser les eaux de leur excès de sulfate
de chaux.

« L'alun, que quelques uns ont considéré comme un
poison tuant les microbes, joue à peu près le rôle de la
toile d'araignée qui, tissée par le chasseur, immobilise la
proie tandis que le filet d'alumine tissé par la victime immobilise le bourreau.

« L'alun ne joue donc en somme qu'un rôle mécanique.

« Ce procédé, quoique antique et démodé, me semble
cependant assez intéressant pour être remis en honneur.
De nombreux avantages lui sont d'abord attachés.

« L'alun cristallisé est d'un transport et d'une conservation faciles ; de plus, son prix de revient est minime, et la
quantité nécessaire à une opération est réellement insignifiante, environ 25 centigrammes à 30 centigrammes.

« M. Lapeyrère, pharmacien principal de la marine, dont
nous eûmes l'avantage de suivre les cours à l'école annexe
de médecine navale de Rochefort, est parti du principe
de l'alunage des eaux pour construire un filtre à l'usage des
troupes en campagne. Ce filtre a été récemment présenté
à l'Académie de médecine par MM. Hanriot et Laveran.
M. Lapeyrère emploie le permanganate alumino-calcaire
comme purificateur et, comme l'eau reste colorée par le

permanganate, il la filtre sur de la tourbe ou ulmine qui,
fixant rapidement l'oxygène à l'état naissant, en formant
de l'acide ulmique, et l'oxyde de manganèse retenu par la
tourbe augmente son pouvoir oxydant, permet d'obtenir
une eau incolore. »

Supposons la question résolue, c'est-à-dire admettons
la possibilité pour le colon de se procurer une eau irréprochable. Devra-t-elle constituer son unique boisson ? Assurément, ce serait l'idéal auquel bien des personnes atteignent
aisément. Elle peut être bue pure, sans addition de
vin : elle est agréable, saine, à condition qu'elle ne con-
tienne aucun germe pathogène et qu'elle réunisse toutes
les qualités exigées d'une eau potable. Son usage habituel
n'expose à aucun accident, à aucun malaise . au point de
vue de la santé générale, elle devient aussi recommman-
dable que les boissons alcoolisées. Les buveurs d'eau s'accroissent chaque jour, et la propagande par le fait est la
meilleure réclame qu'on puisse faire à la carafe limpide.

Le vin est-il donc dangereux ? Son usage modéré est
inoffensif, à condition que les proportions en soient fort
peu élevées, surtout aux colonies. Dans les pays chauds,
un homme adulte de constitution et de complexion ordinaires se contentera de 300 à 400 grammes de vin rouge
ou blanc léger, bu toujours additionné d'eau et jamais pur.
C'est, on le voit, un peu moins d'un demi-litre par jour.
Dans les colonies où la production du vin constitue une
partie de la richesse du pays, on trouvera facilement. sur
place et à bon compte, du vin ordinaire agréable pour la
consommation courante.

Dans le tableau suivant, on verra la teneur comparée
des différents vins en alcool, vins dont on usera suivant
leur force avec toute discrétion :

Vin de Marsala	23 83	Vin de Cahors	11 36
— Madère rouge	20 52	— Mâcon blanc	11 »
— blanc	20 »	— Volnay	11 »
— Porto	20 »	— Orléans	10 66
— Bagnuls	17 »	— Bordeaux rouge	10 10
— Malaga	17 42	— Larose	9 05
— Roussillon	16 88	— Pauillac	9 70
— Malaga ordi-		— Vouvray blanc	9 88
naire	15 »	— Château-La-	
— Chypre	15 »	tour	9 33
— Jurançon rouge	13 70	— Léoville	9 10
— Lunel	13 70	— Pouilly	9 10
— d'Angers	12 90	— détail à Paris	8 80
— Champagne	12 77	— Château-Mar	
— Graves	12 30	gaux	8 85
— Beaune blanc	12 80	— Château-Laf-	
— Frontignan	11 80	fitte	8 73
— Champagne-		— Chablis blanc	7 88
Mousseux	11 77		

Nous ferons remarquer qu'une personne qui boit à son déjeuner un litre de Chablis blanc a absorbé 78,80 centimètres cubes d'alcool, en volume, ou en poids 61^{gr},949.

Ainsi compris, l'usage habituel des vins de table ne compromettra en aucune façon la santé : il reste entendu que les enfants seront habitués à boire de l'eau ; ce n'est que vers huit ou dix ans qu'on les autorisera à boire de l'eau rougie. Je ne condamne pas le vin de parti pris, j'en blâme très sévèrement l'abus, qui détermine des affections sérieuses de l'estomac et du foie (1).

Faut-il accorder la même licence pour le cidre et la bière ?

(1) Voir chapitre ALCOOLISME.

LEMANSKI. *L'Hygiène du Colon.* 6

J'avoue très nettement n'être partisan, pour les colonies, ni de l'un ni de l'autre. Le cidre est une boisson agréable et légère, à condition qu'on n'en consomme pas de grandes quantités, sur place, dans les pays d'origine, quand on peut le boire, en Bretagne ou en Normandie. Pour l'exportation, on ne peut envoyer outre-mer que des cidres mousseux cachetés, en bouteilles d'un prix assez élevé et qui ne seront jamais une boisson de table de consommation courante.

Les bières qui nous arrivent dans les colonies, fabriquées en France ou en Bavière, sont très souvent de qualité inférieure; pour leur permettre le voyage, on les charge d'alcool et d'acide salicylique pour assurer leur conservation. Aussi provoquent-elles facilement et fréquemment des accidents de tous genres du côté de l'estomac: douleurs, tiraillements, chaleur à l'épigastre, état nauséeux, maux de tête; à la longue, elles déterminent, tout comme le vin et les liqueurs, des symptômes d'alcoolisme.

Même au point de vue de la consommation pure, les bières ne valent rien à la campagne, où elles parviennent chaudes et insipides: la seule façon de profiter des qualités de la bière est de la boire dans une brasserie où elle est servie très fraîche.

Je ne crois donc pas priver beaucoup le colon en la lui déconseillant.

Un médecin signalait naguère, à l'Académie de médecine de Belgique, les méfaits des bières dites « de Bavière »: ses considérations sont fort intéressantes.

Le Dr Bœns a rassemblé un certain nombre d'observations qui lui ont permis d'admettre les conclusions suivantes:

1° La bière dite de *Bavière* provoque tantôt une ivresse,

tantôt une indigestion, tout à fait spéciales, chez les sujets qui n'ont pas contracté l'habitude de cette boisson.

2° Prise habituellement à doses modérées, elle précipite la digestion, pousse aux évacuations alvines et occasionne à la longue des dérangements des voies intestinales, ainsi que des congestions actives des poumons et du cœur.

3° L'abus prolongé de la bière de Bavière détermine, le plus souvent, des affections graves des centres nerveux de la vie de relation et de la vie végétative.

4° De ces considérations il résulte que cette bière est aussi dangereuse que l'absinthe et devrait être proscrite absolument de la consommation.

Pour remplacer l'eau ordinaire, le vin, le cidre ou la bière, ayez recours aux eaux minérales : elles sont agréables même bues pures, sans addition de vin. Toutes les eaux minérales naturelles, dites eaux de table, sont d'origine française.

Saint-Galmier, Morny-Châteauneuf, Condillac, Couzan viennent d'Auvergne ; elles sont bicarbonatées sodiques et ont pour principal caractère la présence abondante d'acide carbonique. L'usage s'en répand de plus en plus dans les colonies, où elles sont d'un envoi facile et d'un prix de revient relativement modique.

Nous donnons ci-après un tableau des principales eaux minérales de table, avec leur composition :

NOMS	ORIGINE	COMPOSITION	SOURCES À CONNAITRE
St-Galmier..	Loire	Bicarbonate de chaux et de magnésie. 1 volume 1/2 d'acide carbonique. — Source froide.	S. Badoit.
Condillac..	Drôme...	1 gr. 5o de bicarbonate de chaux et de magnésie. Plus de moitié de son volume d'acide carbonique. Traces d'iode et de fer, 13°.	S. unique.
Châteauneuf.	Puy-de-Dôme.	3 gr. 7o de bicarbonate de soude. 1' à 2 volumes d'acide carbonique ; température, 13°.	»
Pougues.....	Nièvre ...	Bicarbonatées mixtes Aci-de carbonique libre.	S. St-Léger.
Vichy	Allier	Bicarbonate de soude. Acide carbonique libre.	S. St-Yorre.
Vals	»	Bicarbonate de soude	S. Madeleine.

S'il est nécessaire d'être prudent dans la consommation des eaux minérales, il est opportun de se méfier des préparations artificielles, en particulier de l'eau de Seltz, trop gazeuse et faite parfois avec un liquide contaminé et dangereux par la présence des germes pathogènes. De plus, le professeur A. Gautier, chimiste distingué, a démontré que les eaux de Seltz contenaient très souvent des quantités appréciables de plomb, particularité fort dangereuse pour la santé. De plus, ces boissons banales ne possèdent jamais, au point de vue du mélange de l'eau et de l'acide carbonique, une union assez intime: dans les eaux naturelles, ce gaz se dégage lentement, progressivement, et ne détermine pas une sorte d'action brutale sur la muqueuse de l'estomac; enfin, plus encore que les eaux les plus chargées

en acide carbonique, l'eau de Seltz et les mélanges simi-
laires peuvent dilater considérablement l'estomac et amener
consécutivement les pires dyspepsies.

Je signale dans ce genre la source d'Appolinaris, fort
agréable au goût, mais chargée artificiellement d'acide carbonique. Il serait préférable qu'on pût livrer aux colonies
une eau stimulante, filtrée, aérée, sans aucune adjonction
d'acide carbonique. Elle serait véritablement inoffensive et
privée de tous germes pathogènes, et bue avec plaisir et en
toute sécurité : elle rendrait aux colons, livrée à bas prix,
les plus grands services.

⁎
⁎ ⁎

Sauf les vins peu alcoolisés, rouges ou blancs, coupés
d'eau, les autres breuvages sont à déconseiller. — Mais,
dira-t-on, il faut de la bonne eau ! — Assurément. Toutefois il serait peu logique de se livrer aux alcools sous prétexte d'éviter la mauvaise eau.

•Boire de la mauvaise eau est très dangereux, sans conteste ; boire de l'alcool est un péril tout aussi grand : dans
les pays chauds, cela crée l'imminence fatale pour la maladie. Malheureusement, la plupart des Européens habitant
les colonies prennent trop vite les fâcheuses habitudes de
consommer des alcools en assez grande abondance.

La détestable coutume de l'apéritif règne, il est vrai,
partout : toutefois la chaleur excessive incite peut-être encore à boire davantage absinthe ou vermouth, amer ou bitter. Quelle triste passion, et combien M. Lancereaux a eu
raison de pousser le cri d'alarme ! Je ne veux point traiter
ici d'une façon complète du danger de *l'alcoolisme* (1), mais
je dois dire que l'étiologie du paludisme se trouverait très

(1) Voir le chapitre ALCOOLISME.

.allégée si les alcooliques étaient' tout à coup supprimés. Loin de fortifier l'organisme, l'alcool détruit lentement et ·sûrement toutes les sources de la vie physique et morale. Les préjugés stupides du public sont seuls coupables. Les médecins auront encore fort à faire pour les détruire et pour démontrer que la tuberculose ou ·la folie sont les aboutissants accoutumés de ceux qui abusent et même seulement usent quotidiennement, mais à doses presque toujours croissantes, des alcools. On croit que l'absinthe (1) met en appétit ; on suppose que le vermouth excite l'estomac. Les infortunés buveurs prennent les douleurs de la·gastrite commençante pour les tiraillements de la faim. Les plus intelligents n'échappent pas à cette contagion de l'apéritif journalier ou du petit verre. Le corps résiste d'autant moins ·longtemps que la qualité de la liqueur absorbée est plus

(1) Donnons. à titre de curiosité, la composition de l'absinthe. Une absinthe dite fine se compose de :

Feuilles et sommités fleuries de grande absinthe.	600 »
Mélisse citronnée (citronnelle	125 »
Sommités fleuries d'hysope . . .	225 »
Racine d'angélique.	9 »
Anis vert	1000 »
Badiane (anis étoilé). . .	225 »
Fenouil de Florence	850 »
Coriandre	225 »
Alcool à 85°	16¹ 300
Eau	16 litres
Menthe.	20¹ »
Origan.	45 »

Or, il faut savoir qu'un chien tombe en attaque d'épilepsie quand on lui injecte sous la peau 50 centigrammes d'essence d'hysope ; même résultat est obtenu avec 9 ou 10 grammes d'essence d'absinthe. Les alcools de commerce employés à cette fabrication sont très impurs et contiennent une notable proportion des alcools éthylique, propylique, butylique, amylique, méthylique, etc., tous plus toxiques les uns que les autres.

mauvaise. Dans certaines classes de la société, on peut encore boire en petite quantité impunément pendant un assez long temps : la bonne nourriture, une hygiène géné: rale satisfaisante, contre-balancent les effets nocifs de la boisson spiritueuse ; mais combien les ouvriers tombent facilement !

Les terrassiers employés aux grands travaux des chemins de fer, en Tunisie, Siciliens en grande partie, se nourrissent très mal et vivent dans de mauvaises conditions d'hygiène : c'est la nécessité inéluctable des ouvriers remuant constamment la terre. La fièvre les décime et les frappe avec rigueur ; mal nourris, ils cherchent des excitants dans les boissons alcoolisées : ils boivent dans ces affreuses cantines des poisons variés, débités avec la plus grande abondance : absinthe à 10 ou 12 sous le litre, rhum au même prix, etc. Partout sur les chantiers vous trouvez installées des cantines, des buvettes, de simples épiceries, où on débite petits et grands verres. Il est bien difficile de réagir contre cette plaie inévitable. Les entrepreneurs dans les cantines donnent à boire et à manger, et compensent quelquefois, par ces bénéfices, les pertes subies sur les travaux. Que faire ? La voix du médecin est bien faible contre ces gros intérêts matériels.

On ne peut mieux que M. Dubergé résumer les dangers de l'abus des boissons alcoolisées : « Quant à ceux qui, dans les pays chauds, abusent tant soit peu des boissons fermentées, ils en éprouvent les plus tristes effets sur le cerveau, le foie, l'estomac et bien souvent la peau ; ils ne résistent ni au poison palustre, ni à la chaleur ».

J'ajouterai que le foie a surtout besoin d'être ménagé dans les pays chauds ; le paludisme mène rapidement à la congestion hépatique ; et cette dernière complication se produira d'autant plus facilement que le foie aura déjà été antérieurement plus détérioré par l'alcool, qui porte son action nocive particulièrement sur cet organe.

Faut-il donc en résumé proscrire d'une façon formelle l'usage de l'alcool? Faut-il donc proscrire l'alcool sous forme d'un vin léger coupé d'eau, au moment du repas surtout? Je ne le crois pas. A table, les vins rouges ou blancs, légèrement alcoolisés et coupés d'eaux minérales, ne peuvent pas être, je le répète, préjudiciables à la santé. Ils semblent ainsi faire mieux accepter le goût des eaux de Vichy, Saint-Galmier, Vals, Couzan, Condillac, etc. Toutefois, il ne faudra pas que ce soit aussi un prétexte d'abus inconsidéré d'eaux minérales gazeuses : l'acide carbonique dilate à la longue l'estomac et ne peut qu'entraver la digestion. L'eau ordinaire est encore préférable quand elle est de bonne qualité et surtout fraîche. ce qui est malheureusement rare dans les pays chauds.

Sans aucun danger à mon avis, on peut. à l'aide de la glace fabriquée artificiellement avec tant de facilité, rendre la boisson plus agréable et plus saine. Tout au plus, en faisant un usage continuel de la glace, risque-t-on d'avoir l'estomac et les dents en mauvais état. On peut éviter la gastrite des *buveurs de glace* en supprimant l'alcool et les boissons trop acidulées, persuadé que je suis que la glace elle-même est souvent chargée de péchés qui ne lui appartiennent pas. L'eau glacée facilite la digestion, prédispose l'estomac aux contractions régulières et ainsi aide à son bon fonctionnement. Elle rafraîchit en petite quantité, ce que ne fait pas l'eau tiède : on lutte ainsi contre les tendances à la dilatation stomacale.

Quand le thermomètre s'égare à des ascensions aussi osées que cela se produit dans les colonies, à la saison

chaude, il est bien permis de penser toujours, même hors
de table, aux délicieux breuvages qui jettent à nos corps
surchauffés un peu de douce fraîcheur. L'inventive et
féconde imagination de l'homme a découvert mille et mille
liqueurs et sirops, apéritifs ou digestifs, toniques ou dépuratifs, elle n'a encore trouvé que la glace pour enlever à
nos boissons leur désolante tiédeur. Aussi avec quel
plaisir on s'adonne dans ces torrides périodes de l'année à
l'enivrement des sensations dues aux glaces, sodas, gra-
nités, limonades frappées ! C'est un renouveau de vie qui
s'infiltre dans nos veines avec le contenu de ces verres,
voilés de buée ruisselante, qui nous donne, au moins pour
un instant, la joie d'une délicieuse volupté de soif étanchée !

Mais le remords et le doute saisissent bien des personnes
méfiantes et timorées ! Doit-on boire glacé ? N'est-ce pas
dangereux pour la santé ? N'est-il pas préférable de boire
chaud ou, du moins, à la température ambiante ? Je vous
avoue net que je bois glacé : je vais donc prêcher ce que
je fais moi-même avec l'ambition de convertir les autres à
ma théorie. Mais je n'ai pas la prétention de convaincre
tout le monde et de trancher définitivement la question :
les avis sont partagés, même et surtout parmi les médecins ; les uns boivent brûlant et conseillent à leurs amis de
s'échauder, de compagnie avec eux, le gosier et l'estomac ;
les autres, pince-sans-rire et goguenards, se délectent à
la béatitude de boire frais et conseillent sournoisement
l'eau bouillante. Vous le voyez, Hippocrate dit oui, et Ga-
lien riposte non.

Pour fixer les idées, je crois la formule suivante excellente : boire chaud dans les pays froids, et froid dans les
pays chauds. Vous me permettrez donc de développer ma
pensée. Les boissons tièdes sont, cela est incontestable,

nauséeuses et écœurantes, elles incitent peu à manger et appellent le dégoût. Les boissons chaudes déterminent une sudation considérable qui; réellement, n'est ni opportune, ni bienvenue dans les pays où tous les pores de la peau sont déjà livrés au plus terrible des surmenages. Tout au contraire, l'eau glacée est apéritive, digestive, tonique ; prise en petite quantité, avec précaution, aux repas surtout, elle fouette l'organisme comme elle réveille les contractions de l'estomac alangui et paresseux. N'est-ce pas le but idéalement recherché dans des pays comme ceux d'outre-mer, en été?

J'entends bien mes adversaires clamer des objections aussi nombreuses que sensées. Le froid trop intense fatigue la muqueuse stomacale et intestinale; à la longue, on voit survenir la dyspepsie et surtout la diarrhée. — Je puis affirmer que les gens qui boivent glacé, avec modération, ne se portent pas plus mal que ceux qui se désaltèrent avec du thé ou du café bouillants. Usage ne veut pas dire abus : il faut régler, comme tout autre besoin, la passion des boissons glacées. Il est nécessaire de se restreindre et d'agir prudemment; surtout on s'arrêterait aussitôt, s'il survenait des symptômes insolites : fatigue d'estomac, ballonnement et surtout diarrhée.

Bien plus est besoin de se garder des alcools que de l'eau. Je contemple toujours avec une douce mélancolie certains fervents de l'apéritif qui, à l'heure de l'absinthe, se font apporter le poison favori et, avec une toujours pareille prudence, vident le verre de sa glace, pour absorber le mélange verdâtre sans alliage ! Ils agissent sans doute, en cela faisant, dans un but hygiénique ! Ah ! qu'il vaudrait donc mieux avaler le gros morceau de glace et rejeter la fatale liqueur ! Mais *sunt verba et voces*, allez donc transformer des habitudes aussi invétérées que celle des apéritifs !

Cependant je ne puis pas constater sans plaisir que je fais quelquefois de rares prosélytes : j'ai converti à l'eau un de nos confrères. Il me *blaguait*, il y a encore quelques mois, quand je lui parlais de la saveur délicieuse de l'eau pure de bonne source. Narquois, il me répliquait : « Une coupe d'excellent champagne extra-dry, bien frappé, vaut mieux que toutes vos eaux naturelles ou autres. » Aujourd'hui j'ai grand'peine à lui faire prendre un verre de bordeaux, quand il me fait l'amitié de venir partager mon pot-au-feu.

L'objection la plus valable à cette habitude de boire glacé, c'est certainement la tendance trop inévitable de se laisser aller à l'abus. Quand on boit glacé, par gourmandise, parfois on boit plus qu'à sa soif. Ceci est affaire d'énergie. De plus, pour diminuer beaucoup la quantité d'eau ingérée, il vous suffira (si cela est à votre portée) de vous lotionner ou, mieux encore, de prendre une bonne douche d'eau froide immédiatement avant le repas. L'expérience m'a tenté, et j'ai été frappé de la différence dans l'intensité de la soif durant le repas ; j'avais déjà remarqué qu'après un exercice violent, qui produit une abondante transpiration, on éprouvait bien moins l'envie de boire, si immédiatement après cet exercice, et tout en sueur, on prend une vigoureuse douche.

Donc, en y mettant quelque attention, on évitera aisément tout accident qui pourrait résulter de l'absorption intempestive d'une trop grande quantité d'eau glacée, en dehors des repas, surtout quand le corps a été énergiquement mis en activité par une marche, une course à bicyclette ou toute autre dépense violente de forces qui produit une suée abondante. On réglera, comme je le disais plus haut, la quantité de boissons glacées prise aux repas ; comme tout autre liquide ingéré inconsidérément, elles produiraient de la dilatation d'estomac et fausseraient les différentes phases du travail de la digestion en lavant les muqueuses et en les débarrassant trop vite des sucs indispensables aux transformations chimiques qui sont l'essence même de l'absorption, cet acte vital si important pour le bon fonctionnement de l'organisme.

Je ne comprends les liquides très chauds qu'à la fin du repas ; l'ordinaire et vulgaire expérience nous a donné la bonne habitude du café chaud quand on a abandonné la table où notre plaisir gastronomique a été satisfait. Je ne contredis pas à cette coutume, que je trouve très logique et que j'apprécie d'autant plus que je suis un grand amoureux de la *demi-tasse*.

Chaque été amène la tentation de discuter pour ou contre la glace. C'est conversation banale et courante. Heureusement en cela l'hygiène peut s'accorder avec les plaisirs du palais et de l'estomac. Un mécontent d'humeur grincheuse me disait un jour que la passion de la carafe glacée pouvait *mener à l'échafaud*, faisant allusion à Louis XVI qui, au Temple encore, retrouvait en son eau frappée le dernier vestige de sa grandeur passée. Cet exemple vraiment ne doit pas nous émouvoir : bien plus, je souhaiterais volontiers qu'en quelques endroits de France bien des gens pussent user et abuser de l'eau glacée, qui calmerait leurs idées et leurs actes délirants. Une gorgée d'eau glacée prise à temps éviterait peut-être bien des catastrophes : si le soleil ardent des tropiques détermine si souvent des irrémédiables folies, qui sait si un peu de glace, mieux que l'absinthe, n'eût pas évité des crimes !

Beaucoup de personnes s'imaginent qu'il est nécessaire de boire très peu, en été, dans les pays chauds : en buvant beaucoup, on sue énormément, dit un dicton populaire très répandu, et je dirai aussi très juste, mais c'est justement pour cela qu'il faut boire. La sueur nous aide à supporter la chaleur ; elle nous défend contre l'insolation et c'est l'émonctoire le plus sûr de l'économie.

Instinctivement, pendant les grandes chaleurs, on est poussé à boire beaucoup et à manger très peu; c'est une tendance naturelle très heureuse. L'estomac fatigué devient bien vite intolérant : il refuse tout travail au-dessus de ses forces. Aussi se trouve-t-on très bien entre les repas des boissons à la fois toniques et rafraîchissantes, l'eau additionnée d'une petite quantité d'infusion légère de thé ou de café rend les plus grands services ; la coca ou la kola, sous forme de teinture, mélangée d'eau glacée, répond aux mêmes indications.

Mais il faut réserver une mention spéciale au bouillon glacé ; je ne crois pas qu'il existe une boisson, à la fois aliment et rafraîchissement, aussi précieuse que le bouillon bien dégraissé et glacé : c'est l'eupeptique par excellence.

Pris environ une demi-heure avant le repas, il excite l'appétit. Entre les repas, il constitue une boisson des plus reconstituantes. Dans les colonies, où la paresse de l'estomac est si grande qu'on se laisserait volontiers aller à ne rien manger, on est bien heureux d'avoir à sa disposition une boisson qui dispense dans une certaine mesure des efforts faits pour vaincre l'anorexie (1).

Le bouillon a surtout cela d'avantageux qu'il représente une *infusion excellente de viande* : il dispense de manger

(1) Voir le chapitre ALIMENTATION.

bœuf ou mouton; si mauvais en été, si rapide à se cor-
rompre.

Je crois qu'il ne sera pas inutile de donner ici quelques
formules de bon bouillon :

Bœuf ordinaire.	1^{kg},500
Eau	2 lit. 1/2 environ
Sel marin.	20 grammes
Légumes : carottes, poireaux, pa- nais, navets	200 —
Clou de girofle.	1^{r} clou

Faire cuire à petit feu pendant cinq ou six heures. Pour
avoir de bon bouillon, mettre la viande dès le début, dans
la marmite avec l'eau froide.

Liebig recommandait, pour obtenir un bon bouillon, au
bout d'une heure, de prendre 1 kilogramme de bœuf débarrassé de sa graisse, de le couper en petits morceaux, ou
même de le hacher et de le délayer dans 1 litre d'eau
froide ; chauffer alors lentement jusqu'à ébullition ; écumer,
ajouter le sel, et, après quelques moments d'ébullition
légère, on a un bouillon plus fort et plus aromatique que
par les procédés ordinaires.

Payen recommande d'employer le sel blanc, d'éviter,
parmi les légumes, les choux, les oignons, les navets qui,
par leurs produits sulfurés et leur jus fermentescible, altèrent l'arome du bouillon et tendent à le faire aigrir ; il vaudrait donc mieux diminuer qu'augmenter la dose des légumes, et de même rejeter les *oignons brûlés* qui commu-
niquent au liquide alimentaire leur saveur sensiblement
amère.

Tout le monde connaît ce qu'on appelle le bouillon américain et le beef-tea des Anglais.

Formule du bouillon américain :

Filet de bœuf. . . . .   500 grammes

On prend cette viande et on la dépouille avec soin de tout ce qui est fibres, des tissus cellulaires, graisses, etc. ; on la découpe en morceaux du volume d'un gros pois, on y ajoute une carotte coupée en tranches.

On place le tout dans une *marmite hermétiquement fermée au moyen d'un bouchon à pas de vis* (ces ustensiles sont vendus dans le commerce) ; on la plonge dans un vase plein d'eau froide et dont le fond est rempli de copeaux de bois. On met le vase sur un feu vif, on fait bouillir pendant six heures. On décante le jus formé, on exprime le résidu dans un linge, on le laisse reposer, et on sépare la partie claire du dépôt.

Formule du beef-tea (thé de bœuf).
Viande de bœuf dégraissée et ha-
    chée. . .   . .   500 grammes
Eau froide   500   —

Chauffer lentement et pousser à l'ébullition ; après deux minutes, passer à travers une serviette avec expression.

Je le répète, ces différents bouillons dispensent de la viande cuite. L'alimentation se trouve très bien de la réduction au minimum de la viande de boucherie : outre qu'il est difficile de se la procurer dans de bonnes conditions, elle expose souvent au tænia si sa cuisson est imparfaite. D'ailleurs, la répugnance pour la viande est instinctive en été quand il fait très chaud. Dans les grandes villes, il serait parfait d'être végétarien (1).

Je suis partisan du végétarisme mixte qui admet le pois-

(1) Voir le chapitre ALIMENTATION.

son. Le seul obstacle est de se procurer des légumes frais.

Que d'affections pénibles seraient évitées si l'on savait se contenter d'une nourriture composée de quelques farineux, de laitage, d'œufs, de poisson, de volailles et des quelques légumes qu'on peut se procurer, auxquels on ajoute les fruits de saison.

On s'abstiendrait de condiments et d'épices, de conserves, de viandes plus ou moins avariées. On mangerait peut-être peu; mais sûrement on ne fatiguerait pas l'estomac en recherchant une excitation factice. On laisserait aussi de côté tous les médicaments, apéritifs, amers ou ferrugineux.

Dans l'alimentation, la plus grande place sera faite au lait. C'est à la fois l'aliment et le médicament le plus précieux pour l'estomac apathique ; quelquefois, dans les pays chauds, le lait naturel est rare ; dans ce cas. je n'hésite pas à conseiller le lait condensé. On sait qu'il existe des industriels qui fournissent au commerce des laits réduits en boîtes, qu'il suffit d'étendre d'eau bouillie froide pour obtenir un lait à la saveur naturelle exquise.

Ces laits réussissent même parfaitement dans l'alimentation si difficile et si délicate des enfants. Il est important de choisir une marque de lait *condensé, non sucré*. Les préparations obtenues par adjonction d'une trop grande quantité de cassonade constituent un breuvage où la prédominance du sucre peut être un gros inconvénient.

Loin des grandes villes, ces boîtes de lait rendent de grands services ; elles permettent de boire partout une tasse de lait chaud, ou une tasse de thé, ou un bol de café au lait.

Thé et café sont encore des ressources précieuses aux colonies.

Le thé est une boisson excitante et stimulante fort employée en Angleterre, en Russie, dans l'Amérique du Nord où elle est populaire, bon marché et rend ainsi les plus grands services. Dans les colonies, dans les pays chauds, son utilité est plus contestable. Un médecin, Edward Smith, a insisté sur la valeur excito-respiratoire du thé ; il le préconisait comme le meilleur moyen pour combattre l'insolation. Dans ce cas, il faut le donner froid, d'heure en heure, à la dose de 25 grammes en infusion concentrée. Pour les usages journaliers, dans les pays chauds, on usera volontiers du thé froid ; c'est une façon pratique et agréable de boire de l'eau qui a sûrement bouilli ; encore faut-il surveiller le domestique chargé du soin de le préparer.

Le Dᴿ Emily, qui fit partie de la mission Marchand, raconte qu'il avait donné l'ordre au cuisinier nègre de l'état-major, au moment où on traversait les pays à marais, dont l'eau seule était employée, de préparer du thé pour les officiers. Il se croyait sûr ainsi que le maître-coq ferait bouillir de l'eau ; c'était une façon détournée d'arriver à ce but. Un jour, le Dᴿ Emily surprit son nègre procédant à une opération bizarre : bien alignés se trouvaient plusieurs litres à peu près pleins que le cuisinier venait de remplir à même le marais ; il achevait de les emplir en y ajoutant un peu d'une mixture foncée contenue dans un litre. Le misérable, pour se donner moins de peine, préparait *un seul litre de thé extrémement fort, qu'il ajoutait ensuite à l'eau pure du marais.*

Qu'on juge de la colère du Dᴿ Emily !

A mon sens, le thé devrait toujours être préparé sur la table par la maîtresse de maison elle-même : la première condition est d'avoir de l'eau très chaude, la seconde de

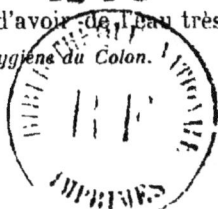

posséder de bon thé. L'une est réalisée facilement par la
bouillote anglaise ou le samovar russe, l'autre est plus
malaisée, mais affaire de prix. Ainsi seulement on peut
boire de bon thé, même si on a l'intention de le laisser refroidir pour le boire à la température ambiante.

Il en est de même du café, qui n'est vraiment digne de
ce nom que lorsqu'il est de préparation impeccable. Très
amateur de ce breuvage, je pousse le soin jusqu'à le faire
griller chez moi, et voici ma recette. Suivant le besoin de
votre consommation, prenez un ou deux kilogramme s de
café, moka principalement, que vous faites cuire dans une
casserole de terre, à feu doux, en ayant soin de toujours
remuer avec une cuiller de bois. Grillez le café *châtain
foncé*, et versez tout chaud dans une boîte de métal fer-
mant bien.

Préparez autant que possible le café sur la table, à l'aide
d'un des nombreux appareils usités à cet usage. Dans les
colonies, au moment des fortes chaleurs, le café rend les
plus grands services. Empiriquement, les Arabes, les In-
diens en connaissent depuis longtemps les effets salu-
taires : en Afrique, on voit, dans tous les cafés maures,
les Arabes, assis à l'orientale, dégustant à petits coups la
tasse de café brûlant préparé à la turque. Il s'obtient en
jetant dans un récipient en fer-blanc, terminé par une anse
fort longue (une queue de poêle), une cuiller d'une poudre
aussi fine que le tabac à priser ; c'est le café pulvérisé dans
le moulin turc. L'eau, sucrée à l'avance, est chauffée rapidement sur la braise, et on sert aussitôt dans une petite
tasse en porcelaine.

En Orient et en Extrême-Orient, le café donne à nos
soldats ou à nos colons une énergie suffisante pour lutter
contre les rigueurs du climat : c'est un excellent stimu-

lant du système nerveux et des différentes fonctions de l'économie.

On se gardera assurément de l'abus, mais on se trouvera très bien d'une tasse de café chaud après le repas, ou du café granité ou glacé dans l intervalle des repas.

Pour résumer maintenant notre pensée, nous dirons : buvez de la bonne eau, toujours, quelquefois un peu de vin, jamais d'absinthe ou de liqueurs fermentées ; le bouillon, le thé et le café sont de précieux auxiliaires de l'eau.

CHAPITRE V

L'ALCOOLISME

SES DANGERS DANS LES PAYS CHAUDS

SOMMAIRE. — Les dangers de l'alcoolisme en général. — Le colon
ne boira pas ! — Comment et pourquoi on devient alcoolique —
L'alcoolisme latent. — Que les colons prennent garde ! — Ils
arriveront à l'alcoolisme latent. — Porte ouverte à toutes les
maladies — Comment ne pas devenir alcoolique. — Une victoire contre l'alcool. — Circulaire de M. Leygues. — La lutte
contre l'alcoolisme. — Les moyens de M. Sutherland. — Vin et
alcool.

L'alcoolisme, tous les hygiénistes s'accordent à le reconnaître, est le plus grand fléau des temps modernes : ses victimes se comptent par milliers, du nord au sud, de l'est à
l'ouest. Les habitudes d'intempérance sont funestes sous
tous les climats, sous toutes les latitudes, comme dans
toutes les situations et à tous les âges. Mais dans les pays
chauds, l'abus des liqueurs fortes est encore, si on peut
dire, plus dangereux.

Le colon ne doit pas boire : il doit être abstinent. Mais il
importe qu'il sache d'où vient cette nécessité et quel écueil
il doit éviter. La vérité, à ce sujet, lui est due ; nous nous
promettons de la lui livrer entière.

Comment et pourquoi devient-on alcoolique ?

La physiologie comme la psychologie de l'homme se résument dans un ensemble de besoins et d'appétits dont la conséquence est le parfait fonctionnement de tous les appareils essentiels à la vie. Les différents besoins constituent des mouvements instinctifs contre lesquels la volonté est souvent impuissante à lutter : les appétits ont, quelques-uns, des bases physiologiques, d'autres ressortissent plutôt à la psychologie.

Dans la première catégorie, on classe l'appétit de la faim et l'appétit de la soif. L'un, comme chacun sait, se renouvelle plusieurs fois par jour, quand l'organisme débilité éprouve la sensation nette de la faiblesse et recherche instinctivement les aliments qui doivent aider à sa réparation.

La circulation de la vie exige l'appétit de la faim sans lequel l'équilibre de la nutrition serait impossible. Ce désir de manger s'annonce par diverses sensations : on localiserait volontiers, en se fiant seulement aux apparences, la faim dans la partie supérieure du tube digestif ; mais les recherches minutieuses des physiologistes établissent que la faim est plutôt le résultat d'un malaise général dû à l'appauvrissement passager du sang (1).

M. le Professeur Lasègue (2), dans des études remar-

(1) Schiff dans sa *Physiologie de la digestion* écrivait déjà en 1866 : « J'ai eu occasion d'interroger sur ce point un certain nombre de militaires, me tenant de préférence à des individus sans connaissances anatomiques, pour ne pas obtenir des réponses influencées par une localisation involontaire de la sensation. Plusieurs m'indiquèrent vaguement le cou ou la poitrine, 23 le sternum, 4 ne surent localiser la sensation dans aucune région déterminée et 2 seulement me désignèrent l'estomac comme le siège de la faim. C'étaient deux infirmiers, ayant, par conséquent, une teinte de connaissances anatomiques.

(2) Professeur Lasègue, *Études médicales*.

quables sur l'alcoolisme et la dipsomanie (ce besoin si terrible de 'boire n'apparaissant avec intermittence qu'à des dates souvent très éloignées), a fait très judicieusement remarquer que la faim est la marque d'une santé régulière, d'un état normal de l'organisme : on a faim quand on travaille avec énergie, en mettant tout son cœur à l'ouvrage, en ne ménageant pas sa peine ; on a faim quand on revient d'une longue course, quand on vient de s'adonner à un sport favori : interminables pérégrinations pour la recherche du gibier, kilomètres enlevés à l'allure rapide d'un bon cheval, assauts d'armes pleins d'ardeur et de fougue, chevauchées toujours allongées chaque jour sur la bicyclette. Quel honneur on réserve alors à un bon repas ! Nul ne songerait à s'alarmer d'un appétit trop violent succédant à une prodigalité de forces physiques ou intellectuelles, dépassant un peu l'ordinaire accoutumance de la vie quotidienne ! L'équilibre des recettes et des dépenses organiques vient-il à s'ébranler ? Le besoin de manger semble aussitôt atténué, diminué, compromis. Si le thermomètre, quittant l'étiage normal, s'élève de deux ou trois degrés, la faim disparaît complètement et une soif ardente lui fait place ; sans chercher un antagonisme complet entre ces deux symptômes de la déchéance moléculaire passagère, on serait autorisé à dire que la prédominance de l'un sur l'autre indique une plus-value ou un déficit dans le budget de la santé. Avec la fièvre, cet indice absolu de la lutte qui se livre dans l'intimité de nos tissus et de nos humeurs, entre la cellule et le microbe, ce terrible ennemi pénétrant par escalade et effraction, la faim cesse de se manifester. Mais quelle soif torture l'infortuné malade ! Les plus grandes quantités d'eau sont absorbées, et cependant le besoin reste inassouvi.

Le professeur Lasègue écrivait à ce sujet : « L'appétit

de la soif, contrairement à l'appétit de la faim, constitue
bien plutôt une sensation d'ordre pathologique qu'une sensation d'ordre physiologique. Voyez, en effet, ce qui se
passe dans les maladies fébriles graves. Dès le début, l'appétit pour les aliments solides diminue ; cette diminution
atteint son maximum au moment de la défervescence. Par
contre, c'est au début de la maladie que l'appétit de la soif
commence à se manifester, il· atteint son maximum dans
la période d'état et diminue dans la période de défervescence (1). »

La soif intense, violente, exagérée, irrésistible est pathologique. Les gens constamment altérés sont de véritables
malades : tels les diabétiques, les typhiques, les pneumo-
niques, les cholériques, etc. La persistance de cette sensation et son accroissement progressif sont du plus mauvais
augure et pour tous les médecins assombrissent le pronostic. Mais que la maladie rétrocède en évoluant vers la guérison dans une marche lente mais progressive, cette soif
si exagérée et si alarmante disparaîtra insensiblement.
C'est la tragique mise en scène d'un drame organique
plein de danger et d'imminence de mort : c'est la période
aigue d'une crise pleine de heurts et de sursauts, mais
aussi violente que rapide à disparaître. D'ailleurs, signe
précieux, l'appétit de la soif dans ces perturbations pathologiques n'est que le besoin de boire un liquide banal, indifférent, vulgaire, l'eau simple, fraîche, claire, limpide,
peu importe ! mais de l'eau. Ce n'est jamais la soif de
l'alcool !

Ici nous touchons à une tare pathologique irréductible
et irrémédiable, disent quelques médecins : on devient

(1) LASÈGUE, *Études médicales*, t. I, p. 420 et sq.

alcoolique parce qu'on ne peut résister à ce désir de boire
des liquides fermentés et seulement des liquides fermentés.
Facilement se constitue une habitude, indéracinable, celle
d'absorber chaque jour une quantité indéterminée d'alcool!
La façon d'ingurgiter varie à l'infini : elle se transforme
suivant les aptitudes, les goûts et le tempérament de
chaque individu. D'ailleurs cela importe peu : quel que soit
le genre de boisson prise quotidiennement, l'intoxication
fait fatalement et insensiblement des progrès. Le buveur
habituel ne diminue jamais sa ration d'alcool : il est sur
une pente physiologique et morale qu'il descend rapidement ; il lui sera bientôt impossible de la remonter, même
bien difficile de s'arrêter.

Pour le buveur habituel, arriver à l'alcoolisme chronique confirmé n'est qu'une affaire de temps. Le principal
facteur qui retarde plus ou moins cette échéance de dégénérescence, c'est le coefficient personnel de résistance. La
lutte entre le poison et l'organisme est d'autant plus
longue que le corps humain est plus apte à éliminer l'alcool
et à pallier son action nocive. Il est d'observation vulgaire
que certains individus supportent mieux que d'autres la
boisson. Tout thérapeute a rencontré des malades doués de
susceptibilité particulière pour une substance généralement très bien tolérée par la majeure partie des malades.
Je suis de ceux pour qui le tabac est un poison violent :
j'ai fait, gamin, les efforts habituels pour vaincre la première répulsion et obtenir l'accoutumance. Le dégoût in-
surmontable a toujours persisté : c'est une répulsion invincible. Tout au contraire, mon coefficient personnel de résistance à l'alcool est très élevé : je ne suis pas buveur
d'habitude (et sans doute à cause de cela même je renforce
ma résistance), mais je puis assimiler de grandes quantités

d'alcool sans beaucoup d'inconvénient et surtout sans aucun malaise consécutif.

Mais il n'est pas de coefficient personnel de résistance
si élevé, qui préserve de l'intoxication finale, si les fortes
doses de poison sont trop souvent renouvelées. L'alcool
demeure toujours pour l'homme une substance d'une puissance toxique surprenante. Son action est aveugle et
fatale. Le seul remède serait l'abstinence totale et définitive
à laquelle les buveurs d'habitude justement ne peuvent se
résoudre. Tant que les désordres n'apparaissent pas impla-
cablement irrémédiables, ils continuent à boire. Aux conseils, aux prières, aux objurgations de leur entourage ou
de leurs amis, ils lèvent dédaigneusement et négligemment
les épaules : « Une absinthe à midi, avant de déjeuner, une
absinthe à sept heures, avant dîner, cela a-t-il jamais fait
du mal à quelqu'un ! » Et ainsi on se trompe soi-même :
d'excellents raisonnements viennent confirmer le préjugé
vulgaire, stupide, que les petites quantités d'alcool, loin
d'être préjudiciables à la santé, lui sont au contraire indispensables. De la sorte, la funeste coutume de boire entre
les repas des liqueurs fermentées demeure inattaquable
par l'autorité de la bêtise humaine : ainsi des masses de
gens continuent à s'empoisonner avant le déjeuner avec
l'apéritif, avant dîner avec l'apéritif.

Si les prédispositions héréditaires poussent un homme
à cette fatale passion de l'alcool, les plus détestables habitudes s'établissent chez lui avec la plus extrême facilité.
Ainsi vient cette coutume de l'heure de l'apéritif, *l'heure
du perroquet*. A la sortie du bureau, du magasin, de la
banque, de l'atelier, l'employé, l'ouvrier, l'étudiant se laissent entraîner vers le café. C'est l'irrésistible attrait du
clinquant, la griserie des enthousiasmes aisés, les cama-

raderies bêtes et irréfléchies, le succès des interminables péroraisons devant le comptoir où, le verre à la main, le cerveau s'échauffe des fumées de l'alcool. Les langues se délient, le geste s'improvise large et concluant, la physionomie s'anime et s'égaye ! Combien préférable ce bruit et le feu éclatant du gaz aux mornes chambres de garnis, aux désespérantes et froides pièces des petits appartements d'employés. Point d'enfants qui crient ou gémissent dans une agaçante continuité de plaintes, pas de journées attristées du perpétuel recommencement de la tâche journalière sans rayon de joie, parce que le cœur et l'âme sont éteints dans l'effort constant sans gloire et sans victoire. La misère étreint les caractères les mieux trempés : l'homme, pour s'étourdir, pour s'isoler de son métier morne et accablant, boit, cherchant l'oubli ; mais il apporte, au sortir du café, avec des relents d'alcool mal absorbé, des désespérances plus grandes.

Puis, le lendemain de ces soirées où se dégrade toute la dignité de l'homme, les premiers symptômes de l'empoisonnement chronique par l'alcool se manifestent : qu'on ait bu du vermouth, de l'absinthe, du quinquina ou des amers, comme c'est l'habitude dans les colonies, bientôt l'estomac ne suffit pas à cette tâche de distillation enragée et perpétuelle. Il se refuse à ce travail, à ce surmenage imposé par une volonté démontée. Viennent les nausées, la pituite, les vertiges des gastrites au début : puis la faiblesse s'accentue, et l'homme, à la dérive, recherche encore dans le poison favori une fugitive énergie sans laquelle désormais il ne pourrait plus recommencer la lutte âpre de chaque jour. C'est l'irrévocable perte.

L'organisme n'existe plus sans l'artificiel excitant : il refuserait tout effort. Le coup de fouet est indispensable.

Alors, le matin, dès l'aube, dès le·lever, comme le fumeur qui met le feu à sa première cigarette, le buveur incline déjà son premier verre. C'est le banal vin blanc qui *tue le ver*. A jeun, l'alcool est encore plus nocif. ·D'heure en ·heure, toute la journée, l'intelligence s'embrume d'un épais voile à travers lequel les contre-temps ou·les joies disparaissent fugitifs. C'est presque le bonheur de l'anéantissement. Aussi ces sensations sont-elles précisément recherchées par les alcooliques qui dédaignent la précision des faits réels qui créent le remords du vice déshonorant.

·Encore, suprême déchéance, les ·doses quotidiennes doivent être augmentées pour produire l'effet désiré ; aussi l'empoisonnement ·s'accentue frappant les artères, ·les, reins, le foie surtout, organe déjà si éprouvé dans les pays chauds : les désordres sont alors irrémédiables. La folie, les crises épileptiformes ne sont point rares, quand déjà le *delirium tremens* n'a pas accompli son œuvre néfaste. Quelle conscience, quelle .volonté, quelle intelligence peuvent résister à pareil assaut perpétuel ? L'homme n'est plus qu'un impulsif, capable, en une suggestion du hasard, des pires méfaits. Tel vole, tel tue, tel encore se suicide. Tout est possible : père, mère, femme ou enfants ne sont plus rien ; ils sont impuissants à arrêter le malheureux sur cette pente où il glisse dans l'ignominie terminale.

Voilà où mène l'alcool pris chaque jour, ·habituellement, même à petite dose, même sans se griser.

Oh ! soyez bien certains de ceci : l'usage amène l'abus. Soyez tempérants si vous ne voulez devenir d'un coup absolument intempérants. Qui peut connaître la force d'un entraînement qui se renouvelle trop fréquemment ! Croyezvous que le poison vous laissera des forces pour aisément vous ressaisir ! Comment pourriez-vous, en votre corps dégénéré, retrouver quelque ressort caché pour vous relever de l'obsédante passion ? Votre personnalité existe-t-elle encore ? N'êtes-vous pas prisonniers de vous-mêmes ? Comment vous débarrasser de l'implacable tunique de Nessus qui paralyse tous vos membres ?

Laissez donc le poison achever toute la ruine. La gastrite vous enlève même l'appétit, qui pourrait encore rétablir l'équilibre en redonnant à vos tissus un peu de cette électricité, qui galvanise les muscles et fait se raidir les organes dans la résistance dernière. Mais non pas : l'alcoolique ne mange plus, boire lui suffit. Et l'absorption est fatale, nécessaire. Ainsi le mal empire chaque jour !

*
* *

Ainsi on devient alcoolique ! Les pays chauds prédisposent singulièrement à la production de cette tare pathologique. Mais, dit-on, on peut boire pour se désaltérer, on peut boire de temps à autre, sans pour cela devenir un malade atteint d'alcoolisme chronique. Aux colonies, la soif est souvent ardente, maladive même ; ne peut-on se laisser aller au penchant inoffensif de quelques apéritifs et de quelques bocks ?

Le mieux serait de ne point user des liqueurs alcooliques ; on est bien souvent frappé d'arthritisme, de neurasthénie, de diabète, de lithiase biliaire sans se douter de l'influence indiscutable de l'alcool. C'est l'*alcoolisme latent !*

Le Dr Glénard, dont nous sommes heureux de citer le nom éminent, a jeté un cri d'alarme qui, nous l'espérons, aura un puissant écho dans les milieux médicaux et mondains. Il faut croire également que les classes intelligentes et éclairées de la société actuelle, si fortement éprouvées aujourd'hui par l'arthritisme et la neurasthénie, compren-

,dront les dangers de l'alcoolisme, quand on leur démon-
'trera que l'abus, et même peut-être aussi l'usage, des liqueurs fermentées est le plus constant point de départ de
ces affections qu'hier encore on cataloguait sous le nom de
maladies par ralentissement de la nutrition, arthritisme ou
herpétisme. Imputées généralement à une viciation héréditaire de l'organisme, elles ne seraient dans la majorité des
cas que des désordres pathologiques acquis, dont les excès
alcooliques seraient la cause première.

« Les maladies de la nutrition d'origine alcoolique sont
fréquentes, dit le Dr Glénard ; on en peut juger par la
proportion qu'on en rencontre dans une des stations thermales où convergent les maladies de la nutrition, à Vichy,
par exemple. J'ai étudié à ce point de vue, dans cette station,
un millier de malades, soit le dernier millier de ceux que
j'ai observés. Or, les antécédents alcooliques avoués et
avérés se retrouvaient comme cause première, chez des
sujets en parfaite santé jusque-là, dans 103 cas sur 1.000,
c'est-à-dire sur plus de 10 p. 100. Si l'on considère que, sur
ces 1.000 malades, il y eut 466 hommes et 534 femmes, il
se trouve que 21 p. 100 des hommes ont été rendus malades
par les excès des boissons alcooliques. Cette proportion de
21 p. 100 de malades alcooliques est d'autant plus regrettable qu'il s'agit d'hommes appartenant aux classes
moyenne et supérieure de la société, que leur culture
devrait mettre à l'abri de tels écarts d'hygiène. »

Les excès alcooliques, nous le démontrions, dans une
étude précédente, ont pour chaque individu une signification particulière, dépendant de l'équation de résistance personnelle. On peut boire longtemps et beaucoup sans en
être incommodé, sans ressentir aucun symptôme morbide
qui mette l'esprit en éveil, en conservant toutes les appa-

rences d'une parfaite santé, et cependant l'intoxication poursuit déjà son œuvre sourde, commence la détérioration organique qui aboutira à des désordres souvent irréparables.
M. Glénard donne à cette période le nom d'alcoolisme
latent, d'alcoolisme insidieux. Cette phase de l'intoxication par l'alcool n'est pas une hypothèse de savant ; sa réalité est attestée par des faits probants.

*
* *

Le Dr Glénard est parvenu à faire cette preuve pour
une des modalités les plus typiques de la classe des maladies par ralentissement de la nutrition, pour laquelle le
rôle de l'hérédité et du tempérament semblait dominant : je
veux dire le diabète. En recherchant soigneusement dans
les antécédents personnels des diabétiques soumis à ses
investigations, il a noté 36 fois pour 100 les traces évidentes
des abus alcooliques. Chez la plupart d'entre eux, le foie paraissait être lésé et l'était réellement. Or, chacun sait aujourd'hui, même parmi les gens du monde, que le foie, cet
organe élaborateur par excellence des poisons de l'organisme, est toujours rapidement et sévèrement touché chez
les individus qui font un usage immodéré des boissons contenant de l'alcool : vin, bière, cidre, liqueurs fermentées,
apéritifs de tous genres. Il a semblé également vrai dans
cette enquête que souvent, avant l'éclosion du diabète, le
premier viscère attaqué était le foie. De plus, dans l'évolution de la maladie, le même organe présente un processus
évolutif pathologique qui indique que la maladie augmente
à mesure que les lésions essentielles s'accroissent. La fonction glycogénique étant un des résultats principaux du bon
équilibre physiologique du foie normal, on peut se demander si l'apparition du sucre dans l'urine ne dépend pas

exclusivement d'un désordre grave dans l'intimité de la cellule hépatique, intoxiquée par l'alcool. Ces déductions ne sont encore que théoriques, d'autant que les théories pathogéniques du diabète sont encore nombreuses, et que toutes, scientifiquement, ont encore de chauds partisans. Toutefois M. Glénard, en établissant sa *théorie de l'hépatisme*, c'est-à-dire en donnant au foie un rôle d'une importance de premier ordre dans l'éclosion des maladies par ralentissement de la nutrition, semble fonder ses idées sur les bases d'une expérimentation clinique très rigoureuse.

On trouve fréquemment une relation intime entre les excès alcooliques, l'obésité, les coliques hépatiques, les coliques néphrétiques, la dyspepsie, le diabète et les désordres graves du foie. Il existe donc réellement un diabète alcoolique, une neurasthénie alcoolique. Et chez tous ces malades, on note toujours l'absence des symptômes d'ivresse ou d'ivrognerie, mais l'habitude de boire, sans jamais se griser, une quantité sensiblement égale chaque jour, d'absinthe, de vermouth, de vin, de bière, d'eau-de-vie, de liqueurs variées.

« Si, dit le Dr Glénard, nous arrivions à prouver, et je crois la preuve faite par mes travaux antérieurs, que les maladies de la nutrition sont causées par la maladie du foie, que la maladie du foie est causée par l'alcoolisme, nous aurions dévoilé un aspect nouveau de l'alcoolisme sous lequel l'intoxication s'était jusqu'à ce jour masquée *insidieusement* à notre observation ; nous pourrons en prévenir les coups, nous pourrons les amortir par une prophylaxie, par un traitement approprié. »

Si l'alcool est le pire ennemi du foie, toutes les maladies de cet organe n'ont pas, à vrai dire, les excès alcooliques pour causes. Tous les poisons, qu'ils soient de nature organique ou minérale, agissent sur le foie : tels le paludisme, les toxines microbiennes, la syphilis, le plomb, le phosphore, les auto intoxications par excès alimentaires. Mais incontestablement, le plus dangereux et le plus souvent en cause, c'est l'alcool!

Voici, de plus, comment il faut comprendre la théorie de l'hépatisme d'après M. Glénard.

Depuis 1892, le savant médecin de Vichy s'est efforcé de prouver que l'absence de désordres hépatiques est très rare dans les maladies de la nutrition (diabète, lithiase, rénale ou hépatique, obésité, etc.). Les premiers signes de l'hépatisme doivent être minutieusement et systématiquement recherchés. Un observateur prévenu et sagace s'en laisse rarement imposer par les vagues malaises des dyspepsies, de l'embarras gastrique, de l'entérite : grâce à une investigation délicate, grâce surtout à une palpation méthodique, il est bien rare qu'on ne décèle pas les stigmates d'une première atteinte de la cellule du foie. On reconnaît des modifications de volume, de forme, de situation; le foie est hypertrophié, bosselé, ptosé (c'est-à-dire descendu; il a abandonné sa place habituelle, gênant le fonctionnement des organes voisins).

Bientôt, de telles perturbations dans l'anatomie d'un organe si important entraînent un trouble profond dans son fonctionnement normal, trouble qui retentit sur tout l'organisme et compromet bien vite l'équilibre général de la santé. Il y a insuffisance hépatique.

La physiologie du foie, comme nous le disions déjà plus haut, est complexe ; l'asepsie des voies digestives, constamment balayées par la bile, n'est qu'une faible partie de son rôle si important.

Aussi comprendra-t-on que l'avenir des malades atteints

de la goutte, du diabète, d'une obésité inquiétante, dépendra surtout et principalement de l'état du foie. Moins il
sera atteint, et plus les chances de guérison seront considérables.

Si, maintenant, on considère les moyens de traitement
employés par la majeure partie des médecins dans les maladies que nous mentionnions plus haut, on est très étonné
de voir que l'intervention thérapeutique se confond avec la
médication qui s'adresse aux débuts des affections hépatiques : eaux thermales alcalines, régime spécial, traitement hydrothérapique. La diététique, c'est-à-dire le régime,
insiste avant tout sur la suppression totale, absolue, radicale de toutes les boissons contenant de l'alcool. Cette défense est faite à toutes les périodes de ces maladies : elle a
d'autant plus d'efficacité qu'elle est moins tardive et mieux
acceptée.

En démontrant l'existence de l'alcoolisme latent, M. Glénard a ajouté un argument de plus à l'édifice de sa théorie
de l'hépatisme. Il a su voir que tous les arthritiques (ceux
que M. Bouchard appelle les ralentis de la nutrition) ont
sur la conscience le péché mignon de gourmandise, et surtout le travers d'aimer trop le bon vin et les liqueurs. Les
excès de table et de boisson sont pour eux une règle commune ; sans s'en douter, ils se transforment en alcooliques
chez lesquels le foie surmené deviendra bientôt le lieu de
moindre résistance. L'insuffisance hépatique sera créée. La
diathèse arthritique éclatera. Les uns seront d'abord des
obèses, les autres des dyspeptiques ; ils aboutiront indistinctement à la goutte où au diabète, ou à toute autre tare
arthritique (gravelle, colique hépatique, etc.).

En tout cela, l'alcool n'apparaît-il pas comme le grand
coupable qui attaque et détruit sûrement le principal organe

de la nutrition, le foie ; celui que nous devons respecter avec tant de soin, surtout dans les colonies, nous ne saurions trop le répéter.

La déchéance organique a son point de départ dans ce puissant protecteur de nos humeurs, protecteur puissant tant qu'il conserve l'intégrité de sa composition et toute la liberté de son fonctionnement.

***

Après cela, on peut se demander : comment ne pas devenir alcoolique ?

L'habitude de boire, tout comme la passion du jeu, est un vice dégradant qui jette l'homme dans le pire des abrutissements: aux rares moments de lucidité, quand l'intelligence se ressaisit, en des instants fugitifs, l'écœurement et la honte d'une semblable abjection sont bien difficiles à supporter. Encore, pour dissiper le remords, l'alcool est le souverain refuge et le suprême remède. Ne serait-il pas préférable de porter tous ses efforts à éviter une si terrible déchéance, une si funeste maladie, à faire en sorte de ne pas devenir alcoolique. L'ensemble des moyens propres à éviter cet écueil redoutable serait la prophylaxie de l'alcoolisme.

La formule en est simple: *Ne pas boire de l'alcool, boire de l'eau.* En sa simplicité lapidaire, elle paraît inaccessible et impraticable à la majorité des hommes habitués à l'usage des liqueurs fermentées. Elle est cependant très réalisable si on considère qu'il est plus aisé, qu'il n'est admis de le penser, de perdre une habitude en général, celle de l'alcool en particulier. En cela il faut une volonté bien ferme, bien assurée, bien appuyée de la conviction des dangers

de l'abus, de l'usage même de l'alcool! Pour procéder à
cette toilette morale et organique, pour s'ôter à soi-même
le goût et les besoins des liqueurs fortes, il faut agir avec
douceur et ne point craindre d'y employer le temps. Diminuer chaque jour un peu de la quantité habituelle absorbée,
c'est sûrement arriver insensiblement, sans heurts, à l'abstinence. L'organisme a ainsi toute latitude et toute facilité
pour apprendre à se passer de son excitant quotidien : il n'y
a rien ainsi à redouter d'une suppression trop brusque.
Le vin, la bière, le cidre sont, à vrai dire, à mon sens, inutiles. La sauvegarde, le salut, la guérison est dans l'usage
exclusif de l'eau ; j'accepte cependant volontiers l'exceptionnelle consommation des vins de grande marque : vieux
bourgogne ou bordeaux, champagne de qualité supérieur.
A les goûter, par infraction passagère au régime, on fortifie
encore la fidélité à la théorie de l'abstinence, on exerce son
courage à les abandonner ; on se montre à soi-même la
facilité à y renoncer, on se montre à soi-même la possibilité de ne pas succomber à une tentation trop souvent
renouvelée.

Si l'abstinence de l'alcool peut remplacer chez les
adultes l'usage immodéré, à plus forte raison sera-t-il bien
facile d'habituer les enfants à ne boire que de l'eau. Il me
semble que la solution de cette épouvantable question de
l'alcoolisme, pour l'avenir, réside entièrement dans l'édu
cation des nouvelles générations. Si les parents n'ont pas la
volonté de se guérir eux-mêmes, qu'ils aient au moins
l'énergie de ne point gangréner l'esprit des petits. Ici l'influence de l'école doit devenir capitale. Il faut bien prou
ver, sans force trop ardente de fanatisme scientifique, que
l'alcool est un poison, qu'il est sage et indispensable de
s'en abstenir, qu'il est aisé aux enfants de ne pas prendre

une habitude dont les parents éprouvent de la difficulté à se débarrasser.

Déjà on voit moins parmi les étudiants les *immenses beuveries* de jadis : l'amour des sports a remplacé le goût des estaminets. Les distractions sont aussi variées et aussi agréables dans une salle d'armes, au lawn-tennis, au foot-ball, au jeu de paume, à l'entraînement pour la course à pied, à bicyclette, etc., que dans une taverne près d'une table de marbre chargée de bocks. Il y a quelque vingt ans, un jeune homme n'eût pas osé déjeuner dans un restaurant sans demander au moins un carafon de vin ; c'eût été faire aveu de pauvreté ou de délicatesse d'estomac, une honte pour la bourse ou une faiblesse indigne d'un mâle. Très heureusement, aujourd'hui les choses commencent à changer : j'ai connu des camarades qui, sans aucune gêne, buvaient de l'eau à leurs repas *en public*. Dans certains pays se créent, dans les universités, des sociétés d'abstinence, telles celles de Christiana et d'Apsala.

La propagande et l'exemple dus à ces jeunes gens sont d'un précieux effet et peuvent avoir une action considérable sur les populations d'ouvriers et de petits employés. Contrairement aux préjugés, la gaîté n'est plus inséparable des boissons capiteuses : les vins ne sont plus les seuls liquides agréables et dignes de flatter le palais. Sans parler du lait, du thé, du café, toute la gamme des sirops, les préparations gazeuses sont capables de rafraîchir sans faire de mal ! C'est avec le plus grand plaisir qu'on doit constater la disparition de l'abus de l'alcool dans les mœurs universitaires : l'étudiant, le professeur, le médecin sont les représentants d'une élite intellectuelle qui, constamment en contact avec les jeunes ou les humbles, doit leur apprendre l'abstinence de l'alcool.

Le régiment doit être aussi, à côté des universités, la meilleure école pour la lutte contre l'alcoolisme. Certes beaucoup d'officiers tentent depuis ces dix dernières années d'enrayer le mal et de modérer le fléau qui annihile toutes les qualités du soldat. Des chefs de corps ont même défendu la vente de l'alcool dans l'intérieur des casernes. Des conférences faites dans les chambrées aideraient à disséminer la bonne parole : les recrues sont, en grande majorité, des jeunes paysans sans résistance à l'entraînement, quelques conseils pourraient les guérir ou les préserver du mal. Plus tard, rentrés dans leurs provinces, ils rediront l'enseignement dont ils auront profité. La nécessité de la guerre forçant l'entretien des armées permanentes a pour corollaire l'éclosion de l'alcoolisme ; le pernicieux exemple, l'oisiveté, souvent, la mauvaise nourriture quelquefois, l'ennui parfois, poussent le soldat à user immodérément des boissons spiritueuses.

Les vieux vétérans, types de *grognards*, sont les exemples des plus purs alcooliques. Encore de ce côté heureusement, les progrès et la guérison sont possibles : le service obligatoire fait passer tout le monde à la caserne, sans y laisser trop de ces mercenaires voués aux vices habituels des armées.

Pour les étudiants, pour les soldats, pour les ouvriers il faut créer des lieux de plaisance, cafés, concerts, théâtres, jeux divers, où l'homme puisse se délasser de ses peines et de ses travaux, s'amuser et s'instruire à la fois, sans être forcé, comme c'est la coutume, d'absorber les plus atroces mixtures, décorées d'étiquettes ronflantes. L'initiative privée surtout aura la force nécessaire à cette transformation : elle saura vaincre le ridicule qui s'attache, principalement en France, aux tentatives de ce genre.

Le mouvement scientifique de combat contre l'abus des liqueurs fortes date déjà d'une époque assez éloignée. Ces vingt dernières années ont surtout marqué les phases les plus chaudes de la lutte : les travaux se sont succédé nombreux, les livres partout se sont multipliés, les sociétés savantes et les académies ont éveillé l'attention des pouvoirs publics. Souvent, malheureusement, les souhaits et les vœux des médecins restaient platoniques, frappés de stérile impuissance dans l'application pratique. Supprimait-on des cafés ou des cabarets, promulguait-on des lois prohibitives, protégeait-on la santé publique ? Hélas ! non. La seule initiative privée créait le courant des idées d'abstinence ou de tempérance : on essayait d'instruire le public par les livres, le journal ou les conférences.

Aujourd'hui, nous avons appris avec le plus grand plaisir que le Ministre de la Guerre venait de prendre des mesures très sévères pour interdire, dans l'intérieur des casernes, la vente de l'absinthe, du vermouth, des amers et autres apéritifs, ainsi que les terribles mixtures étiquetées sous les noms variés de quinquinas, marcs, calvados, etc. Seules sont autorisées les boissons hygiéniques (oh ! combien peu encore !) telles que le vin, la bière, le cidre.

Voilà, certes, une détermination dont la portée morale et matérielle n'échappera à personne. Sans contredit, la campagne menée pour sauver les jeunes hommes de l'empoisonnement et de la mort semble donc aboutir. On a enfin compris, en haut lieu, que l'abrutissement par l'alcool pouvait être la perte de nos armées. La cantine détruisait les bons effets du champ de manœuvre : l'entraînement

physique se passera désormais très avantageusement de
la surexcitation alcoolique.

Combien de jeunes gens seront ainsi sauvés de la contamination. Du moins ne boiront-ils plus à la caserne. Au
dehors, il sera encore possible de surveiller les soldats. Du
moins, ils seront prévenus, avertis du danger ; ils senti-
ront qu'on veille sur eux, qu'on ne les abandonne plus, et
qu'on ne ferme pas les yeux sur les tristes habitudes des
cantines. Les commerçants honorables, chargés de ces
établissements, pourront encore honnêtement faire leurs
affaires en vendant du vin et de la bière de bonne qualité,
en mettant à la disposition de leur clientèle une nourriture saine.

Et quand le soldat libéré retournera dans son pays, son
esprit aura reçu la suggestion de la tempérance, il sera
imbu d'une idée nouvelle, le danger des alcools. Le régi
ment sera ce qu'il devait être, une école de discipline,
d'endurance et de moralité ; l'hygiène du corps y sera com-
plétée par les préceptes tout modernes de la science qui
recommande l'abstinence.

Nous ne pouvions passer sous silence un tel triomphe
pour nos idées : nous nous en réjouissons en pensant surtout que, peut-être ainsi, bien des victimes seront arrachées
à la folie et à la tuberculose, tristes aboutissants des des-
cendances alcooliques. Dans nos lycées et nos écoles, la
propagande anti-alcoolique a débuté récemment.

M. le Ministre de l'Instruction publique a adressé dernièrement à MM. les Recteurs une circulaire au sujet de
l'enseignement anti-alcoolique dans les écoles, les collèges et les lycées. C'est la seule *intervention officielle*
des pouvoirs publics dans cette lutte contre l'augmentation de l'ivrognerie et de la criminalité consécutive : la

France est bien en retard sur la plupart des puissances
européennes. Partout on a essayé d'enrayer la marche envahissante du fléau ; de tous côtés on a tenté de se rapprocher de l'idéal en pareille matière, c'est-à-dire la suppression radicale des boissons alcooliques ; dans bien des pays
on est parvenu à faire beaucoup. La consommation de
l'alcool et le nombre des débits, estaminets et cafés ont
considérablement diminué. Chez nous, hélas ! tout cela
ne fait qu'augmenter.

Le professeur J.-V. LABORDE, chef de travaux à la Faculté
et membre de l'Académie de médecine, qui mène le bon
combat dans un vaillant journal, *la Tribune médicale*, citait,
il y a quelque temps, dans un rapport à l'Académie de
médecine, l'accroissssement permanent de la criminalité
des alcooliques. Tous les journaux politiques quotidiens
sont remplis, aux faits divers, des récits mentionnant des
drames terribles dus au délire, à la folie alcooliques. La
cruauté la plus brutale est la caractéristique de ces
meurtres : des maris égorgent leur femme, des pères
étranglent leurs enfants. Quand l'ivresse a disparu, ils ex-
priment des regrets et manifestent des remords trop tar-
difs : le malheur est arrivé.

Les philosophes, les médecins, les romanciers, tous les
publicistes ont montré dans leurs écrits les dangers des
abus des alcools, sans obtenir du Gouvernement le moindre
acte officiel qui pût appuyer leurs efforts, dans un pays
comme le nôtre, où rien ne semble vraiment salutaire et
bon, sans la marque et l'estampille administratives. Que
faisait-on pour refréner la consommation de l'alcool et en
montrer les dangers ? Rien et pour cause.

M. Leygues a eu le courage, dont on ne saurait trop le
louer, de prendre une initiative énergique, qui fera plus

dans la postérité, pour son beau renom, que bien des décisions stériles. Que de circulaires sont insignifiantes et restent lettre morte ! Celle-ci, semble-t-il, sera plus durable.

Dans les écoles, dans les lycées, des professeurs seront donc autorisés à parler à nos enfants des ravages opérés dans une nation (même fût-elle la plus intelligente du monde !) par les apéritifs, liqueurs et autres poisons. Les jeunes cerveaux s'imprégneront ainsi de théories saines et scientifiques : plus tard, ces enfants devenus adolescents et adultes se souviendront de l'enseignement. La sanction de ces programmes d'études se trouvera dans les examens de l'Université : à tous les degrés des certificats ou des baccalauréats, les jurés seront tenus d'interroger les candidats sur cette matière.

Ce n'est pas encore la ligue efficace franchement établie contre l'intempérance, mais c'est un début encourageant. Ce n'est pas encore la réglementation de la vente des alcools et la suppression de la liberté de vendre du poison ; mais néanmoins c'est un symptôme significatif. Un ministre de la République est sorti de l'indolence affichée en pareil cas et a osé déclarer à des électeurs français que leurs enfants avaient besoin d'un enseignement officiel anti-alcoolique !

Pour nous, humbles soldats de cette armée de savants qui fait la guerre à l'alcool, c'est une victoire que nous sommes heureux de célébrer, et qui marque un vrai triomphe pour nos idées.

.·.

Dans les colonies, pour sauver les Européens de l'alcoolisme, la prophylaxie individuelle n'est pas suffisante ; il faut y ajouter la lutte collective contre l'alcool.

Elle s'engage aujourd'hui partout, ardente, enthousiaste, soutenue par le sentiment du péril social accru par les progrès de l'intempérance ; elle émeut maintenant les économistes, les législateurs, les officiers généraux soucieux de la santé de leurs soldats, comme elle a préoccupé les hygiénistes, les aliénistes, les praticiens dans leur contact quotidien avec les populations bourgeoises ou ouvrières. Cela est triste à dire, mais il ressort des recherches et des statistiques les plus récentes, qu'on boit partout, dans la masure comme au château, dans les salles à manger les plus élégantes comme autour des tables en bois blanc de la ferme ou de la cantine ; on s'empoisonne aussi bien au Café de la Préfecture qu'au Bar des Travailleurs ou à l Estaminet des Compagnons. L'ouvrier, l'anarchiste, le socialiste, comme, hélas ! le plus parfait gentilhomme, retrouve l'égalité humaine devant le produit verdâtre d'un grand homme du siècle dont le nom, certes ! est plus célèbre que celui de Pasteur même. L'heure du Perroquet nivèle toutes les inégalités sociales ; dans toutes les classes de la société on se précipite, avec une furie également démente, vers ces terribles poisons qui engendrent, pire que la mort, la déchéance morale et physique. Loin de moi l'idée de rechercher des effets trop faciles en développant quelque thèse aisée à l'aide d'une paradoxale exagération. Ce serait contraire à mon caractère de médecin, et je veux, au contraire, vous donner des faits précis, des faits considérés comme les stricts résultats d'enquêtes scientifiques sérieuses : d'ailleurs, il n'est pas indispensable d'être médecin, économiste ou législateur pour s'apercevoir que la consommation de l'alcool s'accroît de plus en plus et que, en raison directe de cet accroissement, augmentent aussi, chaque année, l'alcoolisme, la criminalité et la folie, tandis que, contre-partie de la dégénérescence de la race, baissent singulièrement les chiffres de la natalité, si importante pour le peuplement des colonies !

Mais ce sont là vérités banales et courantes ! Chacun sait ça ! Un dessin d'un journal amusant représente avec une gaîté macabre le péril de l'alcoolisme : c'est un ivrogne à tête de Bacchus émaciée, yeux caves, rictus troublant, bouche grimaçante, verre et bouteille d'absinthe en main, chevauchant un tonneau de bitter avec, à gauche, des écriteaux, *la Nouvelle*, *Charenton* : les deux aboutissants habituels de la folie irraisonnée de l'alcool. C'est encore une sorte de monstre à gueule terriblement ouverte, espèce de distributeur automatique, transformé en gouffre béant où une longue théorie galopante de jeunes bébés se précipite de toute la vitesse des petites jambes. Le monstre, sur le front, porte : alcool ! C'est le grand destructeur des jeunes générations, fruits de l'amour et du vin, qui n'ont peut-être même pas, arrêtées en chemin, l'heur de voir le jour.

Le danger de l'alcoolisme n'est donc pas une fiction née du cerveau pessimiste de quelques savants désireux de créer une déchéance nouvelle. Il serait oiseux aujourd'hui de s'attarder en développements fastidieux : il est nécessaire de songer à combattre l'envahissement progressif de l'alcoolisme ; il faut créer des armes pour la lutte à outrance. On a déjà tenté beaucoup : les sociologistes, les jurisconsultes, les médecins, les moralistes se sont unis dans les réformes à réaliser. Les moyens que M. Sutherland a exposés au Congrès de Moscou peuvent se résumer de la façon suivante :

1° Création de lois protégeant la personne, la famille et les biens de l'alcoolique ;

2° Restrictions apportées à la vente des boissons alcooliques et toxiques ;

3° Obtenir la pureté des alcools vendus, prohibition des essences, bouquets artificiels, etc. ;

4° Soins médicaux appropriés à l'ivresse accidentelle et à l'alcoolisme invétéré.

A ces propositions, sur lesquelles l'entente unanime paraît se faire, M. Sutherland a joint deux motions qui ne rencontreront pas un accord aussi parfait ; elles touchent trop violemment au monument sacré, pour beaucoup de spécialistes, du Code pénal, du Code civil.

En premier lieu, l'alcoolique homicide doit être considéré comme un malade absolument irresponsable et arraché aux juges pour être livré aux aliénistes : d'où nécessité de la création d'hôpitaux spéciaux où seront internés ces buveurs invétérés jusqu'à ce qu'il soit possible de les rendre au milieu social, sans qu'ils constituent pour les autres hommes un danger constant.

En second lieu, au point de vue pénal, l'ivresse doit être un *délit* et non une *contravention* : l'alcoolique devra, *nolens volens*, être privé de ses droits de citoyen ; la direction de ses affaires serait confiée à un curateur ; en un mot, il serait frappé d'incapacité et serait, comme interdit, pourvu d'un conseil judiciaire.

Mais, je le sais, ce sont là des remèdes violents qui semblent attenter à la liberté individuelle. « Qu'il me plaise de boire, qu'il me plaise de détériorer ma santé, qu'il me plaise de me suicider, c'est mon affaire, si surtout j'y trouve des jouissances particulières », me dit souvent un de mes amis, parfait gentleman, mais buveur passionné. Ce plaisir de boire ne va pas sans un désarroi complet de la personnalité du buveur : les conséquences sociales de l'ivro gnerie sont trop dangereuses et trop manifestes, pour qu'il soit admissible de laisser à un alcoolique sa responsabilité intégrale, ses facultés complètes pour diriger sa' vie, sa fortune ou l'éducation de ses enfants. Il doit être privé de tous ses droits, puisqu'il est désormais incapable de l'effort qui l'affranchirait de sa dégradante passion.

L'alcoolique incapable de se guérir lui même, dépourvu du droit d'être un citoyen, doit être surveillé, traité, réhabilité par les soins de la société. C'est à elle qu'il 'appartient d'édicter des mesures et des lois capables d'enrayer la marche progressive de l'alcoolisme, c'est à elle qu'il appartient d'entreprendre cette œuvre de *désinfection morale*, tout comme il lui revient le droit d'exiger la déclaration des maladies contagieuses, quoique cela soit souvent en opposition avec le secret professionnel exigé, à juste raison, des médecins. Si l'intervention de l'État dans les affaires doit être souvent blâmée, le monopole de l'alcool sera, peut-être, la seule exception qui réunirait l'adhésion même des plus fervents théoriciens de la lutte de *l'Individu contre l'État*.

D'après M. Bulowski, en Russie, le monopole de l'alcool, appliqué dans certains départements de l'Empire, laisse tout'lieu de croire, même par les résultats d'une expérience encore récente, que la consommation des alcools sera, en général, diminuée. En tous cas, la qualité et la nature des produits vendus seront plus sévèrement contrôlées.

La propagande par le fait, les sociétés de bienfaisance, les *bands of hope*, les conférences, les mouvements inspirés par la littérature ou le journal, les travaux des médecins, des jurisconsultes, des sociologistes, achèveront peut-être d'entraîner la conviction des masses. Les buveurs d'eau ne peuvent certainement constituer qu'une minorité d'élite dans l'armée de la tempérance ; la masse

peut s'adonner à l'usage modéré de la bière ou du vin mélangé d'eau aux repas; cette habitude peut être salutaire.
Mais nous devons dire et redire les conclusions de M. Fau-
cheroy au Congrès contre l'alcoolisme, de Bruxelles :

« L'alcool n'est pas un tonique et n'augmente pas les
forces vitales. Même à petites doses journalières, sans occasionner l'ivresse, il peut amener l'alcoolisme. L'absinthe,
les amers, le vermouth et les autres boissons appelées
liqueurs produisent dans l'économie des désordres plus
graves encore que l'alcool ordinaire. L'alcoolisme entraîne
souvent ou la folie, ou la paralysie, ou même la perte de la
vie. »

Le danger est immense, il menace la société dans son
développement intellectuel, dans sa descendance, dans ses
forces les plus intimes; n'est-il pas à espérer que tout sera
fait et tenté pour combattre ce terrible fléau? C'est au
public et au Gouvernement aussi, de prendre, chacun
dans son pouvoir, des habitudes nouvelles et des mesures
de rigueur.

Cependant, déclare-t-on, les perturbations dues à l'alcoolisme sont souvent produites par l'usage immodéré des
liqueurs et des boissons fermentées (amers, apéritifs)
contenant de grandes quantités d'alcool. Je vous avouerai
qu'il faut aussi accepter cette vérité, que l'abus du vin, du
meilleur et du plus naturel des vins, peut conduire au vi-
nisme, aspect particulier de l'alcoolisme, mais tout aussi
redoutable pour l'intimité de nos tissus et de nos organes.
Dans certaines de nos colonies vinicoles, les Européens
tombent trop facilement dans cette erreur et considèrent
le vin comme une boisson absolument saine et inoffensive.

Dans un article du *Journal*, très finement écrit, *Vendé-miaire*, M. Jules Claretie, académicien célèbre et directeur heureux, dit tout uniment leur fait aux médecins qui ont le mauvais esprit de s'insurger contre l'abus du vin. A grand renfort de vieux lieux communs, l'auteur de *Mon-sieur le Ministre* prouve l'innocuité du bon vin d'autrefois, pur jus de treille du pays de France, qui créait la gaîté et la force de la race et non sa décrépitude et son pessimisme, attribuables seulement aux détestables apéritifs, à l'alcool et aux essences qu'ils contiennent. Aussi M. Claretie dé-clare-t-il que les médecins, ne sachant plus qu'inventer, ont trouvé et découvert les bienfaits du lait et de l'eau, char-geant de tous les méfaits, de tous les crimes comme de toutes les étiologies, ce malheureux vin que leurs aînés recommandaient aux convalescents. Affaire de mode sim-plement, vous le voyez !

Aisément, on pourrait renvoyer l'Académicien au dic-tionnaire, à la réforme de l'orthographe, à la direction de la maison de Molière même, insignifiantes choses qui préoccupent peu l'esprit supérieur de M. Claretie, dont les idées médicales sont très arrêtées. Le patient labeur des physiologistes, le lent travail des cliniciens, les dures recherches des aliénistes sur les terribles résultats du *vi-nisme* et de l'*absinthisme* pèsent peu vis-à-vis d'un article du *Journal*. C'est très simple de déclarer que le bon vin n'a jamais fait de mal à personne ; ça fait très bien de rap-peler l'anecdote du duc d'Aumale commandant à ses sol-dats en manœuvre de présenter les armes en passant de-vant les vignes du Clos-Vougeot ; c'est cocardier aussi de vanter les vieux vins du pays de France! Mais tout cela empêche-t-il des médecins de mettre le public en garde contre l'abus du vin et des liqueurs spiritueuses. Si encore

jadis on buvait de bon vin en France, voulez-vous me
dire si le patriotisme empêche les marchands de vin modernes, dans notre pays, de sophistiquer atrocement la
mixture qu'ils débitent.

Tout le monde n'a pas le plaisir de vivre en Tunisie ou
en Algérie où, encore à l'heure actuelle, on peut être sûr
de boire du vin naturel, qui ne sera pas dangereux pour
la santé.

Simple pot-de-terre médical contre le récipient de fer
académique, je ne prétends pas avoir raison, en style maladroit, du puissant écrivain qui touche part entière à la
Comédie-Française : sa célébrité n'aura point cure ni
souci de ma médiocrité, c'est justice.

Mais je puis dire qu'une plume aussi autorisée fait grand
mal en plaisantant les abstinents (surtout quand on
nomme en toutes lettres un puissant commerçant qui,
par tous les littérateurs, fait déclarer excellent son vin tonique et reconstituant), les médecins et leurs marottes.
Les plus spirituels articles de M. Claretie n'empêcheront
pas l'abus du vin d'être dangereux pour beaucoup de nos
organes. Que l'usage modéré du bon vin soit profitable à
la santé, nul n'y contredit : encore faut-il avoir du bon vin
et se garder d'en trop boire.

Quant à l'alcool et à ses composés, liqueurs à essences,
apéritifs divers, il crée l'abâtardissement et la folie; en
cela tout le monde est d'accord, je pense, et personne n'y
verra trace de snobbisme ou de mode passagère; j'estime
que le seul médecin doit être juge de l'opportunité de son
emploi. C'est un poison, comme les autres substances de
la thérapeutique, dont il doit avoir le maniement familier,
sans danger pour les malades.

Les romanciers et les dramaturges sont des gens d'im-

pression, qui pensent avec leurs nerfs et se moquent des
travaux des savants, qu'ils trouvent ennuyeux et désagréables : leur opinion scientifique n'a pas plus de valeur
que le jugement littéraire des médecins. Parce que Sardou
est spirite, cela ne convertira pas un homme de plus au
culte de la table tournante ; parce que M. Claretie nie les
dangers du vin, cela n'empêchera pas un seul médecin de
mener le bon combat contre l'abus des décoctions de fuschine et de raisins secs.

Que les colons se méfient des liqueurs spiritueuses et
sachent être prudents dans l'usage même du vin, et leur
santé y gagnera toujours (1) !

(1) Nous verrons, dans un chapitre spécial, ce que l'Européen
dans les Colonies doit et peut boire.

CHAPITRE VI

L'HYDROTHÉRAPIE

SOMMAIRE — Valeur hygiénique de l'hydrothérapie.— Son action préservatrice et curative. — L'hydrothérapie et les maladies infectieuses. — Son action dans la cachexie et la convalescence. — Les méthodes hydrothérapiques. — Quelques mots d'historique. Deux sortes d'hydrothérapie. — Les douches. — L'hydrothérapie chez soi. — Accoutumance. — La salle de douches dans la ferme — Le bain de vapeur. — L'hydrothérapie chez soi pour lutter contre la chaleur. — Le bain froid dans la fièvre typhoïde. La balnéation chez les enfants. — Fièvre typhoïde chez les enfants et bains froids.— Le bain sinapisé. — Les formules des bains médicamenteux

De tous temps on a considéré les pratiques hygiéniques, régulièrement et rigoureusement observées, comme les plus sûrs moyens de défense de l'organisme contre l'envahissement des miasmes et des germes des maladies infectieuses, ou des affections d'origine tellurique. Empiriquement les anciens préconisaient ces précautions, qui semblaient combattre victorieusement toutes les maladies. C'est surtout les procédés hydrothérapiques qui étaient de préférence imposés par les prophètes ou les législateurs, ces grands hygiénistes de l'antiquité. Après les prêtres, les médecins reconnurent l'utilité des ablutions. Les Grecs et les Romains usaient et abusaient de l'eau au grand avan-

tage de leur santé. Bien avant les notions qui découlent
des théories modernes de l'infection, ils avaient compris
que le corps humain résiste d'autant mieux aux maladies,.
en général, que ses diverses fonctions sont mieux assurées.

Si le germe est tout-puissant pour faire naître la maladie, qui ne saurait exister sans lui, nous pensons' que la
qualité du terrain joue un rôle considérable dans l'évolution
pathogénique. A tout germe il faut un terrain préparé.
L'organisme fatigué, débilité, anémié, sera en état de récep-
tivité, dans une situation particulièrement propice pour
offrir aux miasmes toutes les conditions nécessaires à leur
parfait développement. L'envahissement des bactéries,
l'action si terriblement nocive de leurs toxines, seront d'autant plus aisés que le corps sera moins apte à se défendre
par cette phagocytose qui représente la lutte acharnée de
la cellule du dedans contre le microorganisme du dehors.

C'est justement l'action de l'hydrothérapie. Elle peut
agir préventivement : elle entretient si bien l'organisme dans
un fonctionnement général régulier, elle le place dans un
état de bien-être physique et psychique tel qu'elle lui permet de repousser souvent avec avantage toute attaque de
microbes infectieux. Tonique et stimulante, l'hydrothérapie sera la plus précieuse ressource en cas d'épidémie ; comme
dans tous les cas où l'homme vit dans un milieu qui lui
est contraire et où il est exposé à contracter des affections
miasmatiques. Certes, l'hydrothérapie n'est pas une panacée
ou un remède infaillible : elle ne donne pas la certitude
d'échapper à la maladie, mais elle nous donne d'excellentes
chances de l'éviter. L'expérience a montré les bons effets
de la douche quotidienne pour se mettre à l'abri des attaques
de grippe ou d'influenza, de choléra, de fièvre paludéenne.
Le rôle de l'hydrothérapie n'est pas, d'ailleurs, simplement

prophylactique : on peut considérer aussi l'intervention
par l'eau froide comme thérapeutique et curative pour
beaucoup de maladies infectieuses.

D'une façon générale, on peut affirmer qu'aucune maladie infectieuse n'évolue sans amener des perturbations
considérables de la force nerveuse. Rapidement les réflexes
s'épuisent dans le combat incessant que les cellules doivent
soutenir : la dépression se produit d'autant plus vite que
l'infection est plus grave. La disparition des forces, l'accablement, de même que le mauvais fonctionnement des
organes principaux, les vertiges, les syncopes sont autant
de résultats et de complications inévitables de l'infection.
L'hydrothérapie montre ses ressources merveilleuses dans
tous les cas où il est nécessaire de relever l'état général,
de soutenir l'organisme et de lui assurer, à défaut de ressort
naturel, des moyens factices pour prolonger la lutte, le seul
espoir de vie.

Ainsi envisagée, l'hydrothérapie se trouve dirigée contre
la maladie en pleine période d'état et, plus tard, aussi contre
la convalescence, quelquefois si pénible et si longue, des
infections générales.

Ce qui porte à envisager l'emploi de l'hydrothérapie comme
un des plus puissants auxiliaires de l'action thérapeutique,
c'est sa constante réussite dans les cas considérés souvent
comme désespérés : de plus, elle présente l'avantage incomparable de ne jamais être nocive en aucune circonstance.
Alliée au quinquina, comme à l'arsenic ou à l'iodure de
potassium, elle peut aider à la guérison et diminuer beaucoup la lenteur de la convalescence. C'est à elle qu'il faut
surtout avoir recours pour ces malades que des accès de
fièvre réitérés jettent dans un épuisement et un marasme
profonds.

Nous avons déjà parlé de ces convalescences qui traînent fort longtemps et transforment les valétudinaires en cachectiques privés de toute énergie physique et morale. L'hydrothérapie apportera, en cette occurrence, un puissant secours à l'économie : ranimant un peu le fonctionnement des divers systèmes, elle relèvera le malade, l'aidera à échapper à la déchéance complète dont l'issue est toujours fatale.

Sans répéter encore ce que nous avons dit, l'hydrothérapie s'adresse surtout à ces symptômes si terribles de la cachexie, l'anorexie et l'affaiblissement progressif et rapide de toutes les facultés. L'intervention hydrothérapique diminue l'anorexie ; il semble que le malade, soumis à un traitement régulier et rationnel par l'eau, récupère peu à peu ses forces qui l'abandonnaient ; il se remet à vivre en prenant goût à l'alimentation : sa déperdition n'est plus ni aussi grande, ni aussi constante, la guérison devient possible.

La guérison devient possible parce que l'eau froide dans ses diverses applications, sur lesquelles nous aurons lieu de revenir, rétablit l'équilibre de la nutrition en favorisant l'assimilation et en restreignant la trop forte désassimilation. Qu'on ait recours aux immersions, aux douches, aux ablutions. l'action variera suivant l'énergie des moyens employés, les résultats seront les mêmes, toutes proportions gardées.

Il faut donc que les colons soient familiarisés avec les méthodes hydrothérapiques et leurs diverses applications: elles consistent, on le voit, dans l'emploi thérapeutique ou hygiénique de l'eau froide ou chaude, des bains de vapeur ou des étuves. C'est à un paysan silésien, Vincent Priesnitz (1799-1851) que nous sommes redevables du premier emploi vraiment médical de l'hydrothérapie. On raconte que, vers l'âge de treize ans, il se foula un poignet et eut alors l'idée de mettre le membre blessé sous un robinet d'eau froide, puis il l'entoura de compresses mouillées. La guérison survint en peu de temps, à l'étonnement de tous. A dix-neuf ans, autre accident dont fut victime Priesnitz : une voiture lui passa sur le corps, et ce traumatisme eut pour résultat des contusions assez graves et plusieurs fractures de côtes. Les médecins consultés déclarèrent la situation grave et firent des prescriptions savantes de bandages variés. Le jeune Silésien déchira le tout, en malade fort indiscipliné et récalcitrant, et se fit des applications sur le thorax de serviettes mouillées fréquemment renouvelées. Les congestions, les douleurs et même les fractures se trouvèrent très bien en peu de temps de ce nouveau genre de traitement qui garde, depuis cette époque, le nom de *compresses de Priesnitz*, encore aujourd'hui employées avec succès dans la cure des affections aigues des poumons (pneumonie, congestion pulmonaire, broncho-pneumonie ou bronchite capillaire des enfants).

Priesnitz fondait bientôt, à Grœffenberg, un établissement où affluait une foule énorme de malades auxquels il promettait très largement la guérison. Il y eut des succès retentissants, tout comme aujourd'hui, en Bavière, chez le curé Kneipp. Mais les procédés employés étaient imparfaits et la période des insuccès arriva : la vogue de l'établissement et des méthodes de Priesnitz tomba dans l'oubli jusqu'au jour où un médecin français, Fleury, étudia plus scientifiquement l'action de l'eau froide dans les maladies aigues ou choniques. L'hydrothérapie médicale était fondée. On courut à Bellevue, tout comme on s'était précipité à Gœffenberg, mais les guérisons y furent plus durables parce que la cure hydrothérapique était rigoureusement instituée et surveillée.

A notre point de vue spécial, nous envisagerons deux sortes d'hydrothérapie.

La première, la meilleure, est celle qui est faite dans un établissement spécial sous le contrôle d'un médecin. C'est la seule applicable aux maladies graves ou légères, aiguës ou chroniques; elle nécessite une installation, une instrumentation, des soins tout spéciaux, dans le détail desquels il serait pour nous oiseux et inutile d'entrer. C'est affaire au médecin à prescrire cette hydrothérapie, sur ses ordonnances, comme il y indique les doses nécessaires de laudanum ou de bromure.

L'hydrothérapie, on le sait, emploie la chaleur comme le froid sous forme de bains chauds ou étuves, sous forme d'immersions ou de douches froides.

La sudation s'obtient par le maillot sec, le maillot humide, les étuves, les étuves humides, bain russe, étuves limitées, bain par encaissements, douche de vapeur, étuves sèches, étuves à la lampe, bains turc ou maure (hammam). Le calorique s'applique encore sous la forme de bains et piscines chaudes, douches chaudes, douches écossaises et alternatives, douches tempérées ou tièdes.

Quelle que soit la forme qu'on emploie, la chaleur produit toujours un plus ou moins violent degré de sudation; la chaleur active la transpiration; elle amplifie les mouvements respiratoires, qu'elle rend plus profonds et plus rapides; elle accélère les battements du cœur et la vitesse du pouls; elle donne au système musculaire une puissance plus grande. Les indications de l'hydrothérapie chaude sont très nombreuses; d'une façon générale, il sera toujours indiqué de l'employer chez les malades qui doivent être traités au début avec ménagement, et qu'il faut habituer à l'action' plus énergique et plus bienfaisante de l'eau froide ; avec l'eau chaude et les étuves, on peut produire sur l'organisme des effets excitants ou calmants, révulsifs ou résolutifs : c'est' une question de nuance et de doigté, que le seul médecin acquiert par la pratique des divers procédés employés.

Les deux types essentiels de l'intervention par l'eau froide sont l'immersion et la douche ; divers éléments jouent un rôle important dans cet ordre d'idées.

'Le bain ou la douche ont des effets différents suivant la température de l'eau, la durée de l'application, la plus ou moins grande force 'de projection de l'eau.

Les divers procédés d'hydrothérapie froide sont la piscine, les bains généraux ou partiels, demi-bains, bains de siège, frictions avec le drap mouillé, compresses sédatives ou antiphlogistiques, irrigation continue, compresses excitantes, ablutions, lotions, affusions ; les douches, douches générales, douches mobiles, douches fixes, en pluie, en lames concentriques, en cloche, en nappe, en cercle, douches localisées, sur la tête, la nuque, les épaules, la colonne vertébrale, sur le thorax, les lombes, le sternum, l'épigastre, l'abdomen, le foie, la rate, l'hypogastre, etc.

Le lymphatisme, l'anémie, le paludisme, etc., sont les affections les plus largement justiciables de l'hydrothérapie ; qu'il s'agisse de fièvre manifeste, accès fébrile véritable, de congestion viscérale, d'anémie ou de cachexie paludéenne, on peut toujours avoir recours à l'hydrothérapie chaude ou froide, qui varie dans ses applications pour chaque symptôme morbide.

La douche froide en pluie ou en jet, d'après la méthode de Fleury, réussit très bien dans les accès de fièvre ; elle doit être énergique et ne pas dépasser quinze à vingt secondes. Elle sera préférable si elle est administrée tout au début du frisson. Pour modérer le frisson spasmodique dont l'origine est dans la moelle, on doit faire des affusions froides le long de la colonne vertébrale.

Si le malade est trop déprimé pour supporter immédiatement la douche froide, on peut faire précéder celle-ci d'une douche chaude très courte, qui redonne à l'organisme assez de chaleur pour supporter la réaction froide. Aux congestions du foie et de la rate, si fréquentes dans le paludisme chronique, on oppose les douches localisées sur la rate et sur le foie, suivies d'une douche générale très courte.

Pour le rein, on usera de la même méthode. Si la peau ne fonctionne pas bien et que le rein également soit faible, on se trouvera très bien des applications de la chaleur, sous forme de bains de vapeur ou de douches chaudes.

La cachexie et l'anémie paludéennes réclament un traitement hydrothérapique prudent, bien appliqué et de longue durée.

« La douche froide et courte, écrivent Beni-Barde et Materne, c'est assurément le modificateur hydrothérapique le plus efficace pour relever les forces perdues ; mais les réactions qu'elle provoque sont souvent accompagnées d'une fatigue extrême, et, si l'on persiste dans l'emploi de ce moyen, on peut épuiser le malade. La température de l'eau employée doit donc être proportionnée au degré de résistance de l'organisme, et il ne faut recourir à l'eau très froide que lorsque le malade est suffisamment fort pour utiliser à son profit l'excitation qu'elle développe. »

La seconde sorte d'hydrothérapie, précieuse en hygiène et au point de vue prophylactique, est celle qui nous retien-

dra le .plus longtemps ; elle est à·la portée de tous. C'est la·
médication par excellence pour maintenir l'organisme dans
le plus parfait état de résistance. « L'hydrothérapie, disent
Beni-Barde et Materne, est un agent hygiénique de premier
ordre, doué d'une vertu préservatrice incontestable. En été,
elle refait les forces que·la chaleur fait perdre ; en hiver,
elle habitue le corps aux changements de température, le
rend moins susceptible et moins délicat : elle augmente
l'énergie vitale et aide l'homme à supporter les chaleurs
des tropiques ou les rigueurs du froid. »

Dans ce but, tous les procédés hydrothérapiques peuvent
être utiles et agréables : on aura le plus souvent recours,
dans les colonies, à la douche proprement dite, avec ou sans
, jet, chaude ou froide, à l'immersion dans la piscine ou dans
la baignoire, au bain de mer ou à la pleine eau dans la·ri-
vière, au drap mouillé, aux affusions froides dans le tub,,
toutes modalités hydrothérapiques suivies de frictions, massage ou réaction par la marche ou autres exercices.

L'hydrothérapie hygiénique est une thérapeutique con-
venant à tout le monde, enfants, femmes, adultes, vieillards : mais elle doit être administrée convenablement. ·Il
est certaines règles dont il ne faut pas se départir.

Le bain froid ou la douche ne doivent être pris qu'à jeun,
quand le corps mis en moiteur par un exercice violent n'est
pas refroidi.

La durée de l'immersion·sera toujours courte, de 15 ou
20 secondes à 40 ou 50 secondes au plus , pour rechercher
la réaction, on s'adressera aux frictions, massages ou exercices variés (marche, haltères), etc.

On doit s'enquérir auprès du médecin, avant de commencer les pratiques hydrothérapiques, si rien dans la constitution ou le tempérament ne s'y oppose.

Aux rhumatisants, goutteux et lymphatiques, en général, conviennent les douches froides.

Chez les femmes nerveuses, chez les névropathes, chez les pléthoriques, on prescrira plus volontiers les douches chaudes, les bains tièdes, les sudations, les affusions ou les lotions alcoolisées.

Sauf avis contraire du médecin, on déconseillera l'hydrothérapie dans les affections du cœur, dans les maladies de poitrine, dans les affections cutanées, chez les individus sujets aux congestions et aux hémorrhagies.

La cure de l'anémie, du lymphatisme est le triomphe de l'hydrothérapie chaude ou froide.

Il faut bien savoir que tout le monde, même les personnes ou les enfants les plus impressionnables ou les plus craintifs, peuvent s'habituer aux pratiques hydrothérapiques. Pour cela on procède avec la plus grande douceur. On commence par des lotions alcoolisées limitées à un membre ou deux, puis on gagne les quatre membres, le dos, pour finir par la poitrine et le ventre. On abandonne l'alcool ou l'eau de Cologne pour l'eau chaude à 40° : insensiblement, chaque jour, on diminue de 1 ou 2° pour arriver jusqu'à 30°, on s'arrête pendant quelque temps, et on descend jusqu'à 20°. Puis on essaie des douches chaudes localisées, en pluie ou en jet, bientôt étendues à une plus grande partie du corps, et, bref, on arrive à la douche générale chaude, tiède, puis froide. La tête doit toujours être recouverte et protégée par un bonnet de caoutchouc. Toute douche sera suivie de frictions sèches énergiques pour amener la réaction. Une ou deux douches sont suffisantes par jour. Les effets toniques de ces usages sont connus de tous, aussi n'insisterons-nous pas outre mesure. Les douches chaudes sont plutôt sédatives, mais d'un emploi plus malaisé et plus compliqué chez soi.

Dans les pays tropicaux, l'hydrothérapie est la plus précieuse ressource pour lutter contre l'anémie, l'affaiblissement et l'anorexie. Il faut, au lever, avant toutes choses, prendre la douche : bien peu de gens ont une excuse valable pour se dérober à cette coutume saine et réconfortante. Le seul avis du médecin, je le répète, doit contre-indiquer cette immersion matinale. Ceux qui n'ont pas d'installation spéciale de douches, feront bien de faire emplette d'une baignoire, emplie d'eau le matin, et dans laquelle on peut se tremper plusieurs fois par jour.

Plusieurs fois par jour se tremper, tout en sueur dans de l'eau froide !

Pourquoi non ! Je vous le répète, le matin cela doit être la première préoccupation ; on déjeune ensuite, vêtu simplement du peignoir classique. Je vous assure que c'est coquet, commode et agréable. A midi, avant le repas, au lieu de faire une longue station d'une heure devant une table, pour siroter la pernicieuse absinthe, rentrez vite à la salle de douches, plongez-vous dans la divine baignoire et, séché convenablement, offrez-vous le luxe de déjeuner en simple costume. Qui pourrait trouver à y redire ? D'ailleurs, vous êtes seul juge de vos actes moraux et hygiéniques dans l'intimité du *home*.

Soyez surtout sans crainte au sujet des conséquences d'une immersion brusque dans l'eau froide, quand le corps est en moiteur. Entrez résolument dans l'eau qui, par les temps de canicule, est à 20 ou 25° ; asseyez-vous dans la baignoire, et que le corps jusqu'au cou soit inondé ; frictionnez-vous énergiquement, remuez bras et jambes, et que tout cela ne dure que dix ou quinze secondes. Dans ces conditions, la réaction s'accomplit d'une façon parfaite, et

vous ne courez le risque d'aucun refroidissement. Le bien-
être ressenti se prolonge assez longtemps, et la peau
débarrassée des excrétions et des sécrétions sudorales, se
raffermit et se régénère.

.·.

Quelle sera l'installation la plus pratique pour un colon?
Où mettra-t-il son cabinet de toilette ou sa salle de douches? Je crois, à la vérité, cette dernière pièce la plus importante de toute l'habitation. Il n'est pas de séjour possible pour un Européen dans les colonies sans *salle de
douches*. C'est la plus grosse dépense qui devrait être faite
dans une maison, à la campagne. Deux pièces serviront à
cette installation au rez-de-chaussée de la maison : dans
l'une on placera la baignoire, en zinc ou en marbre, aussi;
vaste que possible, avec un appareil de chauffage. Le
simple thermo-siphon, avec du charbon de bois pour com-
bustible, suffira pour élever à 38 ou 40° l'eau nécessaire au
bain, dans l'espace d'une demi-heure ou d'une heure. Une
canalisation doit amener l'eau dans la baignoire. Nous
verrons plus loin qu'il est indispensable de faire construire
un réservoir contenant environ 5 ou 600 litres d'eau. même
un mètre cube si c'est possible, placé sur la terrasse de la
maison ou dans les combles, pour bénéficier d'une pression
suffisante. Les murs de la salle de douches seront, jusqu'à
hauteur d'homme, cimentés soigneusement ou recouverts
de plaques de marbre ordinaire, d'un prix de revient peu
élevé dans certaines colonies. Un dallage ou une mosaïque
assureront le parfait écoulement des eaux. Ceci a surtout
une très grande importance au point de vue de la douche.
Celle-ci sera installée à quelque distance de la baignoire :
elle doit être placée à environ 2ᵐ,50 ou 3 mètres au-dessus

du niveau du sol ; elle sera en cuivre, avec un tuyau d'arrivée d'eau d'une section suffisante pour ne pas vicier la
pression. La pomme d'arrosoir de la douche en pluie doit
avoir un diamètre minimum de 0^m,30 ou 0^m,35. A quelque
distance de l'instrument (2 ou 3 mètres), vous brancherez
une prise d'eau pour la douche en jet. L'appareil est relié
par un conduit de caoutchouc au tuyau de canalisation.

La salle de douches doit être assez vaste, gaie, claire ;
sous aucun prétexte, elle ne se trouvera dans une cour ou
dans un sous-sol recevant une lumière médiocre et un air
insuffisant. Elle contiendra quelques chaises ou des bancs
en bois. Les fenêtres seront larges et munies de toiles métalliques très fines pour éviter l'entrée des mouches, des
moustiques et autres bestioles. Elle communiquera avec
une chambre contigue qui servira de vestiaire, de chambre
de repos ou de *chambre de malade*. Cette pièce sera dallée,
cimentée ou stuquée, comme la salle de douches ; une
prise d'eau assurera le service de larges lavabos et permettra le lavage des murs ou du sol à grande eau. Elle
sera de dimensions prévues pour l'installation d'un lit de
malades : on pourra, en hiver, la chauffer suffisamment,
grâce à des appareils à pétrole.

De cette façon, qu'une personne de la maison tombe
malade (fièvre typhoïde, fièvre paludéenne, etc.), on sera à
même de transporter le fébricitant dans cette chambre spéciale où toutes les commodités existeront, qui sera peu en-
combrée, d'une désinfection facile et à proximité de l'eau
de la baignoire. C'est ainsi réalisée la petite infirmerie qui
devrait exister dans toute maison rurale aux colonies. Une
disposition de ce genre aide puissamment l'action du médecin ; aussitôt il a sous la main tout ce qui est nécessaire
à l'intervention thérapeutique : air, lumière, eau, sans en-

combrement ni poussière. Tout praticien a été aux prises
avec les impedimenta matériels qui se dressent devant le
médecin, au début du traitement, dans toute affection
sérieuse de longue durée, quand le patient gît dans un
lit d une chambre à coucher sans commodités d'aucune
sorte. Ni la balnéation, ni la désinfection, ni la propreté du
malade, ni la fraîcheur de la literie ne sont possibles. C'est
à décourager toutes les bonnes volontés.

On m'objectera la difficulté de la réalisation pratique
et à bon marché de mon projet : les colons n'ont pas toujours de quoi consacrer de trop grosses sommes au superflu !
J'estime que, loin d'être luxueuse, cette installation est
essentielle, primordiale, indispensable Je le redis encore,
il n'y a pas d'existence possible aux colonies, pour l'Européen, sans hygiène et surtout sans pratiques hydrothérapiques. J'ai visité beaucoup d'installations de colons, j'ai
été frappé de l'absence presque générale des préoccupations
hygiéniques : où se lave-t-on, où se douche-t-on, où se
baigne t-on ? me suis-je souvent demandé. Les plus ingénieux ont une vague baignoire ou un misérable tub : c'est
peu. D'autres ont créé, à côté de leur chambre à coucher,
de très élégants cabinets de toilette. C'est trop petit, et
l'installation de l'eau y est mal établie pour la douche ou
le bain. Combien j'aime davantage la salle de douches dont
je décrivais les détails : tout y sera prévu pour les soins
de propreté; on y descendra pour se doucher ou pour se
baigner, et, ces ablutions terminées, on remontera dans
son appartement pour achever sa toilette.

La question principale est la distribution abondante de
l'eau et sa suffisante pression : ces deux conditions ne peuvent être remplies que par l'installation d'un réservoir d'eau
à l'étage supérieur, soit terrasse ou combles.

L'eau y sera amenée par une machine noria, moulins à vent, aermoteur, etc., qui prend l'eau dans un puits, dans une rivière ou dans une citerne, pour l'élever jusqu'au réservoir ; ou bien, à force d'homme, on remplira le réservoir suivant les besoins de chaque jour. Dans bien des colonies, la main-d'œuvre est d'un prix de revient si infime, que cette dernière solution apparaît très pratique.

Ainsi le colon pourra prendre une douche en pluie ou en jet, un bain chaud, ou froid; ou encore, avec l'étuve improvisée (1), faire précéder d'un vrai bain de vapeur ces divers procédés hydrothérapiques.

Nous nous sommes suffisamment expliqué sur les procédés hydrothérapiques d'hygiène courante : nous désirons maintenant donner à nos lecteurs quelques notions sur la technique de la balnéation, froide ou chaude; dans les diverses affections aiguës. Ces renseignements leur seront très utiles dans bien des circonstances et permettront, d'avoir, dans l'entourage du malade, des aides très précieux pour le médecin.

Comment doit-on donner un bain froid (2) à un malade atteint de fièvre typhoïde ?

(1) Sous une chaise cannée assez élevée, vous disposez une lampe à alcool en zinc à trois becs, sous un récipient de deux litres environ, où nagent des espèces aromatiques; lampe à alcool et récipient sont recouverts d'un cylindre en toile métallique pour éviter tout danger d'incendie. Le malade, complètement nu, est assis sur la chaise entouré d'une crinoline en toile dont les cerceaux, comme ceux d'un entonnoir en bois, sont de plus en plus larges, du cou au sol. On recouvre le tout de couvertures de laine. Le malade est en sudation complète au bout de dix à quinze minutes.

(2) L'emploi du bain froid est un procédé thérapeutique entré définitivement aujourd'hui dans la pratique courante. — Il est peu

Pour que la balnéation soit profitable, il est nécessaire
qu'on donne le bain convenablement et suivant certaines
règles. La plupart du temps, le médecin ne peut surveiller
lui-même les bains de ses malades, et il y a peu de gens
dans l'entourage du patient qui sachent au juste quelle
est la marche à suivre.

Quand on doit baigner un malade, il faut, autant que
possible, que la baignoire soit dans la même pièce que
lui et même très rapprochée du lit : il suffira ainsi qu'un
homme vigoureux se place entre le lit et la baignoire pour,
avec un seul demi-tour, prendre le patient et le mettre dans
l'eau. La baignoire doit être assez vaste pour que le patient
soit recouvert d'eau jusqu'au cou tout en étant commodément assis. L'eau employée sera rigoureusement propre :
on l'aseptisera, si on veut, en ajoutant 100 ou 120 grammes
de naphtol ou 500 grammes de chlorure de sodium (sel de
cuisine). Si l'on est bien outillé, on se sert d'eau bouillie. Ces
précautions sont surtout de rigueur quand le malade est
porteur d'érosions ou de plaies sur une partie quelconque du
corps. Un paravent sera utile pour protéger des courants
d'air le malade plongé dans le bain.

Avant de baigner le fébricitant, essuyez soigneusement
la sueur qui peut recouvrir son corps ; passez-lui sur la
face et la poitrine une éponge imbibée d'eau froide ; prenez
également la précaution de le faire uriner. La température
du bain variera, suivant les prescriptions du médecin, de
25 à 18°, constatés au thermomètre.

de personnes, à l'heure actuelle, qui soient hostiles à l'administration
des bains froids, dans les affections qui s'accompagnent d'élévation
de la température, et si, dans quelques familles, le médecin éprouve
encore certaines difficultés à vaincre les préjugés qu'éveille ce
genre de médication, il faut cependant convenir que la majorité
l'accepte sans discuter.

Le malade, une fois plongé dans l'eau, ressentira un premier frisson qui disparaîtra vite et dont il ne faut pas tenir grand compte : à la rigueur on le ferait passer en donnant un verre de tisane chaude aromatisée avec du rhum.

Un professeur agrégé à la Faculté de médecine de Lille, le Dᵣ G. Carrière, dans un travail très complet : *Des Indications et de la Pratique de la balnéation dans les pyrexies en général*, n'a pas craint de s'étendre longuement sur la technique du bain froid, et cependant il écrivait pour des médecins. Aux conseils fort judicieux qu'il donne, nous empruntons le passage suivant :

« Quand le malade est dans le bain, on imbibe deux serviettes de l'eau du bain ; on en place une sur les épaules, on plie la seconde et, après l'avoir également imbibée, on la place sur le front. On en entoure la tête et on fait retomber les deux chefs sur la serviette des épaules. Ce dispositif est utile pour éviter la sensation désagréable de l'affusion froide que nous allons pratiquer tout à l'heure. Pendant les deux premières minutes, on parle doucement au malade, on l'encourage et on le calme. On lui donne alors un grand verre d'eau chaude aromatisée avec du rhum ou de l'eau-de-vie. On prend alors un arrosoir rempli d'eau à 18°, et on en verse doucement le contenu sur la tête en évitant, autant que possible, les éclaboussures qui sont très désagréables pour le malade. On fait ainsi une affusion froide toutes les deux ou trois minutes, et on fait boire le malade à plusieurs reprises. Pendant ce temps, un aide masse avec la main, la poitrine, l'abdomen et les masses musculaires des membres, pratique vraiment utile, comme l'ont démontré Brand, Vogel et Renoy. Elle active, en effet, la circulation périphérique et, de ce fait, favorise la déperdition du calorique. Elle ne mérite pas les reproches dont on l'a accablée, n'étant nullement désagréable pour les malades, lorsqu'elle est bien faite. »

La durée du bain est habituellement de dix minutes : à ce moment, le patient éprouve une sensation très pénible de froid, avec frissons, claquement de dents. C'est le moment de le sortir de l'eau.

Tout humide, on le roule dans une couverture de laine on le transporte sur le lit, dont les draps sont recouverts d'une toile cirée, et, à la rigueur, si la réaction est lente à se faire, on l'entoure de boules d'eau chaude. Immédiatement, on lui fait prendre un breuvage chaud : thé au rhum tilleul, lait, ou bouillon dégraissé chaud: On le laisse ainsi se reposer un temps, qui varie de dix à vingt minutes : si le malade s'endort, on peut respecter son sommeil ; sinon on le retire de la couverture, on lui passe une chemise réchauffée et on le laisse dans son lit.

La même eau, si elle n'a été souillée d'aucune déjection peut servir deux ou trois fois, sinon il faudra la changer Il est bon, pour éviter de salir l'eau, de prendre la précaution de faire uriner le malade avant le bain.

La balnéation, chez les enfants, est identique à celle pratiquée pour les adultes. Les petits malades sont plus délicats, plus impressionnables, moins malléables. Il est de mise d'agir avec eux avec plus de douceur sans se départir d'une grande énergie. Il sera nécessaire d'avoir assez d'autorité pour imposer sa volonté : l'entourage doit savoir se conformer aux prescriptions médicales, s'y assujettir et s'efforcer de les remplir ponctuellement.

Nous aurons souvent l'occasion de dire et de redire que l'eau est indispensable aux enfants, sous toutes les formes, depuis le bain, le tub, la friction, jusqu'à la douche. Aussi ne répétera-t-on jamais assez souvent aux jeunes mamans qu'il leur faut la plus grande docilité aux conseils du médecin, quand il ordonne l'intervention hydrothérapique dans les maladies aiguës fébriles.

Aujourd'hui, grâce à une lutte persévérante de plusieurs années, la cause du bain froid semble définitivement gagnée, d'abord vis-à-vis du médecin, ensuite devant le grand public. Mais que d'efforts ont été nécessaires et que de malades auraient pu être sauvés sans la résistance de l'entourage.

Chez les enfants, la médication par l'eau rend les plus grands services, et, cependant, les hésitations du médecin sont quelquefois encore très explicables, quand il sent dans une famille toute l'hostilité que suscite l'annonce d'un pareil traitement, qualifié de funeste et d'homicide par certaines gens. Aussi; n'est-ce point ici notre rôle de donner des conseils pour guérir, mais seulement d'engager à accepter les prescriptions médicales Les générations de thérapeutes, depuis vingt ans, sont habituées et habiles à manier l'hydrothérapie froide ou chaude : cette question est une de celles qui ont fait couler le plus d'encre et noircir le plus de papier. Cette méthode est aujourd'hui rigoureusement établie, et ses indications et contre-indications minutieusement déterminées.

Que peut-on craindre? Ne vaut-il pas mieux pour la jeune maman s'abandonner avec confiance et suivre à la lettre les différentes prescriptions qui constituent l'intervention hydrothérapique ?

Je me rappelle certaines circonstances où j'eus à encourir la malédiction d'une malheureuse mère pour lui avoir parlé de baigner son enfant atteint de rougeole grave avec complication de broncho-pneumonie : elle me déclarait, à bout d'arguments contre un médecin qui osait pré-

férer le bain froid aux classiques vésicatoires, qu'elle me
ferait périr de malemort si son enfant mourait. L'enfant
a guéri heureusement ; sans cela, je n'aurais peut-être pas
le plaisir de vous entretenir.

Ces résistances, assurément, ne sont pas engageantes
pour le médecin, qui finit par se lasser, s'il n'a pas une
véritable vocation pour ce rôle perpétuel de prédicateur
mal écouté : il abandonne la partie, laissant un peu au
hasard et à la nature le soin de se charger de la guérison
du malade. Les méchantes langues disent que les valétudinaires ne s'en trouvent pas plus mal.

A tous les points de vue, il serait plus sage de donner au
médecin libre franchise dans ses actions : lui aussi est
intéressé à la guérison ; pourquoi se plairait-il à employer
des moyens thérapeutiques dangereux ? Le malade surtout
y gagnerait, car, souvent, de longues hésitations font
perdre un temps précieux.

Si l'eau possède de si merveilleuses qualités, quand on
sait bien s'en servir pour la guérison des maladies les plus
diverses, elle a encore l'immense avantage, par un usage
continu et quotidien, de donner plus de résistance aux organes des enfants.

Eau à l'intérieur et à l'extérieur. — Pour les enfants, c'est
la plus belle formule d'hygiène que je connaisse. Il faut
simplement savoir adapter ces méthodes précieuses aux
différents tempéraments des enfants : varier le genre d'intervention hydrothérapique suivant la saison, le pays et
l'âge de l'enfant.

Dans les pays chauds, les enfants sont exposés, même
tout jeunes, à diverses infections : paludisme, typhus, variole, grippe et fièvre typhoïde.

On croit communément dans le public que ces deux der-

nières affections frappent rarement les jeunes enfants, ou
que, s'ils sont atteints, la maladie suit généralement un
cours bénin avec des symptômes anodins. Il faut aujour-
d'hui malheureusement s'inscrire en faux contre cette opinion trop optimiste.

Même des bébés de six mois ou un an peuvent succomber à ces infections terribles. J'ai eu l'occasion de constater quelques exemples de ce genre au cours des récentes
épidémies.

Or, j'ai toujours eu des difficultés à faire accepter le traitement curateur par excellence de ces maladies et, surtout
de là fièvre typhoïde, la balnéation. Les pratiques hydrothérapiques ont cependant fait des merveilles depuis quinze
ans ; malgré cela, la résistance est encore grande dans le
public. Si l'on comprend dans bien des familles le bénéfice
que les adultes peuvent retirer de cette thérapeutique,
on fait encore beaucoup d'objections quand il s'agit des
enfants. Dans la grippe et la fièvre typhoïde, les phénomènes fébriles, chez les enfants, sont souvent de très
longue durée et, si l'intervention médicamenteuse est quelquefois efficace, elle le serait encore davantage si on lui
adjoignait la balnéation.

Dans une communication à la Société de Pædiatrie, M: le
Dr Frantz Glénard, l'éminent médecin, a longuement insisté
sur la valeur incontestable du traitement par les bains froids
de la fièvre typhoïde chez les enfants (séance du 12 dé-
cembre 1899). Plus récemment encore (13 février 1900), il
est revenu sur ce sujet, qui intéresse tant les médecins
d'enfants.

« Le principe fondamental de la méthode du traitement
de la fièvre typhoïde par les bains froids est le suivant : stimuler, refroidir, nourrir. L'expérience a montré que, pour

remplir le mieux les deux premières indications, la formule
moyenne applicable aux adultes, lorsque la maladie suit
une marche régulière, est la suivante : bains à 20° de 15 minutes, toutes les trois heures, jour et nuit, du début à la fin
de la maladie. La troisième indication, celle de nourrir, ne
peut être remplie que lorsque les deux premières le sont
exactement. Entre le principe et la formule, vers laquelle
on doit toujours tendre, il y a place pour une individualisation en rapport avec les conditions physiologiques, pathologiques, les complications, etc., présentées par le malade. Tous ceux qui appliquent le traitement des bains
froids connaissent les règles de cette individualisation. Je
les ai maintes fois rappelées, en particulier dans une communication à la Société médicale des hôpitaux, en 1888. Il
y a trois espèces de bains : le bain tiède de 28° et 10 minutes avec affusion froide, ou bain de Brand (1861), le
grand bain froid à 20° et 15 minutes, ou bain de Jürgensen
(1866), et le bain chaud graduellement refroidi, 35° à 20°
et 20 minutes, ou bain de Ziemssen (1870), le premier surtout stimulant, réservé aux cas de complications thoraciques graves, d'hypothermie, de profonde adynamie, etc.,
le dernier, surtout réfrigérant, aux cas de complications
cardiaques valvulaires, d'emphysème, d'âge avancé, etc.,
comme bains d'accoutumance, pendant les six ou douze
premières heures du traitement. »

Dès que Jürgensen eut montré la supériorité et l'innocuité du grand bain froid, Brand le substitua, pour les cas
réguliers, au bain tiède avec affusion, qu'il avait préconisé
jusque-là.

L'autorité du nom du médecin que je cite m'engage encore à insister sur ce traitement, que je considère comme
le plus héroïque, non seulement dans la fièvre typhoïde,

mais encore, je le répète, dans la grippe affectant la forme
pulmonaire ou la forme gastro-intestinale avec phénomènes
méningés.

Le seul juge d'une pareille intervention est nécessairement le médecin : quand il en a posé l'indication, que les
mamans ne s'insurgent plus ; elles perdraient un temps
précieux, et la victime serait le petit malade.

Le bain sinapisé est généralement mieux accepté que le
bain froid : c'est une thérapeutique infantile de précieuse
ressource. Dans une petite baignoire pour un enfant de
quatre ou cinq ans, on met environ 500 grammes de farine
de moutarde : on laisse l'enfant dans l'eau à 30 ou 35° pendant cinq ou dix minutes. On diminue la sensation désagréable due à l'évaporation de l'essence de moutarde, en
recouvrant la baignoire d'un drap légèrement mouillé.

Les formules de bains sulfureux, amidonnés, de son, ferrugineux, salins, antiseptiques ou aromatiques, sont quelquefois utiles à connaître : nous terminerons ainsi ce chapitre
déjà long de l'hydrothérapie et de ses principales pratiques.

- La baignoire contient généralement environ 300 litres
d'eau.

Bain alcalin

Carbonate de soude . . . . 250 grammes.

Bain de Vichy

Bicarbonate de soude. . . . . 500 grammes.

Bain sulfureux

Trisulfure de potassium . . . . 50 à 100 grammes

Bain de sel

Sel gris . . . . 5 kilogrammes.

Bain de sublimé

Bichlorure de mercure. . .   . . . .   20 grammes.

Dissous dans :

Alcool à 90° . . . .   50 grammes.

Ajouter :

Eau distillée. . . . .   200 grammes.

Bain d'amidon

Amidon. . . . .   200 ou 300 gr.

Bain de son

Son . . . .   1 kilogramme.

Bain savonneux

Savon blanc du commerce . . . . .   1 kilogramme.

Dissous à chaud dans 5 litres d'eau.

CHAPITRE VII

LES SPORTS

Les sports semblent, à beaucoup de médecins, indispensables dans les colonies, où le corps s'affadit, où les muscles s'affaiblissent : l'organisme entier, dans sa vie végétative surtout, a besoin d'une force réactionnelle intense qui redonne de la vigueur à toute notre machine, aux rouages demeurés bien vite inhabiles. Qu'on s'adresse à l'équitation, à l'escrime, aux exercices gymnastiques, à la mode des haltères, au lawn-tennis, au canotage, on trouvera toujours un grand bénéfice à fortifier l'ensemble des fonctions physiologiques. Un précepte, dont l'auteur m'est inconnu, exprime laconiquement la nécessité des sports pour les intellectuels :

Est-ce ton cerveau qui te nourrit ? ne laisse pas ankyloser les bras et les jambes.

Tout le monde, me dira-t-on, est d'accord sur la valeur incontestable des sports au point de vue de l'hygiène, mais, en pratique, faire des sports aux colonies paraît bien irréalisable. Je ferai remarquer qu'il est peu d'endroits où on ne monte pas à cheval, où on ne puisse jouer à la paume ou au lawn-tennis, où on ne puisse faire des armes, de la bicyclette, ou se livrer à l'entraînement par la marche. Peu importe le genre de ces divertissements : ils produisent tous l'endurance et la vigueur. A cheval, on acquiert de la résistance ; a la salle d'armes, une force exceptionnelle dans le jeu de tous les muscles ; à la marche, des jambes solidement établies. — Mais enfin, objectera-t-on, est-ce vraiment utile de fatiguer notre organisme par des exercices violents, quand déjà le climat nous affaiblit, nous déprime et nous anémie. C'est justement contre ces trois symptômes que luttera l'homme qui s'adonne aux sports, s'il sait doser ses jeux favoris et se modérer sans arriver au surmenage.

Partout, dans toutes les parties du monde, sous toutes les latitudes, l'homme a besoin chaque jour d'un dérivatif à ses occupations quotidiennes, d'une distraction qui puisse lui permettre de s'évader des obsessions professionnelles journalières. Les uns font les collections les plus extraordinaires, d'autres meublent leur esprit en bourrant les rayons de leur bibliothèque ; quelques-uns, plus modestes, sortent, leur canne à la main, pour la promenade calme et tranquille ; d'autres, amateurs de cercle ou amoureux d'estaminets, vont papoter et bavarder autour de la table de marbre chargée d'apéritifs. Tous cherchent des *distractions*. C'est la nécessité inéluctable du psychisme commun à beaucoup d'hommes : l'indispensable besoin de ne point se trouver constamment en tête-à-tête avec soi-même, avec ses idées, ses ennuis, ses préoccupations.

Le café, le cercle sont néfastes : l'un pousse à l'abus des boissons frelatées et dangereuses qu'on y débite trop profusément, l'autre y voit cultivé un passe-temps, destructeur formidable des cellules vivantes, c'est le jeu. Avec ses affres, ses émotions, ses secousses violentes, la table de baccara ou de poker désorganise le cerveau et tout le système nerveux, aussi sûrement qu'une maladie des centres psychiques.

Que font des hommes intelligents, groupés autour du tapis vert, se disputant leur fortune et leur honneur dont bien des bribes se perdent aux pires fréquentations dégradantes du tripot ! La lutte contre l'inconnu, dit-on, plus encore que l'appât du gain, les aiguillonne et les fixe dans ce vice indéracinable. L'instinct de combativité, inné chez tous nos semblables, trouve ainsi un libre exercice, sans gros dangers courus pour l'existence, mais plein de périls pour la dignité, la force physique, l'intelligence..... et la bourse, ce qui serait encore une faute réparable.

Les mièvres et coquettes théories, dont les joueurs aiment à parer leur habitude ordinaire et enracinée, cachent mal la pauvreté du raisonnement, comme du ressort moral. L'homme joue par désœuvrement. Sa profession ou son métier ne le passionnent pas et ne captivent pas son attention, ou il cherche quelque échappement aux trop obsédantes pensées quotidiennes : il veut des distractions fortes pour l'abstraire de ses ennuis ou l'exiler de son moi coutumier.

Qu'on fréquente assidûment le café, pour inutilement ergoter et discuter de toutes choses en s'inondant l'estomac, ou le cercle, pour philosopher sur le tirage *à cinq* ou l'opportunité d'un *bluffage* savant, les résultats sont identiques, et jettent l'homme dans la veulerie la plus irrémé-

diable. Cela est vrai partout, à Paris comme en province,
en Europe comme aux colonies. Il n'est pas de personnalité,
hors du commun, avec ces promiscuités et ces compromis-
sions : nul délassement, ni physique, ni moral, dans une
fin de journée, au café ou au cercle, avant le dîner. Les
soirées ne s'arrêtent pas aux termes raisonnables, si on est
accoutumé de battre les cartes, pour quelque partie que
ce soit, après dix heures.

Les nuits passées au Casino, au tripot, sont partout de
dures fatigues qu'on se ferait payer fort cher, si on ne se les
imposait, pour le *plaisir ;* aux colonies, encore davantage,
tout vous convie et vous incite à glisser sur la pente. Elles
sont douces, fraîches, délicieuses, les heures de nuit, aux
pâles clartés des étoiles, et on n'a jamais envie de regagner
le *home* et le lit. Au petit jour encore on se retrouve, cartes
en mains, et la vanité et les amours-propres bêtes s'en
mêlant, on ne va point se coucher du tout. On compte sur
la courte sieste pour réparer le dommage et..... on recommence le lendemain.

C'est la pire lâcheté. C'est l'abnégation de toute volonté.
L'homme n'est plus en soi, il n'a plus le libre commande-
ment de ses facultés, il ne peut plus se déterminer, hors le
sens tracé à l'avance de ses habitudes préétablies.

Que la santé sombre définitivement dans ce mode de
vivre, qui s'en étonnera? Et le médecin qui, quelque peu,
vécut dans les colonies, doit jeter le cri d'alarme : pas de
veille, pas de jeu, pas d'alcool.

Et j'ose soutenir que les sports peuvent détourner du
café, du tripot, du casino. Bien inspirés sont les instiga-
teurs des sociétés de lutte, d'entraînement ou de gymnastique qui arrachent les jeunes gens aux attirances de la
brasserie et des tavernes. La gymnastique, l'escrime. le

lawn-tennis, le foot-ball brisent nos nerfs trop vibrants en
fortifiant la musculature, ils apportent une saine fatigue
qui, de bonne heure·le soir, jette les fervents sur le lit où
ils trouvent un bon· sommeil jusqu'au petit jour..... et la
vie recommence, le matin, souriante, avec un bon estomac,
de solides poumons et une bouche sans fades relents
d'alcool·et·de mauvaise digestion.

Mais vraiment, il paraîtra toujours inattendu de parler,
au moment des chaudes températures estivales, des sports
violents, entraînants on le concède, mais, semble-t-il,·fa-
tigants aux colonies. C'est plutôt l'escrime, je suppose,
exercice d'hiver, sport de pays froid, où·on se permet sans
trop de surmenage les vibrantes détentes des muscles, qui
autorise les mouvements souples et rapides sans sudation
exagérée. Même en·France, les fanatiques du fleuret, avec
les exodes aux thermes ou aux plages sélects, abandonnent les sacrifices habituels aux coups de bouton. Longtemps, je l'avoue, je suis resté de·cet avis et j'hésitais
singulièrement, en Afrique, à me remettre, au·début de
l'été, au mois de mai, à refaire du plastron. Un de mes
confrères, qui est en même temps un excellent ami (c'est
rare, je le confesse, entre médecins !) me taquinait sur
mon apathie.

— Déprimé, mon cher, déprimé, vous l'êtes ! Que diable,
du courage ; venez à la salle d'armes faire un peu d'escrime.

·J'écoutais, un peu goguenard et très rebelle à l'éloquence
généralement persuasive de mon collègue.

Je suis· gros, bedonnant, pensais-je, plus du tout entraîné ; qu'irai-je faire sur la planche quand il faudra soulever mes 84 kilos ? Sans doute, on veut se débarrasser de
moi.

Toutefois, le goût des armes fut plus fort que la prudence, et je repris sandales, gant, masque et veste.

Et je puis faire aujourd'hui l'apologie de l'hygiène de
l'escrime, dans les pays chauds, pendant la saison estivale.
C'est, je l'avoue, un excellent exercice, et je désire en développer pour autrui tous les précieux avantages. Personne ne conteste à l'escrime une valeur remarquable pour
le développement général des muscles.

Sans être un chroniqueur d'armes de profession, je me
permettrai cependant de parler un peu escrime au point de
vue médical.

Avant tout. c'est un délassement hors pair pour les intellectuels, pour les cérébraux, pour tous ceux qui travaillent
plus avec la tête qu'avec leurs jambes ou leurs bras. Fatigués d'une journée de lutte professionnelle, ils trouvent à
la salle d'armes un nouveau stimulant pour permettre au
corps de se refaire de la force nerveuse, aidée par le jeu des
muscles suffisamment nourris par un exercice régulier. A
ces hommes, industriels, commerçants, avocats, magis-
trats, médecins, artistes, il ne faut point réserver, à titre de
récréations, une diversion physique de brute : autant leur
offrir la rotation du cheval qui meut la roue sans fin d'un
puits d'irrigation. Non, il faut un sport où la tête comme les
jambes trouvent un exercice agréable et entraînant. L'escrime répond idéalement à ce programme.

De la tête, des jambes et une bonne main sont indispensables à celui qui désire manier correctement et élégamment l'épée. Ce travail physiologique convient fort bien, je
le répète, aux hommes chez lesquels les cellules cérébrales
sont surchauffées au détriment des autres organes. Aussi
aboutissent-ils tous à la neurasthénie et deviennent-ils des
ralentis de la nutrition. L'équilibre vital des recettes et des

dépenses est détruit, le moment est proche de la faillite de l'organisme. La transformation anthropologique, on l'a dit, aboutira; d'ici dix ou quinze siècles, à une morphologie humaine bizarre : tête énorme sur un corps mince, grêle et difforme.

L'escrime peut lutter d'une façon très efficace contre cet acheminement lent, mais réel, de la race vers la décadence. Les diverses attitudes que le tireur prend dans sa garde, les préparations d'attaque, avancée et retraite, fente et remise en garde, sont autant de décharges de l'influx nerveux, violentes et rapides, qui mettent en jeu des groupes de muscles nombreux, condamnés au repos ou à l'inaction, dans la vie ordinaire des gens sédentaires. L'embonpoint, qui alourdit et déforme le corps en le rendant maladroit et disgracieux, disparaît au bout de quelques mois d'entraînement rationnellement dirigé. Même avec la prétention d'être un Antinoüs, bien découplé et harmonieusement musclé, il n'est pas encore inutile de *faire des armes*. Ceci devient un parfait tonique général : une heure ou deux de *bottes*, même calmes et délicates, amènent une sudation abondante, qui fait ruisseler la sueur sur toute la peau. Au début, je le sais bien, il est pénible d'acquérir l'accoutumance : c'est un plaisir qui coûte des douleurs lancinantes que le moindre mouvement rappelle. C'est la hideuse et gênante courbature. Les premiers jours, le tireur inexpert, ou qui a perdu l'entraînement, se donne tout entier et sans compter : la volonté commande en maîtresse impérieuse et triomphe de la résistance des fibres musculaires ou des ligaments articulaires. Mais, peu après, c'est la revanche du muscle: il refuse tout service; et, si les cellules motrices réitèrent les appels, à la façon d'un impatient qui réclame la communication à la plaque du téléphone, il répond par un *commu-*

niqué douloureux qui brise et broie à la façon d'un étau.
Aussi quelles attitudes bizarres que celles des courbaturés !
jambes torses, bras apocalyptiques et reins de gargouilles
avec faces grimaçantes de possédés sataniques. Mais tout
cela disparaît vite et, à la géhenne des premiers jours, succède la joie des assauts où on veut toujours *toucher et ne
pas être touché*. Et la douche bienfaisante annihile la fatigue
en rajeunissant l'âme et le corps.

Et, aux colonies, on peut s'étonner de se livrer à pareil
sport en plein été. D'aucuns clameront au paradoxe ;
cependant je déclare qu'il est infiniment stimulant, cet
exercice, même avec 35° à l'ombre ! On sue davantage,
peut-être ; la mise en train est, certes, plus dure ; mais
enchanté on se trouve, quand on ferraille, et frais et dispos lorsque, pour terminer, on passe sous la douche.

Ajoutez à cela le plaisir de se rencontrer, chaque soir,
avec des hommes de bonne compagnie, avec lesquels il
est aussi agréable d'échanger des idées que des coups de
bouton. L'aménité et la correction sont les hôtes habituels
des salles d'armes, qui deviennent comme un salon ou un
fumoir, où entre hommes on se coudoie en vestes et cu-
lottes de toile, un fleuret ou une épée de combat à la main.

La seule restriction que je puisse apporter à mon enthousiasme, c'est la nécessité, pour la plupart des amateurs, de
doser le temps des assauts. Il ne faut pas en arriver au
surmenage. Ceci regarde un peu les maîtres d'armes, qui
sont gens de tact et qui jugent rapidement, par habitude
professionnelle, de la résistance de chacun par la *leçon*. Ils
acquièrent, dans leur métier, de même que la courtoisie et
l'urbanité la plus parfaites, un sens particulier, qui leur
permet de ménager les susceptibilités d'amour-propre
comme celles des muscles affaiblis.

On est partout d'accord sur les avantages de l'escrime pour la santé générale, et cependant beaucoup de personnes sont encore réfractaires à ce genre d'exercice. On lui fait des reproches sérieux : il développerait particulièrement le côté droit ; il exposerait aux refroidissements en activant trop la sudation ; il aurait aussi l'inconvénient d'être pris dans une salle fermée et habituellement mal aérée. Quelques sportsmen lui préfèrent ouvertement le lawn-tennis, la course, le foot-ball, ou le canotage. Personnellement, j'avoue toutes mes préférences pour le jeu si agréable du fleuret. Je lui reconnais surtout un mérite essentiel : le développement de la cage thoracique et l'activité de la fonction respiratoire, l'endurance des muscles, en général, l'entraînement du cœur, en particulier ; une action aussi salutaire sur la régularité des phénomènes digestifs.

L'escrime est un exercice très violent et qui exige un très grand effort musculaire : cinq minutes de lutte hardie dans l'assaut, et le meilleur tireur ruisselle de sueur. Ceci est difficile à obtenir, même dans la course. Pour un semblable travail, les poumons sont d'un puissant secours, et le cœur un auxiliaire précieux. Grâce à un entraînement méthodique, ces deux organes si importants de notre économie acquièrent une force de résistance remarquable. C'est là un résultat qui ne manque pas de valeur. Si la sudation s'accentue au point de devenir gênante, je considère cet embarras comme une indication formelle de prendre la douche. Ce complément indispensable de toute séance, un peu longue et entraînante, dans une salle d'armes, ajoute encore à la portée hygiénique de l'escrime.

Que les timorés ne redoutent pas les conséquences de cette pluie bienfaisante qui enveloppe le corps entier tout

fumant!*Depuis longtemps, les médecins hydropathes
emploient dans la thérapeutique le bain de vapeur, immédiatement suivi de la douche froide. Ils en obtiennent les
meilleurs résultats dans la cure du rhumatisme, de l'obésité et de bien d'autres affections organiques. Jamais ce
mode de traitement n'expose aux refroidissements fâcheux.
Pourquoi n'en serait-il pas de même pour la douche administrée après la suée de l'assaut ? Les seules conditions
requises sont la nécessité d'une pression d'eau assez énergique et d'une bonne réaction.

Il est difficile de trouver de pareils avantages dans
d'autres sports, surtout ceux auxquels on se livre en plein
air. Les commodités et le confortable qui existent dans
une salle d'armes bien aménagée sont malaisés à réunir à
côté d'une pelouse de tennis, d'un débarcadère de rivière,
sur laquelle on se livre au passionnant canotage.

Je ne discute pas les charmes de la course, de la lutte,
de la gymnastique, mais certainement ils sont moins capti-
vants pour l'esprit que le combat de deux volontés guidant
deux épées. Il est inutile d'insister sur ce point de développement facile.

Enfin et surtout, on fait de l'escrime, point très agréable
aux colonies, dans une salle d'armes, aux heures de moindre
chaleur et à l'abri du soleil.

. .

Les développements auxquels je me suis laissé volontairement aller me vaudront beaucoup de contradicteurs, et
j'ai fait, certainement, des mécontents et des boudeurs. Les
colons vivant hors des villes, loin des salles d'armes, m'ac-
cuseront de préconiser une hygiène et une médecine sportive toutes citadines. On me fera un véritable crime de cette

apparente négligence des ruraux et de leurs besoins. On
n'a pas, suivant l'expression d'un de mes amis, gros plan-
teur, une salle d'armes dans la brousse, et, pour ceux qui
ont les doigts gourds et les jambes raides, il faut, à la
campagne, se résigner à l'espérance d'être un jour dans la
grande ville. Vous semblez, ajoute-t-il encore, donner
toutes vos sympathies (et exclusives, oh ! combien !) à l'art
de faire des armes. Hormis ce sport, point de salut, point
de corps agile et vigoureux.

Loin de moi l'exclusivisme qu'on m'impute à crime ! Ma
justification sera facile : ce me sera une occasion, excellente entre toutes, de faire une déclaration de principes
d'hygiène. Tout en aimant beaucoup l'escrime, j'avoue
qu'elle n'est pas le sport unique et idéal auquel on puisse
sacrifier, en méprisant systématiquement tous les autres
exercices du corps. La natation, la marche, la course, la
boxe, l'équitation, la bicyclette, le foot-ball, le lawn-tennis,
le canotage sont autant de passe-temps charmants, où l'esprit et la matière trouvent leur profit et leur distraction. Je
suis partisan de tous les entraînements et j'ai voulu surtout
soutenir cette thèse que l'été et, partant, les fortes chaleurs
ne doivent pas contre-indiquer les exercices, même violents.
L'escrime, outre ses avantages généraux qu'elle partage
avec tous les sports, a des qualités particulières de premier
ordre, que j'ai indiquées, et sur lesquelles je ne veux pas
insister à nouveau. Pour montrer que l'hygiène peut être
pratiquée *partout* et *par tous*, je désire encore parler avec
détails des exercices de chambre, accessibles à quiconque
veut s'en donner la peine.

J'appartiens à une génération de médecins qui enseigne
et pratique l'hygiène passionnément, préférant le plein
air au verre plein (qu'on me pardonne cet horrible à peu

près!), les grandes chevauchées sur les routes, longs rubans poudreux, aux interminables stations dans les salles où du tabac la fumée âcre et bleuâtre se mélange atrocement aux relents des bières frelatées et des apéritifs sophistiqués. La santé y gagne et l'intellect aussi. Partant, nous croyons à la vertu de l'exercice pour assouplir le corps et combattre l'embonpoint. Aujourd'hui, les habitudes hydrothérapiques se sont très couramment répandues : dans chaque appartement, on trouve le tub, la douche ou la baignoire. Et c'est justement après les ablutions du matin qu'on peut consacrer quelques minutes aux exercices dont je veux parler. Je le redis encore, les hommes voués aux professions sédentaires sont condamnés, par métier, aux *muscles rouillés*. L'agilité et la souplesse s'en vont insensiblement et, un jour, on s'aperçoit que le moindre effort musculaire est pénible, que tous les engrenages manquent d'huile. On va alors consulter le médecin.

— Mon cher Docteur, j'engraisse atrocement. Pour ramasser mon mouchoir par terre, je souffle comme un phoque, je ne puis plus boutonner ni lacer mes bottines ! Faites-moi vite maigrir, rendez-moi mon élasticité perdue. Donnez-moi vite une bonne drogue qui, sans m'incommoder, sans me déranger, sans me forcer à suivre un régime, me fasse perdre 20 kilos en un mois.

L'homme consulté proteste de son impuissance, et le malade, car c'en est un véritablement, part mécontent et maugréant contre la vanité et l'inutilité de la médecine.

Mais soyez moins pessimiste et suivez le conseil de ce médecin qui vous recommande l'hydrothérapie suivie de gymnastique suédoise. Cette gymnastique suédoise, c'est justement l'exercice de chambre, le sport à la portée de tous, citadins et ruraux.

Après la douche,, rapidement essuyé, on doit procéder à des mouvements méthodiques de tout le corps, assouplissements sur les jambes, flexion de la cuisse sur les jambes, assouplissements du tronc, saluts en avant les mains touchant le sol, renversements en arrière sur le bord du lit et redressement du tronc avec la seule force des reins ; assouplissements des bras et du cou, larges ouvertures dans le geste du crucifiement, de la suspension aux barres fixes par les mains, du croisement des bras derrière le dos. Ajoutez à cela les fonctions isolées des différents membres, dans toutes les altitudes possibles, et vous aurez, au bout de cinq ou six minutes, une véritable séance de gymnase.

Ce procédé est un excellent mode d'entraînement, qui aide puisamment à la cure d'amaigrissement par le régime et qui donne ou conserve la souplesse au corps. On peut y avoir recours, avant la douche, pour amener la sudation, ou après la douche, pour obtenir la réaction. Les deux méthodes sont également recommandables, surtout pour ceux qui font de l'hydrothérapie chez eux, en hiver. Au bout de quelque temps de ce traitement, on n'éprouve plus aucune difficulté à boutonner ses bottines ou à ramasser son mouchoir. Le ventre laid et malencontreux, qui bombe le gilet vilainement, disparaît peu à peu, et reviennent également la grâce et la minceur de la taille, aussi appréciables chez l'homme que chez la femme, avec cette différence qu'elle est plus naturelle chez l'un que chez l'autre.

Nulle manifestation sportive ne peut être plus du goût d'un médecin; et je déclare très *scientifique* cette préoccupation de l'hygiène par la gymnastique. Tous les thérapeutes reconnaissent l'efficacité des méthodes kinésithérapiques (la kinésithérapie est la science de guérir par l'emploi du mouvement), la valeur du massage, la puissance des appareils de gymnastique orthopédique.

A ce point de vue, les Suédois ont devancé toutes les autres nations, en créant une méthode fort curieuse destinée à faciliter le développement aisé et progressif de tous les groupements musculaires du corps humain. Chez eux existent de véritables facultés de gymnastique, dans lesquelles enseignent des professeurs, qui démontrent méthodiquement tout ce qui peut se rapporter à l'exercice du corps humain. C'est surtout sous l'impulsion de Ling (1776-1839) et, après lui, de tous ses élèves, Liedbeck et Georgie, en Suède, Branting et Indebiton, en Angleterre, Rothstein et Neuman, en Allemagne, que s'est développée la gymnastique suédoise. La doctrine de ces novateurs repose sur des principes très rationnels de physiologie.

Tout mouvement musculaire, activant la circulation, augmente en même temps la nutrition des parties qui exécutent les mouvements. Aussi, admire-t-on les bras aux saillies noueuses des gymnastes et les mollets aux lignes puissantes des danseuses. Ainsi, les exercices répétés développent-ils d'une façon toute particulière des groupes de muscles déterminés. D'où la nécessité de régler les mouvements spéciaux capables d'atteindre le but désiré. Les attitudes des élèves doivent être soigneusement indiquées avec les points de départ et d'arrivée du mouvement. L'harmonie et l'isochronisme des gestes s'enseigneront aussi parfaits que possible : toute partie du corps mise en mouvement doit parcourir des espaces égaux dans des temps égaux, à la façon d'un balancier. Même les exercices les plus restreints réagissent sur toutes les autres fonctions de l'économie ; le développement du corps entier est parallèle avec celui des autres muscles ; le thorax surtout s'amplifie par les inspi-

rations et les expirations puissantes mises en jeu par le mécanisme de l'effort.

La méthode de Ling a cela d'original que, pour arriver
au but que se propose tout gymnaste, elle emploie des
moyens très variés :

Mouvements actifs ; mouvements actifs-passifs; mouvements passifs-actifs.

Dans la première classe on range l'attitude, la marche,
le saut, les exercices gymnastiques ordinaires, les mouvements partiels.

Dans la seconde, le gymnaste fait des mouvements
auxquels son partenaire résiste, et, dans la troisième, le
partenaire, au contraire, oppose des mouvements au
gymnaste qui les combat en faisant contracter ses muscles.

Aujourd'hui les méthodes françaises rivalisent avec les
gymnastiques les plus perfectionnées. Les mouvements
d'ensemble, comme on peut s'en rendre compte dans les
concours et les fêtes fédérales, sont d'une souplesse et
d'une grâce remarquables, bien cadencés et agréables à
l'œil, sans heurts ni brusqueries d'automate. Ainsi les gymnastes évitent le déhanchement des acrobates et acquièrent surtout, dans la taille, de la sveltesse, dans l'allure et
la démarche, de la force et de l'élégance. L'esthétique n'y
gagne pas seule, mais la santé et l'esprit encore plus. Qui
peut contredire l'effet moral salutaire du gymnase, où des
adolescents de quinze à vingt ans se retrouvent, après le
travail, auprès des appareils sans danger ; tandis que je
redoute pour eux la fréquentation des estaminets, où le
seul geste de vider son verre, malgré sa fréquence, n'est
pas apte à développer la musculature.

Sans exclusivisme, je le répète, je suis le plus chaud et
le plus enthousiaste partisan des sports et de tous les
exercices, je l'avoue, qui forment des muscles, et qui combattent l'obésité naissante ou établie. Je prétends seulement que les meilleurs sont ceux dont l'attention, l'attrait
de l'esprit, l'émulation de l'adresse ne sont pas exclus.
L'intelligence ainsi se délasse dans un exercice modéré
allié aux mouvements violents du corps. En cela les gymnastiques de chambre sont inférieures de beaucoup. On a
essayé de remédier à ce manque d'attraction par l'ingéniosité des appareils : haltères, câbles élastiques à poulies,
machines à pédales, etc. L'essentiel est de retenir ce point,
que l'exercice de chambre est bon à défaut de tout autre,
qu'il est un accessoire et un complément avantageux de
l'hydrothérapie, et qu'il aide à augmenter et à entretenir
la souplesse des muscles, en général, si utile aux sportsmen.

La gymnastique aux appareils ne le cède pas à l'escrime,
et elle se trouve fort en honneur parmi nos jeunes gens.
C'est encore grand bien. Le développement des muscles
et de tous les organes de l'économie, l'apprentissage du
métier des armes auquel sont appelés tous les Français, le
respect de la discipline, la confiance dans sa propre force
si utile pour la défense du bon droit, sont autant de qualités que les habitudes du gymnase confèrent facilement
aux fidèles de ce sport.

Cette préparation pacifique des futurs soldats est la
bonne manière d'avoir, pour la guerre, de vigoureux
défenseurs. Le général Chanzy disait un jour : « Faites-
nous des hommes, nous en ferons des soldats. » Paroles
bien sages que toutes les sociétés de gymnastique doivent
méditer en travaillant sans forfanterie.

En dehors des exercices dont nous venons de parler, je suis également partisan, sans arrière-pensée, de l'usage de la bicyclette qui s'est tant répandu, dans le monde entier, on peut le dire. Le sultan du Maroc a été presque le seul monarque à interdire ce sport : sur tout le territoire de l'empire, il est défendu. C'est un mystère musulman.

Des fleuves d'encre ont coulé des plumes médicales et hygiéniques sur les avantages, les défauts, les dangers, les qualités de la bicyclette, au point de vue de la santé. Pédaler, à mon avis, est un excellent exercice, quand l'allure est raisonnable, et le nombre de kilomètres parcourus modéré. Il faut éviter sur la machine une mauvaise attitude du corps, trop penché sur le guidon, et se garder des refroidissements en descendant de bicyclette : comme toujours, il est sage d'éviter le surmenage.

Il est une autre considération, inattendue peut-être, qui doit guider le sport dont nous parlons : méfiez-vous de l'alcoolisme, conséquence de l'usage de la bicyclette. Vous vous récriez déjà et criez à la monomanie! Alcoolisme et bicyclette, assemblage incompréhensible de vocables sans lien logique.

Non parce que, dans les pneumatiques de la bécane, on songe jamais à installer une source d'apéritifs à laquelle le coureur pourrait s'abreuver et se désaltérer sans quitter sa machine. Mais il semble que, depuis la démocratisation à outrance de ce sport vélocipédique, les stations dans les cafés et chez les marchands de vins augmentent considérablement les jours de fête. quand, aux environs de toutes les grandes villes, les routes sont sillonnées dans tous les sens d'innombrables pédaleurs. Encore le mal ne serait pas trop

grand, si les hommes seuls prenaient ainsi l'habitude des
longues stations dans ces estaminets, sous prétexte de
se reposer, de faire tomber la poussière du chemin et
de se rafraîchir. Tout aussi bien on trouverait d'autres pré-
textes, en dehors de la bicyclette, pour siroter la verte
absinthe ou le sombre bitter. Les hommes aiment trop le
clinquant des brasseries et des tavernes pour s'abstenir
de leur fréquentation. Mais, aujourd'hui, la mode gagne les
femmes : on les voit en costume sportif disgracieux et malséant, en théorie nombreuse, suivre père, mari, frère ou
cousin dans les longues excursions. Ces androgynes descendent de machine avec des allures masculines et sans
honte s'asseyent, en cette tenue inappropriée à leurs
grâces, tout autour des tables de marbre.

En une récente conversation avec mon éminent collègue
de l'Hôpital, le professeur Braquehaye, je l'ai entendu soutenir avec verve et esprit cette thèse de la contagion de
l'alcoolisme, pour la femme, par la bicyclette. C'est, dans
des conditions spéciales, une tentation trop grande et de
chaque instant. Quand on « relâche » dans un village
après des kilomètres nombreux franchis, on s'arrête fatalement au café, à l'auberge... et on se met à boire. Autrefois, dans bien des villes de province on ne voyait que
très rarement des femmes tenant compagnie à leurs maris à
l'heure du « perroquet ». En vérité, la bicyclette a aplani
les difficultés, en simplifiant la correction d'allures. Et il
n'est pas rare d'apercevoir de jolies lèvres, partie agréable
de gracieux minois, humides de liqueurs frelatées, de breuvages détestables, poisons ignobles et horribles, consom-
mations courantes maintenant de la société moyenne.

Et mon confrère le Dr Braquehaye avait raison. La
bicyclette pousse la femme à l'alcoolisme ; et l'alcoolisme

chez la femme, c'est la pire désorganisation sociale, le ferment qui désagrège les meilleures unions et compromet l'avenir de la descendance, en créant les plus redoutables diathèses. Faut-il donc édicter des lois sévères de prohibition; imposer la bicyclette, réglementer la longueur des jupes de ces dames et spécifier sévèrement la durée des stations aux terrasses des cafés? Enfantillage, vraiment! Mieux vaut appeler l'esprit des femmes elles-mêmes à de saines méditations philosophiques : qu'elles songent qu'il y a mieux à faire pour elles que d'imiter seulement les hommes !

Je suis d'avis que, pour tous et pour toutes, la bicyclette est un sport agréable. récréatif et hygiénique, mais à condition encore, pour tous et pour toutes. que la soif à calmer ne soit pas prétexte à beuveries interminables et à empoisonnement perpétuel. Il faut savoir se maîtriser sur cette pente de l'alcoolisme si aisée à descendre, si difficile à remonter.

Tout ceci est encore applicable aux enfants dont les estomacs sont délabrés dans leur stupide imitation des grandes personnes.

Que la bicyclette ne donne pas par contre-coup des habitudes dangereuses, c'est tout ce que je voulais insinuer : je suis heureux d'avoir eu à développer, très maladroitement, une conception fort bien défendue, en causant, par un aimable interlocuteur dont je citais le nom plus haut.

Je ne vous dirai que peu de mots de la marche et de la course : ce sont des sports à la portée de tous et auxquels on peut se livrer partout. On y mettra une certaine mesure, et on ne se départira pas des règles habituelles de l'entraînement usitées en pareil cas.

« L'entraînement consiste, dit Dujardin-Beaumetz, dans

l'administration, sous un petit volume, d'une alimentation azotée et nutritive, et dans les exercices du corps gradués et progressifs ; en même temps, on active les fonctions de la peau par des sueurs abondantes et par l'hydrothérapie ; on agit sur le tube digestif par des purgatifs souvent répétés. On peut résumer les différents moyens de l'entraînement : 1° Exercice ; 2° Évacuation ; 3° Alimentation ; 4° Soins de la peau ; 5° Air pur ; 6° Influence morale ; 7° Abstinence en général ; 8° Tempérance. »

Cinq à six semaines sont indispensables pour arriver à l'entraînement désirable pour se livrer à la course, à la marche ou autres exercices nécessaires aux *matches* entre sportsmen. Aux colonies, il serait quelquefois dangereux de se livrer à cet entraînement, en été. A titre de curiosité, nous donnons, d'après le Dr G. Bossion, le traitement indiqué par Coots pour les sujets soumis à l'entraînement : « Six semaines sont ordinairement le délai accordé pour se préparer à un combat ou à une course. Commencez par prendre une pilule (*blues pils*) le soir et une médecine noire le lendemain matin, et cela deux fois pendant la première semaine. Quand vous êtes convenablement purgé, prenez vos quartiers d'entraînement, choisissez une habitation commode, à quelque distance des villes populeuses ; que vos exercices soient modérés au début, pour les graduer de jour en jour sur l'accroissement de vos forces. Le sujet entraîné doit se lever de bonne heure (6 heures), se laver avec soin, puis prendre un œuf cru en mélangeant le jaune dans un demi-verre de bon vin de sherry ; après quoi il fera une promenade au pas d'environ 2 milles avant l'heure du déjeuner (10 heures). L'exercice doit d'ailleurs être proportionné au degré de condition de l'individu. Plus il est chargé d'embonpoint, plus longues seront les épreuves. Après déjeuner, il fera une promenade de 2 milles, entremêlée de petites échappées de 300 mètres à toute vitesse et terminée par une course de 1 mille pour amener une sueur qu'on séchera immédiatement avec une serviette. Puis il se rhabillera et marchera doucement pendant quelque temps. S'il a soif, il boira un peu de xérès coupé d'eau. Vers 11 heures, il pourra prendre un quart de pinte de porto aromatisé ou une demi-pinte de vieille ale. Il doit avoir constamment dans sa poche un biscuit pour prévenir la faim. Souvent même il préviendra la soif en mâchant du biscuit plutôt que d'user trop fréquemment des liquides, qui portent à la transpiration et nuisent à l'haleine. Il dînera vers 1 heure ou 2 si l'appétit n'est pas bien ouvert. Après dîner un exercice modéré, tel que bêcher la terre, lancer le disque ou mouvoir des dombs-bells, du poids de 4 livres chacun, enfin choisir le genre d'exercice qui plaît le plus, sans exposer à des efforts outrés. Il faudra faire encore, dans la journée une nouvelle course de 1 mille. Si la fatigue cause de la somnolence, on se permettra une heure de sommeil. Le dernier repas aura lieu vers 2 heures du soir, sept heures avant de se mettre au lit. On fera bien de s'abstenir de fumer. Proscrivez de votre régime les spiritueux, le lait, les soupes, tous les ragoûts et les aliments épicés. Les repas se composeront de viandes maigres, si, bien entendu, on a déjà l'habitude de ces sortes d'aliments. Mais, quel que soit votre mode d'alimentation, restreignez-le toujours au simple nécessaire. Une selle par jour (chaque matin, après déjeuner, est l'heure désirable) indiquera que le corps fonctionne avec régularité. Plus fréquentes elles procèdent d'excès d'exercice, et alors on les diminuera en changeant de régime, et, dans ce dernier cas, on prendra l'alimentation qui tentera le plus, mais en petite quantité.

Pesez-vous chaque soir et, quand vous êtes au poids voulu, bornez vos exercices à des promenades légèrement prolongées, sans oublier de continuer les petites courses rapides pour vous entretenir l'haleine. Évitez de garder la flanelle humide ; ayez bien soin de vous frotter, ou de vous faire frotter, ou de changer aussitôt après les transpirations. Tous les exercices dangereux doivent être interdits. »

Le canotage est très en honneur en Angleterre : on sait à quelles luttes héroïques donnent lieu les concours entre Cambridge et Oxford. Cultiver ce sport, c'est s'assurer des poumons excellents et des biceps de premier ordre. Encore faut-il, eût dit M. de la Palice, avoir pour canoter un « canot et de l'eau ». Les rivières navigables ne sont pas très fréquentes aux colonies, et celles où il y a de l'eau ont des hôtes fort désagréables, tel le caïman qui n'est pas de voisinage charmant. Le canotage en mer exige beaucoup plus d'habileté et d'audace. Le yachting n'est pas à la portée de tous et ne peut être qu'une occasion de respirer de l'air marin, plutôt que de s'exercer et fortifier les muscles.

La natation est, pour ainsi parler, le complément du yachting ou du canotage. On s'y livre tant en rivière qu'en mer, où elle constitue la thalassothérapie (traitement par la mer). C'est également une chose utile et un exercice favorable au développement général du corps. En effet, tous les groupes musculaires, les plus variés, sont mis en mouvement. Les bains de mer ou de rivière doivent être d'une durée de quelques minutes seulement, et il serait imprudent de trop les prolonger. Une réaction est indispensable, à la sortie de l'eau : bien séché, on s'habillera rapidement, et on marchera doucement pendant quelques minutes au bord de la mer ou sur une bonne route.

Telles sont, passées en revue, les principales coutumes de sports dont l'usage est recommandé aux colonies.

.·.

Ces habitudes des sports sont vieilles comme le monde ; mais, de notre temps, l'agilité des muscles sera bientôt remplacée par la rapidité des·machines, et la vigueur due aux sports le cédera à la neurasthénie des sports. C'est l'humaine exagération·contre laquelle je voudrais vous mettre en garde.·

On vante·d'habitude la·belle santé·et la·superbe pres-·tance des hommes des siècles passés : du temps des rois de ·l'ancien régime on pratiquait avec un art tout raffiné l'es·crime et l'équitation, la paume et la danse, le patinage ou la natation: Il fallait s'habituer de bonne heure à compter ·sur sa force personnelle pour la défense contre les attaques ·des grands·chemins et les surprises nocturnes des rues ·étroites des populeuses villes. La guerre était coutumière : les muscles solidement trempés par l'exercice du cheval·ou de la marche préparaient des soldats endurants. En un mot, l'être faible était pour le moins ridicule; ne pas être apte à venger une injure devenait la pire des abjections. Le développement physique était une nécessité sociale et ennoblissait l'homme qui, par son adresse, acquise par une lente application, savait vaincre l'injustice de la force·brutale. Déjà, donc, on faisait des sports avec ardeur.

La chose n'est donc pas nouvelle, et même en cela nos amis les Anglais n'ont rien inventé. Le snobbisme moderne et des inventions récentes ont dénaturé les besoins de mouvement et d'activité musculaire : les machines ont supplanté le cheval, l'abus a remplacé l'usage, surtout la folie de la vitesse s'est emparée de tous nos contemporains. Ainsi

s'est produite la neurasthénie des sports. Elle dérive principalement du surmenage qui résulte, d'ailleurs, indistinctement de tous les exercices du corps suivis sans mesure ni
discernement. Cependant il faut reconnaître qu'autrefois
cela était plus rare : on s'efforçait de bien faire des armes,
de se tenir solidement et élégamment en selle, de patiner
avec agilité, de danser avec grâce, mais on ignorait encore
heureusement la démence et l'affolement du *record*. En un
mot, la bicyclette et l'automobile n'étaient pas encore
inventés.

Aujourd'hui, il faut aller vite, très vite, plus vite que le
voisin ; aussi franchit-on en automobile soixante-dix kilomètres à l'heure, aussi en couvre-t-on vingt-cinq à bicyclette.
Déjà les *recordmen cyclistes* avaient atteint des résultats
stupéfiants d'endurance exceptionnelle : courses de trois
jours, de mille kilomètres et autres aberrations !

Folies inutiles, sans résultats pratiques, dans leur
démonstration anormale ! Les malheureux entraînés pour
ces courses avaient, quelques-uns, la chance de résister ;
d'autres détruisaient à jamais leur santé et leur esprit.
Encore semblait-il qu'on cherchât le perfectionnement problématique de la race humaine, tout comme, à Auteuil ou
à Longchamps, on ambitionne de montrer le pur sang
idéal. Du moins, sauf ces erreurs des professionnels, plus
faits pour établir l'excellence d'une marque spéciale, d'une
maison qui les entretient à sa solde, les amateurs même
excentriques restaient dans les limites raisonnables d'un
sport captivant et facilitant les longues excursions. La
machine devenait en se démocratisant le cheval du peuple.
Mais beaucoup regrettaient l'élégance perdue de l'équitation qu'on semblait abandonner. Personne n'aurait toutefois refusé d'admettre les bénéfices qu'on peut tirer de

l'usage modéré de la bicyclette : les médecins furent les premiers à en connaître les bienfaits. D'aucuns reconnurent à la bécane des vertus curatives : ainsi notre confrère le Dr Loir fut des premiers à préconiser l'emploi de la bicyclette dans la cure de la hernie. La chose fit du bruit et eut les honneurs de la discussion à l'Académie de médecine. Quand, enfin, les femmes s'en mêlèrent, du coup, le cycle fut l'égal d'un dieu.

A tout cela il n'y avait pas grand mal. Il fallait canaliser le mouvement, le modérer et le bien diriger. Ainsi fut créée l'hygiène du cycliste. Les meilleures choses ont été dites sur la matière. Pédaler, on peut le dire, était un sport ; c'était, du moins, un exercice physique, capable de fortifier les jambes, de diminuer l'obésité où l'embonpoint, d'augmenter la capacité pulmonaire : cela nécessitait et de la force et de l'adresse.

Mais l'automobile vint . . . . . et, du coup, nouvelle divinité, elle renversa l'ancienne, le cycle démodé, vieilli, perdu. Puis la folie de la vitesse recommença. On vit sur les routes, longs rubans blancs et poudreux, aller à une vertigineuse allure des machines grotesques, comme incomplètes dans leur laideur, sur lesquelles des êtres de fantasmagorie passaient dans une entrevue rapide, bizarres d'attitude et d'accoutrement.

Tout cela soufflait et haletait comme la poitrine d'une bête forcée et fuyante, demi-morte déjà, et semblait aller s'aplatir au premier tournant, où tout disparaissait. Une odeur forte de pétrole suivait comme le sillage d'une lampe mal éteinte promenée au vent. Parfois, des chevauchées exceptionnelles réunissaient plusieurs de ces machines, et les paisibles routes devenaient impraticables aux autres voitures ou aux pacifiques piétons.

Dans les collisions, c'était l'écrabouillement et la mort. Sur les revers des fossés, l'automobile faussée, défoncée, plus bonne à rien, gisait en *panne*. Parfois des cadavres affreusement mutilés montraient que la démence du kilomètre avait causé de nouvelles victimes.

L'automobilisme n'est pas un sport; le chauffeur n'est pas plus un sportsman que le mécanicien du grand *Transcontinental Pacific Railway*. Je me refuse à croire que ces hommes, penchés sur leur machine, guettant les obstacles ou les signaux, prêts de leur main à renverser la vapeur ou à serrer les freins, soient autre chose que des conducteurs de locomotives. Cela ne développe ni les muscles, ni l'endurance, ni l'habileté, ni la grâce. Bien, au contraire, cela détraque les nerfs, compromet probablement le bon fonctionnement du cœur et des poumons et à la longue détermine, par la trépidation continue, des maladies de la moelle analogues au *spine-railway* (sorte de mal des chemins de fer) signalé déjà en Amérique par les neurologistes.

Pour ce résultat déplorable, au point de vue de la santé, existe-t-il des avantages capables de compenser pareil sacrifice ? Y a-t-il intérêt pour la civilisation à marcher à 70 kilomètres à l'heure sur une route carrossable ? Est-ce là un exercice qui puisse devenir amusant ? Je ne le crois pas. — Si on n'y prend garde, les *chauffeurs* seront les premières victimes de leur folie de la vitesse et les piétons, les secondes plus à plaindre encore, puisqu'ils n'auront pas cherché leur infortune.

Comme beaucoup d'autres esprits pondérés, je désirerais la réglementation de la vitesse des cycles et des automobiles sur les routes et dans les rues des grandes villes. Il ne doit pas être plus permis de filer sur le macadam à

70 kilomètres à l'heure, qu'il n'est toléré de laisser passer un express à plus de 90 kilomètres sur les grandes lignes ferrées.

* *

Cela n'arrêtera pas, il faut bien l'avouer, la mode et l'entraînement ; on achètera le *teuf-teuf* et, déjà, les médecins remplacent dans les campagnes françaises l'antique et légendaire cabriolet devenu suranné. Je déplore cette transformation. La machine égale mal le cheval ; même au point de vue purement utilitaire et pratique, nos confrères auront des déboires après avoir fait de gros sacrifices d'argent, en succombant à l'engouement universel. Encore comprendrais-je le désir d'aller à une allure de 20 à 25 kilomètres à l'heure, ce qui permet les tournants paisibles et les arrêts rapides pour éviter les obstacles inattendus.

Pour ceux qui craignent la neurasthénie des sports, je déconseille l'automobile, parce qu'il devient nécessaire de toujours aller de plus en plus vite pour paraître plus fort que le voisin et établir un record. L'usage, en cela, mène rapidement à l'abus. Tandis que, modérément, vous pouvez faire de la gymnastique, de l'escrime, de la natation, du cheval, du lawn-tennis, du canotage, de la bicyclette ; le plaisir qu'on prend à ces exercices, si variés et si agréables, ne réside pas seulement dans la sensation troublante, dans la jouissance enivrante et maladive de la distance et de la vitesse. Parcourir le plus de chemin possible dans le moins de temps donné, telle semble être la devise des *chauffeurs* et des professionnels du cycle. Je le répète, cela conduit à la neurasthénie et non au développement sain et régulier des muscles et de la force physique.

Soyons donc, pour y trouver notre plaisir, des sportsmen
et non des mécaniciens. Louis XVI, serrurier, n'est pas
vraiment le type d'un roi sportsman : combien j'aime mieux
Henri IV et son cheval blanc, caracolant la plume blanche
au cimier du casque.

CHAPITRE VIII

HYGIÈNE DES FERMES ET DES OUVRIERS

SOMMAIRE. — Une ferme aux colonies. — Disposition des locaux. — Les écuries et les étables. — Le fumier. — Les granges et la destruction des rats. — Prenez garde aux mouches. — Nouvelles habitudes. — Les logements des Européens. — Le lit. — Le vêtement. — La propreté individuelle. — La coutume des ablutions. — L'hydrothérapie. — La salle commune : causeries et lectures. — L'eau potable. — Encore l'alcoolisme. — Il sévit dans les campagnes ! — La direction morale des maîtres. — Accidents. — Ambulance et pharmacie. — Hygiène des ouvriers agricoles. — La propreté générale des hommes, des bêtes et des gens.

Dans les pays chauds où les Européens viennent se fixer pour coloniser, bien souvent, au début, l'installation est sommaire : sur un vaste domaine le propriétaire fait édifier une cabane, dont il oublie les incommodités pour avoir un gîte primitif, et, petit à petit, il s'agrandit et songe à créer une véritable exploitation agricole. A côté de la maison du colon s'élèveront alors les multiples bâtiments qui constituent une ferme.

En France, nous sommes habitués à une sorte de prototype de bâtiments ruraux, dont l'édification et la destination ne changent pas ; aux colonies, tout est essentiellement

variable. L'aspect extérieur, comme les constructions, ré-
,pondent à d'autres nécessités et à des besoins différents :
les cultures ne sont pas les mêmes, les ouvriers sont d'une
espèce différente, les intempéries et la température varient
elles-mêmes.

Généralement, la maison du colon est proche de sa ferme :
il a besoin de s'y transporter souvent, de surveiller constamment les travaux et les ouvriers qu'il emploie. Les étendues sont plus vastes qu'en Europe, et on n'a pas toujours
des métayers sur lesquels on puisse compter, comme dans la
métropole. Autant que possible, pour la sécurité générale,
on se groupe plus intimement pour s'affirmer une protection plus efficace : *on aime*, si quelques Européens se trouvent réunis, *à se sentir les coudes*. L'hostilité et la mauvaise
foi de l'indigène sont toujours à redouter, et il faut craindre
le vol, les rapines, les délits de pacage, etc.

Quelle sera donc, aux colonies, la disposition générale
des locaux d'une ferme, envisagée surtout au point de vue
de l'hygiène ?

La maison de maître doit être isolée des bâtiments
d'exploitation, sans cependant s'en trouver trop distante,
pour les raisons que nous venons de dire à l'instant.
Quelques plantations siéront bien à son cachet extérieur,
égayant sa vue et la protégeant des vents (1), des ardeurs du
soleil. Un jardin potager sera, d'une façon profitable, situé
à quelques centaines de mètres. La ferme proprement dite
comprendra une grande cour, autour de laquelle se range-
ront les écuries pour chevaux, les remises, les étables, les
porcheries, les bergeries, les granges, les selleries et les
bourrelleries, les ateliers agricoles divers, les abris pour
les instruments aratoires, les hangars pour les animaux,

(1) Voir le chapitre L'HABITATION.

les resserres de grain, puis encore les locaux qui doivent
servir d'habitation aux ouvriers européens, aux surveil-
lants, contremaîtres, gérants et à leurs familles. Enfin, il
sera indispensable qu'une allée carrossable et bien entre-
tenue aille des écuries et remises au perron de la maison,
pour y amener aisément des chevaux sellés et des voitures
attelées. Il est bien souvent inutile, pour ne pas dire dangereux, de patauger dans les cours de ferme boueuses et
fangeuses, quand on doit sortir, monter à cheval pour la
promenade, aller en voiture pour des visites ou pour transporter un malade.

L'hygiéniste se préoccupera minutieusement de l'entretien de ces bâtiments (écuries, étables, porcheries, bergeries) et avant tout de la salubrité des logements d'Européens, ouvriers ou contremaîtres.

Les écuries destinées au logement des chevaux doivent,
surtout aux colonies, être suffisamment spacieuses et bien
aérées. Le sol doit particulièrement attirer les soins : il sera
autant que possible imperméable, facilitant ainsi l'écoulement des eaux, des urines, et permettant le moins possible
les stagnations dangereuses de liquides et de déjections de
toutes sortes. L'eau se trouvera forcément à proximité pour
les abreuvoirs et pour le lavage à grand jet. De la man-
geoire à l'arrière-train des bêtes, le pavé présentera une
certaine inclinaison. L'enlèvement du fumier se fera fréquemment et toujours en exigeant que son transport s'effectue au fur et à mesure, de l'écurie à une fosse spéciale
située assez loin des bâtiments. A l'aide de sublimé, de sulfate de cuivre, de coaltar, de lysol, on procédera le plus
souvent possible à la désinfection du sol. On connaît l'origine équine du tétanos : on sait que les cavaliers, cochers,
palefreniers sont plus fréquemment victimes de cette si

redoutable complication des moindres plaies : il est donc
humain que le colon évite les dangers de contamination par
une antisepsie prophylactique. Il y va de sa santé personnelle, de ses intérêts matériels. Dans ce but, on défendra
l'habitation des Européens dans les écuries, ou à trop
étroite proximité, comme cela se pratique trop souvent.

Les règles d'hygiène relatives aux étables sont les
mêmes, qu'il s'agisse de bergeries, de vacheries ou de porcheries. Les principales sont encore, comme pour les écuries, l'imperméabilité du sol; la nécessité d'un pavage ou
d'un bétonnage suffisants, une propreté rigoureuse et une
grande surveillance pour le nettoyage général et l'enlèvement du fumier. Il faut savoir que *l'atmosphère des étables est malsaine*, surtout aux colonies où les décompositions et les putréfactions s'activent davantage, en raison
de la chaleur élevée. La croyance populaire a longtemps
attribué à l'air respiré dans les écuries, ou les vacheries,
des vertus curatives miraculeuses : les médecins eux-
mêmes ont contribué à répandre ces erreurs en conseil-
lant aux phtisiques le séjour prolongé dans ces lieux
désagréables et empuantis. Leurs exhalaisons ne peuvent
être que préjudiciables à la santé quand on y demeure
trop longtemps ; souvent c'est s'exposer inutilement, si le
travail ou la surveillance ne vous y appellent pas. Les animaux, tout comme les hommes, dans l'acte de la respiration, absorbent de l'oxygène et expulsent de l'acide carbonique; si la ventilation n'est pas abondante, l'air se raréfie
rapidement et devient irrespirable. Diverses décompositions mettent en liberté de l'hydrogène sulfuré, du gaz
ammoniac, d'odeur repoussante et d'action irritante sur
les muqueuses.

Dans toutes les étables comme dans les écuries, il est

indispensable d'assurer par une pente assez déclive l'évacuation des urines et de tous autres liquides qui coulent
sur le sol. On ne le répétera pas assez souvent, les germes
pathogènes de toutes espèces trouvent, dans ces conditions,
des milieux essentiellement favorables à leur vitalité et à
leur pullulation : si l'on n'y prend garde, les écuries, porcheries, vacheries, bergeries deviennent les parties d'une
ferme les plus insalubres et créent les plus grands dangers
qui soient, pour la santé des habitants.

Dans l'hygiène des fermes, une question qui semble
primer toutes les autres est celle du fumier. Sa suppression est impossible, étant donnée la présence des animaux
de toutes sortes, même aux colonies où cependant la
fertilité du sol est plus grande que dans les pays d'Europe. On ne se passe pas complètement de cet auxiliaire
précieux de la culture. Sa conservation et ses dépôts
surtout seront soumis à de minutieuses précautions ; on
doit l'entasser assez loin des habitations et des bâtiments
de la ferme, dans une cour spéciale, autant que possible
dans une vaste et large fosse bien cimentée d'où le *purin*
ne s'échappe pas. Sous aucun prétexte, on ne tolérera
son voisinage direct avec des rivières, des puits ou des
citernes où on s'approvisionnera d'eau de boisson : ce
serait s'exposer aux pires et aux plus redoutables maladies. N'insistons pas pour le moment, mais indiquons
que la diphtérie, le tétanos, la fièvre typhoïde, le choléra
peuvent ainsi se transmettre.

Sous aucun prétexte, on ne doit permettre de jeter sur
les tas de fumier des déjections de gens bien portants, et
surtout de malades ; il est bon également d'empêcher d'y
déposer des linges souillés, des ouates ou gazes ayant
servi à panser des ulcères ou des plaies infectieuses,

comme cela est fréquent à la campagne. Tous ces linges doivent être sévèrement détruits par le feu. Les volailles, poules, canards, oies, que personne ne peut éloigner du fumier, se chargeront bien vite de disséminer les germes de toutes sortes en picorant, grattant et fouillant les tas de fumier infectés.

Ces animaux sont certes moins dangereux que les terribles rongeurs pullulant dans les granges, dans les resserres de grains, je veux dire, on l'a deviné, les rats. Il est bon de leur faire une chasse impitoyable pour les détruire complètement, ne serait-ce que pour éviter, en temps d'épidémie, la propagation de la peste. On sait le rôle de ces parasites qui sont eux-mêmes victimes du fléau et qui le transmettent par un autre intermédiaire, la puce. Qu'on use du poison, des pièges, on arrive, si l'on y met de la persévérance, à se débarrasser de ces hôtes incommodes.

En passant, j'ajouterai que la destruction des mouches et des moucherons est encore un grand bienfait dans une ferme : avec quelque habileté on peut y parvenir. Ces bestioles sont, en effet, fort dangereuses en se posant sur des malades porteurs de pustules ou de plaies en voie de suppuration ; elles s'infectent et vont porter sur les individus sains les germes des maladies les plus redoutables : tels le charbon, les ulcères des pays chauds, etc. Il y a un puissant intérêt, pour notre santé, à leur faire la chasse et à les détruire. Il faut surtout recommander aux enfants de ne pas jouer avec ces bêtes ; il est prudent d'éviter de se porter les mains aux yeux, à la face, à la bouche, après avoir touché des mouches. Les chances de contagion sont trop grandes dans une ferme où elles se posent un peu partout. La précaution des garde-manger qui protègent les viandes contre leurs attaques est également de mise : elles choisissent toujours de beaux quartiers de bœuf, ou de mouton pour chercher leur pâture et assurer le vivre et le couvert à leur progéniture. Les plus à craindre sont souvent les plus petites.

Que les colons veuillent bien lire et relire attentivement ce qui précède : les règles très sommairement énoncées sont de la plus haute importance, et combien d'épidémies naissent et se développent, qui auraient pu être évitées grâce à quelques élémentaires précautions. En France, il est extrêmement pénible de transformer les coutumes anciennes : le paysan tient aux faits et us des anciens et ne se décide qu'à contre-cœur à y changer un iota. Cependant l'évidence et la force des choses, aidées puissamment par la propagande des hygiénistes et des médecins, secondées par les mesures et les règles de police sanitaire, ont triomphé lentement de la passivité, de l'indifférence, de l'inertie des cultivateurs.

Aux colonies où l'Européen vient tout créer pour son existence future, on doit s'inspirer des plus sévères prescriptions hygiéniques pour épargner la vie humaine qui n'a pas de prix. Un propriétaire énergique instituera dans son domaine des habitudes saines et intelligentes sans heurts et sans résistance : il les fera même adopter des indigènes inaptes à comprendre ou indociles à s'assimiler, mais que la force et la crainte de l'Européen, mieux encore que la persuasion, décident à se soumettre. Voilà où gît la solution des difficultés de colonisation inhérentes à l'acclimatement dans un pays nouveau, et à la résistance de nos compatriotes aux rigueurs, aux intempéries, aux maladies du climat tropical.

Dans ce même esprit, on sera bien inspiré de surveiller rigoureusement la salubrité des logements des Européens dans l'intérieur de la ferme. Il est courant d'entendre formuler le vœu de la main-d'œuvre française aux colonies, en même temps que le regret de constater que nos compatriotes s'expatrient rarement et plus difficilement encore s'acclimatent dans notre empire colonial. Les contrémaîtres, les métayers, les ouvriers agricoles traversent peu souvent les mers, et ceux qui s'y résignent en marquent bien vite le regret à ceux qui les occupent. La nostalgie, le changement trop brusque d'existence, les rigueurs et les maladies d'un climat inclément les découragent et abattent l'énergie des plus résistants. Les conditions primordiales et essentielles du séjour des paysans aux colonies, c'est de veiller à leur santé et au confortable relatif et suffisant dans leur installation et, en particulier, dans leur logement. Il est humain et indispensable de leur assurer de l'air, de la lumière, et un certain bien-être dout ils puissent goûter, les travaux terminés, pour se reposer du dur labeur des champs. En cela, les intérêts pécuniaires du colon sont d'accord avec les exigences hygiéniques.

Les habitations réservées aux ouvriers européens doivent être convenablement bâties, assez vastes et bien aérées ; un ménage aura à sa disposition au moins deux pièces: une salle commune où se fait la cuisine et où on prend les repas, une seconde plus intime où on se retire et où on couche. Les murs seront en pierres, solides et étanches, les toits en tuiles ou en ardoises, le sol dallé ou cimenté pour éviter l'humidité, les fenêtres larges et nombreuses, les cheminées d'un bon tirage. Le bois, plutôt que le charbon, assurera le chauffage. Les cabinets seront hors le logement, propres, commodément installés, pour

éviter les saletés et les mauvaises odeurs, loin des puits ou
citernes. Aux célibataires une pièce suffira, à condition
qu'ils puissent se réunir dans un réfectoire commun où ils
prendront leurs repas, causeront et se délasseront par des
récréations à leur choix; l'éclairage et le chauffage y
seront suffisants.

Le mobilier sera partout des plus simples : on ne tolérera
pas les rideaux et, au contraire, on prescrira l'usage de la
moustiquaire.

On se récriera, en se gaussant de ces minuties et de ces
mièvreries pour des ouvriers habitués à la dure et qui ne
doivent pas craindre, sur leurs mains calleuses et leur
rude épiderme, les piqûres qui gonflent la peau délicate
des efféminés et des petites maîtresses. Je ferai simplement remarquer qu'avec une dépense modique et un peu
d'initiative on économisera de l'argent et des journées
d'ouvriers tombés malades : les moustiques inoculent le
paludisme à tous indistinctement par leurs piqûres : évitez
ces piqûres, vous éviterez la fièvre paludéenne. Quelques
mètres de gaze pour conserver des hommes sains et
valides, cela vaut bien la peine qu'on y songe, quand
surtout l'application pratique est si aisée.

Les lits seront toujours de fer avec sommiers élastiques,
sans paillasses, avec matelas de crin végétal ou de laine,
avec draps et couvertures de coton. Le tout sera facilement
désinfecté en cas de besoin, et toujours soigneusement
lavé et entretenu avec un soin jaloux dans la propreté la
plus rigoureuse. Le sol des pièces diverses sera nettoyé à
grande eau et jamais balayé à sec.

Des instructions écrites, placardées dans les pièces communes, rappelleront ces diverses précautions et prescriptions hygiéniques.

'Le colon ne doit pas se désintéresser de la propreté indi-
viduelle des ouvriers européens qu'il emploie; à leurs débuts dans le pays, il est de son devoir de les instruire sur
le mode de vêtements, de coiffure, de genre de vie qui leur
convient le mieux. On devra conseiller aux ouvriers de
changer fréquemment de linge, de se laver les mains avant
de manger, de changer même de blouse ou de sarrau en
rentrant des champs. Je verrais avec plaisir un colon prenant l'initiative, dans sa ferme, pour ses ouvriers, de lavabos et de baignoires, tout comme dans les casernes ou les
'lycées. Ce serait primitif et sommaire : peu importe. Pourvu
qu'il y ait de l'eau pour se laver, se rincer, se nettoyer.

Dans la plupart des colonies, les indigènes nous donnent
l'exemple des ablutions qui sont prescrites par les rites religieux, mais qui ne sont, au fond, que de très raisonnables
prescriptions hygiéniques données par les fondateurs des
religions qui se préoccupaient beaucoup du sort matériel
de leurs prosélytes. Nos ouvriers français ont peu de goût
pour ces soins intimes ; ils ont un peu l'horreur de l'eau *à
l'extérieur et surtout à l'intérieur*. Cependant, dans l'armée,
dans les importantes usines, on commence à préconiser
'l'hydrothérapie : la douche est à la disposition de ceux qui
veulent bien en user. Quand on rentre chez soi, le soir,
pour se mettre à table et manger la soupe, on se trouve
bien de jeter bas les vêtements de travail et, nu jusqu'à la
ceinture, de se débarrasser de la sueur mélangée de poussières qui se collent, en un enduit gras et épais, sur la peau.
On se ragaillardit dans cette fraîcheur et cette vigueur
nouvelle, que vous procure la sensation de l'éponge imbibée d'eau froide ruisselante sur le corps. A défaut de cette
pratique journalière, qu'on songe au bain. Le bain hebdomadaire, dans les pays chauds, pour les travailleurs, serait

une habitude plus salutaire que les stations dominicales
interminables dans les cabarets.

J'attache beaucoup d'importance, dans une ferme qui
compte un certain nombre d'ouvriers, à la création et à
l'installation confortable, mais très simple, d'une salle commune où les Européens se retrouveront, liront, joueront
aux cartes sans risquer d'argent, et causeront du pays.
C'est d'un réconfort excellent. Le soir, une lumière, plutôt
abondante que parcimonieusement mesurée, leur donnera
la gaîté et l'entrain. Bientôt certainement, on appliquera
dans les fermes, les plus reculées et les plus éloignées des
grands centres, des systèmes de puissant et économique
éclairage : la force motrice ne manque pas, qu'on utilise
l'eau ou le vent; et cela suffit de nos jours à installer à peu
de frais, dans les plus modestes villages, la lumière électrique, qui éclaire mieux et à plus bas prix que toutes les
autres (1). On en profitera pour les bâtiments de la ferme,
pour les logements d'ouvriers, comme pour les appartements
des maîtres. On ne saurait croire combien l'Européen a
besoin, aux colonies, de se trouver fréquemment avec ses
compatriotes et de se retremper dans leur société : c'est la
seule façon de le fixer au pays d'adoption et de l'arracher
aux mauvaises fréquentations.

Sans trop de difficultés, on peut organiser une petite
bibliothèque contenant quelques ouvrages d'histoire, de
géographie, des récits de voyage, des mémoires militaires,
quelques bons livres de culture et d'hygiène, des descrip-.

_____

(1) L'acétylène, innové depuis quelque temps, a rapidement per-
fectionné ses appareils et ses prix de revient. Nul doute que son
usage ne se répande encore davantage et ne soit bientôt à la portée des colons les plus modestes, comme les plus éloignés des
grandes villes.

tions du pays et des mœurs des indigènes, une collection même de journaux illustrés. Un des nombreux journaux politiques à un sou mettra tout le monde au courant de la vie sociale du pays et du mouvement politique général. Ceux qui travaillent de leurs bras et gagnent leur vie avec leurs muscles doivent songer, aux heures de repos, à exercer un peu leur cerveau et à meubler leur intelligence. Ça vaut toujours mieux que la fréquentation du cabaret, où s'éternisent les discussions stériles et où naissent les querelles stupides, qu'on regrette amèrement quand les fumées de l'alcool sont dissipées.

Jadis, en France, à la fin des moissons ou des vendanges, on organisait des réjouissances où les paysans sautaient, dansaient et s'amusaient au son de quelques violons. Cela avait beaucoup de bon. Aujourd'hui on songe à faire revivre le goût de ces fêtes champêtres qui écartent du café. Les fantasias des indigènes, aux colonies, peuvent parfois, dans une certaine mesure, remplacer ces kermesses dont Teniers nous a laissé de si jolis tableaux.

Non moins importante est la question de l'eau potable.

Nous avons d'autre part (Voir chapitre BOISSONS) étudié longuement cette question et nous n'y reviendrons pas. Disons seulement qu'elle constitue l'élément de première nécessité pour les ouvriers agricoles, qui n'ont pas toujours du vin à leur disposition. L'eau doit être assurée à tous, saine et exempte de germes pathogènes. Ainsi on encourage les ouvriers à en faire grand et constant usage. Le vin pur n'est pas une boisson suffisamment rafraîchissante dans les colonies : on doit l'additionner de beaucoup d'eau, qui doit, par conséquent, être pure et de bonne qualité. Qu'on consomme de l'eau de rivière ou de l'eau de puits (1), quelques précautions sont indispensables pour les usages courants. Les récipients qui la contiendront seront des vases toujours très proprement entretenus et nuit et jour fermés par un couvercle qui la mettent à l'abri des poussières, des souillures et des insectes, de toutes sortes, de même que du contact des animaux domestiques : chiens, chats, poulets, etc. Sous aucun prétexte, elle ne sera conservée dans des seaux de fer ou de cuivre, mais bien plutôt dans ces grandes jarres de terre poreuse qui assurent aussi bien sa fraîcheur que sa pureté. En Afrique, la gargoulette, très proche parente de l'alcarazas espagnol, est un vase d'un idéal parfait pour cet usage. Les indigènes y conservent l'eau assez fraîche pour ne point éprouver le besoin d'y ajouter de la glace.

Cette dernière n'est certes pas indispensable dans une ferme, mais, si l'on peut s'en procurer sur place à bon marché, avec des appareils spéciaux, elle rendra quelquefois de grands services.

(1) La *Presse médicale* recommande deux procédés plus ou moins pratiques de désinfection des eaux de puits.

Le Dr FRANCK, de Berlin, suspend à l'orifice du puits une assiette en terre dans laquelle il verse de 50 à 100 grammes de brome, désinfectant très puissant qui se volatilise à l'air. Ce brome forme bientôt un nuage de vapeurs grises, plus lourdes que l'air, qui tombent peu à peu, léchant les parois et pénétrant dans les interstices de la maçonnerie, de façon à détruire complètement les matières organiques. Ces vapeurs descendent jusqu'au fond du puits, au travers de l'eau, qui devient claire et saine, tout en lui laissant quelque temps un goût désagréable de brome.

M. LANGLOIS jette dans le puits une dissolution de 20 grammes de permanganate de potasse par mètre cube d'eau approximativement jaugée. On laisse en contact quelques jours, puis on précipite le permanganate de potasse en excès sous forme de bioxyde de manganèse en jetant dans le puits un boisseau de braise de boulanger.

A côté de l'eau pure ou du vin coupé d'eau, se placent, pour les ouvriers agricoles rentrés à la ferme, quelques breuvages toniques et rafraîchissants, qu'on peut leur préparer à peu de frais et leur distribuer gratuitement.

Tels sont le café léger, la décoction de gentiane et de quinquina, le thé froid ; je donne une mention spéciale au mélange suivant :

Faites bouillir trois litres d'eau avec 100 ou 150 grammes de bois de réglisse, préalablement râclé et nettoyé, laissez refroidir le tout et ajoutez 10 grammes de teinture de badiane, quelques gouttes d'essence de citron et d'essence d'anis, sucrez suivant votre goût, conservez le tout dans un récipient en grès recouvert d'une serviette mouillée.

Surtout et avant tout entreprenez, dans l'intérêt de votre exploitation et de la santé de vos ouvriers, la lutte contre l'alcoolisme ; prêchez d'exemple par la parole et par le fait. Ne tolérez pas chez vous de louche cantine, où on débite des alcools ignobles et des apéritifs dangereux : pas d'absinthe, de vermouth, d'eau-de-vie de grain, de rhum, de tafia, etc. Édictez des mesures de prohibition sévère : on se rebiffera au début, on criera, on protestera et, l'habitude prise, on se conformera aux règles imposées sans en plus souffrir ni y prendre garde, et l'hygiène y trouvera son compte.

L'alcoolisme n'est pas, malheureusement, l'apanage des grandes villes et le défaut des seuls ouvriers des manufactures et des usines importantes.

J'ai eu l'impression poignante du péril alcoolique dans les campagnes françaises, lors d'un récent voyage en Bretagne.

Dans le train qui m'entraînait de Paris vers Saint-Brieuc, dans un coin opposé près de la portière, en face de moi, une figure finaude et énergique de gros fermier m'intéressait par quelques détails médicaux : je liai la conversation.

— Pommiers superbes dans ces champs, et surchargés au point que les branches cèdent sous le poids. Le cidre sera bon cette année.

— Ah ! parole, c'est bien dommage ! S'il y en avait moins, de cidre, les gars en boiraient moins : ils pourraient ainsi travailler proprement. Tandis que toujours ivres, abrutis, et propres à rien, ils ne font pas pour la moitié d'ouvrage qu'ils devraient, avec le prix de leur journée. A la campagne, nous payons nos ouvriers deux francs ou deux francs cinquante la journée, de plus, il faut leur laisser la porte ouverte au cellier : sans cela, bernique, ils vont chez le voisin, ou chez un autre, jusqu'à ce qu'on leur donne cette tolérance. Encore, s'ils buvaient raisonnablement ! mais 6 à 7 litres de cidre par jour, c'est le moins qu'ils prennent.

— Vraiment, est-ce à ce point ? Vous n'exagérez pas ?.

— Tous nos ouvriers sont empoisonnés par le cidre dont ils abusent, et les autres boissons frelatées, telles que : eau-de-vie, apéritifs, etc. Les cafés de village ne désemplissent pas. Allez y regarder un peu. Ajoutez à cela que les grandes villes attirent et retiennent les campagnards un peu instruits et intelligents, vous comprendrez qu'il reste à la terre les ouvriers stupides, et ivrognes par-dessus le marché. Allez donc faire de l'agriculture avec cela...

Mon interlocuteur, après quelques autres considérations, descendit à Lamballe, me laissant songeur.

A Saint-Brieuc, je fus tiré de cette rêverie. Je devais prendre la diligence qui conduit à Portrieux. Dans la patache, je me trouvai avec une paysanne aisée, portant le coquet bonnet du pays, seyant encore bien à ses cheveux blancs. La route est longue, et cela délie les langues.

— Ah ! m'sieu, nous serons vitement à Portrieux. Le cocher a bu un coup de trop et il fouaille les chevaux.

— On boit donc aussi de trop par chez vous ?

— Ne m'en parlez pas, ils sont censément toute la journée à avaler de la sale eau-de-vie qui vient Dieu sait d'où. Ça les rend fous, nos gars, et mauvais, méchants et fainéants. Ils s'injurient et se battent comme des diables. Que voulez-vous qu'on fasse de ce monde-là !

Et, juste au moment, notre postillon éméché frôlait de trop près le bord du fossé, au risque de nous précipiter au fond d'une vallée que nous côtoyions. L'alcool ne vaut rien pour la sûreté des guides à main. Heureusement les ivrognes ont-ils répandu le bruit que Dieu veille sur eux.

Partout donc l'alcool fait ses ravages coutumiers : le péril est partout.

Il est immense aux colonies, et le colon, propriétaire et maître souverain, doit, je le répète encore, s'arroger la direction morale et matérielle des hommes qu'il emploie, pour les sauvegarder de la déchéance physique et de la maladie.

* *

Les travaux agricoles, durs et pénibles, exposent aux blessures et aux accidents de toutes sortes. Les chutes de cheval exposent aux contusions, les instruments aratoires sont l'occasion de coupures, de déchirures des téguments ; les bêtes foncent sur le gardien, et ce sont encore des contusions, quelquefois graves. On parera nécessairement à ces diverses éventualités. Que se passe-t-il habituellement ? L'ouvrier lave tant bien que mal dans l'eau sa plaie contuse ou saignante : l'hémorrhagie arrêtée, il travaille à nouveau, sans plus s'occuper de son mal ! Souvent quelques jours après, un ouvrier, peut-être précieux, est arrêté et forcé au repos, sans plus rendre de services à l'exploitation agricole. La plaie s'est envenimée, elle a suppuré, le membre a enflé, il est devenu impotent : peut-être un phlegmon sera-t-il l'aboutissant de la négligence. Le colon use de ses moyens restreints et fait appel à ses connaissances sommaires : ce n'est pas de la bonne besogne ; il est déjà trop tard. Alors on se décide à faire venir un médecin, ou *à grands frais* on a envoyé à la ville l'ouvrier qui entreprend un pénible et dangereux voyage, long et fatigant. Si c'est un contremaître, un surveillant, un artisan de spécialité, voilà toute une ferme *détraquée* pour une blessure insignifiante au début.

Les choses ne se passeraient pas ainsi et ne prendraient certainement pas cette gravité, si le colon avait à sa disposition une sorte d'ambulance et une pharmacie de campagne suffisamment bien montée. Dans un chapitre spécial, nous étudions la composition de cette provision de médicaments, avec leur destination et leur emploi principaux dans les différents cas de la pratique. Quelle est cette ambulance? Sans doute encore une utopie de médecin ou d'hygiéniste? J'ai trop souvent vu le désordre, le désarroi, l'embarras de tous dans une ferme, quand survenait un accident, et j'affirme qu'il serait bien préférable qu'on finît par écouter un peu le médecin.

Un tout petit local bien éclairé, meublé d'une table, de deux ou trois chaises, et d'une armoire, suffirait à cette destination ; le terme d'ambulance vous paraît bien pompeux. Accordez-lui le nom qu'il vous plaira, peu importe. Le blessé y serait tout aussitôt transporté : cuvette, ouate, bandes, antiseptiques y seraient à la disposition d'une personne, un peu entendue, pour le premier pansement ou pour le médecin en cas de gravité. Les secours seraient portés aux malheureux avec méthode, propreté et éviteraient bien des complications. On exigerait ainsi que tout blessé, dans le domaine, vînt se faire panser à l'ambulance, où le colon jugerait de l'importance de la blessure et de l'opportunité de faire appeler le médecin.

Le praticien, aux colonies, est le complément indispensable d'une ferme : un peu partout, l'administration l'a compris, et on a créé des postes des médecins de colonisation. Encore la plupart du temps le docteur habite une agglomération ou un centre importants. On va le chercher : il est lent à venir et, parfois même, il évitera de se déranger. Je recommanderai volontiers à un chef d'exploitation l'abonnement au médecin, comme je lui conseillerai l'assurance à une compagnie contre les accidents du travail. Ainsi le médecin tient à satisfaire son client, il en a le désir comme le devoir strict ; il répond au premier appel et, de plus, il assure le bon état sanitaire du domaine par des visites hebdomadaires ou bi-hebdomadaires. Il est le conseil médical des Européens, et parfois relève et signale des coutumes et des habitudes dangereuses pour la santé générale.

Dans ces pays ci, plus que partout ailleurs, les ouvriers agricoles sont exposés aux maladies aiguës et épidémiques ; de prompts secours sont toujours indispensables et des mesures de prophylaxie sévères parfois nécessaires. Le seul médecin est capable de remplir ce rôle. Il édictera les moyens à employer, commandera l'isolement, l'évacuation ou la désinfection des locaux contaminés. Il sera également chargé d'imposer et de pratiquer les vaccinations et revaccinations. On sait que la variole fait beaucoup de victimes parmi les indigènes : c'est une perpétuelle menace pour les

Européens ; quelques imprudents parmi ceux qui se refusent à la si simple pratique de l'inoculation jennérienne sont souvent victimes de leur entêtement et de leur négligence. Dans les fermes, la volonté du propriétaire pourrait exiger la vaccination ou la revaccination fréquente de tout le personnel.

Hors des fermes, pendant les époques où les travaux des champs, labours, semailles, moissons, vendanges sont les plus pénibles, les ouvriers sont fort surmenés, exposés aux intempéries, aux refroidissements, aux coups de chaleur ou aux insolations en été. Ils ne doivent jamais travailler en plein air sans avoir la tête bien protégée, surtout contre les rayons ardents du soleil. Nous verrons, dans des chapitres spéciaux, la description des maladies qui sévissent plus particulièrement sur les cultivateurs : énumérons simplement la fièvre typhoïde, la fièvre paludéenne, la diarrhée, la dysenterie, le choléra, le typhus, les conjonctivites, l'asthme des foins, etc.

Aux champs, durant les périodes de durs labeurs, on assurera aux ouvriers européens ou indigènes le ravitaillement en vivres et eau potable, soit sur place, soit à la ferme. L'emploi des machines agricoles, de plus en plus répandu, exige une surveillance de chaque instant. Ce n'est point là, à proprement parler, de l'hygiène, mais bien plutôt une prudence qui procède des intérêts bien entendus de tous, patrons et ouvriers.

Si parfois les ouvriers, trop éloignés de la ferme pour y retourner chaque soir ou trop nombreux pour y être admis à coucher, campent sur place, les tentes, abris, cases où ils passeront la nuit, méritent une surveillance spéciale :

elles doivent être convenablement situées, sur des emplacements favorables, et protéger suffisamment du soleil, de la pluie ou des vents. Des rigoles assurent l'écoulement des eaux, et le feu purifie le sol, chasse scorpions, serpents et autres bêtes dangereuses.

On cherchera toujours la proximité d'un point d'eau, si cela est possible.

Les travaux doivent être commencés de très bonne heure le matin, en été, interrompus pendant plusieurs heures, aux moments les plus chauds de la journée, repris et poussés très avant dans la soirée.

Comme nous le disions plus haut, on ne tolérera sous aucun prétexte l'établissement de cantines près des chantiers. Si la région est particulièrement malsaine, et que quelques ouvriers soient atteints de paludisme, on administrera la quinine à titre préventif.

La nourriture doit être substantielle et de bonne qualité : elle fera l'objet d'une surveillance spéciale. Les travaux des champs au grand air accélèrent les échanges et le mouvement de la nutrition, aussi l'appétit des ouvriers se ressent de cette activité. — Les indigènes à ce sujet n'ont besoin d'aucun conseil : les Européens s'abandonnent parfois trop facilement à leur caprice et à leur fantaisie (Voir chap. ALIMENTATION).

En un mot, l'hygiène des fermes et des ouvriers se résume dans une extrême propreté des gens, des bêtes et des choses : les lavages fréquents, l'antisepsie véritable, la désinfection rigoureuse ont, depuis quelque temps, fait progresser l'hygiène rurale dans ses applications pratiques. La mortalité autrefois si élevée des ouvriers agricoles, dans les colonies, a diminué déjà et diminuera encore, quand les chefs d'entreprises comprendront qu'il est de leur intérêt strict d'assurer à leurs ouvriers de l'eau potable, des logements salubres, des secours et la tranquillité morale et matérielle en cas d'accidents ; des conseils contre l'abus pernicieux des boissons alcooliques auquel ils se laissent trop facilement entraîner.

CHAPITRE IX

LES PROMPTS SECOURS

SOMMAIRE. — Utilité d'une intervention rapide. — Émoi en présence du sang. — Calme et sang-froid. — Les diverses hémorrhagies. — Les procédés d'hémostase. — Indication suivant les cas. — Le pansement ouaté compressif. — Les liens sur les membres. — Les moyens chimiques — Hémostatiques médicamenteux. — Résumé. — Secours aux asphyxiés. — Qu'est-ce que l'asphyxie ? — Ses causes. — Son traitement. — Respiration artificielle. — Frictions cutanées. — Tractions rythmées de la langue. — Détails du procédé du professeur Laborde. — Sa communication à l'Académie de médecine. — Secours aux empoisonnés. — Soins généraux. — Traitement des principaux empoisonnements.

Le colon isolé, éloigné de tout centre habité, dépourvu de médecin, dans maintes circonstances est obligé de prendre l'initiative des prompts secours dans un cas pressant, en attendant l'arrivée du praticien. Deux accidents redoutables par la rapidité possible d'une issue fatale, exigent du calme, du sang-froid, de l'esprit de décision : je veux parler des hémorrhagies et de l'asphyxie. Sans plus tarder, le colon mettra en pratique les procédés qu'il aura appris pour obvier à ces symptômes pathologiques graves. Nous joindrons à cette étude, pour terminer,

un exposé sommaire des premiers soins à donner en cas
d'empoisonnement. Ce sera la véritable façon d'attendre
avec profit et efficacité l'intervention plus autorisée de
l'homme de métier.

. .

L'hémorrhagie, pour tout le monde, même pour les médecins rompus à leur art, est un spectacle troublant : on
sait que le sang qui s'écoule, c'est la vie qui s'en va ; les
forces du malade diminuent, c'est l'évanouissement, la
syncope, la mort. Le sang est un liquide précieux, il doit
être ménagé. Dans l'ancien grand amphithéâtre de la Faculté de médecine, une vaste peinture murale représentait
des chirurgiens pansant des blessés sur le champ de bataille ; on lisait au-dessous :

« *Aux médecins il appartient d'étancher le sang précieux
réservé à la Patrie.* »

Dans un cas pressant, il faut donc savoir les ressources
qu'on a à sa disposition pour faire l'hémostase.

L'hémorrhagie est la sortie du sang hors des vaisseaux
qui le contiennent.

L'hémorrhagie est, suivant la nature des vaisseaux
ouverts, artérielle, veineuse ou capillaire.

Dans l'*hémorrhagie artérielle*, le sang sort rouge et en
jet saccadé, isochrone aux battements du cœur et aux pulsations du pouls.

Dans l'*hémorrhagie veineuse*, le liquide est plutôt foncé,
et sort lentement en jet continu.

Dans l'*hémorrhagie capillaire*, le sang se répand en
nappe, et n'a pas les caractères précédents.

On distingue, d'après leur situation, les hémorrhagies

en internes ou externes ; nous nous occuperons surtout des dernières.

Pour arrêter le sang, pour pratiquer l'hémostase, il existe différents moyens.

I. *Moyens mécaniques.* { Compression. . } Pour amener secon-
{ Ligature . . . . } dairement la forma-
tion du caillot.

II. *Moyens chimiques.* { Pour amener immédiatement, par coa-
gulation de l'albumine de l'hémo-
globine, la formation du caillot.

Quand il s'agit de vaisseaux importants qui saignent, la compression et la ligature, surtout, déterminent la formation du caillot dans le vaisseau coupé ou béant, et le sang s'arrête. Quand, au contraire, il s'agit de vaisseaux capillaires de petit calibre, la chaleur, certains médicaments qui font contracter la paroi des vaisseaux, la compression ou certaines poudres qui aident mécaniquement à la formation du caillot, suffisent à arrêter le sang.

Les moyens mécaniques (ligatures, compression) sont les meilleurs procédés d'hémostase, en mettant un obstacle physique à la sortie du sang.

Voici un tableau dans lequel on trouvera les renseignements indispensables :

Hémorrhagie artérielle { Comprimer en attendant l'arrivée du médecin au niveau ou au-dessus de la plaie.
Ligature pratiquée par le médecin.

— *veineuse.* { Compression toujours suffisante au niveau ou au-dessus de la plaie ; peut constituer l'hémostase définitive.

Hémorrhagie
capillaire.
{
Comprimer comme précédemment :
Moyens chimiques (perchlorure de fer,
ergotine, antipyrine, ouate, etc.).
}

Hémorrhagie artérielle. — Si la plaie est située sur la continuité d'un membre, on place tout d'abord, si l'hémorrhagie est importante, un lien constricteur, bande de toile ou bande élastique, à la racine du membre et on fait sur la plaie un pansement compressif.

Le pansement compressif se pratique de la façon suivante :

Après avoir soigneusement lavé et désinfecté la plaie à l'aide d'une solution antiseptique (1), on place dans l'ordre :

Une couche épaisse de gaze ;

Une couche épaisse d'ouate hydrophile ;

Des bandes de gaze en nombre suffisant.

Dans les cas d'hémorrhagie grave, ce pansement suffit en attendant la venue du médecin, qui procédera à la ligature ; dans les cas bénins, il sera définitif.

Le pansement compressif est donc une mesure temporaire ou définitive :

Temporaire pour les grosses artères.

Définitive pour les petites artères ou les veines.

Radicale, pour les capillaires.

Aux médecins appartiennent la ligature et le pincement des artères à l'aide des fils de catgut, de soie, etc., ou des pinces dites hémostatiques.

Aux moyens mécaniques, on peut ajouter souvent l'action des hémostatiques chimiques dont les principaux sont :

_____

(1) Voir chapitre ANTISEPSIE ET DÉSINFECTION.

L'eau chaude à 40 ou 45°.

Le perchlorure de fer.

·L'essence de térébenthine.

·L'ergot de seigle (ergotine).

L'antipyrine. Le dermatol.

Le tannin.

L'extrait de ratanhia.

Le benjoin.

L'alun.

L'*eau chaude*, bouillie et ramenée à 40 ou 45°, est un excellent hémostatique, qu'on peut toujours se procurer et avoir sous la main : en dehors de sa valeur vaso-constrictive, elle a certaines propriétés antiseptiques qui ne sont pas à négliger : on l'emploie en lavages, irrigations, injections, et de préférence, au début, à tout autre moyen. Avant la découverte de la ligature des vaisseaux, les anciens chirurgiens se servaient du fer rouge pour arrêter le sang après les amputations.

·Le *perchlorure de fer*, remède très populaire, offre plus d'inconvénients que d'avantages et ne donne qu'une sécurité trompeuse. La solution officinale ne doit être employée que très diluée dans l'eau. Les plaies, inondées de perchlorure de fer, comme on le fait parfois dans le public, sont sales, de mauvais aspect. Il existe dans le commerce un coton hydrophile et hémostatique au perchlorure de fer, dont on peut se servir pour les petites plaies

D'une façon générale, il est préférable d'abandonner le perchlorure de fer que de lui accorder une confiance trop grande.

L'*essence de térébenthine* favorise la coagulation du sang, elle entre dans la composition de la plupart des eaux dites hémostatiques.

Eau hémostatique de Tisserand . . . . .
{
Térébenthine. .)
Sang-dragon. .) āā . . . . . 100 gr.
Eau. . . . . 1 litre.
}

Eau de Léchelle. . . .
{
23 plantes hémostatiques ou réputées telles, jointes à l'essence de térébenthine.
}

Eau de Freppel. . . .
{
Matico.
Benjoin.
Térébenthine.
}

L'*ergot de seigle* et l'*ergoline* sont surtout des vaso-constricteurs dont l'emploi est précieux dans certaines hémorrhagies internes (hémoptysie, hématémèses, métrorrhagie, etc.).

Le *tannin* est le type des astringents employés dans les hémorrhagies internes. On peut se servir, dans les hémorrhagies externes, d'un collodion hémostatique au tannin :

A. — Plaie.

B. — Couche légère de ouate.

C. — Couche de collodion au tannin.

Le *benjoin* et l'*alun* peuvent rendre des services. (L'eau de Pagliari est à base de benjoin.) Les coiffeurs emploient depuis quelque temps des *blocs hyalins* d'alun qui leur servent à frotter la peau du client que leur maladresse a écorchée.

L'*antipyrine* et le *dermatol* sont excellents à employer pour saupoudrer de petites plaies, dont ils arrêtent facilement l'écoulement sanguin tout en assurant l'antisepsie.

En résumé, en présence d'une plaie avec hémorrhagie, on a recours au :

1° Lavage antiseptique et à l'eau chaude ;

2° Tamponnement. Compresse ouatée ;

3° Lien sur le membre ;

4° Pincement, torsion, ligature des artères par le médecin.

Qu'il s'agisse d'un individu ayant séjourné quelques instants dans l'eau, qu'on ait affaire à un homme cherchant la mort par strangulation, qu'on doive rappeler à la vie un individu étouffé par la fumée ou par les émanations d'une fosse d'aisances, d'une cuve à vin, c'est, dans tous les cas, l'asphyxie qu'on devra combattre et traiter pour éviter la mort réelle et définitive. Les noyés ou pendus, tous les asphyxiés en général, sont en état de *mort apparente* pendant quelques instants; puis en état de *mort réelle* bientôt, si on ne vient pas rapidement à leur secours.

Qu'est-ce donc que l'asphyxie?

Un état pathologique constitué par l'arrêt de la respiration, la coloration violacée des extrémités et de la face, l'aspect noirâtre du sang, l'abolition graduelle de la sensibilité, enfin la disparition complète des principales fonctions vitales, qui constituent la mort apparente, jusqu'à la cessation complète de tous les phénomènes vitaux, c'est-à-dire la mort réelle.

L'asphyxie se différencie de la syncope, avec laquelle elle a été longtemps confondue, par ces faits que la première est due à la privation d'oxygène, qui ne se fixe plus sur les globules, et à la surabondance d'acide carbonique à sa place; tandis que la seconde est due à l'arrêt du cœur et, par suite, à la cessation des échanges; conséquence essentielle de la circulation du sang.

Le tableau suivant indique les principales causes de l'asphyxie:

L'Asphyxie est due à :

1° L'air oxygéné qui ne pénètre plus dans les voies aériennes.

- Asphyxie par submersion.
- Enfouissement dans un milieu où l'air ne pénètre pas.
- Présence d'un corps étranger dans les voies aériennes.
- Défaut de pénétration de l'air dans la trachée ou les bronches.
- Strangulation.
- Pendaison.
- Pneumonie, pleurésie, croup, etc., etc.

2° La privation d'air respirable.

- Inhalation d'air vicié par l'acide carbonique.
- Inhalation de protoxyde d'azote.
- Inhalation de chloroforme.
- Inhalation d'hydrogène sulfuré.
- Inhalation de gaz d'éclairage.
- Inhalation de bromure d'éthyle.

Quand on se trouve en présence d'un asphyxié retiré de l'eau, d'une fosse d'aisances, d'une maison incendiée, il faut sans tarder et avec la plus grande célérité lui prodiguer les soins que son état exige.

Le traitement a pour but de favoriser rapidement l'oxygénation du sang, de rappeler les contractions cardiaques et de rétablir les mouvements respiratoires, tout en excitant la sensibilité générale. Les bases de ce traitement sont :

A. — La respiration artificielle.

B. — Les frictions cutanées énergiques.

C. — Les tractions rythmées de la langue.

A. — *Respiration artificielle.* — Dès qu'un noyé est retiré de l'eau, dès qu'un pendu est détaché, dès qu'un asphyxié peut être secouru; il faut aussitôt le coucher sur le dos, le déshabiller rapidement, au besoin couper les vêtements, et l'envelopper dans une couverture. — Si c'est un noyé, on doit l'essuyer et lui débarrasser la bouche de l'eau et des mucosités qu'elle peut contenir. On se gardera de le pendre par les pieds pour lui faire rendre l'eau qu'il a bue, suivant une croyance populaire très répandue.

Le plus vite possible, on procédera à la respiration artificielle : plusieurs méthodes peuvent être employées ; elles consistent toutes en des mouvements provoqués de la cage thoracique que l'on obtient par l'élévation rythmée des bras au-dessus de la tête, suivie de compression du ventre et des côtes, comme pour chasser l'air inspiré.

Premier temps.— Un aide, placé derrière la tête de l'asphyxié, saisit les bras reployés au niveau du coude, et les ramène au-dessus et en arrière de la tête, dans un mouvement assez lent.

Deuxième temps. — Un second aide attend l'abaissement des bras le long des côtes pour presser celles-ci et le ventre, de ses deux mains largement ouvertes.

On continue ces deux mouvements alternatifs, en se conformant au type respiratoire normal, c'est-à-dire en essayant d'arriver à quinze ou vingt manœuvres semblables par minute.

La respiration artificielle peut être pratiquée par une seule personne.

J. Braquehaye et G. de Rouville la décrivent de la façon suivante (*Consultations chirurgicales*, p. 20), pour les accidents de chloroformisation :

1º Rapidement, mais sans précipitation; mettre le malade la tête pendante, dépassant légèrement le lit ; un aide fixe solidement les pieds.

2º Se placer vers la tête; empaumer les deux avant-bras vers les coudes et les rapprocher du thorax en le comprimant (expiration).

3º D'un mouvement régulier et symétrique, conduire les deux bras successivement en abduction, en élévation et en projection en arrière. Chez l'adulte, il est nécessaire de fléchir un genou en terre pour faire exécuter aux bras ces derniers temps (inspiration).

4º Par un mouvement inverse ramener les coudes sur le côté du thorax pour le comprimer.

6º Rythmer ces mouvements sur ceux d'une respiration normale, et avoir un aide prêt à suppléer l'opérateur dès qu'il est fatigué (la respiration artificielle devant être pratiquée quelquefois pendant longtemps).

A ces diverses méthodes de respiration artificielle, on peut joindre la faradisation du nerf phrénique qui se pratique de la façon suivante :

On place le pôle positif au milieu du cou, sur le prolongement d'une ligne saillante qui est celle d'un muscle qui s'appelle le sterno-cléïdo-mastoïdien, et le pôle négatif à la base du thorax, au *creux de l'estomac*.

B. — *Frictions cutanées énergiques.* — Pendant qu'une personne pratique la respiration artificielle, une autre s'occupe des frictions sur le corps, auxquelles on procédera avec différents médicaments, dont le principal est l'alcool, qu'on a toujours un peu partout à sa disposition (alcool ordinaire, alcool camphré, eau de Cologne). On pourra se servir également d'essence de térébenthine, de teinture de benjoin, d'essences diverses, d'eau très chaude.

Le massage ou la flagellation, à l'aide des mains ou de serviettes mouillées, activent encore le rétablissement de la circulation générale.

Aux membres inférieurs, on peut appliquer des ventouses sèches en grand nombre, des cataplasmes sinapisés ou le sinapisme Rigollot ordinaire, ou enfin le marteau de Mayor. On plonge dans de l'eau bouillante un large marteau qu'on applique ainsi tout bouillant à la partie externe de la cuisse.

On peut adjoindre à ce moyen les inhalations de nitrite d'amyle et d'oxygène pur, les injections sous-cutanées d'éther et de caféine, de spartéine ou d'huile camphrée, suivant qu'on aura l'un ou l'autre de ces médicaments sous la main.

C. — *Tractions rythmées de la langue.* — Nous avons voulu réserver en dernier lieu l'exposé de cette méthode qui semble être le *traitement spécifique de l'asphyxie*, surtout chez les noyés. Elle est due à M. le Dr Laborde, de l'Académie de médecine de Paris ; cette découverte fit grand bruit, il y a quelques années, dans le monde savant : les tractions rythmées de la langue rappellent à la vie des individus en état de mort apparente depuis de longues heures. M. Laborde lui-même, se trouvant en été en villégiature sur une plage de l'Océan, obtint ainsi une vraie résurrection sur le cadavre d'un pêcheur ayant séjourné plus d'une heure dans la mer. Depuis, les observations se multiplient, recueillies à l'envi dans l'univers entier par tous les médecins. On sait aujourd'hui que ces tractions doivent être pratiquées quelquefois pendant trois heures consécutives pour rappeler à la vie un asphyxié, un noyé, un malade chloroformé.

La mort extérieure, la mort objective de l'organisme qui

réside dans le cessation de toutes les fonctions vitales, en
général, de la circulation et de la respiration, en particulier, n'est pas un signe définitif de la disparition complète
de la vie. Il semble qu'un dernier souffle de vie intérieure
persiste malgré la fin apparente de notre existence. Il est
encore en nous une force réactionnelle latente dans l'intimité de nos tissus, que certaines manœuvres peuvent utiliser. La limite extrême de cette puissance vitale est d'environ trois heures, après la mort extérieure. Les tractions
rythmées de la langue semblent être le meilleur moyen à
mettre en usage pour obtenir un effet rapide et complet.

Voici la description du procédé de la langue dû à M. le
professeur Laborde :

« I. — Saisir solidement le corps de la langue (tiers anté-
rieur) entre le pouce et l'index, avec un linge quelconque
ou le mouchoir que l'on a dans sa poche, ou même avec les
doigts nus, mais plutôt avec la *pince Laborde*, et exercer
sur cet organe de *vingt à vingt-cinq fois* par minute de
fortes tractions réitérées, successives, rythmées, suivies de
relâchement, en imitant les mouvements rythmiques de la
respiration elle-même.

« II. — Pendant les *tractions*, il importe de sentir que l'on
tire bien sur la racine de la langue qui s'y prête, par son
élasticité et sa passivité, surtout dans le cas de mort apparente.

« III. — Lorsqu'on commence à sentir une certaine résistance, c'est que la fonction respiratoire se rétablit et que la
vie revient : il se fait alors habituellement un ou plusieurs
mouvements de déglutition, bientôt suivis d'une inspiration
bruyante appelée le *hoquet inspirateur*, premier signe de
la *reviviscence*.

« IV. — Si, au moment de saisir la langue, les mâchoires

sont encore contractées et les dents serrées, les écarter en
forçant avec les doigts, si c'est possible, ou avec un corps
résistant quelconque, ou avec l'écarte-mâchoires très pratique qui accompagne le *tracteur mécanique*.

« V. ₌ Il est utile, en prenant la langue, tout au début
des *tractions*, d'introduire l'index de l'autre main au fond[t]
de l'arrière-gorge, de façon à aider à la provocation du
vomissement par la *traction* elle-même, afin de dégager
autant que possible l'estomac de l'eau et des aliments qui
l'encombrent.

« NOTA IMPORTANT. — Il est de toute nécessité d'employer
cette méthode de préférence, et avant toute autre. Mais
on peut user concurremment de tous les moyens adju-
vants.

« Il ne faut pas se lasser de faire les tractions. On a vu
opérer des rappels à la vie même après *trois* heures de
soins, et dans des cas de vingt, trente et quarante minutes
de submersion. »

M. le professeur Laborde fit, à la séance du 5 juillet 1892
de l'Académie de médecine, sa première communication
« *sur un nouveau moyen de remédier à la mort apparente
par submersion* » ; voici en quels termes il fit connaître sa
découverte :

« Ce procédé consiste à tirer la langue hors de la bouche après avoir écarté fortement les mâchoires, et à faire
exécuter à cette langue des mouvements énergiques
d'avant en arrière.

« L'effet et l'importance de cette manœuvre résident
principalement dans l'action puissante que l'excitation de
a base de la langue et surtout sa traction exercent sur le
réflexe respiratoire ; cette traction peut, d'ailleurs, être
réalisée d'une façon rythmique, en s'appropriant, en quel-

que sorte, le rythme de la fonction qu'il s'agit de réveiller.

« L'idée de l'emploi de ce procédé si simple nous a été suggérée par un souvenir expérimental : lorsque, dans notre laboratoire, nous sommes en présence d'un état syncopal ou asphyxique accidentel, chez un animal en expérience, notamment à la suite de l'anesthésie chloroformique ou chloralique, en même temps que nous nous mettons en devoir de faire intervenir l'électrisation (par le passage des courants interrompus de la bouche à l'anus), et la respiration artificielle, notre premier soin est de saisir la langue — non pas seulement, comme cela se fait en chirurgie, pour dégager l'ouverture laryngo-pharyngée — mais pour opérer sur elle des tractions réitérées et rythmées qui suffisent souvent, à elles seules, pour provoquer le retour de la respiration, après une série de hoquets bruyants, d'abord passifs, c'est-à-dire répondant uniquement à la provocation, et devenant bientôt spontanés.

« Pour saisir et bien tenir la langue qui glisse, on le sait, avec une grande facilité, dans les conditions accidentelles, imprévues et extemporaires dont il s'agit ici, la préhension avec la main est la seule ressource ; le moyen le meilleur et le plus sûr de la réaliser, c'est, en même temps qu'on s'est armé d'une cuiller (si l'on en a une à sa disposition) pour maintenir l'ouverture de la bouche et appuyer sur la base linguale, c'est, dis-je, d'entourer ses doigts d'un mouchoir.

« Tel est le procédé d'origine expérimentale, nous tenons à le répéter, qui nous a si merveilleusement réussi — que nous n'avons trouvé signalé nulle part — et que, pour ce double motif, dans un intérêt pratique sur lequel il n'est pas besoin d'insister, nous avons cru devoir recommander à l'attention de nos confrères. » (*Bulletin médical*; Paris, 1892, p. 1044. — Compte rendu analytique des séances de l'Académie de médecine.)

Depuis cette époque, des centaines de succès sont venus confirmer la valeur de la méthode des tractions rythmées de la langue dans tous les genres d'asphyxie.

M. le professeur Laborde a inventé récemment un tracteur automatique, qui peut rester en place plusieurs heures pour rappeler à la vie un individu en état de mort apparente. Ce tracteur automatique deviendra en même temps un appareil de constatation scientifique de la mort réelle.

Le plus souvent, un empoisonnement exige des soins immédiats pour empêcher la substance toxique de compléter son œuvre néfaste. En présence d'un cas d'empoisonnement, que faut-il faire?

De suite, on cherchera à débarrasser l'estomac du reste de poison qu'il pourrait encore contenir par l'administration d'un vomitif, donné par la voie stomacale ou rectale, ou par la voie hypodermique. On aura recours à l'un des médicaments suivants (1) :

Farine de moutarde	8 à 10 grammes
Sulfate de cuivre	0^{gr},20 à 0^{gr},50

délayé dans un verre d'eau froide. Si le malade se refuse à le prendre par la bouche, on le lui donnera en lavement. Le médecin pourra employer l'apomorphine en injections sous-cutanées. Enfin on se servira de l'appareil usité pour le lavage de l'estomac (2).

(1) Ces vomitifs sont préférables à l'ipéca ou au tartre stibié.
(2) Cet appareil est décrit dans notre PHARMACIE DE CAMPAGNE

On administrera également un lavement purgatif pour débarrasser l'intestin, puis on procédera à une thérapeutique symptomatique.

En cas de dépression, paralysie, collapsus.	Inhalations d'oxygène. — de nitrite d'amyle. Étendre le malade sur le sol. Boisson alcoolisée, thé, café. Frictions énergiques. Injections d'éther.
En cas d'excitation, délire, agitation extrême	Affusions froides. Chloral à hautes doses. Inhalations de chloroforme. — d'éther. Bromure de potassium.
En cas de syncope cardiaque.	Injections d'huile camphrée. — d'éther ou de caféine. Frictions. Faradisation. Tractions rythmées de la langue. Inhalations de nitrite d'amyle.
En cas d'asphyxie . .	Inhalations d'oxygène. — de nitrite d'amyle. Respiration artificielle. Tractions rythmées de la langue. Grand air, etc.

Nous indiquons ci-dessus la conduite à tenir suivant la substance toxique ingérée. On aura donc à s'y reporter pour donner les soins nécessaires dans un cas d'empoisonnement déterminé. Les détails ci-dessous sont, en outre, empruntés à la 6e édition du *Formulaire aide-mémoire* de la Faculté de médecine de Paris, des Drs Roux et Lemanski, chez Steinheil, 1902.

chapitre XIV, 2ª partie, et nous en avons indiqué le mode d'emploi.— Le lavage de l'estomac rend les plus grands services dans les cas d'empoisonnement.

Acétanilide. — Vomitif. Inhalations d'oxygène. Stimulants. Respiration artificielle. Saignée.

Acides. — Alcalins. Magnésie. Eau de savon ou eau de chaux. Eau albumineuse.

Acide phénique. — Sulfate de soude, 30 grammes dans eau; 750 grammes. Sucrate de chaux. Lavages stomacaux avec solution de sulfate de soude. Eau albumineuse. Huile d'olive. Stimulants. Saignée. Respiration artificielle.

Aconit. — Vider l'estomac. Vomitifs, ou mieux pompe stomacale. Stimulants. Inhalations de nitrite d'amyle. Respiration artificielle.

Acali-ammoniaque. — Vider l'estomac. Acides : eau vinaigrée, jus de citron. Eau albumineuse. Lait.

Alcool. — Vider l'estomac. Stimulants. Affusions froides. Café. Inhalations de nitrite d'amyle.

Alun. — Vomitifs. Lait. Magnésie. Boissons mucilagineuses.

Antimoine. Émétique. — Vider l'estomac. Astringents. Tannin, acide gallique, café fort, thé vert fort. Décoction d'écorce de chêne, de ratanhia, de quinquina. Stimulants.

Arsenic. — Vider l'estomac. Eau chaude. Hydrate de sesquioxyde de fer. On l'obtient ainsi :

Faire une solution de :

Eau distillée.	5.000 grammes
Perchlorure de fer.	100

Ajouter :

Carbonate de soude.	70 grammes
Eau	1.000

Filtrer. Le précipité rougeâtre est donné dans l'eau chaude. Magnésie calcinée à hautes doses, stimulants.

Belladone et atropine. — Vider l'estomac. Stimulants. Café ou thé forts. Chaleur. Sudorifiques: jaborandi, 4 grammes en infusion, ou pilocarpine, 2 centigrammes en injection.

Benzine. — Vider l'estomac. Stimulants. Teinture de belladone, XX gouttes. Respiration artificielle.

Bichromate de potasse. — Vider l'estomac. Eau de chaux et lait. Boissons émollientes.

♦*Camphre.* — Vider l'estomac. Stimulants : inhalations d'éther. Éviter les boissons alcooliques.

Cantharides. — Vider l'estomac. Purgatifs, mais pas de purgatifs huileux. Opium. Bains.

Carbonique (Acide). — Inhalations d'oxygène. Respiration artificielle. Lotions d'eau froide. Saignée. Stimulants. Transfusion du sang.

Champignons. — Vider l'estomac. Éther. Purgatifs.

♦*Chloral.* — Vider l'estomac. Stimulants. Tenir le malade éveillé. Inhalations de nitrite d'amyle. Respiration artificielle.

♦*Chlorate de potasse.* — Vider l'estomac. Boissons émollientes. Purgatifs.

Chlore. — Inhalations d'oxygène ou d'hydrogène sulfuré.

Chloroforme. — S'assurer que la langue du malade n'est pas refoulée en arrière. Mettre la tête dans une position déclive. Inhalations d'oxygène. ♦Respiration artificielle. Électrisation du nerf phrénique. Tractions rythmées de la langue.

Si le chloroforme a été *ingéré*, vider l'estomac. Eau de Vichy.

♦*Ciguë et Cicutine.* — Vider l'estomac. Infusion de café ou de thé. Astringents. Respiration artificielle. Stimulants.

Cocaïne. — Vider l'estomac. Astringents. Stimulants. Respiration artificielle. Inhalations de nitrite d'amyle. Injections d'éther. Boissons émollientes.

Créosote. — (Voir *Acide phénique*.)

Croton. — Vider l'estomac. Boissons émollientes. Opium.

Cuivre. — Vider l'estomac. Eau albumineuse. Boissons émollientes.

♦*Coloquinte.* — Vider l'estomac. Opium. Stimulants.

Cyanhydrique (Acide). — Vider l'estomac. Inhalations de chlore ou d'ammoniaque. A l'intérieur, eau chlorée. Magnésie.

Hydrothérapie. Lotions froides sur la tête et la colonne vertébrale. Respiration artificielle. Inhalations d'oxygène. Electricité.

Digitale. — Vider l'estomac. Astringents. Stimulants.

Émétique. — (Voir *Antimoine*.)

Éther. — (Voir *Chloroforme*.)ṣ

Iode. — Vider l'estomac. Eau amidonnée ou panée. Magnésie.

Iodures. — Limonade sulfurique et ensuite eau amidonnée.

Iodure d'éthyle. — Inhalations d'oxygène. Respiration artificielle.

Jaborandi. — Astringents. Injections hypodermiques d'atropine.

Lobélia. — Vider l'estomac. Astringents. Stimulants.

Morphine. — Vider l'estomac. Astringents. Stimulants. Empêcher le malade de dormir par tous les moyens possibles. Respiration artificielle.

Nitrate d'argent. — Eau salée. Émollients.

Nitrate de potasse. — Vider l'estomac. Eau albumineuse. Injections d'éther.

Nitrite d'amyle. — Respiration artificielle. Inhalations d'oxygène.

Oxalique (Acide). — Craie ou magnésie dans de l'eau. Eau de chaux. Purgatif huileux.

ṭ*Oxalates.* — Chlorure de magnésium, 20 grammes dans de l'eau.

•*Perchlorure de fer.* — Vider l'estomac. Astringents. Stimulants.

Permanganate de potasse. — Vider l'estomac. Eau vinaigrée sucrée. Astringents.

Phosphore. — Vider l'estomac. Essence de térébenthine. Eau albumineuse. Lait. Inhalations d'oxygène.

Plomb. — Vider l'estomac. Sulfate de soude ou de magnésie. Eau albumineuse. Soufre et miel : ââ 20 grammes.

Quinine. ☰ Vider l'estomac.'Stimulants. Opium. Respiration artificielle.

Résorcine. ☰ Vider l'estomac. Eau albumineuse. Stimulants. ·Électricité. Inhalations de nitrite d'amyle.

Rue et Sabine. — Purgatifs. Huile de ricin. Émollients. Eau albumineuse.

Salicylate de soude. — Vider l'estomac.'Boissons excitantes. Opium. Respiration artificielle.

Salol. — Vider l'estomac. Purgatifs salins.

Santonine. ☰ Vider l'estomac. Boissons stimulantes. Inhalations de chloroforme.

Scille. — Vider l'estomac. Stimulants.'Opium.

Spartéine. — Vider l'estomac. Astringents.'Purgatifs.

Strychnine. — Vider l'estomac. Astringents. Chloral. Inhalations de chloroforme. Respiration'artificielle. Courant galvanique continu sur la colonne vertébrale.

Sublimé. — Vider l'estomac. Eau albumineuse suivie rapidement de vomitifs. Eau sulfureuse. Émollients. Stimulants.

Sulfhydrique (Acide). — Inhalations de chlore.

Tabac. — Vider l'estomac. Astringents. Stimulants.

Térébenthine. — Vider l'estomac. Purgatifs salins. Émollients.

Vératrine. — Vider l'estomac. Astringents. Huile de ricin.

Zinc (Sels de). ☰ Vider l'estomac. Eau albumineuse. Huile de ricin: Astringents.

CHAPITRE X

ANTISEPSIE ET DÉSINFECTION

SOMMAIRE. — L'infection. — Microbes et toxines. — La phagocytose. — Destruction des microbes. — Antisepsie et asepsie.
— Principes d'asepsie. — Pour se laver les mains. — Flambage
des récipients. — Ouate et gaze. — Pansement humide ou sec.
— Indication de ces pansements.— Solutions antiseptiques.— Sublimé et acide phénique.— Autres antiseptiques. — Poudres. —
Désinfection par les aromatiques. — Les essences. — Quelques formules. — Désinfection des locaux par le soufre ou le
formol. — Désodorisation des urines et des selles.

Aujourd'hui on connaît dans le public, d'une façon superficielle au moins, les grands principes de la théorie de
l'infection : le microbe a ses grandes lettres de naturali-
sation mondaine, c'est un personnage avec lequel on est
habitué de compter. La bactériologie a eu les honneurs de
la fin du siècle : Lister, Pasteur, Koch, Roux, Metchnikoff,
Chantemesse, Yersin sont des noms retentissants, fami-
liers aux oreilles de tous. Ainsi les maladies *dites infectieuses* sont dues à la présence d'un microbe spécial,
connu ou inconnu, qui agit encore moins par sa présence
et sa pullulation que par les redoutables sécrétions qu'il
rejette, les *toxines*, qui sont des poisons violents pour l'or-

ganisme. Tels sont la fièvre typhoïde, le choléra; la tuberculose, la fièvre jaune, le typhus, la variole, la rougeole, la diphtérie, la scarlatine, etc., toutes maladies infectieuses dues à la présence d'un microbe spécial. Jadis, on fut très embarrassé pour déterminer la porte d'entrée précise des germes pathogènes dans l'économie au moment de l'invasion ; actuellement on explique les faits cliniques de la façon suivante : nous portons en nous-mêmes, à l'état normal, dans l'intestin, dans l'estomac, dans la bouche, dans le nez, dans les oreilles, etc., toutes les espèces de microbes possibles. Mais, en bonne santé, nos cellules des revêtements épithéliaux des muqueuses font bonne garde, et les microbes, les plus faibles du moins, ne sont point pour nous une cause de danger.

Mais que l'organisme, affaibli pour quelque raison que ce soit, n'oppose plus une barrière suffisante aux envahisseurs, aussitôt les bactéries pénètrent dans les espaces lymphatiques sous-muqueux. Alors s'engage une lutte formidable, dont les différents épisodes ont été désignés sous le nom général de *phagocytose*. L'indice matériel de ce combat dans l'intimité de nos tissus, c'est la fièvre : il n'y a pas d'infection sans fièvre. Cette phagocytose est due aux phagocytes, qui sont des cellules capables d'englober les microbes et de les détruire ; ces cellules sont mobiles, telles les cellules dites leucocytes (globules blancs du système lymphatique), ou fixes, telles les cellules intérieures des vaisseaux, cellules endothéliales.

Quand la phagocytose est assez énergique pour détruire les microbes, l'infection est légère, et la guérison survient : si, au contraire, les envahisseurs sont les plus forts, les pires désordres organiques sont les conséquences de cette défaite ; l'infection est grave, et parfois la mort s'ensuit, si une thérapeutique victorieuse n'intervient pas.

L'antisepsie pour les infections internes n'existe encore pas, à proprement parler : si l'on essaye du naphtol, du salol, etc., au cours de la fièvre typhoïde, pour débarrasser l'intestin des bacilles sans nombre qui l'encombrent, on n'a pas trouvé jusqu'ici une substance qui soit à la fois un bactéricide idéal et qui ne soit pas un agent caustique et toxique pour les milieux internes. L'antiseptique qui détruit bien le microbe désorganise en même temps les cellules. On tue le malade pour occire le microbe.

Seule, la sérothérapie a su, à ce jour, remporter la victoire : elle s'adresse moins aux microbes qu'à leurs toxines. Elle permet au malade de soutenir la lutte en annihilant les effets terribles des poisons microbiens qu'elle neutralise.

Si l'antisepsie interne n'a pas encore donné de résultats remarquables, il n'en est pas de même de ce qu'on peut appeler l'antisepsie externe, l'antisepsie chirurgicale.

Prenons un exemple pour nous faire mieux comprendre. En débouchant une bouteille, le goulot s'en est cassé dans vos mains, et vous vous êtes fait une importante coupure au doigt ; immédiatement lavée avec une solution antiseptique appropriée ou avec de l'eau bouillie simplememt, cette plaie, débarrassée de tout germe bactérien, ne suppurera pas et guérira promptement, protégée par un pansement convenable. Si, au contraire, elle est lavée à l'eau ordinaire, contenant mille espèces de microbes, souillée par des pièces de pansement salés, les germes y pullulent et les plaies suppurent.

Telle est, en somme, la théorie de l'antisepsie et de l'asepsie. Il faut traiter toute plaie, non-suppurée, à l'aide de liquides aseptiques pour éviter la production des microbes. toute plaie suppurante à l'aide de substances capables de

détruire les microorganismes existants, sans entraver le processus naturel de cicatrisation.

Les gens du monde doivent savoir que les plaies s'infectent très facilement par le contact des mains étrangères,
des pièces de pansements septiques, par le contact des vêtements, de la terre, etc. Toute plaie doit donc être soigneusement et scrupulement préservée des milieux ambiants et
des corps extérieurs de toutes sortes qui peuvent les souil-
ler. On doit surtout éviter l'arrivée et l'installation des microbes de la suppuration et les détruire énergiquement quand
ils existent. On réalise la première condition par l'asepsie, la
seconde par l'antisepsie ; la première se contente de l'eau
bouillie et des pansements propres, la seconde a besoin de
l'intervention des antiseptiques caustiques, des poudres
antiseptiques, fer rouge, etc.

Comment réalise-t-on l'asepsie d'une plaie ? Toute personne appelée à panser une plaie doit se pénétrer des
quelques principes suivants :

1° *Ne jamais toucher une plaie sans s'être soigneusement
lavé les mains ;*

2° *Débarrasser la plaie de toute souillure à l'aide d'un
liquide aseptique ou antiseptique ;*

3° *Protéger la plaie à l'aide d'un pansement approprié.*

De quelle façon pratique se conforme-t-on à ces trois propositions essentielles ?

Se laver les mains, dira-t-on, rien de plus simple ! —
Même pour des médecins, cela demande des années d'éducation.

Pour se laver les mains, il faut : retrousser ses manches
jusqu'au-dessus du coude, se frotter très énergiquement les
mains dans de l'eau bouillie ou une solution antiseptique
(sublimé à 1/2000°, solution désodorisante) ; se brosser très

attentivement les ongles avec une brosse dure, brosse de chiendent ordinaire, se rincer ensuite les mains, si possible, avec de l'alcool à 80° ; se les resavonner et se les brosser encore à nouveau. Quand ceci est terminé, *avoir bien soin de ne pas s'essuyer les mains.* — Ces différentes manœuvres, qui paraissent très simples, nécessitent cependant beaucoup d'attention ; en effet, au cours du lavage, on est toujours quelque peu tenté de se gratter le nez qui, très inconvenablement, vous démange à ce moment précis ; il ne faut point non plus déposer le savon sur la table et le reprendre inconsidérément.

Les mains une fois lavées et aseptisées (autant que faire se peut), il ne faut plus toucher à quoi que ce soit qui puisse les contaminer. On a ainsi satisfait au premier principe :

1° *Ne jamais toucher une plaie sans s'être soigneusement lavé les mains.*

Comment répondre aux exigences de la seconde loi ?

Avant de se laver les mains, toute personne appelée à panser une plaie s'assurera des objets suivants :

α. — Une bouteille contenant un antiseptique et une bouteille contenant de l'alcool.

β. — Trois cuvettes.

γ. — Un seau à ordures.

δ. — Une boîte en métal contenant ouate, gaze, bandes, poudres antiseptiques (1).

On commence par flamber les cuvettes ; pour cela faire, on jette une petite quantité d'alcool dans chacune d'elles, et on l'enflamme. Pendant que l'alcool brûle, on prend la cuvette, en ayant soin de la tenir les mains bien à plat pour

(1) Voir le chapitre PHARMACIE DE CAMPAGNE.

que les doigts ne se brûlent pas et ne souillent,pas l'intérieur de la cuvette : on la porte ainsi sur une table.

Quand les cuvettes sont flambées, on leur donne la des-
,tination suivante :

·Première cuvette. — Eau bouillie pour se rincer les mains.

·Deuxième cuvette. — Solution antiseptique.

Troisième cuvette. — Pour les tampons de ouate destinés
. à éponger, nettoyer, laver la plaie.

·Les deux premières sont remplies avant·que l'opérateur
ne se lave les mains ; il a également ouvert, sans y plonger les doigts, la boîte à pansement. A ce moment seulement, on procède au lavage des mains, comme nous l'avons
dit plus haut.

Les mains encore humides, non essuyées, on prend dans
la boîte à pansement des petites masses d'ouate qu'on
trempe dans la cuvette contenant la solution antiseptique ;
on les mouille,·puis on les exprime,·pour les mettre ensuite dans la cuvette n° 3. Alors on pourra se conformer au·
deuxième principe :

2° *Débarrasser la plaie de toutes souillures à l'aide d'un
liquide antiseptique ou aseptique*.

A l'aide des tampons, on nettoie :

D'abord, les alentours de la plaie sans passer par la plaie
elle-même ;·

Ensuite, la plaie elle-même.

Tout tampon·qui a servi à une de ces deux opérations
ne doit pas être replongé dans la cuvette contenant l'antiseptique ; il doit être immédiatement rejeté dans le seau à
ordures.

Quand la plaie sera suffisamment nettoyée, on procédera
au pansement proprement dit, pour se conformer à la troisième loi :

3° *Protéger la plaie à l'aide d'un pansement approprié.*

D'une façon générale, on a recours à deux sortes de pansements :

1° Le pansement humide ;

2° Le pansement sec.

Le *pansement humide* est fait avec des compresses de tarlatane ou de ouate imbibées de solution antiseptique, entourées d'une enveloppe imperméable (gutta-percha, taffetas, mariktoch) et assujetties par des bandes de gaze.

Le *pansement sec* se fait en saupoudrant la plaie avec une poudre antiseptique (dermatol, salol, aristol, ortho-forme, bicarbonate de soude), ou simplement en appliquant un double de gaze stérilisée, puis du coton aseptique, et en fixant le tout à l'aide de bandes.

Le tableau suivant donne les indications de ces deux pansements :

Pansement humide Plaies qui suintent, qui suppurent, qui sont infectées ou enflammées. — Contusions. — Brûlures.	Abcès ouvert. — Furoncle. Panaris. — Tourniole. Contusions diverses. — Coups. Brûlures. Piqûres venimeuses ou autres. Surfaces enflammées.
Pansement sec Plaies nettes et non infectées, en voie de cicatrisation ou de guérison.	Coupures à section nette pouvant se réunir et se cicatriser rapidement. Blessures par instruments tranchants : couteau, faucille, faux, etc.

En général, le premier pansement que devra appliquer une personne étrangère à la médecine sera presque toujours le pansement humide. Il convient surtout aux plaies enflammées qui présentent les caractères suivants: rougeur, chaleur, douleur, tuméfaction.

Noûs ferons remarquer que le pansement humide, qu'on peut appliquer froid ou chaud, remplace, dans ce dernier cas, l'antique et malpropre cataplasme de farine de lin. En effet, la compresse antiseptique, humide et chaude sera indiquée dans tous les cas où jadis nos grand'mères se servaient du si bienfaisant topique. Elle possède tous les avantages du cataplasme, qui agissait surtout par sa température pour calmer la douleur et activer la suppuration, sans en avoir les inconvénients, c'est-à-dire propreté douteuse et apport de germes infectieux.

Quels sont les antiseptiques auxquels le colon peut avoir recours avant l'arrivée du médecin? Nous conseillons l'emploi prudent des solutions mercurielles: leur toxicité est plus grande que celle des mélanges phéniqués, mais elles ont l'avantage d'être moins caustiques. Nous recommandons:

Sublimé	1 gramme
Acide tartrique	1 —
Indigo ou carmin	q. s. p. colorer
Eau bouillie.	1 litre

L'habitude de colorer ces liquides antiseptiques met plus facilement en garde contre les erreurs.

On se sert également de paquets tout préparés:

Sublimé.	} ãã. 1 gramme
Acide tartrique.	
Indigo.	q. s.

pour un paquet, à mettre dans un litre d'eau bouillie et filtrée.

Dans le commerce, on vend des pastilles de sublimé dosées à 1 gramme, qu'on n'a qu'à mettre dans de l'eau bouillie ; on peut également se servir de papiers spéciaux, au même titre.

Un autre sel de mercure est également employé, le cyanure de mercure; il a le précieux avantage de ne point détériorer les instruments nickelés.

        Cyanure de mercure. . . . .   1 gramme
        Borate de soude. . . . .   2 —
        Chromate de potasse. . . . .   q. s. p. colorer

Mêlez pour un paquet à mettre dans un litre d'eau bouillie.

On ne saurait trop répéter que toutes ces solutions sont *éminemment toxiques*, et qu'on doit, en dehors des moments de leur emploi, les mettre en lieu sûr, pour éviter de regrettables méprises ; une étiquette rouge et la mention *usage externe* doivent être placées en évidence sur la bouteille.

Beaucoup moins toxiques et caustiques sont les solutions d'acide borique, d'une valeur antiseptique secondaire, d'ailleurs, mais cependant utiles en bien des circonstances.

On formule habituellement :

        Acide borique. . . . .   35 à 40 grammes
        Eau bouillie. . . . .   1 litre

C'est la solution saturée à 4 p. 100. Il faut savoir qu'un moyen pratique de faire préparer cette solution à domicile, c'est de mettre une cuiller à soupe ou deux d'acide borique en poudre dans un litre d'eau bouillante. On décante, et on obtient la solution saturée.

Nous le répétons encore, l'antisepsie par les solutions de sublimé et surtout d'acide phénique n'est pas exempte de dangers : ils tiennent au défaut de solubilité, à la toxi-cité, à la causticité. Nous avons vu que l'addition d'alcool ou d'acide tartrique est un remède suffisant au premier inconvénient. La toxicité du sublimé doit rendre très prudent dans l'usage du médicament : il ne faut pas dépasser les doses que nous venons d'indiquer ; en colorant les solutions, je le répète encore à dessein; on attire l'attention des malades pour éviter les plus regrettables erreurs. Le défaut de solubilité et la causticité sont les dangers de l'emploi de l'acide phénique; on a songé à augmenter, à la fois, la solubilité et la valeur antiseptique, et à diminuer la causticité, en réunissant dans une même formule plusieurs antiseptiques :

Acide phénique.	90	grammes
salicylique	10	—
— lactique	20	—
Menthol	1	—
Eucalyptol	5	—
Essence de Wintergreen	5	—

On emploiera une cuiller à soupe de ce mélange, appelé *Phénosalyl*, pour un litre d'eau bouillie. Cet antiseptique est plus énergique, moins toxique et moins caustique que l'acide phénique employé seul en solution.

Nous prescrivons habituellement une solution qui se rapproche un peu de la précédente, mais qui a une solubilité plus grande, même dans l'eau froide.

Acide phénique	9	grammes
— salicylique.	3	—
— benzoïque	2	—
— lactique . . . . :	1	—
Essence de Wintergreen . . . }		
de thym . . . . }	āā q. s. p. aromatiser	

On a préconisé récemment un antiseptique très employé, vu son prix très modique, le lysol. Voici quelques formules :

Solution pour pansements :

·Lysol	2,5 à 5 grammes
Eau bouillie	1 litre

Solution pour plaies infectées :

Lysol	20 grammes
Eau bouillie	1 litre

Solution pour désinfecter les instruments ou les bocaux :

Lysol	50 grammes
Eau bouillie	1 litre

Les détails dans lesquels nous venons d'entrer au sujet des solutions antiseptiques permettent aux personnes étrangères à la médecine de faire une asepsie ou une antisepsie véritables, sans crainte, surtout, de nuire aux malades.

Nous avons vu plus haut que le *pansement sec* exige des poudres antiseptiques dessiccantes, microbicides, qui aident en même temps à l'évolution des bourgeons charnus. La plus classique de ces substances est certainement l'iodoforme, dont nous n'avons pas à vanter les avantages ; au contraire, nous insisterons sur ses inconvénients : d'une part, sa toxicité; d'autre part, sa mauvaise odeur (1). On a donc eu recours depuis quelque temps à d'autres subs-

(1) Notre distingué collègue à l'hôpital civil français de Tunis, le Dr Braquehaye, a eu l'extrême obligeance de nous signaler une méthode peu connue de désodorisation de l'iodoforme Si, après avoir fait des pansements avec cette substance et l'avoir manipulée, on se frictionne les mains avec de l'eau de fleurs d'oranger, la mauvaise odeur disparaît complètement. En mélangeant l'iodoforme avec une petite quantité d'eau de fleurs d'oranger, on en atténue beaucoup l'odeur.

tances dont la valeur antiseptique est égale à celle de l'iodoforme et qui n'ont pas son odeur repoussante.

Parmi les poudres qu'on peut avantageusement substituer à l'iodoforme, nous citerons :

L'*aristol* (thymol biiodé);
Le *bromol* (tribromophénol);
L'*airol* (oxyiodogallate de bismuth) ;
Le *dermatol* (sous-gallate de bismuth) ;
L'*iodol* (dérivé de l'iode et du pyrrol) ;
La *résorcine* (dioxybenzine) ;
Le *salol* (salicylate de phénol);
L'*orthoforme* et le *diiodoforme*.

Ces différentes poudres sont employées en nature pour recouvrir les plaies, ou en pommade avec de la vaseline :

Poudre antiseptique . . . . 2 à 6 grammes
Vaseline 30

Disons que la vaseline doit être employée, en pommade, à l'exclusion de toute autre substance, telle que le cérat, le cold-cream, etc. En effet, elle possède de précieux avantages : elle est très onctueuse, très adoucissante, inaltérable à l'air et à la lumière, inodore, elle ne rancit jamais ; elle assouplit la peau, guérit les engelures, les démangeaisons, les brûlures, etc.

On se sert des pommades antiseptiques à la vaseline dans certains cas où on craint que la poudre seule soit un peu irritante, en collant trop fortement les pièces du pansement à la plaie. En effet, dans ce cas, chaque pansement nouveau est une cause de douleur aiguë : avec la gaze ou la ouate on arrache en même temps les bourgeons charnus, ce qui retarde d'autant chaque fois la cicatrisation.

Récemment, on a employé un moyen excellent pour

décoller les pièces de pansement des plaies en voie de cicatrisation. Pour cela faire, on emploie l'eau-oxygénée : on
humecte suffisamment les pièces du pansement et on
attend un instant. D'elles-mêmes, gaze et ouate se déta-
chent aisément sans aucune douleur, sans aucun tiraille-
ment.

Nous en avons fini avec l'antisepsie et l'asepsie. Nous
allons maintenant nous occuper d'une question aussi importante, la *désinfection*.

La nécessité de la désinfection des locaux contaminés
se pose chaque jour, et on lui accorde, à juste titre, un
rôle de premier ordre dans la sécurité de tous et la préser-
vation des maladies. La désinfection et la désodorisation,
dont nous nous entretiendrons tout d'abord, sont celles par
les aromatiques.

Nous développerons une idée peu connue, la possibilité
de supprimer les odeurs désagréables qui s'exhalent forcément des chambres de malades atteints d'affections aigues,
de longue durée. La découverte toute récente de la désodorisation des locaux et des objets servant aux malades, par
des solutions aromatiques, est due à M.le Dr Forissenne,
qui a exposé ses divers procédés dans le *Journal d'hygiène*.

Déjà quelques médecins s'étaient préoccupés de cette
question et s'étaient efforcés de masquer l'odeur désagréable de certains antiseptiques employés à la désinfection, en leur adjoignant des essences parfumées ; c'est ainsi
qu'on employait les essences de thym, de Wintergreen, de
roses, de menthe, de citron, d'eucalyptus, etc. Toutefois
on n'avait pas encore appliqué d'une façon pratique les
théories de certains chirurgiens connus, tel M. Lucas-

†Championnière, qui pensaient que la plupart des essences
aromatiques, des huiles essentielles, sont de parfaits et
très puissants antiseptiques. Il est difficile d'employer d'une
façon courante des essences, qui sont généralement d'un
prix fort élevé. Quelques-uns d'entre nous se contentaient
de faire ajouter quelques cuillerées d'eau de Cologne aux
solutions phéniquées, pour désinfecter et désodoriser certaines plaies fétides ou certains abcès d'une odeur trop
repoussante.

D'après M. 'Forissenne, on aurait trouvé un liquide aromatique alcoolique d'une très grande puissance de désinfection et de désodorisation, et d'un prix relativement
modique, à base de thym et de lavande, parfums fort
agréables et appréciés de tout le monde. Au dire de l'inventeur, ce mélange a des propriétés remarquables : quelques
gouttes suffisent pour dissimuler l'odeur si violente du va-
lérianate d'ammoniaque, de la viande en putréfaction, des
matières fécales, du poisson en décomposition : toutes
choses impossibles à sentir, impossibles à supporter pendant quelques instants.

Le 'mélange de M. Forissenne aurait également 'le précieux avantage, en pulvérisations fréquentes, de diminuer
'la virulence des microbes et même de la détruire complètement. A la désodorisation des locaux, des murs, de l'air,
s'ajouterait encore un antiseptique de haute valeur. On
comprend combien serait ainsi facilitée la lutte contre la
dissémination des maladies si aisément contagieuses,
comme la diphtérie, la rougeole, la scarlatine, la variole.
Ce qui arrête souvent les familles dans la voie de la désinfection rigoureuse où les poussent avec tant de conviction
les médecins c'est la mauvaise odeur des antiseptiques, en
général, l'action corrosive qui détruit ou détériore meubles

et tentures, tapis ou vêtements, les procédés employés de coutume, le dérangement occasionné par les désinfections officielles municipales, par l'étuve ou le nettoyage à domicile. La solution aromatique alcoolisée à base de thym et de lavande est, je le répète, d'une odeur fort agréable et, d'après les expériences qui ont été faites, elle n'attaquerait pas le vernis des meubles ; dans la majorité des cas, elle ne détruirait pas la couleur des papiers ou les teintes si fragiles des étoffes de tentures, ne tacherait pas non plus les vêtements de laine ou de soie.

Les émanations cadavériques seraient également très modifiées par l'alcool au thym et à la lavande : il suffirait de pratiquer des pulvérisations pendant un temps assez long pour détruire presque complètement les exhalaisons méphitiques des corps en voie de décomposition.

J'avoue faire, personnellement, quelques réserves sur toutes les conclusions, fort alléchantes, en somme, auxquelles est arrivé notre confrère ; cependant je dois avouer qu'*à priori* je ne suis pas éloigné de croire à l'excellence de ces moyens de désodorisation et de désinfection. Leur principe a déjà été expérimenté, je le répète, avec succès.

La grande vogue, jadis, des méthodes thérapeutiques préconisées par Raspail est due à l'emploi d'une substance vulgaire et populaire, le camphre. C'était surtout un antiseptique et un désodorisant. Raspail, ainsi empiriquement avant Pasteur, eut, la prescience de la nécessité de tuer les germes nocifs, causes de toutes les maladies ; il eut vaguement la notion de l'antisepsie.

Ainsi s'accréditèrent certaines croyances de commères donnant une grande vertu à certaines herbes odorantes, à certains parfums violents, le musc entre autres. J'ai sou-

vent ouï dire à une vieille paysanne française qu'au temps
des épidémies de choléra, de même que pendant les
périodes cruelles de la guerre de 1870, elle s'était également bien préservée du choléra comme de la variole,
parce qu'elle avait la bonne habitude de faire chez soi'
griller elle-même son café ! Dame ! elle n'avait peut-être
pas tort. Pour une fois l'observation courante, quand elle
ne contredit à aucune vérité scientifique démontrée, a le
droit de triompher sans modestie.

Grâce à des appareils spéciaux qu'on nomme des pul-
vérisateurs à vapeur, on est à même de répandre, dans un
appartement ou une chambre de malade, une vapeur aromatique intense qui flatte l'odorat et se trouve en même
temps un antiseptique de premier ordre. Laissant de côté
le traitement très précieux des plaies par un semblable
moyen et n'envisageant que le côté hygiénique de la
question, on ne saurait nier l'incomparable force pour le
médecin d'assurer à son malade un lit flairant bon dans
une chambre parfumée comme un boudoir. Le thym et la
lavande rappellent les prés fleuris et la rosée du matin,
dans les champs jonchés de foin fraîchement coupé, et le
médecin, allant visiter ses malades, pourra rimer des son-
nets embaumés.

Le jour où une atmosphère agréable et stimulante
pourra librement circuler dans les salles d'hôpitaux,
comme dans les chambres des malades riches, on aura
aussi songé à relever l'esprit des indigents accablés par
leur misère physique et morale. Mourir en contemplant le
joli visage d'une jeune infirmière, en respirant des sen-
teurs douces dans leur suavité, me semblerait plus agréable
que de trépasser devant la bouche édentée d'une vieille
duègne, exhalant l'odeur d'un mauvais tabac à priser.

Je suis, je l'avoue, pour les bonnes odeurs, même en chirurgie, et je crois la démonstration complète des théories sur la désodorisation par les aromatiques aujourd'hui complètement faite. J'ai eu l'occasion de les employer depuis trois ans avec succès dans mon service de l'hôpital, et je n'ai eu qu'à m'en louer. Voici les formules des solutions les plus communément employées :

    Essence de thym . . . . .⎫
       — de lavande . . .⎬ ââ . . . . . . 20 gram.
       — de bergamotte 0ᵍʳ,50
    Alcool à 90°, q. s. pour un litre.

Autre :

    Acide thymique . . . . 2 à 4 gram.
    Alcool 100   —
    Eau bouillie et filtrée . . . . 1 litre

Autre :

    Thymol pulvérisé . . . . 5 grammes.
    Essence de thym blanc. ⎫
        de lavande . . . ⎪
       — de romarin . . . ⎬ ââ 2ᵍʳ,50
    Teinture de ratanhia . . ⎭
    Alcool à 90° . . . . . , ... 450 gram.

Autre (pour pulvérisations dans les chambres de malades) :

    Phénol absolu . . . . 50 gram.
    Thymol 3   —
    Alcool à 90° 50   —
    Eau bouillie . . . . 1 litre

Ces solutions servent, non seulement à la désinfection des locaux, des selles, des plaies fétides, aux inhalations dans les affections broncho-pulmonaires, mais encore sont d'un usage constant pour le lavage et la désodorisation des mains.

Pour l'antisepsie de la bouche, nous avons l'habitude de prescrire :

Menthol	0ᵍʳ,20
Alcoolat de mélisse.	20 grammes
Naphtol.	0ᵍʳ,40
Essence d'anis.	2 grammes
Eau boriquée 3 o/o	q. s. p. 1 litre

Toutes ces solutions, outre leur incontestable valeur antiseptique, ont une action très favorable sur le bourgeonnement des plaies : elles agissent parfaitement sur les plaies anfractueuses. Elles sont d'un grand secours dans les cas de suppuration fétide. Elles ont une incontestable supériorité sur l'acide phénique et l'iodoforme. *leur odeur agréable.* Les formules dont nous recommandons l'usage sont d'un prix de revient relativement modique et, en somme, à la portée de la clientèle moyenne.

La désinfection des locaux qui n'est pas faite par les pulvérisations de liquides antiseptiques peut encore être assurée par les vapeurs de soufre ou de formol.

A. — *Désinfection par le soufre.* — Cuber exactement la pièce, en boucher aussi exactement que possible les ouvertures, y laisser tous les objets meublants (tentures et literies). Brûler 50 grammes de soufre par mètre cube.

Pour brûler le soufre, construire avec des briques des foyers renfermant au maximum 1 kilogramme de fleur de soufre. Pour enflammer ce dernier sur toute sa surface, y verser de l'alcool, puis y mettre le feu.

Fermer hermétiquement la pièce et ne l'ouvrir que quarante-huit heures après, puis pratiquer un lavage très complet de toutes les parties de la pièce.

B. — *Désinfection par le formol*. — On s'est servi depuis
quelque temps, pour la désinfection des locaux contaminés,
des vapeurs de formol (formaline) ; c'est un aldéhyde for-
mique ou méthylique qu'on obtient en oxydant par divers
procédés les vapeurs d'alcool méthylique. On emploie dans
la pratique des lampes *formogènes*, dans lesquelles les
vapeurs d'alcool méthylique viennent s'oxyder au contact
d'une toile de platine portée au rouge. Pour un local
de 100 mètres cubes, d'après MM. Bardet et Trillat, on use
environ 1 litre et demi ou 2 litres d'alcool méthylique,
dont le cinquième est transformé en formol.

On se trouve bien également, dans la pratique, d'appareils spéciaux destinés à dégager un mélange de formaline
et de chlorure de calcium, dénommé *Formochlorol*.

De même on se sert du *trioxyformol* ou *trioxyméthylène*,
corps solide à l'aide duquel on prépare des pastilles com-
primées qui, chauffées, dégagent chacune une certaine
quantité de formol capable de désinfecter un mètre cube.

Certains industriels parisiens, ayant remarqué que le
pouvoir bactéricide du formol s'étendait surtout en surface
et n'avait que peu de pouvoir de pénétration, ont cherché
à remédier à cette défectuosité. Dans ce but on a associé
la formaldéhyde à l'acétone, et les expériences qui ont été
faites avec cette nouvelle combinaison ont été très satisfaisantes. Des appareils spéciaux d'un prix relativement
peu élevé servent à cet effet.

Quel que soit l'appareil qu'on choisisse, les vapeurs de
formol assurent, presque toujours, une désinfection rigoureuse ; cette substance rendra dans certaines circonstances
de grands services aux colons isolés.

Nous en aurons fini avec ce chapitre quand nous aurons
indiqué quelques formules de solutions pour la désinfec-

tion des urines et des selles (si l'on n'a pas recours aux solutions désodorisantes déjà signalées).

Le *Journal d'hygiène* préconise le mélange suivant :

Chlorure de zinc.	100 grammes
Acide sulfurique	5 —
Nitrobenzol	2 cent. cubes
Bleu d'indigo	0 15 centig.

On met 5 grammes de ce mélange dans le vase de nuit : l'urine dissout le mélange, qui devient ainsi un désinfectant et un désodorisant.

De plus, avec ce procédé, les selles ne se décomposent pas, et on peut ainsi conserver les matières pendant vingt-quatre heures, pour une analyse chimique ou un examen au microscope.

On fait de même usage pour les selles :

Du sulfate de cuivre, à . .	50 grammes par litre.
Du sublimé	1 gramme —
Du chlorure de chaux récemment préparé à 20 p. 100.	

CHAPITRE XI

HYGIÈNE DE LA BOUCHE, DU NEZ, DES OREILLES, DES YEUX, DE LA TÊTE ET DES MAINS

Sommaire. — La bouche et ses hôtes. — Palais des microbes.
— Leur danger. — Comment il faut se nettoyer la bouche. —
La bouche des enfants. — Prenez garde à leurs lèvres. —
Hygiène du nez et des oreilles. — Quelques mots sur l'hygiène
des yeux. — Pour se laver la tête. — Conservez vos cheveux.
— Nettoyez les *croûtes de lait*. — Quelques formules simples
pour se laver les mains. — Faites la toilette des ongles. — Les
onycophages. — Gants et antisepsie. — Respectez vos mains
qui vous font vivre.

Nous avons donné des préceptes nombreux d'hygiène
générale, et nous ne croyons pas avoir été avares de
détails : nous estimons qu'en l'espèce on ne devient
jamais trop minutieux, et nous ne craignons pas d'entrer
dans des développements très étendus, relatifs à l'hygiène
spéciale de la bouche, du nez, des yeux, etc. La plupart
de ces organes sont des nids à microbes, silencieux tant
qu'ils sont en petit nombre, extrêmement dangereux
quand des conditions spéciales favorisent leur pullulation.
Qu'on sache aller découvrir l'ennemi partout où il gît,

partout où il se dérobe, sinon à nos moyens de destruction, du moins à nos yeux. En cela, comme toujours,
l'hygiène se confond avec les soins de propreté ; elle est
simplement plus exigeante et plus difficile à contenter
que cette dernière. Qui oserait s'en plaindre ? Avec quelques habitudes de toilette supplémentaires, en consacrant
quelques minutes de plus à l'hygiène, on évitera bien des
ennuis, des souffrances ou des maladies.

La bouche, on l'a dit et redit souvent, est un excellent
milieu de culture pour l'éclosion, le développement et la
conservation des microorganismes. Les conditions les
plus favorables leur permettent de vivre et de se reproduire tout à l'aise : température de 30 à 35°, acidité ou al-
calinité, débris organiques en décomposition, air et l'humidité constante.

A l'état sain, chez un individu bien portant, nos cellules
épithéliales sont une barrière efficace, à laquelle la
salive et le mucus buccal viennent adjoindre leur action
salutaire Des ganglions spéciaux sont encore préposés au
renforcement de cette défense active et sont des lieux de
réserve, pour opposer aux envahisseurs une force destructive considérable. Cependant, il est des cas où ces excellents et vigilants défenseurs peuvent se trouver en défaut
et trop faibles pour triompher dans la lutte ; alors c'est le
microbe qui, avec la victoire, crée l'infection.

Dans les colonies, durant les fortes chaleurs, la bouche
semble devenir un lieu de moindre résistance : je suis persuadé qu'une propreté minutieuse, une asepsie ou une
antisepsie énergiques joueraient le plus grand rôle dans la
prophylaxie générale des maladies épidémiques. A ce sujet,

soit par ignorance, soit par indifférence, le public se laisse
aller à la plus coupable négligence : on ne fait rien ou
presque rien. Dans les classes élevées et moyennes, on se
rince la bouche, on se brosse et on se nettoie les dents,
sinon tous les jours, du moins quelquefois ; parmi les ouvriers et les paysans, ce sont choses jugées inutiles ou
superflues.

Cependant, sans parler de la perte fâcheuse des dents,
résultat de la carie, engendrée presque toujours par des
septicémies locales, l'importance de la propreté de la
bouche devrait apparaître à tous.

D'ailleurs, les dents ne sont pas le seul intérêt de cette
propreté et de ces soins. Malheureusement pour nous, de
nombreux germes de maladies ont d'abord, avant de se
multiplier dans l'intimité de nos organes, élu domicile en
notre bouche, qui, sans vilain jeu de mots, est pour eux
un délicieux palais.

La liste des microbes qu'on rencontre dans la bouche
habituellement montre nettement toutes les maladies que la
malpropreté peut engendrer. On y trouve le plus souvent :

Le pneumocoque, qui est le germe de la pneumonie ;

Le bacille diphtéritique ;

Le streptocoque, auteur des principales suppurations et
des infections graves ;

Le staphylocoque ;

Le bacille de la tuberculose.

Comment obtiendra-t-on l'antisepsie de la bouche, et
quels sont les moyens pratiques à préconiser ? Nous recommandons la triple manœuvre suivante :

1° Brossage ;

2° Savonnage ;

3° Rinçage avec l'antiseptique proprement dit.

1º Avec la brosse à dents, que tout le monde connaît aujourd'hui, imbibée d'un dentrifice quelconque, il faut nettoyer à plusieurs reprises les parties intérieure et extérieure des dents. La brosse sera partout promenée vigoureusement. On ne se contentera pas de quelques coups rapides, donnés comme à regret; il sera indispensable de passer entre la langue et les dents dans les sillons gingivaux, à la mâchoire supérieure comme à la mâchoire inférieure. A cet effet, on n'emploiera que les *liquides;* il est inutile d'imbiber la brosse de poudres dentifrices ou autres. Quand ce premier temps est convenablement exécuté, on laisse reposer la brosse qui a terminé son œuvre, et on passe au savonnage.

2º Les savons les plus ordinaires sont excellents pour obtenir le résultat proposé. Avec le doigt légèrement humecté et dont la pulpe est chargée de savon, on procède à un rinçage complet des dents et de la cavité buccale. Le goût de savon est parfois désagréable, mais on s'y habitue aisément : ses vertus antiseptiques sont déjà dignes de considération; il dissout le mucus buccal et entraîne facilement toutes les particules alimentaires en décomposition. On remplace le savon par quelques gouttes de *teinture de quillaya saponaria*, versées dans un peu d'eau de menthe. D'ailleurs, pour les trop délicats, on masque aisément la mauvaise saveur du savon qu'on peut parfumer parfois au goût de chacun:

3º Enfin le nettoyage sera terminé par une bonne lotion de la bouche avec un antiseptique. On n'a, à ce sujet, que l'embarras du choix : on se sert le plus habituellement de l'acide salicylique, de l'acide phénique, de l'acide thymique (précieux à cause de sa puissante action bactéricide et de son odeur agréable), de l'acide borique. Voici

quelques formules intéressantes, qu'on pourra faire préparer dans les pharmacies :

Acide thymique.	0ᵍʳ,25	
— benzoïque.	3 grammes	
Teinture d'eucalyptus	15	, –
Alcool	100	—
Essence de badiane . . . . .)		
d'anis . . . . > ââ .	0ᵍʳ,25	
de menthe poivrée.)		

Quelques gouttes dans un verre d'eau bouillie pour produire un trouble.

On emploie encore :

Saccharine.	6 grammes
Bicarbonate de soude	4 —
Alcool à 40°	100 —
Essence de menthe.	XXX gouttes

Une cuiller, à café de ce mélange pour un demi-verre
d'eau.

Quand on doit désinfecter plus complètement la bouche,
et qu'on veut remédier à la fétidité de l'haleine, on se
trouve bien de :

Permanganate de potasse.	0ᵍʳ,30
Eau distillée.	30 grammes

Cinq à huit gouttes dans un verre d'eau.

Après chaque repas et, encore, matin et soir, on procédera à cette triple manœuvre.

Ces précautions sont excellentes chez tous les adultes,
mais également de premier ordre et d'extrême importance chez les enfants ou les jeunes bébés. Quoi qu'en disent
les poètes, ces petites bouches ne sont pas toujours, pour
la fraîcheur et le parfum, comme les délicieuses roses,

nouvellement écloses. Il faut surveiller de très près les
lèvres, les gencives et les dents : pour cela, usez largement
des dentifrices antiseptiques et de la méthode que nous
venons de prescrire ; comme toujours, dans les cas embar-
rassants et douteux, consultez votre médecin. Nous avons
simplement l'ambition de vous apprendre que la bouche
de tout bébé, à l'égal de la vôtre, est digne d'une grande
sollicitude, et qu'elle doit être surveillée chaque jour : dans
les cas complexes, il ne faut pas hésiter à consulter. Après
les tétées, le lait se caille, rancit et se décompose dans les
gencives, dans les sillons de la bouche, au-dessous des
lèvres, et la mauvaise haleine peut n'avoir que cette origine.
Plus tard, dès les premières dents, il sera procédé à un nettoyage minutieux, même et surtout à la brosse, au moins
deux fois par jour.

Même quand on est en bonne santé, il est indispensable
de purifier, sinon par le feu, au moins par les antiseptiques,
cet antre redoutable qui contient de si nombreuses espèces
de microbes. Les enfants, accoutumés à ces soins courants,
comme ils sont disciplinés à se laver la figure, ne font aucune difficulté à se prêter à ces lavages, en cas de maladie,
alors que c'est absolument urgent.

En effet, dans la scarlatine, dans la rougeole, dans la
grippe, dans la coqueluche, dans la fièvre typhoïde et un
peu dans toutes les maladies infectieuses, de la propreté
de la bouche dépend en grande partie l'éclosion des complications si terribles de ces affections : les broncho-pneumonies, les otites, les stomatites. Les microbes, je le répète, qui vivent en temps normal sans trop se multiplier,
parce que les cellules vivantes les détruisent à chaque
velléité de pullulation, croissent avec une rapidité inouïe
quand les cellules, affaiblies par la maladie générale, ne

mettent plus qu'un très faible obstacle à l'infection sura-
joutée. Elles sont bientôt vaincues.

Que les mamans veillent à la bouche délicieuse de leurs
bébés : il ne suffit pas qu'elle soit rose et qu'elle donne des
baisers mignons ; il faut encore, triste réalité, que l'antisepsie en soit aussi rigoureuse que possible. Que les
mamans apprennent encore à leurs enfants à ne point
tout porter à leurs lèvres, et qu'elles surveillent ces petits
êtres à la maison comme à la promenade.

Il nous sera facile d'assister ensemble à une petite scène
banale, intermède fréquent des heures de l'après-midi
passées sur la promenade publique, où prennent leurs ébats
nos chers enfants. Une note aiguë et plaintive déchire l'air,
et, là-bas, un éventaire léger sur le ventre, un vieil homme
souffle dans une petite trompette de bois avec sa mignonne
vessie rouge qui emmagasine l'air pour une durée plus
grande du jeu. C'est charmant et si peu coûteux ! *L'amusement des enfants et la tranquillité des parents* La phrase
vient en droite ligne du boulevard, où elle est nasonnée
perpétuellement par le camelot blafard. Tout autour du
bonhomme font cercle garçons et fillettes qui sur la pointe
des pieds se haussent pour faire un choix : dans la main
humide, autant de chaleur que d'émotion, ils serrent la
piécette qui conférera le bonheur avec le jouet désiré. Le
marchand accentue ses talents, essaie deux, trois trompettes, les prend, les porte à ses lèvres, souffle, puis les
repose, en saisit d'autres... Toutes ont déjà souffert le contact de ses lèvres humides, salies par le tabac, souillées de
toutes impuretés. Et les petits amateurs vont les embou-
cher à leur tour ! Avec vous je l'ai vu... ici... comme à
Paris. le marchand de trompettes, de flûtes légères et autres
jouets du même genre.

Faut-il vous énumérer les dangers courus par vos enfants
dans ce simple amusement qui met leurs lèvres en contact
avec celles d'un inconnu.·Le moindre péril (et cependant
il a l'importance de la mort), c'est la transmission-. de la
tuberculose. Assurément quand vous êtes là, vous autres
mamans, votre surveillance attentive et pleine d'amour
préserve vos chers trésors des risques du hasard. Mais je
vous affirme que cela ne se passe pas ainsi quand vous les
·abandonnez à la garde de sots mercenaires, indifférents
·et veules. Je vous le redis, en vérité, prenez garde à la
bouche de vos enfants !

Nous réunissons dans un même paragraphe l'hygiène du
nez et des oreilles. Les mêmes précautions sont de mise
pour l'un et l'autre organe ; de plus, ils ont, pour ainsi
parler, une corrélation anatomique : le nez correspond avec
l'oreille moyenne par l'intermédiaire d'un canal, la trompe
d'Eustache, qui a son point d'origine dans l'arrière-cavité
des fosses nasales. Les infections qui siègent dans le nez
·peuvent, dans certains cas, par la voie dont nous parlons,
gagner les oreilles et déterminer des otites·moyennes très
graves et d'autant plus rebelles aux traitements employés
que l'oreille moyenne, séparée de l'oreille externe par la
membrane du·tympan, n'est accessible aux moyens thérapeutiques que si l'on pratique une incision dans cette membrane.

Dans ces conditions, on a le plus grand intérêt à nettoyer
et à aseptiser·le mieux possible la ,cavité nasale : nous,
avons pour cela plusieurs moyens à notre disposition : le
humage, les irrigations, les·douches nasales, les insufflations ou les prises de poudres.

Le *humage* est fort simple et consiste à aspirer un liquide quelconque recueilli dans le creux de la main ou dans un petit récipient : il est à recommander chaque jour, à titre de complément des soins de propreté de la figure, après le lavage de la bouche. Un peu d'eau bouillie, additionnée de quelques gouttes de dentifrice ou d'eau de Cologne, suffisent parfaitement au humage.

Les *irrigations* ou la *douche nasale* sont déjà des procédés médicaux, mais, avant même l'intervention du médecin, on s'en trouvera très bien pour la prophylaxie ou le traitement de la majeure partie des affections du nez. Ils servent à débarrasser les fosses nasales de toutes les sécrétions, de toutes les mucosités qui s'accumulent si facilement dans le nez, et où elles subissent des décompositions et des fermentations qui sont des plus nocives. J'ai l'habitude de prescrire de la façon suivante le lavage du nez :

On adapte au caoutchouc d'un bock irrigateur d'un litre un embout olivaire : après avoir stérilisé le réservoir, on l'emplit d'environ un demi-litre d'une des solutions que nous indiquons plus loin. Le bock est situé à environ 5o centimètres au-dessus de la tête du malade assis. On place dans une narine l'embout olivaire et, avec le doigt, on le presse de telle sorte que l'obturation soit assez complète. On laisse pénétrer doucement le liquide : puis le patient a soin de respirer la bouche ouverte, sans parler ni avaler surtout. Le liquide pénètre ainsi dans une narine et ressort par l'autre, après avoir complètement nettoyé les fosses nasales. Deux lavages par jour sont suffisants.

Voici quelques formules des liquides qu'on emploie dans ce but :

Bicarbonate de soude)
âà . . . . . . ₁₀ grammes
Biborate de soude . .)

Essence de menthe . . . .   2 gouttes
Eau bouillie . . . .   1 litre

On peut encore se servir d'eau boriquée tiède saturée,
ou de solution phéniquée, ou de permanganate de potasse :

Acide phénique, *ou* . . . .   5 grammes
Permanganate de potasse. . . . . .   0^{gr},30
Eau bouillie . . . .   1 litre

Quelquefois, on emploie des eaux minérales (Mont-Dore,
Eaux-Bonnes, Salies-de Béarn, Saint-Christau), ou des
solutions désodorisantes à base de thym, benjoin, lavande,
romarin, etc. (Voir le chapitre ANTISEPSIE ET DÉSINFECTION.)

A l'aide des *insufflations* ou des *prises* de poudres antiseptiques très finement pulvérisées (alun; borax, belladone,
dermatol, salol avec adjonction de thymol ou de menthol)
on obtient également de très bons résultats.

Si l'on veut avoir recours aux fumigations, inhalations,
pulvérisations, attouchements, badigeonnages, il est bon
de se renseigner sur l'opportunité de ces interventions
auprès du médecin.

L'hygiène du conduit auditif externe est plus simple
que celle du nez : des lavages fréquents à l'eau ordinaire
bouillie, à l'eau boriquée suffisent dans la majeure partie
des cas. Il faut, de temps à autre, débarrasser l'oreille des
dépôts de *cérumen* qui l'encombrent. A cet effet, on prendra
un petit bâton, à extrémité émoussée, au bout duquel on
roule un petit tampon d'ouate imbibé d'une solution de
sublimé au 1/1000e, ou d'acide phénique à 1 p. 100, et on
nettoie l'orifice et le conduit auditif externe, sans chercher
à trop pénétrer profondément. On fait ensuite un lavage
de l'oreille à l'aide d'une seringue en verre avec laquelle
on injecte un liquide tiède, telle la glycérine boriquée ou
phéniquée à 1 p. 100, l'huile stérilisée, etc.

Évitez soigneusement d'introduire dans l'oreille, pour la curer, des bouts de porte-plumes, des pailles, des épingles à tête, des épingles à cheveux, des aiguilles à tricoter, des plumes métalliques, etc. : ces pratiques sont dangereuses et exposent à l'infection.

L'hygiène des yeux a une très grande importance également, mais nous ne ferons ici qu'effleurer ce sujet, ayant l'intention de consacrer un chapitre spécial à la prophylaxie et au traitement des maladies des yeux aux colonies.

L'œil sait se passer des lavages internes, des collyres, etc., mais il exige une extrême propreté, qui ressortit plutôt aux soins de toilette proprement dits. En règle générale, pour éviter les infections de l'œil, on doit se garder de porter aux yeux des doigts souillés de pus, d'humeurs, de poussières, etc. En cas d'introduction de corps étrangers sous la paupière, on n'emploiera pas les moyens vulgaires usités en pareille circonstance : bagues, coupe-papier, etc., passés entre la conjonctive et les paupières. En cas d'irritation légère des yeux, on se trouvera bien des lotions à l'eau boriquée, ou à l'eau de rose et de lavande tiède, mais il faudra s'abstenir de tout autre moyen, sans avis préalable du médecin. Sévèrement et énergiquement, on rejettera les pommades, collyres, onguents de toutes sortes à formules empiriques, vantés si souvent par des personnes étrangères à l'art médical. Il n'est point utile de vous recommander de vous méfier des gens qui soignent les ophtalmies avec l'urine de l'homme ou des animaux !

Laissons les yeux pour une étude spéciale d'hygiène et de pathologie et passons à quelques observations au sujet de l'hygiène de la tête, principalement de l'hygiène des cheveux. Aux colonies, la chaleur, produisant de si abondantes sueurs, détermine des irritations nombreuses de la peau et du cuir chevelu. La poussière ajoute encore au danger, en se déposant sur cette surface humide comme un pollen léger sur un vernis gluant.

La propreté des cheveux exige des soins particuliers, dans le détail desquels nous allons entrer. Chaque matin, il est bon de se frictionner la tête avec un peu d'eau de Cologne, de passer le peigne fin, de faire une légère application d'huile ou de brillantine, et ensuite de se coiffer. Ceci s'adresse aussi bien aux hommes, aux femmes, qu'aux enfants. Plusieurs fois par mois, on procédera à un savonnage : solution de savon dans une décoction de bois de panama. Les cheveux séchés seront lotionnés à l'aide d'une des nombreuses mixtures à base d'alcool répandues dans le commerce. Je recommande la suivante :

Teinture de quinquina	5o grammes
Teinture de benjoin	6o —
Rhum . . . :	5o —
Eau boriquée saturée, q. s. pour . .	1 litre

Quand on veut obtenir une action antiseptique plus énergique, on remplace l'eau boriquée saturée par la liqueur de Van Swieten (solution alcoolisée de sublimé).

Ces précautions antiseptiques doivent être surtout en honneur dans les colonies, dans les fermes où les Européens se trouvent perpétuellement en contact avec des indigènes peu soigneux et souvent couverts de vermine. Les enfants méritent à ce sujet une surveillance constante : petits garçons et petites filles aux longs cheveux sont particulièrement exposés. Aux nourrissons même ces soins

sont destinés : ils ont une grande propension à être affec-
tés d'eczéma, d'impétigo et autres affections du cuir chevelu, que la croyance populaire respecte au lieu d'essayer
de les guérir.

Pour les adultes, les précautions antiseptiques permettent d'éviter ces fort désagréables affections parasitaires
telles que la teigne, le favus, la pelade. On se montrera
très sévère sur le choix d'un coiffeur pour la barbe ou la
coupe des cheveux : aujourd'hui, dans certains magasins,
les ciseaux, peignes, tondeuses, etc., sont stérilisés à la
flamme de la lampe à alcool avant d'être employés par les
garçons coiffeurs : ce sont d'excellentes mesures prophylactiques.

Dans le cas où quelques parasites s'installeraient dans
les cheveux, ayez recours aux moyens suivants :   .

1° Savonnage avec la décoction de bois de panama.

2° Lotion avec la solution suivante chaude :

> Sublimé . . . .   1 gramme
> Vinaigre aromatisé.   300   —

3° Autre lotion avec l'eau de Cologne, dans laquelle vous
mettez un paquet ou une tablette de sublimé d'un gramme.

Cela suffit en général pour tuer bêtes et œufs.

Chez les gens propres et soigneux de leur personne, la
pullulation de ces parasites n'est pas à craindre, mais on
n'est jamais à l'abri d'une contagion passagère. Outre
leur présence repoussante, les poux sont quelquefois cause
d'eczémas rebelles et, parfois, déterminent la fièvre et
même la mort.

Les *Archives médicales de Toulouse* nous content un
cas, qui donne la chair de poule et fait frémir, de mort
due à la pullulation des poux sur le corps d'une malheu-

reuse enfant de trois ans, livrée à la plus extrême misère
et à la malpropreté consécutive la plus inouie. La mère,
tuberculeuse, arrivée au dernier stade de la phtisie, succombait bientôt à l'hôpital où elle était entrée avec sa fillette.
La petite malade grelottait de fièvre et présentait sur tout
le corps des plaies suppurantes infectes, des traces ignobles
de grattage, et, partout, des fentes et des poux grouillant
horriblement. Les yeux, atteints de conjonctivite, ne s'ouvraient plus, tant les cils étaient étroitement collés par
l'humeur desséchée ; le nez suinte à travers des croûtes
jaunâtres ; sur les bras, les jambes, sur la poitrine, sur la
nuque, dans le dos, ce ne sont que traces d'impétigo et
plaies profondes de la peau, macérée et érodée sur presque
toute sa surface. Les cheveux représentent une masse
informe, emmêlée et infecte, d'où sortent par théories
pressées les repoussantes bêtes : c'est une forêt en mouvement ! Le thermomètre est à 38°,5, la soif est ardente,
les vomissements incoercibles, la diarrhée profuse : c'est
une véritable infection et la misère physiologique la plus
complète. L'infortunée petite fille demande constamment
à boire, elle délire et cherche à déchirer de ses ongles son
corps ulcéré. C'est un spectacle horrible.

On prodigue à cette enfant, à l'hôpital, les soins les plus
pressants, et on l'entoure de tout le bien être qu'elle ignorait jusque-là. Bains, pansements, onctions, désinfection
des plaies, cordiaux, etc. tout fut prodigué. Mais, au bout
de deux jours, vomissements et diarrhée augmentaient, et
la pauvrette succombait dans le collapsus avec une température de 35°,4 et refroidissement généralisé. L'autopsie fut faite, qui démontra qu'aucune lésion essentielle
des principaux organes n'avait pu amener là mort : elle
succombait bien plutôt du fait des poux qui l'avaient tuée.

A la façon des grands brûlés, qui meurent bien plus de
l'étendue de leurs plaies que de leur profondeur ou de leur
gravité, la fillette disparaissait parce que son tégument
externe était trop compromis pour qu'il pût encore accomplir sa fonction physiologique. Les poux avaient été la
cause de cette mort, tant ils avaient dévoré l'infortunée,
impuissante à tuer ses ennemis, dont elle ne se défendait
que par des grattages perpétuels, qui ouvraient à chaque
instant un peu plus la porte de son tombeau.

Le fait est rare. Mais que la misère est atroce qui semble
vouer aux souffrances de toutes sortes et, encore, à la
géhenne constante de l'ignominieuse saleté !

Accordons, pour terminer, quelques lignes à l'hygiène et
à la propreté de la main, qui sont de premier ordre pour le
médecin et surtout pour le chirurgien. (Voir le chapitre
ANTISEPSIE ET DÉSINFECTION : lavage des mains.)

Il faut aux débutants une grande persévérance dans
l'étude de la médecine pour s'habituer aux pratiques si
délicates de l'antisepsie, l'art de lutter avantageusement
contre l'engeance terrible et redoutable des germes ou
microbes. Mais, si beaucoup d'étudiants aisément et facilement comprennent et pratiquent les règles de la propreté
chirurgicale, si exigeantes et si rigoureuses, ils ne s'assi-
milent que très lentement la vraie façon de se laver les
mains. Cela fera sourire. Chacun ne sait-il point se laver
les mains ?

Vraiment, pauvre docteur, vous faites suspecter votre
bonne éducation ! Ne saviez-vous donc pas entretenir vos
mains dans un état satisfaisant de décente propreté avant
d'aborder vos études médicales ?

LEVANSKI. *L'Hygiène du Colon*   17

Couramment on se passe de l'eau et du savon sur les mains, on les parfume ensuite, et on termine en se les essuyant, et c'est tout. Pour un chirurgien, le travail est autrement compliqué. Il doit procéder à plusieurs lavages. Eau stérilisée, alcool, sublimé, puis alcool encore et sublimé de nouveau ; le brossage des ongles peut durer cinq à dix minutes; le curage doit en être des plus méthodiques et minutieux. Ces soins compliqués, certes, seraient inutiles et fastidieux dans la vie courante : toutefois, j'estime qu'on n'accorde pas une attention suffisante à cette partie de l'hygiène du corps et qu'on pourrait assurément éviter bien des maladies en soignant davantage ses mains.

Il me semble inutile d'insister sur le danger que peuvent faire courir à la santé les germes que nous ramassons un peu partout et que nous conservons sous les ongles, aux doigts, après un de ces nombreux contacts de la vie journalière. Une érosion, même légère, peut devenir une porte d'entrée funeste et, aussitôt, l'organisme entier de s'infecter.

Ainsi viennent les panaris, les abcès, les phlegmons de la main, dont les tourments atroces ne sont pas à souhaiter au pire de ses ennemis. Pour éviter la douleur, ne vaut-il pas mieux sacrifier quelques instants à des menues précautions antiseptiques ? Là encore l'hygiène s'accorde avec l'expression la plus complète de l'esthétique, avec le développement le plus parfait du plaisir : une main bien soignée est agréable à voir, et le tact qu'elle acquiert est de plus en plus délicat. Elle fait connaître l'homme de bonne éducation, et la femme de race pèche rarement par la main ou par le pied. L'oisiveté ne donne pas seule ces avantages, et beaucoup d'inutiles mondains, préoccupés seulement de loisirs *smarts*, ont des mains mal faites et détestablement soignées.

En principe, les lavages fréquents sont toute la clé de ce mystère. Mais, encore, faut-il savoir les pratiquer. Les savons les plus grossiers sont souvent les meilleurs, et leur emploi doit être aussi répété que possible : la potasse qu'ils contiennent est déjà un microbicide. L'usage de l'alcool, pour mieux débarrasser la peau de sa graisse, s'impose sous forme d'eau de Cologne, d'eau de lavande ambrée, d'eau de Lubin, etc. J'ai préconisé, dans ce livre même, une solution désodorisante, à la fois agréable à sentir et d'une valeur antiseptique réelle ; elle se compose d'essences de thym et de lavande dissoutes dans l'alcool. (V. ANTISEPSIE ET DÉSINFECTION.)

Cette solution détruit dans une mesure déjà très large beaucoup de germes dangereux : bacilles de la fièvre typhoïde, de la tuberculose, microorganismes de la rougeole, de la scarlatine, etc. Des doigts ainsi désinfectés peuvent être alors impunément portés par mégarde à la bouche ou au nez, ou aux yeux : ils ne seront pas la cause d'infection. J'aime à voir l'usage ancien fidèlement suivi : se laver les mains avant et après manger ; la propreté y gagne.

Le port du gant serait, dans bien des cas, d'un grand secours pour protéger des contacts suspects ; mais il est maintes gens dont la bourse ne s'accommoderait pas de cette mode, élégante et correcte, mais bien dispendieuse. Il est préférable de connaître l'écueil et de chercher à l'éviter, de craindre le danger et d'y parer le plus sûrement possible. Comme beaucoup de médecins, je conseille de couper les ongles courts et de les tailler régulièrement. Certains instruments inventés dans ce but donnent les meilleurs résultats.

Aux enfants il faut apprendre les soins minutieux de

propreté de la main : lavage et brossage fréquents suivis de frictions à la pierre ponce ; curage des ongles. Enfin et surtout il convient d'empêcher les babies de devenir *onycho-phages!* Vilain mot pour désigner une plus vilaine chose encore. Des doigts privés de ces compléments unguéaux si coquets, quand ils sont polis, blancs et roses, sont déshonorés lorsque des productions cornées et irrégulières, bourrelets informes, remplacent l'ongle soigné et correctement taillé. Que d'infortunés incapables, même dans l'âge le plus avancé, de refréner cette manie rongeante, qui eussent été très heureux d'en être corrigés tout gamins! L'amitié, l'amour maternel, les affections du cœur les plus tendres sont impuissants souvent à arrêter, même les jolies femmes, dans cette singulière aberration. La main perd, je le répète, tout son cachet. J'avoue n'avoir aucun courage pour baiser même une très jolie main, si elle était privée de ses ongles. Enfantillage et susceptibilité trop grande, je le veux bien ! Mais nul ne peut discuter de ses répugnances.

J'avouerai volontiers aussi que, l'hiver, j'ai peine à voir des mains couvertes d'engelures : les souffrances endurées en pareil cas par les malades sont dignes de toute pitié. Aussi ne saurait-on trop répéter qu'une des mesures les plus propres à préserver de cette triste infirmité, c'est une minutieuse propreté de la main et surtout l'usage de l'eau froide, même en hiver, à condition d'essuyer rigoureusement les mains. Le froid vif produit aussi de vraies brûlures, dont il faut se garder en portant toujours dehors des gants suffisamment chauds.

Beaucoup de femmes coquettes, désireuses de conserver à la main toute sa beauté, blancheur, souplesse, galbe potelé, s'accoutument à employer la nuit ce qu'on appelle vulgairement le *gant gras à la glycérine*. Je préfère de beaucoup l'onction, le soir, à la pâte d'amande suivie d'une ablution au lait de benjoin ; puis, friction au mélange de vaseline et de lanoline boriquées légèrement parfumées à l'iris, violette, citron ou rose.

Est ce là rechercher trop de raffinement pour une partie trop vulgaire de notre être et accorder beaucoup trop de soins à un organe secondaire ? Je pense qu'on ne fait jamais trop quand il s'agit d'hygiène, et, à mieux dire, la main possède presque autant que les yeux le charme incomparable d'être le délicieux et fidèle interprète de notre âme : ici donc l'hygiène s'unit à l'intelligence et au cœur.

L'enfant caresse de ses menottes comme du regard ; la femme, cet autre enfant, adoucit nos peines d'une pression de doigts affectueuse ou se venge de nos prétendues injures par un revers de main ; et l'homme donne son dévouement et son énergique amitié avec le vigoureux *shakehand*.

L'esprit comme le cœur ont besoin des mains, qui se constituent les serviteurs humbles et modestes de tous les arts : le peintre, le sculpteur, le musicien, le chirurgien leur doivent tous leurs succès. N'est-ce point la peine de soigner un peu un si précieux organe. Je suis, d'ailleurs, certain de n'avoir rappelé que des choses connues de tous ; encore est-il bon d'aider chacun à conserver ses bonnes habitudes, en lui démontrant souvent l'utilité de ces pratiques quotidiennes.

CHAPITRE XII

VILLÉGIATURES ET RAPATRIEMENT

SOMMAIRE. — L'évasion des habituelles préoccupations. — Le professionnel. — L'exode. en France. — Nécessité du déplacement
— Stations thermales. — Le coin pas cher. — Pas de casinos.
— Rapatriement. — Dernier espoir de guérison. — Les sanatoria. — La cure régénératrice. — Les camps de santé. —
Lésions graves et thérapeutique impuissante. — Les eaux minérales françaises. — Vichy, port de salut. — Classification des
effets thérapeutiques des eaux minérales. — Les pratiques hydrothérapiques. — Le bain d'air.

On croit volontiers s'évader des habituelles et professionnelles méditations en gagnant de l'espace : les distances paraissent une barrière suffisante à mettre entre nos
misères et nos occupations coutumières, oublieux que
nous sommes de la seule empreinte que le temps ni l'éloignement ne sauraient effacer, la marque particulière de
nos pensées sur la substance même de notre cerveau. Tel
l'œil qui poursuit Caïn fuyant les remords d'une conscience tardive : la plus haute muraille est impuissante
à cacher l'éternel regard dont l'éclat brille encore dans les
plus profondes ténèbres. Le cultivateur se reconnaît à la
portière du plus rapide express, quand, à l'aurore, le train

file à travers prés, champs ou forêts, au soin avec lequel regarde l'état des récoltes.

On reste, en somme, trop souvent *professionnel*, et rares sont les privilégiés dont la culture intellectuelle haute et forte permet l'entrée aisée dans maints cercles spéciaux : ils paraissent toujours chez eux, à la façon des rois et des voleurs, et se laissent, sans effort, entraîner aux agréments des surprises de la conversation. Humblement, je vous l'avoue, je ne suis pas de ces derniers et vous dirai uniment que, même sur les plages de l'Océan, je méditais sur l'hygiène. Les Latins redoutaient l'homme d'un seul livre : je me suis demandé s'ils ne craignaient pas aussi en lui le perpétuel ressasseur. Quoi qu'il en soit, même en Bretagne, j'ai songé avec plaisir aux Colonies, aussi à ceux qui y sont restés et qui doivent, suants et brûlants, sous le soleil ardent, envier le sort des privilégiés qui, en la France jolie, se délectent aux brises maritimes. Et la précise et locale question se posait souvent en mon esprit : faut-il annuellement quitter les Colonies pour deux mois de voyage en la mère-patrie ?

Mettant de côté la honte apparente de déconseiller aux autres ce que je fais moi-même, je dirai fermement que des déplacements de ce genre ne s'imposent pas *chaque année*. J'ai en ma faveur des circonstances atténuantes : pendant près de sept ans, je suis resté fidèlement et entièrement colonial, pour des considérations, d'ailleurs, toutes particulières. En médecin, je ne blâme pas ceux qui; juillet et août venus, font leur valise et se préparent à quitter leur pays d'adoption. Si l'on ne considère que la frivolité du plaisir (cela a bien son charme !), rien n'empêche une telle détermination. A vrai dire, la santé n'a rien à y voir : plutôt à y perdre qu'à y gagner, pour le temps à passer plus

tard sous le soleil ardent. Les voyages avec leurs excursions et leurs promenades obligatoires, les distractions
avec leur surmenage fatal, ne sont pas profitables. On ne
me fera pas croire que nos compatriotes en visite à l'Exposition de 1900, déambulant par les galeries, les avenues,
les pavillons de la grande et cosmopolite manifestation de
l'activité humaine, ont goûté un repos bienfaisant propre
à les rendre plus aptes à supporter le climat africain ou
asiatique. J'ai fait comme eux, tant l'attirance et la curiosité sont véhémentes pour ces fêtes, d'ailleurs de plus en
plus resplendissantes toujours. Ceci n'est que passager,
m'objectera-t-on. Je le sais.

Les années ordinaires reviennent de deux ou trois
lustres de durée sans cette attraction universelle : et la
question subsiste attendant sa solution.

Beaucoup de Français dans les Colonies, sages et confiants dans les conseils de leurs médecins, se portent à
ravir sous les latitudes les plus diverses. On me permettra, fidèle à ma hantise, de dire que les tempérants d'alcool
sont les mieux armés pour la lutte, et personne ne me
contredira. Il faut considérer, en dehors de la santé, les
exigences de situation et les obstacles pécuniaires.

Bien des fois on nous demande notre avis à ce sujet : si
le déplacement s'impose, si aucune des villégiatures qu'on
trouve sur place ne peut répondre à l'indication qui se
présente, il ne faut pas hésiter à prendre le parti de passer
la mer. Mais il est bien rare que cela soit indispensable
chaque année : ce serait la marque d'une santé chancelante
qui commanderait plutôt un changement complet d'existence et, surtout, l'abandon de la vie coloniale.

Pour le choix de la station thermale, de l'altitude ou de
la plage, c'est au médecin à proposer. Des pays délicieux,

des sites enchanteurs ne manquent pas en France : rien
ne sert d'aller chercher coûteusement à l'étranger des
impressions nouvelles et poignantes. Le Dauphiné est pitto-
resque, l'Auvergne est agreste, la Bretagne sauvage et
superbe avec ses rochers dont la cime fend les flots et ses
falaises où se broient les vagues à la marée haute. Tous
les désirs, en notre cher pays, trouvent à se satisfaire ; la
mer, la montagne ou la forêt ont de quoi fixer les plus
difficiles. Fontainebleau, Chantilly ou Compiègne donnent
aux Parisiens eux-mêmes l'illusion des villégiatures lointaines, tant sur les routes ombreuses on peut s'isoler et se
croire loin de la ville, des automobiles et des tramways
électriques. Mais surtout fuyez les stations à la mode, où
le *snob*, plus que le valétudinaire, trouve seul à agrémenter
son orgueil et sa vanité.

Dans les Colonies possédant des arbres et de la verdure,
les villégiatures y seraient, grâce à quelques altitudes
élevées, possibles et agréables. Je sais qu'on s'en occupe,
en ce qui concerne quelques colonies, et j'aurai sans doute
l'occasion de revenir sur cette question. Tous les trois ou
quatre ans, on viendrait en France, pour son plaisir où
pour ses affaires: ce serait charmant.

A dire vrai, ceux condamnés aux labeurs forcés quotidiens, ceux que les caprices du hasard et une heureuse
descendance (c'est toujours à regretter !) n'ont pas doté des
cent mille livres de rente rêvées, ceux que la perpétuelle lutte
tient constamment en haleine, rivés à la même défense,
agressive aussi parfois, ceux-là exhalent des souhaits de
voyages lointains, mais feront bien de s'en tenir aux villégiatures locales. L'or, ce métal vil pour le philosophe, mais
précieux pour l'homme du siècle, de fusion malaisée au
logis, se volatilise dans l'escarcelle, tant il résiste peu aux

caprices du gentleman hors de son *home*. A tout cela, au surplus, la santé, je le répète, n'a rien à voir : les voluptueux sybarites peuvent rester chez eux, sinon vendre leur âme au diable pour en faire innombrables deniers parisis. La joie coûte cher au xxe siècle ! La santé, toujours, n'eut point de prix. Il en coûte moins encore de la restaurer que de s'amuser.

Je crois finalement qu'il faut être modeste et se retirer directement en un coin breton, où la vie est sobre et reposante sous l'ombre de grandes haies, dans les vallées étroites, creusées entre deux falaises où coule sur les prés verdoyants le même ruisseau. Quelques *bolées* de cidre ou quelques tasses de lait *véritable* mettent le promeneur en gaîté et en appétit, et on fait honneur à la table d'hôte, saine et abondante : c'est un charme. On réalise ainsi en quinze jours ou un mois réelle provision de santé pour trois ou quatre années de tropiques.

Les *Coloniaux* se retrouvent tous en France dans certaines localités thermales où les mènent leurs congestions du foie, leur anémie, leur paludisme chronique. A vrai dire, les médecins n'ont que l'embarras du choix pour prescrire une saison d'eau appropriée aux infortunés physiologiques de leurs clients. Les uns ont besoin de fer, de lithine, de soufre, de bicarbonate de soude, d'arsenic ; les autres se trouvent surtout bien d'air et d'hydrothérapie. La France, avec ces mille biens divers, possède encore une précieuse gamme de minéralisation dans ses eaux médicamenteuses. Les stations, depuis surtout vingt ans, se sont multipliées : elles existent partout où quelques grammes d'un sel quelconque peuvent être révélés dans une source déterminée Alors c'est la panacée universelle qui fait tous les miracles et guérit toutes les souffrances humaines.

Il faut en rabattre de ces beaux programmes alléchants, que la seule richesse des compagnies fermières permet aux administrations : on envoie des albums, des analyses, des caisses d'échantillons et des bons de réduction de tous' genres. La multiplicité moderne des eaux minérales ne gâte pas la réputation justifiée de quelques-unes d'entre elles : nous ne voudrions décourager personne, bien au contraire; nous sommes heureux de dire que la cure ther-' male bien appropriée peut donner les meilleurs résultats. Mais en cela, comme pour toutes les choses de la santé, consultez votre médecin plutôt que votre goût ou les pré-, férences de votre femme.

·Les plages, comme les stations à la mode, par leur fashion, leurs agréments, la foule élégante qui s'y presse, sont des lieux de plaisir très courus, mais rien ne s'y répare, pas même la santé, malgré la valeur incontestable du, traite-, ment, qu'on ne suit pas d'ailleurs. Les salles de spectacle ou de jeu où on entend' de la musique, où on cultive' les angoisses du tirage à cinq, ne sont point faites pour guérir la neurasthénie, les affections du foie ou de l'estomac, les lithiases rénales ou biliaires.

Je préfère de beaucoup les modestes stations, mais plus sévèrement classées, où la maladie gagne plus qu'elle ne perd,' où'le traitement thermal est sévèrement conseillé et rigoureusement suivi. En France, je le répète, nous trou-vons nombre d'endroits où on peut se rendre avec ces dis-positions d'esprit, sûrs et certains de s'en bien trouver.

La durée d'une cure est généralement de trois semaines, mais rien, sauf l'état de notre bourse, ne s'oppose à ce que le temps de ce séjour ne soit très allongé. La dépense n'est pas considérable si l'on veut savoir être raisonnable et ne pas mener une vie de satrape ou de shah de Perse. (Cette

plaisanterie n'est pas déplacée, puisque nous avons possédé
en France, en juillet 1901, cet hôte royal dans une ville
d'eaux très connue de l'Est.)

Je puis être utile à mes lecteurs en disant que, pour 8 ou
10 francs par jour, on se tire très bien d'affaire dans de bons
hôtels. Les voyages, aujourd'hui, sont devenus à la portée
du grand nombre par les facilités dues aux réductions de
toutes sortes qui diminuent considérablement les frais de
déplacement.

Les vrais malades qui ont véritablement besoin d'une cure
thermale peuvent espérer en leur guérison. Si vous voulez
savoir où il faut aller en villégiature, interrogez votre
médecin; si vous êtes malade, il vous conseillera une saison
d'eaux; si vous êtes bien portant, il vous dira : Allez dépen-
ser votre argent où bon vous semble.

Après avoir employé pour l'Européen les moyens propres
à combattre cet ennemi redoutable qu'est le climat, après
avoir usé et émoussé contre lui les meilleures armes que
mettent entre nos mains la thérapeutique et l'hygiène, il
semble que la seule ressource soit l'abandon de la lutte.
Sans vouloir retracer le tableau navrant du malade anémié
et cachectique, l'aspect du malheureux *colonial* auquel ni
l'arsenic, ni le quinquina, ni le repos, ni l'hydrothérapie
n'ont pu donner quelque force et quelque énergie est
lamentable. Les complications les plus douloureuses aggravent souvent la situation, c'est l'hypertrophie du foie et la
splénomégalie, la dysenterie, l'anorexie, etc.; le danger est
pressant, la mort est imminente. Prolonger dans les pays
chauds une existence aussi compromise serait une folie;
mieux vaut, quand on ne l'a pas fait dès le début, beaucoup
plus tôt, s'empresser de changer le malade de climat. C'est
le dernier remède à tenter.

Je ne crois pas qu'il faille confondre, comme on l'a fait
trop souvent, le changement de climat avec le rapatriement. Il est bien peu de colonies dont quelque partie
n'offre pas toutes les conditions désirables au point de
vue de l'absence de malaria et surtout au point de vue de
l'hygiène. Le changement de climat est souverain quelquefois. Dans maintes circonstances des modifications météorologiques assez marquées ont sauvé des malades abandon-
nés. Il suffit d'une transformation dans l'altitude, dans
l'aération, dans la moyenne de la température pour amener
des améliorations inespérées. En d'autres termes, c'est à
la cure d'air, dans la montagne ou au bord de la mer, qu'il
faut avoir recours : si, sur place, il est impossible de rencontrer ces *desiderata*, on a toujours à sa disposition le
rapatriement.

Le rapatriement ne présente pas toujours les commodités
es plus grandes : quand il s'agit de soldats composant un
corps expéditionnaire, le rapatriement peut être d'un effet
néfaste sur ceux qui restent et même sur ceux qui partent.
On y a recours presque toujours trop tard : des considéra-
ions extra-médicales président trop souvent au nombre des
envois dans la métropole : pour ne pas affaiblir les contin-
gents, on garde dans les hôpitaux des soldats absolument
invalides, dans l'espoir de pouvoir bientôt les rendre à leur
corps. L'encombrement de ces hôpitaux, les soins imparfaits qu'on y reçoit, malgré tout le dévouement et la science
du corps médical militaire, se chargent bien vite de creuser
des trous irréparables dans les effectifs. Les privilégiés qui
peuvent partir, affaiblis, découragés par la souffrance,
meurent en route, incapables de supporter la traversée.
Le bateau-hôpital, quoi qu'on fasse, ne constitue pas l'idéal
des formations sanitaires ; les éternels ennuis, l'encombre-

ment et le manque d'air font de terribles ravages. Et ceux
qui restent, malades eux aussi de voir partir leurs camarades, désespérés, sachant bien qu'on échappe aux balles
de l'ennemi, et non à la fièvre ; surtout quand on ne sait
pas appliquer une très large prophylaxie médicamenteuse
par la quinine ; surtout quand on emploie des malheureux
soldats européens, sous les tropiques, à des travaux de
terrassement. La dernière expédition de Madagascar a été
surtout féconde en enseignements dont on devrait profiter
pour l'avenir ; je n'ai pas à insister sur la mortalité
effrayante du corps expéditionnaire. toutefois je puis dire
que le rapatriement a donné son contingent de victimes.
Il eût été facile d'installer des *sanatoria* à proximité relative du théâtre de la guerre ; c'était autant de soldats sauvés
et aptes à reprendre campagne aussitôt leur guérison bien
achevée.

Les sanatoria, aussi bien pour les soldats que pour les
civils, les colons, peuvent rendre les plus grands services.
Installés simplement mais avec toute l'hygiène possible
sur des points élevés (en forêt, c'est l'idéal) ou au bord de
la mer dans un endroit abrité des vents chauds, ces établissements permettent d'instituer avec tous ses avantages
le traitement au grand air, la vraie cure d'air.

Avec plus d'oxygène, moins de chaleur, l'activité de la
nutrition est accrue considérablement. Les échanges
sont plus aisés, l'appétit réapparaît, et la cachexie peut
s'amender. Les avantages de la cure d'air sont aujourd'hui
si bien établis par de nombreux observateurs qu'il serait
oiseux d'insister. Le bénéfice qu'on peut attendre du rapatriement, on est en droit de l'attendre de la cure d'air que
j'appellerai volontiers *locale* ou *sur place*. Pour toutes les
personnes (je ne parle pas des militaires) installées dans

une colonie, il y a intérêt à savoir qu'à bon marché, sans
abandonner ses affaires, on fera tout aussi bien dans un
sanatorium indigène la *cure régénératrice :* question d'économie et de santé.

Le traitement dans les sanatoria peut être considéré à
deux points de vue différents, mais également importants.
Tout individu auquel vous prescrirez la saison dans les
sanatoria du pays même. par cela seul qu'il sait que le rapatriement est la ressource ultime, se sent encore guéris-
sable : on n'ignore pas aujourd'hui toute l'importance que
peut avoir cette considération. Le courage revient aisément
à ces débilités, ils puisent dans l'espoir de leur rétablissement une nouvelle énergie pour surmonter leur propre faiblesse. Les auteurs sont de nos jours unanimes à recommander cette méthode d'hygiène thérapeutique : c'est aux
effets heureux des différences de pression barométrique
qu'on a recours en même temps qu'aux plus grandes viva
cités et puretés de l'air. Plus on s'élève, disent la majorité
des observateurs, moins les miasmes palustres sont à
craindre, plus aussi les miasmes sont entraînés par les
vents : c'est donc déjà enlever le malade du milieu nocif
et le soustraire à l'intoxication continue des plaines.

Les Anglais les premiers se sont préoccupés de ces installations si avantageuses pour la santé de leurs soldats et
des colons ; c'est surtout aux Indes que les sanatoria se
sont multipliés, on cite dans les différentes provinces six
établissements : Simla, Malcompet, Mahabalechwar, les
Almora, Dardjiling, Bangalore, Dalhousie, etc.

Les Français à la Réunion ont aménagé Salazic, où se
trouvent des sources thermales ; à la Guadeloupe, le camp
Jacob ; à la Martinique, le camp de Balata ; au Sénégal,
le massif de Kita ou les îles proches du littoral (DUPOUY,

Sanatorium de Kita, 1883. *Arch. de méd. navale*, p. 365),
et l'île de Gorée ; à la Guyane, l'île du Salut.

On comprend qu'en présence de l'efficacité reconnue de
la cure dans le sanatorium, on aura tout bénéfice à retar-
der le rapatriement autant que faire se peut; et, quand on
sera acculé à cette nécessité, pour différents motifs, on
devra procéder à l'évacuation sur la métropole avec les plus
grands ménagements.

« La cachexie palustre, dit M. Laveran, se termine d'ordinaire par la guérison, lorsque les lésions viscérales ne
sont pas trop avancées et que les malades soumis à un traitement rationnel peuvent quitter le foyer du paludisme pour
des climats salubres ; quand ces conditions ne sont pas réa
lisées, la cachexie s'aggrave et finit par entraîner la mort. »

La guérison sera donc assurée par ce rapatriement
pourvu que les lésions ne soient pas trop avancées, que le
changement de climat ne soit pas trop brusque, mais assez
rapide cependant pour éviter la fatigue du voyage ; il est
indispensable en France de laisser séjourner les rapatriés
dans un climat chaud (les bords de la Méditerranée, par
exemple), avant de les renvoyer dans leur pays d'origine
situé trop au nord. C'est alors que des eaux thermales,
Vichy par exemple, sont tout indiquées et peuvent rendre
les plus signalés services.

Il faut donc agir d'une façon opportune et avec beaucoup
de calme ; il faut aussi savoir quand on doit avoir recours
au rapatriement, ce remède ultime de la cachexie palustre.
Les lésions graves du foie et l'hypertrophie trop rapide de
la rate évoluant avec une intensité croissante, malgré le
changement de séjour dans la colonie et le traitement dans
un sanatorium, doivent faire craindre l'inefficacité de toute
médication sur place.

J'extrais le passage suivant du livre très intéressant et très documenté du Dʳ Dubergé (*Traitement du Paludisme*) :

« Il est très important de bien connaître le moment où la thérapeutique devient impuissante. Voilà ce que dit à ce sujet Dutrouleau : « L'attaque de fièvre suivie de « chloro-anémie, rebelle au traitement après la cessation « des accès, telle est la marque de la cachexie. Tant que « les accès de la fièvre n'ont pas été répétés et que « l'hydropisie n'est pas manifeste, il est permis de tenter « et d'espérer une guérison sur place par un traitement « hygiénique et thérapeutique bien dirigé ; mais, si l'in- « succès de ce traitement est bien constaté, et si les « hydropisies se localisent et font des progrès, il ne faut « pas compter sur la possibilité d'une terminaison heu- « reuse. »

« La ligne de conduite indiquée par cet auteur, ajoute M. Dubergé, me paraît devoir être généralement suivie : néanmoins, en tenant compte de toutes les causes de l'anémie et des moyens toujours plus perfectionnés de la combattre, on peut encore reculer dans bien des cas le déplacement et l'éviter parfois. Si je n'avais pratiqué qu'au Sénégal, où le rapatriement est facile, je n'aurais peut- être pas ces idées ; mais ayant surtout soigné à la Guyane des gens du pays qui ne pouvaient ou ne voulaient se dé- placer, des condamnés qui ne le pouvaient absolument pas, je me suis habitué à demander un peu plus à la thé- rapeutique. » (DUBERGÉ, *op. cit.*, pp. 415 et 416.)

Je partage absolument la façon de voir de ces auteurs : le médecin obtiendra souvent des résultats inespérés d'une lutte acharnée avec toutes les ressources que met à sa dis- position la thérapeutique, qu'on accuse trop facilement d'impuissance quand il y a plus souvent faute du médecin ou incurie des malades.

. .

Le rapatriement une fois décidé, où faut il envoyer le malade ? De préférence dans un climat tempéré, dans un endroit suffisamment aéré, dans un sanatorium marin, par exemple, où des dispositions spéciales des locaux permettent au colonial de régénérer son organisme, grâce aux propriétés stimulantes d'un air vif et pur, exempt de miasmes et d'un trop grand nombre de microbes. Puis, quand le corps sera de nouveau réconcilié avec le climat de la métropole, on tentera très avantageusement les eaux thermales ou la cure thalassothérapique.

Vals, Vichy, Châtel-Guyon, Plombières, sont les meilleures stations où on pourra diriger les anémiés, avant de les renvoyer définitivement dans leur pays d'origine. Le traitement doit être fait *intus* et *extra*. Les eaux bicarbonatées sodiques à l'intérieur modifient l'état gastro-intestinal, combattent l'engorgement du foie ou l'entéralgie ; les eaux ferrugineuses ou arsenicales guérissent l'intoxication paludéenne, en combattant l'anémie et la cachexie. Les pratiques hydrothérapiques modifieront concurremment d'une façon très puissante l'état général ; en activant les fonctions de la peau, elles précipitent les échanges ; l'appétit et l'énergie réapparaissent ; le malade rentrera volontiers chez lui, où il pourra reprendre ses habitudes. Quelquefois, définitivement rétabli, il tentera à nouveau le séjour dans les pays chauds.

En France, Vichy et la Bourboule réclament de préférence les impaludés ; la première s'adresse surtout, comme nous l'avons déjà dit, aux malades qui présentent des com-

plications du côté des organes gastro-intestinaux (et notamment les engorgements du foie); la seconde convient
particulièrement aux affaiblis, aux anémiés sans lésions
organiques.

Dès 1870, Champouillon considérait Vichy comme le *port
de salut* des militaires rapatriés et venant d'Algérie, de
Cochinchine ou du Sénégal. Les statistiques sont généralement des plus encourageantes. Barthez, Manquat sont
aussi très favorables à la cure de Vichy.

Ces eaux doivent leur grande vertu curative dans les
congestions du foie à la thermalité et surtout à la présence
du bicarbonate de soude. On sait, d'après les plus récents
travaux, que le bicarbonate de soude ingéré une heure avant
les repas, à doses faibles ou moyennes (à 9 heures, verre
d'eau de Vichy, par exemple), excite la sécrétion et le
processus digestif, qu'il régularise en même temps.
C'est ce qui ressort des Mémoires de MM. Lemoine et Li
nossier, Mathieu et Laboulais. Chez les malades atteints de
congestion hépatique, il existe déjà depuis longtemps une
diminution de la quantité d'urine qui devient pauvre en
urée, un alanguissement très notable des fonctions digestives, un abaissement du poids du corps, un état d'anémie
particulier dû à l'hépatisme. En même temps, le foie présente une légère exagération de la fonction biliaire. Le
foie est depuis longtemps en *imminence morbide*.

L'usage de l'eau de Vichy, essentiellement reconstituante,
en amenant une augmentation globulaire, diminue l'anémie
et régularise la sécrétion de la bile. Le foie se déconges
tionne quand la médication cesse son exaltation fonc
tionnelle. Durand-Fardel, Greletty ont beaucoup insisté
sur cette action reconstituante de l'eau de Vichy.

Des auteurs comme Germain Sée, Jaccoud et Bouchard,

ont défendu les mêmes théories : pour eux, l'usage du·bicarbonate de soude serait éminemment tonique.

« Les eaux de Vichy, quand elles sont ingérées, écrit M. Egasse, augmentent la proportion du suc gastrique sécrété par l'estomac, à la condition toutefois que la quantité n'en soit pas trop considérable, car elles neutraliseraient alors le suc gastrique ; par l'acide carbonique, elles exercent en même temps une action stimulante de la muqueuse. Les eaux alcalines agissent sur le foie directement, sur les reins et l'urine, en favorisant la dissolution des calculs biliaires, de l'acide urique, sur le sang dont elles favorisent l'oxygénation.

« Toutes ces eaux s'adressent donc, et c'est là la grande cause de leur succès, aux affections de l'estomac, à la dyspepsie, à la gastralgie, à la diathèse urique, aux affections de la vessie et parfois même, dans certaines conditions, au diabète sucré, en considérant celui-ci comme provoqué par un ralentissement dans la nutrition générale.

« Outre le bicarbonate de soude, ces eaux renferment encore parfois du fer sous forme de bicarbonate soluble, lequel leur communique des propriétés toniques assez marquées. » (ED. EGASSE, *Eaux minérales naturelles. — Les Sciences biologiques à la fin du* XIXᵉ *siècle*, 1893. Société d'éditions scientifiques.)

L'eau de Vichy n'est pas la seule eau bicarbonatée qui puisse avoir des heureux effets sur l'anémie et la cachexie paludéennes.

Toutes les eaux alcalines, en général, peuvent être indiquées à titre de succédané de l'eau de Vichy: on trouvera, dans le tableau ci-contre, que nous empruntons au *Traité de thérapeutique* de Manquat, l'énumération détaillée de ces différentes sources.

Les eaux alcalines ou bicarbonatées doivent leurs propriétés aux bicarbonates de soude, de chaux ou de magnésie et, parfois. à leur thermalité. Elles contiennent ordinairement une grande quantité d'acide carbonique auquel elles doivent leur goût piquant. Elles sont froides ou chaudes. On les divise en quatre groupes.

1ᵉʳ GROUPE. — Eaux bicarbonatées sodiques ou alcalines pures. Vals (Ardèche), 4 à 9 grammes de bicarbonate de soude par litre ; les sources Vivaraises numérotées : n° 1, n° 3, n° 5, n° 7, n° 9, contiennent approximativement en grammes la quantité indiquée par le numéro : Rigoletto et Carmen (7 grammes), Précieuse, Marquise et Désirée (6 à 7 grammes).

Vichy (Allier), Célestins et Puits Chomel (14°,03), 5ᵍʳ,1 de bicarbonate de soude. Hôpital (31°,7), 5ᵍʳ,20. Grande-Grille (42°,5), 4ᵍʳ,485. Puits carré (43°,6), 4ᵍʳ,893. Puits Chomel (43°,6). Les autres sources, de 4 à 5 grammes. Les sources Lardy et Mesdames sont ferrugineuses.

Apollinaris (Prusse, Province Rhénane) : froide, 1ᵍʳ,20 de bicarbonate de soude.

Les autres eaux alcalines de ce groupe sont celles d'Andabre, Bilin, Cusset. le Boulou, Montrond, Saint Myon, etc.

2ᵉ GROUPE. — Eaux bicarbonatées calciques et mixtes : Châteauneuf (Puy-de-Dôme), 1ᵍʳ,20 de bicarbonate de soude, et 1ᵍʳ,08 de bicarbonate de potasse, de chaux, de magnésie et de fer ; Châtelguyon (Puy-de-Dôme), 1ᵍʳ,20 de bicarbonate de chaux et 1 gramme de bicarbonate de soude.

Condillac (Drôme), 1ᵍʳ,30 de bicarbonate de chaux.

Lamalou (Hérault) : thermales ; recommandées dans l'ataxie locomotrice.

Pougues (Nièvre), 2^{gr},1 de bicarbonate de chaux et de magnésie.

Sail-sous-Couzan (Loire), 2^{gr},19 de bicarbonate de potasse, de magnésie, de chaux et de soude.

Saint-Alban (Loire), 2^{gr},23 de bicarbonate de chaux, et 1.500 centimètres cubes d'acide carbonique libre.

Citons encore : Renaison, Saint-Pardoux, Saxon, etc.

3e GROUPE. — Eaux bicarbonatées chlorurées sodiques :

Royat (Puy-de-Dôme), 1^{gr}.7 de chlorure de sodium, et 2^{gr},85 de bicarbonate de soude, de chaux, de potasse et de magnésie.

Ems (Prusse, province de Hesse-Nassau), thermales.

Les eaux de Vic-le-Comte, Vic-sur-Cère, Seltz, Saint-Nectaire appartiennent à ce groupe.

4° GROUPE. — Eaux bicarbonatées, chlorurées, sulfatées sodiques.

Carlsbad (Autriche-Hongrie), thermales.

Les eaux de Marienbad, Tarasp, Franzensbad appartiennent à ce groupe.

Au Congrès de thalassothérapie tenu à Tunis en avril 1896, il a beaucoup été question de la cure marine dans le paludisme. Tout le monde est d'accord pour reconnaître l'efficacité incontestable du séjour au bord de la mer pour la guérison de l'anémie et de la cachexie paludéennes, et aussi du paludisme chronique avec tout son cortège de complications viscérales. Toutefois il est indispensable, comme l'ont fait remarquer certains médecins, membres du Congrès, d'établir une différence entre l'action des stations maritimes de la Méditerranée et celles de l'Océan Atlantique sur les côtes de France, de Belgique ou de Hollande.

Les plages d'Ostende, de Berck, de Boulogne, Dieppe, Trouville, etc., les plages de Brighton en Angleterre, l'île de Jersey, toutes exposées aux grands vents et aux températures changeantes et brumeuses de l'Océan produisent sur l'organisme un effet d'éréthisme général qui accélère puissamment la nutrition. En hiver, le froid y est intense, les pluies et les brouillards fréquents; en été, malgré la chaleur, l'air est toujours vif. Aussi faut-il des malades capables de supporter les frais de cette réaction énergique. Ces stations conviennent parfaitement aux scrofuleux, aux lymphatiques, aux tuberculeux apyrétiques : les nerveux neurasthéniques supportent mal l'excitation constante de l air marin mal tempéré.

Aux fébricitants mieux vaut conseiller les plages de la Méditerranée, dont la variété et le grand nombre en France, en Espagne, en Italie ou sur les côtes de l'Afrique du Nord, constituent une vraie gamme thérapeutique.

D'une façon générale, les plages méditerranéennes ont une action calmante bien plus prononcée que les plages de l Atlantique dont nous venons de parler; même en Algérie et en Tunisie, on trouve des stations maritimes qui pourraient être utilisées et très recommandées même aux fébricitants. En Tunisie seulement, je citerai volontiers Bizerte, Nabeul, Hammamet, Hammam-el-Lif, etc. Les plages méditerranéennes françaises procurent aux malades en hiver les températures douces, l'action bienfaisante du soleil et l'intervention revivifiante de l'air marin.

A l'art du médecin il appartient de varier les indications suivant la nécessité des cas différents qui se présentent.

En dehors du séjour proprement dit au bord de la mer, la cure marine, pour être efficace et complète, doit comprendre les pratiques hydrothérapiques :

Les affusions froides avec de l'eau de mer ;

Les enveloppements dans le drap mouillé ;

Les douches ;

Les bains chauds, etc.

En s'adressant à ces puissants modificateurs de la nutrition générale, on peut obtenir des résultats parfois inespérés.

. .

D'Allemagne nous vient une thérapeutique nouvelle et inattendue, le *bain d'air*, qui pourrait avoir une action bienfaisante considérable dans la cure de l'anémie coloniale.

Nous avions déjà le traitement du curé Kneipp. Cet excellent prêtre-médecin avait eu une idée neuve et originale, quoique se rapprochant quelque peu des théories d'un de ses devanciers, Priesnitz, qui fut le promoteur de l'hydrothérapie (1) : il conservait, au point de vue de la pudeur, quelque retenue, puisqu'il suffisait, pour se conformer à son système, de se promener les jambes nues jusqu'aux genoux, dans des prairies où la rosée avait mis déjà ses perles au bout de chaque brin d'herbe. Le Dr Langendorff a publié dans une revue médicale allemande des articles très documentés sur *la cure par l'air*, qu'on pourrait appeler aussi *la cure de nudité*, puisque le malade dépouillé de tous ses vêtements se promène en plein air. Il faut, on le pense bien, une installation spéciale pour se permettre cette thérapeutique quelque peu contraire aux usages mondains, mais, en somme, elle est facile à obtenir : il n'est au fond pas plus ridicule de se baigner dans

(1) Voir chapitre VI L'HYDROTHÉRAPIE.

l'eau dans un costume de nègre du centre de l'Afrique, que de se promener ainsi dans un parc bien fermé.

Les effets obtenus par cette médication équivalent à ceux procurés par l'hydrothérapie rationnellement et scientifiquement suivie ; des phénomènes spéciaux de thermalité sont le résultat de l'impression de la totalité du tégument externe par un refroidissement subit et plus ou moins prolongé. L'excitation due au *bain d'air* froid est exempte des dangers dus à l'eau. Tandis que dans l'eau à 18° centigrades on ne peut séjourner que peu de temps, aisément on supportera plus longtemps ,un bain d'air à 18°. Un savant, M. Landois, a établi le tableau comparatif suivant fort suggestif :

L'air à 18° centigrades est tempéré. — L'eau à 18° est froide.

L'air à 25° centigrades est chaud. — L'eau de 18° à 25° est fraîche.

L'air à 28° centigrades est chaud. — L'eau de 29° à 35°,5 est tempérée.

L'eau à 37°,5 et au-dessus est chaude.

L'excitation est identique, aux mêmes températures, par l'eau et l'air, mais ce dernier expose à une moindre déperdition de chaleur et semblerait moins dangereux. De plus, 'les divers éléments de la peau, si importants à l'état physiologique, recevraient de ce fait une suractivité fonctionnelle ,très considérable et très profitable aux échanges généraux de l'organisme.

Dans tous les états pathologiques qui exigent une action excitante, tonifiante, mais sans trop de déperdition de calorique, la cure de nudité aurait son indication. L'anémie, la chlorose, la neurasthénie, seraient surtout justi-

ciables d'un pareil traitement et, certainement, on obtiendrait, au dire du Dʳ Langendorff, les guérisons les plus
étonnantes. L'opinion du médecin allemand s'appuie sur
plus de 200 observations minutieuses et soigneusement
contrôlées. Mais, de plus, rien n'empêcherait de croire à
l'efficacité du même traitement dans les anémies secondaires aux maladies fébriles aigues et aussi dans les complications des affections cataloguées sous le nom de maladies par ralentissement de la nutrition : dans la goutte et
le rhumatisme chronique le bain d'air serait une médication puissante pour activer les échanges nutritifs paresseux, aider aux oxydations lentes de l'économie.

Voici la technique de la méthode du Dʳ Langendorff:
Dans un enclos spécial les hommes sont réunis, ayant pour
tout vêtement un caleçon de bain; dans un second se trouvent les femmes avec un petit jupon descendant jusqu'au
genou et une sorte de longue bavette devant la poitrine.
Les malades des deux sexes portent des sandales. Le bain
est pris chaque jour de 5 à 9 heures du matin : certains
malades débutent avec des températures minimum de
11° qu'ils supportent très bien. Le traitement cesse les
jours de pluie ou de trop grand vent. Pour les gens faibles,
la durée du bain est de dix ou vingt minutes avec une
température de 14 à 16°. On ne dépasse jamais 18°. A 20°
on n'obtiendrait plus aucun effet salutaire : la chaleur de
l'air empêchant les réactions spéciales de l'atmosphère
ambiante qui ne serait pas assez froide.

Quand les malades sont entraînés, on les fait marcher
pendant quinze ou vingt minutes avant d'arriver à la station balnéaire; de la sorte, l'impression du froid est encore
plus vive durant la cure d'air.

Pendant la durée du bain, chaque individu se livre à un

exercice spécial ou à des jeux en commun qui empêchent le refroidissement trop considérable : après le bain; on fait la *réaction* par des *frictions*, *massages* ou des exercices appropriés.

Voilà bien des faits nouveaux dans une thérapeutique nouvelle ! Mais n'est-elle pas conforme aux idées de bien des médecins qui soutenaient les bons effets de l'air pur et exhortaient les mères de famille à moins couvrir leurs enfants. Les malades du Dr Langendorff ne meurent pas à ce traitement; au contraire, ils guérissent. Cela prouve indubitablement que l'homme civilisé se couvre trop et redoute trop le froid, qui est dangereux pour les gens peu aguerris.

L'avenir nous dira la valeur de cette thérapeutique.

CHAPITRE XIII

L'HYGIÈNE DES ENFANTS AUX COLONIES

Sommaire. — Nécessité de la connaître et de l'apprendre aux enfants eux-mêmes. — Faciliter la tâche aux médecins. — L'hygiène à l'école. — Que les mères se méfient des mauvais conseils. — Les voisines ! — Comment faut-il alimenter l'enfant ? — Dangers du biberon. — La suralimentation des jeunes enfants. — Pas de vin, pas de viande. — L'alimentation pendant la seconde enfance. — Les affections infantiles infectieuses. — L'obéissance. — Le sommeil. — Hygiène des enfants pendant les fortes chaleurs. — Les bienfaits du bain froid. — Hydrothérapie infantile. — La bouche des enfants.

Nulle part plus que dans les colonies on doit surveiller attentivement la santé des bébés et des enfants grandets. Les parents sont tenus à une grande circonspection : les mères se garderont précieusement des imprudences de régimes, qui pourraient entraîner les pires conséquences. Les grandes personnes doivent savoir l'hygiène et, au plus tôt, mettre tous leurs soins à l'apprendre aux filles et aux garçons.

Il ne peut être que profitable de mettre de bonne heure dans l'esprit des enfants des notions claires, des idées précises sur certains points indiscutés des sciences biologiques. Des « leçons orales d'hygiène » à la portée des écoliers de dix à quinze ans rendraient certainement de grands services ; nos fils et nos filles y prendraient dès l'adolescence le goût de la tempérance, la haine de l'alcool, la crainte raisonnée de la tuberculose et des autres contagions évitables, le goût de la propreté, l'amour de l'eau sous toutes ses formes, dans tous ses usages. Ce ne serait point là une étude ardue, une faculté nouvelle à ajouter aux programmes, mais bien plutôt un passe-temps instructif et récréatif, auquel les petits s'adonneraient d'eux-mêmes avec plaisir, pour le moment, et bénéfice pour l'avenir.

*
* *

Dans les écoles de France, cela existe déjà, je crois, sous une forme plus ou moins variée. Hors d'Europe, il y aurait lieu de s'inspirer des nécessités et des besoins particuliers de nos colonies, et il faudrait adapter ces « leçons » aux cerveaux de nos jeunes et futurs colons. De même qu'on songe maintenant à la création d'une école de médecine coloniale pour familiariser avec la pathologie exotique ceux de nos jeunes confrères qui désirent exercer dans les pays chauds, de même il faudrait instruire nos futurs coloniaux des choses indispensables au bon maintien de leurs forces, et physiques, et morales. Plus que partout ailleurs nos corps doivent être ici vigoureux, propres à la lutte contre les hommes et les éléments aveugles de la nature : les efforts intellectuels sont en rapport avec la dépense matérielle. L'entraînement de la volonté mérite toute la sollicitude de l'éducateur.

Aux enfants, le livre élémentaire est seul capable d'inculquer les connaissances qui leur sont indispensables : il reste dans le pupitre, il peut être feuilleté à chaque instant, il est sous la main. Le maître y fera de temps à autre une lecture, et son esprit, avec tact et discernement, ajoutera les commentaires qui complètent la leçon, la fixent davantage dans la mémoire des petits élèves. On les met en garde ainsi contre le travers qui consiste à prendre de soi-même une trop bonne opinion, à se croire un grand savant parce qu'on a devant soi un petit livre de vulgarisation d'hygiène. Cela doit seulement donner le goût d'en apprendre davantage plus tard et la possibilité de comprendre les gens de métier.

On a dit souvent qu'instruire les enfants, c'est aussi apprendre aux parents ; cette maxime est surtout vraie aux colonies. Le modeste ouvrage de vulgarisation entrevu entre les mains des jouvenceaux tentera peut-être les têtes grises ! Quelques chapitres contre l'abus de l'alcool, concernant le danger de l'alimentation mal comprise, relatifs aux nécessités de l'exercice et de l'hygiène à tout âge, sont de bons conseils, eût-on quinze ou soixante ans. La vulgarisation ne remplace jamais la médecine, et la page imprimée, dans sa sécheresse, n'est que l'auxiliaire bien infime du médecin : elle prépare les esprits à recevoir la bonne parole. Aujourd'hui on commence à moins résister aux nouveautés, les grandes personnes se familiarisent davantage avec les grandes découvertes modernes, grâce aux revues, aux journaux, aux articles de tout genre qui sont à la portée de chacun. En cela l'enfant est quelque peu négligé, et il lui faut aussi une lecture attrayante, non pas par le talent d'écrivain que l'auteur y montrera, mais seulement par la simplicité du conteur.

Mettre en garde nos petits écoliers contre les terribles contagions de l'exemple mauvais, leur dire que l'air, l'eau et le travail sont les éléments primordiaux du développement, et physique, et intellectuel, c'est déjà fixer leur attention sur des formules dont ils demanderont bien vite l'explication, cherchant à deviner le sens des phrases trop abstraites et des apophtegmes trop obscurs.

Les difficultés que les médecins rencontrent si souvent, dans la pratique délicate de leur profession vis-à-vis des enfants, tiennent essentiellement au défaut d'hygiène, au manque de bonnes habitudes de propreté et d'éducation. L'enfant se révolte quand il est malade, parce qu'il n'est point accoutumé à obéir quand il est bien portant. Il se débattra pour se plonger dans une baignoire au moment de la fièvre, parce que l'habitude lui manque de la douche ou du tub quotidiens. Les parents ont dans la vie normale et journalière les meilleures intentions, mais souvent la résistance de l'enfant les décourage. les désespère, et ils se soumettent aux caprices des petits volontaires. Si, au contraire, l'école secondait la mère dans sa tâche, l'entêtement et la mauvaise volonté à la maison trouveraient un remède dans la classe, où la voix du professeur a plus d'autorité que les exhortations de la maman.

Jadis, de mon temps, il y a quelque trente ans, on se préoccupait bien peu de la propreté et de la santé des enfants : les hommes de ma génération se rappellent le savonnage hebdomadaire des pieds, le bain légendaire, tellement rare, et seulement en été les plongeons dans la rivière! Dans les dortoirs exigus, dans les étroites salles d'étude l'air et la lumière étaient parcimonieusement distribués : il suffisait alors qu'on exerçât l'intelligence des petits Français ; leurs muscles ne comptaient pas ; ne comptaient pas non plus leurs yeux, leur estomac, leur développement physique en un mot.

Depuis, je le sais bien, la réaction s'est faite. et avec elle est venue l'exagération : on a eu la manie des sports, des records, des *lendits*, et bientôt on est parvenu au surmenage physique. Le juste milieu est impossible à atteindre du premier coup : la modération est une grande vertu. L'instruction et l'éducation corporelle peuvent suivre une marche parallèle : on leur donnera une importance égale. Ainsi on fait des hommes forts et intelligents, fermes et résistants.

Telle se trouve aujourd'hui la tendance générale : nous assistons à un renouveau dans l'art d'élever les enfants. Le Collège de Normandie, dont la fondation prochaine est due à l'initiative des hommes les plus éminents de notre époque dans les lettres et dans les sciences, sera le modèle des établissements modernes. Dans un parc de plusieurs hectares en pleine campagne les enfants seront élevés avec toute la liberté que permet la vie en commun : plus de dortoir, plus de salle d'étude, plus de récréation dans des cours étroites, véritables préaux de prison avec le sol sablé et les murs blancs monotones et désolés. Les pensionnaires prendront leurs ébats sur de grandes pelouses, sans murs ni limites ; ils vivront chez leur professeur, dans l'établissement même, de la vie de famille, dormiront et travailleront dans des chambres particulières. On espère ainsi faire de véritables hommes, et on se préoccupe de les destiner aux colonies. N'est-ce point un triomphe pour l'hygiène ? Malheureusement la fortune n'est pas le lot de tous, et un luxe de ce genre n'est pas à la portée des modestes bourses. Un jour viendra peut-être où toutes les écoles se trouveront à la campagne, au milieu des champs.

Quoi qu'il en soit, si, dès l'école, l'enfant se façonne aux habitudes régulières d'hygiène, la vie lui sera aisée, et la tempérance lui deviendra extrêmement facile. L'œuvre de l'instituteur sera poursuivie, parachevée au régiment, où l'officier devient un véritable éducateur. L'avenir social et économique d'un pays dépend du genre de vie de tous : la consommation restreinte de l'alcool fera plus, pour l'avenir de chaque famille, que les meilleures lois de prévoyance contre les accidents ou pour la retraite. Il faut que les enfants acquièrent le véritable sentiment de la responsabilité individuelle; mais, pour éviter les écueils, il faut les connaître. Qu'on montre aux enfants et aux jeunes gens les périls de toutes sortes qui les guettent, et ils auront quelque chance de se bien diriger et de s'écarter du danger. Ainsi l'hygiène ne devient qu'un chapitre de la morale générale : se bien porter, c'est aussi bien agir et agir honnêtement. Qu'on apprenne donc l'hygiène aux enfants !

.·.

Si dans notre esprit nous nous sommes efforcé d'écrire un livre qu'on peut mettre entre les mains de tous, hommes, femmes et enfants, ce chapitre relatif à l'hygiène de l'enfant est, certes, plutôt destiné aux mamans soucieuses de la santé de leurs rejetons !

Le pire danger pour une jeune maman n'est pas son ignorance, mais, bien au contraire, la trop grande science de ses voisines. On ne peut s'imaginer la bizarrerie et l'étrangeté des *conseils* donnés chaque jour, pour élever les bébés. Quel est celui d'entre nous qui n'a pas entendu la phrase sacramentelle :

— Ah ! Docteur, je n'ai pas de diplôme et je ne puis pas signer une ordonnance, mais vous savez, soit dit sans vous vexer, j'en sais plus long que vous sur les enfants... j'en ai eu dix.. alors vous comprenez si je sais ce qu'il en est.

Terrible langage et redoutable personne, non pas, certes, pour le médecin, auquel elle ouvre toujours, par sa maladresse, la porte des maisons, mais pour les parents trop naïfs ou trop crédules qui se fient à des connaissances qu'elle sait imposer par son imperturbable autorité. Elle dit avec un ton si persuasif les mille banalités de son répertoire :

— Cet enfant fait les dents, ne vous inquiétez pas de sa diarrhée, de sa toux, de ses vomissements.

— Voyez ces yeux cernés : ma chère amie, donnez-lui pour les vers (1), mettez-lui les *mouches* dans le dos pour lui enlever de l'*eau*.

Et aussitôt, on administre le semen-contra, des mixtures et des drogues dangereuses, qui ne tardent pas à rendre l'enfant complètement malade. Les *vésicatoires* succèdent bientôt aux *mouches*, le sirop de chicorée à l'huile d'amandes douces, et même l'*arquebuse* intervient.

Uniment je dirai qu'écouter les conseils de tout venant et de tout côté, c'est déjà le prologue de la mort pour le bébé. A agir ainsi, on s'expose toujours à commettre des sottises, à préparer souvent d'irréparables malheurs.

Malgré que j'aie un faux air de flatteur perpétuel pour les médecins, malgré que je montre une trop bonne opinion de nous-mêmes, j'estime que les seuls avis judicieux pour la santé des enfants ne peuvent être donnés que par les médecins. Il faut bien se garder d'écouter la suggestion vulgaire et banale : ce qui ne fait pas de bien à un bébé lui fait toujours du mal. La seule nécessité de donner un médicament, d'indiquer un régime, de faire une prescription hygiénique doit être reconnue par le médecin, seul capable de poser un diagnostic, c'est-à-dire de se rendre compte de l'opportunité d'une intervention.

(1) Voir chapitre LES VERS INTESTINAUX.

Malheureusement nous sommes bien souvent, pour ne pas dire toujours, appelés auprès des petits malades quand toute la série de remèdes indiqués par l'entourage a été épuisée.

Ne croyez pas à de l'exagération de ma part, je crains plus les *conseils* que la maladie elle-même.

Ne droguez pas vos enfants : suivez les règles d'une bonne hygiène et sachez appeler le médecin dès la première indisposition de votre bébé. Mais comment savoir que c'est grave ? disent les mamans. Aux colonies, on est souvent, dans les fermes, très éloigné des médecins : l'indispensable thermomètre sera le gardien fidèle de la santé des jeunes babies. Si le mercure atteint 38° ou 38°,5 plusieurs jours de suite, vite envoyez quérir votre médecin (1).

Nous allons passer en revue les principaux éléments d'une bonne hygiène infantile.

Tous les médecins, dans les colonies, sont fréquemment consultés par des jeunes mamans qui viennent réclamer d'eux l'autorisation de cesser d'allaiter leur bébé sous prétexte d'anémie avancée ! Et, comme parfois la nourrice mercenaire est difficile à trouver, comme on a de sérieuses répugnances à confier l'enfant à une indigène, on réclame de nous la responsabilité de l'allaitement artificiel au biberon !

Semble-t-il nécessaire de toucher à nouveau à cette importante question d'hygiène infantile sur laquelle les médecins sont unanimes à prononcer un avis défavorable ? Est-il permis encore d'élever un enfant au biberon, quand

(1) Voir chapitre LE THERMOMÈTRE.

on porte intérêt à ce petit être; quand il s'agit d'un enfant
à soi? Le médecin a-t-il le droit de ne pas blâmer cette
méthode funeste d'allaitement? Je ne le crois pas. Je redirai volontiers les raisons qui font déconseiller le biberon :
je les redirai avec d'autant plus d'aisance que j'ai eu récemment l'étonnement de rencontrer une mère toute stupéfaite
de la défense que je lui faisais de continuer à nourrir son
enfant au biberon.

— Mais pourquoi est-ce mauvais, Docteur? Je lave soigneusement la bouteille, à l'eau bouillante même, je laisse
constamment dans l'intervalle des tétées le *bout* de caoutchouc tremper dans une solution d'eau boriquée; que
puis-je faire de plus? Ne suis-je pas, en agissant ainsi,
rigoureusement propre? N'appelle-t-on point cela de l'*antisepsie?*

J'eus à exposer mes arguments : la difficulté de stériliser
suffisamment et complètement le biberon lui-même, et
ensuite et surtout la téterelle en caoutchouc. C'est là où
gisent et les difficultés et le danger. Il est matériellement
impossible de stériliser ce caoutchouc anfractueux et irrégulier. D'ailleurs, si l'on a la patience de le faire bouillir
dans l'eau quelques minutes, on s'aperçoit bientôt que ce
procédé détériore le caouchouc et rend vite l'embout imparfait pour la tétée. On se relâche insensiblement, on ne fait
plus bouillir cet embout, on se contente de le laver, de le
rincer, de l'approprier, en un mot, avec de l'eau boriquée,
et c'est tout. Trop peu en vérité. La solution saturée d'acide
borique dont on se sert communément n'est pas un antiseptique énergique : il est, dans la majeure partie des cas,
impuissant à détruire les germes de la gastro-entérite,
principalement, et bien d'autres aussi.

A tout cet exposé médical, sans réplique paraîtrait-il;

les mères, personnes généralement fort ingénieuses et très spirituelles, essayent de répondre et de confondre le médecin. Le malheureux reste, en effet, souvent confondu devant leur inexplicable persistance.

— Mais, Docteur, comment élever bébé : je ne puis trouver de nourrice, je n'ai pas moi-même de lait ; faut-il donc le laisser mourir de faim ?

Nourrice ou maladie ? Le dilemme paraît inattaquable. Toutefois, supposons que des raisons spéciales empêchent une famille de faire nourrir un enfant au sein : n'existe-t-il aucun moyen propre à tourner la difficulté ? Je n'en connais qu'un seul qui, la plupart du temps, n'est pas accepté par les parents, qui déclarent la méthode inapplicable, tant elle exige de soins minutieux et de patience de tous les instants, je veux parler de l'allaitement à la cuiller ou au petit pot.

Il est peu de bébés, si jeunes soient-ils, qui ne s'habituent facilement à boire du lait dans une petite cuiller. On leur donne ainsi du lait stérilisé coupé d'eau bouillie dans de certaines proportions, suivant l'âge. Il est encore peu de bébés, même dans les premiers mois de leur vie, qui refusent le petit pot, sorte de tasse terminée par un tube ; cet engin est connu dans le public sous le nom d'*oiseau*. Les pharmaciens en possèdent tous ; on les leur achète souvent pour faire boire au lit un fiévreux qui ne peut aisément s'asseoir ou élever la tête.

Instrument connu de toute antiquité, il était en honneur chez les Égyptiens, plus tard chez les Grecs et les Romains : nos musées en possèdent des spécimens nombreux.

Il a surtout l'avantage de se prêter à une stérilisation parfaite : quelques minutes avant la prise de lait, il peut, dans de l'eau, être porté à l'ébullition un temps suffisant à la destruction des principaux microbes dangereux. Le tube s'adapte bien à la bouche de l'enfant : une personne quelconque, sans grande expérience spéciale, arrive vite à s'en servir très convenablement et très proprement.

Pour terminer, je répète : si vous voulez de beaux enfants, cassez votre biberon et jetez-en très loin les débris.

Quand une maman a l'énergie, digne de tous éloges, de nourrir son enfant, elle pense avoir d'une façon certaine assuré à son bébé une santé excellente, sans les risques habituels d'une mauvaise hygiène. Tous les médecins sont hostiles au biberon, en principe ; tous également préfèrent l'allaitement par la mère à celui toujours défectueux par la nourrice mercenaire. Nourrir, pour une mère, équivaut à une orthodoxie complète et sans réserves vis-à-vis des prescriptions médicales. Aussi semble-t-elle étonnée et indignée si quelque mauvais incident se produit.

— Pourquoi bébé a-t-il de la diarrhée? Pourquoi vomit-il de temps en temps ? Je ne commets aucune faute contre l'hygiène, je surveille étroitement mes domestiques Les tétées sont régulières, régulière aussi la balnéation quotidienne.

Aussi, en pareille circonstance, la maman est très tentée de déclarer l'inanité de la science médicale, facilement on en prononce la *faillite complète* : c'est aujourd'hui de mode et à la portée de tous.

A vrai dire, personne n'a tort, et les choses peuvent s'arranger facilement; le seul coupable, si on peut dire, est le bébé trop gourmand. C'est en effet la suralimentation, les tétées trop capricieuses, qui déterminent les vomissements ou la diarrhée. L'organisme, incapable de suffire à la tâche qu'on lui impose, s'allège et se débarrasse comme il peut. Les commères disent facilement des enfants qui vomissent :

« C'est grand bien, ils gardent le bon et rejettent le mauvais. »

La théorie serait excellente si, pour la santé, diarrhée et vomissements n'offraient aucun danger. Tout au contraire, tel enfant coutumier de ces petits accidents est exposé aux infections intestinales graves : choléra infantile, gastro-entérite, diarrhée verte. Il se trouve, de par cela même que les actes digestifs ont été altérés, en état de moindre résistance : les microbes de toutes sortes, qui sont les hôtes habituels de notre intestin; profiteront de cette perturbation pour pulluler à leur aise.

Que faut-il faire pour éviter la suralimentation des bébés? Comment savoir si les tétées sont trop abondantes, comment reconnaître l'abus pour un âge si tendre ?

En règle générale, tout enfant nourri par sa mère au sein et qui, sans imprudence d'aucune sorte, est pris de diarrhée et de vomissements, est certainement soumis à un régime trop abondant. Il faut donc diminuer la durée ou le nombre des tétées et aussitôt, preuve excellente d'ailleurs, les accidents cessent complètement. Les expériences récentes de certains physiologistes confirment cette donnée de la pratique médicale courante. En effet, il suffit d'augmenter, sans en modifier les éléments essentiels, d'environ un tiers la ration habituelle d'un animal, pour voir apparaître chez lui des désordres intestinaux, diarrhée, vomissements, etc. Pour supprimer ces phénomènes morbides, les animaux en expérience doivent être soumis à un régime alimentaire dont l'abondance sera même inférieure, pendant quelque temps, au régime normal.

La suralimentation peut donc seule, et en l'absence de
toute infection due à un défaut d'hygiène, produire des
troubles intestinaux, sinon graves, du moins de longue
durée, surtout si l'on en méconnaît l'origine cependant
simple. Tout ceci est de grande importance pour les bébés
et principalement pour les enfants vivant dans les pays
chauds : la suralimentation est encore plus dangereuse
par cela seul que l'organisme déprimé est encore moins
apte au surmenage qu'entraîne une alimentation trop riche
et trop abondante.

Il faut donc que les mamans sachent écouter leur médecin, surtout quand il prescrit *une table moins bien servie
pour bébé.*

Les jeunes mamans sont souvent très préoccupées de
l'alimentation qui convient à leurs enfants entre deux et sept
ans, cette période de la vie qu'on est convenu d'appeler la
seconde enfance. Le choix et la qualité de la nourriture
importent beaucoup, et nous comprenons la perplexité des
parents. Les uns, dénués de ressources, laissent leurs malheureux petits livrés aux hasards de l'existence misérable
qu'ils traînent eux-mêmes, et la tuberculose et la chlorose
font de nombreuses victimes ; les autres, par excès de ten-
dresse, par faiblesse ou ignorance, se complaisent à satisfaire les caprices de gourmandise et remplissent sans discernement les petits estomacs. Aux uns et aux autres il
serait bon de persuader que la soupe, le pain, le lait et
l'eau peuvent suffire à apaiser la faim des babies qui s'ac-
commodent très bien de ce régime peu varié, mais le plus
propre à soutenir leur organisme et à en augmenter les
forces. Pas de vin et pas de viande : telle est, pour complément, la formule qu'on doit retenir. De cette façon, l'enfant
se portera bien, il pourra manger aussi souvent que son

appétit le lui conseillera ; car on ne devra pas craindre que
la gloutonnerie le dirige comme c'est le cas pour la pâtis-
serie, les confitures, les fruits ou autres gâteries, dont les
enfants sont très friands et qu'ils dévorent jusqu'à en être
gavés et en tomber malades. Auraient-ils plus de raison
que certaines grandes personnes ? que leurs parents eux-
mêmes ? Les mauvais exemples se produisent surtout à
table, aux repas de famille, où la présence des petits est
aussi inutile que nuisible à leur santé. La tentation pour
eux est trop grande de toucher et de goûter à tout ; les yeux
sont des organes pervers qui induisent sans cesse en tentation. Souvent on cède aux désirs bruyamment exprimés
des bébés roses et joufflus, qui sont si amusants avec leurs
gestes volontaires de tyrans adorés.

Le Dr Thienot (d'Abbeville) a fort bien étudié cette question. Voici les menus qu'il propose pour les différents repas
de la journée (pour la seconde enfance) :

Premier déjeuner du matin : Potages au lait (farine de corn-
flour, racahout, biscotte, etc.).

Déjeuner de midi : Un peu de viande (cervelle, poulet, ris
de veau), poisson ou œufs ; beaucoup de légumes (purée de
haricots, de lentilles, de pommes de terre); dessert : fruits
cuits, compotes, crèmes, biscuits, etc.

Goûter : Une tasse de lait et du pain ; pain et beurre. Vers
sept ans, chocolat et pain (éviter la boutique du pâtissier, où
parents ni enfants ne savent résister à la tentation).

Souper : Jamais de viande le soir ; une soupe ; un entremets
à base d'œufs et de lait.

A tous ces repas, on ne donnera à l'enfant que de l'eau
comme boisson. Elle doit être pure, limpide, sans goût ni
odeur, enfin réunir toutes les qualités d'une bonne eau potable. L'usage des eaux minérales est plutôt nuisible chez
les enfants. Si l'on n'était pas sûr de la provenance de l'eau,

il serait indispensable de la filtrer ou de la stériliser à l'aide d'un des nombreux procédés très connus aujourd'hui. Si l'on a la bonne fortune que l'enfant ait du goût pour le lait, qu'on l'encourage à en boire aux repas, sa santé ne pourra qu'y gagner. Comme beaucoup de médecins, je déconseille le thé, le café et surtout les boissons fermentées, vin, bière et cidre. Quant aux liqueurs, anisette, chartreuse, bénédictine, cassis, curaçao, etc., qui apparaissent trop fréquemment sur nos tables, au moment du café, l'interdiction doit en être absolue aux enfants; je condamne même l'usage si familier du traditionnel *canard*.

J'ai déjà eu l'occasion d'insister sur les dangers de l'alcool dans la première et la seconde enfance, et je ne veux pas m'appesantir à nouveau sur ce sujet. Je préfère donner une énumération des aliments qui conviennent plus particulièrement aux enfants entre deux et sept ans, et qui serviront à varier le menu de chaque jour.

Au déjeuner du matin, aux enfants déjà grandets, on accorde sans inconvénients du café au lait léger (beaucoup de lait et peu de café), du chocolat et du thé au lait, peu chargé, puis de bonnes tartines de pain et de beurre, ou de pain et de miel. Les farines diverses qui existent dans le commerce peuvent également rendre les plus grands services; je citerai les farines de riz, d'avoine, de maïs, d'orge, de semoule, le tapioca, le vermicelle, la farine lactée, l'arrow-root, la revalescière.

A midi, la variété peut encore être plus grande. Les viandes blanches sont seules permises jusqu'à sept ans; à la cervelle, au poulet, au ris de veau on pourra substituer le pigeon, le lapin, l'agneau, le veau même. On donnera également des croquettes de poisson (rouget, turbot, merlan, limande), des beignets de cervelle, des bouchées de

volaille. Les enfants sont généralement très friands de ces
sortes de mets. A la liste des légumes que j'ai déjà donnée,
j'ajouterai : le macaroni, les nouilles, le riz (au lait, au jus,
en gâteau), les salsifis, les carottes, les pommes de terre,
sous toutes les formes. Toutes choses qu'on peut se procurer aux colonies. Quant aux œufs, ils sont toujours
excellents : œufs en omelette, à ·la coque, sur le plat, à la
béchamelle, œufs brouillés, œufs durs à la mayonnaise.

L'heure délicate du goûter sonnera entre 4 et 5 heures,
à la rentrée de la promenade, quand l'exercice au grand
air a déjà aidé à la digestion du repas de midi et donné
une pointe d'appétit nouveau. Bien mieux vaut, je le répète, ·mettre les enfants à· table *at home* que leur faire
prendre leur collation chez le pâtissier. A la maison, ils se
mettent à leur aise, on ne leur donne que juste à leur con-
venance, sans tentations trop irrésistibles pour tous les
gâteaux qui excitent ·les yeux. Quelques friandises,· des
desserts à base de lait et d'œufs, des pâtisseries légères, de
préférence faites à la maison, un reste d'entremets paru à
table à midi conviennent très bien à ce *five o'clock*. Les confitures et le chocolat avec du pain rassasient à la fois la
faim et la gourmandise. ·Et le tout sera arrosé de bonne
eau pure, de lait ou de sirop additionné de beaucoup d'eau.

Puis la journée se terminera vers 7 heures par un repas
léger où devront dominer la soupe ·et les ·potages faits,
comme je le disais précédemment, avec des farines d'orge,
de maïs, d'avoine, de châtaigne, de salep, de sagou, la·
fécule de pommes de terre. Le bouillon avec des pâtes, vermicelle, tapioca, semoule, pâtes d'Italie, est un bon aliment.
Les soupes de légumes (haricots, pois, lentilles, pommes
de terre) connues sous le nom de potages Saint-Germain,
julienne, printanier, sont excellents pour les enfants.

Le repas du soir, qu'on ne saurait recommander trop léger, se terminera par une petite gourmandise : orange, pêche, poire, marmelade, compote, confiture, gelée. — Ainsi l'enfant peut gagner le lit suffisamment sustenté et sans crainte de digestion pénible qui trouble le sommeil!

Il est inutile, comme beaucoup trop de parents en ont l'habitude, de donner le soir aux enfants du thé, du café, ou même des infusions chaudes, comme la camomille, le tilleul ou la mauve. Attendez pour cela faire des indications thérapeutiques nettes.

L'hygiène alimentaire de la seconde enfance tout en restant absolument saine et rigoureuse, sera très variée et satisfera amplement aux caprices d'appétit et de gourmandise des enfants. Il suffit de s'y conformer avec quelque scrupule, pour en constater rapidement tous les avantages. L'alcool et la viande ne sont pas indispensables aux enfants : bien loin de là, ils leur sont souvent dangereux : aussi comprendra-t-on que bien des choses les remplacent avantageusement, comme nous avons essayé de le démontrer.

* *

Aux colonies, l'hygiène infantile doit être, dans ses grandes lignes et dans ses détails, encore plus sévère qu'en Europe ; son programme doit être : pas de vin, pas de viande aux enfants jusqu'à huit ou dix ans, de l'eau, beaucoup d'eau, *intus* et *extra*.

La plupart des médecins sont des végétariens et des tempérants, en théorie : le monde, porté aux plaisanteries faciles, assure qu'ils ne le sont que pour les autres et non pour eux. En l'espèce, ceci n'a aucune importance ; on ne demande pas habituellement au thérapeute ce qu'il prend, mais ce qu'il faut prendre, ce qu'il faut écarter ou éviter.

La doctrine de l'abstention du vin et de la viande est surtout recommandable pour les enfants. On ne saurait croire combien de parents abusent, même pour leurs bébés, de ces deux éléments de l'alimentation qu'ils jugent tous indispensables à la santé et à la parfaite et rapide croissance. Il est de coutume courante, dans certaines campagnes de France, de donner à l'enfant, au moment même de sa naissance, du vin chaud : cela se pratique communément en Bourgogne.

— Voilà qui fera un gaillard, disent les bonnes gens.

Et on augure d'autant mieux de l'avenir du futur héritier qu'il a plus aisément avalé sa première drogue. S'élever contre ce préjugé est souvent effort perdu : les médecins abandonnent à d'autres le soin de détruire de si détestables errements. Sans vouloir exagérer l'importance d'une manœuvre dangereuse, on peut affirmer que dans toutes les familles le vin entre trop tôt dans l'alimentation du bébé. Il en prend si peu, vous assure-t-on, à peine de quoi rougir l'eau. Alors véritablement, c'est à se demander l'utilité de ce procédé de teinture. Le très peu est toujours beaucoup trop. Il serait bon, à mon sens, que l'enfant ne bût jamais de vin : du moins, si l'on tient à lui donner l'habitude d'un breuvage, auquel il pourrait être exposé dans le courant de son existence, que ce ne soit pas avant cinq ou six ans

Est-il utile d'indiquer les dangers du vin et de toutes les liqueurs qui contiennent de l'alcool ? Ils sont très grands pour les adultes ; pour les enfants le péril est centuplé.

L'eau est la boisson idéale, quand le lait a cessé d'être une nécessité. Assurément, elle a besoin de qualités indispensables, sans lesquelles elle n'est point potable dans l'acception la plus large. Pour qu'un jeune organisme se

développe sans entrave et sans retard, le vin n'est pas indispensable. Comme beaucoup de mes confrères, j'avoue
que l'abus du vin est dû à l'engouement de certains médecins pour la médication dite tonique, où le vin, même l'alcool, jouait un rôle trop prépondérant. Heureusement on a
cessé cette détestable manière de faire, et la douche a bien
souvent remplacé les mixtures dangereuses.

Bien des personnes, à la rigueur, cèdent sur le premier
point, l'abstention du vin'; pour le second, la privation de
viande, on traite de folie notre façon de penser.

— L'homme n'est-il pas omnivore ? Ne faut-il pas habituer l'enfant à sa nourriture normale ?

A vrai dire, je ne considère pas la viande indispensable à
l'homme mûr ; à plus forte raison, je la crois inutile et
même dangereuse pour l'enfant. Il peut trouver dans des
aliments très variés les principes nutritifs que réclament
ses divers tissus. Le lait et le laitage, les crèmes, les potages
féculents et farineux sont, après le sevrage, pour la première enfance, des ressources bien suffisantes et précieuses.
Plus tard, les légumes verts en purée cuite, quelques fromages, le riz, les macaronis, les pommes de terre, la semoule, la purée de lentilles viennent donner de la variété
aux menus. Enfin, le poisson, la volaille, les fruits, les confitures, les compotes sont encore des régals qui ne sont point
à dédaigner.

A pareil régime, les enfants ne dépérissent point : leur
bien-être s'affirme de jour en jour. Ils ne sont point exposés
aux excitations dues aux abus du vin ou de la viande et
aux inflammations d'intestins, qui ne sont que des infections passagères déterminées par la difficulté de digestion
de la viande.

Ce sont là des préceptes qui comportent des exceptions

dans certains cas de maladie, mais il est bon d'en laisser
juge le seul médecin, qui peut apprécier l'utilité de telle
alimentation passagère indiquée pour une situation particulière. En cela, comme toujours, nous aimons que chacun écoute et suive religieusement les avis de son médecin.

Dans cet acte de conserver la santé aux enfants qui
constitue l'hygiène infantile, le meilleur des moyens, dont
l'ensemble est propre à éviter la maladie, c'est certainement l'obéissance. Avec la faiblesse et la veulerie si communes des parents, s'introduisent les fâcheuses compro-
missions et les négligences les plus coupables. Quand
l'enfant n'obéit pas ou n'obéit plus, impossible de lui
imposer les plus élémentaires mesures de précaution prophylactiques. Aussi suis-je porté à considérer ·l'obéissance
comme ·la qualité essentielle de l'enfant sain : c'est une
vertu physique, si je puis dire.

Tout au début de la· vie on doit déjà rendre l'enfant
obéissant en lui imposant les règles des repas à heure
déterminée. Ce sont pour les nourrissons les prises fixes du
sein. Le bébé tétera toutes les deux heures : il obéit de la
sorte à la volonté nettement formulée de sa mère. Ainsi il
en doit aller toute la vie. N'obéit-on pas toujours à
quelque chose ou à quelqu'un ? Les convenances, la poli-
tesse, les lois, la pudeur, la vertu, n'est-ce point l'obéissance, n'est-ce point là se conformer à une discipline
générale, n'est-ce pas se plier à une nécessité sociale inéluctable ?

Si, pour vivre en état de société, l'obéissance est indispensable, je crois l'obéissance aussi utile aux enfants, pour
se bien porter.

Il faut l'accoutumer à respecter les règles élémentaires de l'hygiène : lever à heure fixe, soins de toilette et de propreté, usage modéré du vin, habitudes de travail intellectuel, etc. Ainsi vous arriverez à faire faire à l'enfant ce que vous voulez et non ce qu'il veut. Vous n'aurez pas chez vous le tyran insupportable qui s'appelle un enfant désobéissant.

Par manque d'obéissance votre enfant deviendra dyspeptique, s'il mange sans modération ; morose s'il ne dort pas, paresseux s'il n'a pas le courage d'accomplir chaque jour sa tâche imposée.

— Mais, dit-on par objection commune, votre système est excellent pour des enfants déjà grands et des garçons ou fillettes de huit à dix ans. Mais, vraiment, y pensez-vous, faire obéir un enfant de dix à douze mois !

J'avoue qu'il serait malaisé de faire se plier à toutes vos volontés un bébé d'un an : il n'a pas l'intelligence nécessaire pour vous comprendre. Et, cependant, comment se fait-il que vous, jeune maman, vous vous mettiez en quatre pour accomplir le moindre de ses caprices ? S'il ne sait pas obéir, il sait se faire obéir. La proposition devrait être renversée.

Je crois fermement qu'on peut imposer une règle déterminée à l'enfant dès le premier jour : la règle est peu compliquée au début, elle s'affirme et se perfectionne à mesure que le bébé grandit. Mais ainsi s'établit la précieuse habitude de la discipline, de l'obéissance : la santé de ce fait devient excellente. Les gens malades sont seuls grincheux ; les enfants bien portants sont toujours gais et souriants, et, s'ils ont l'habitude d'obéir, ils ne sont pas capricieux.

Plus tard, votre volonté s'impose doucement : un mot suffit à modifier le caractère ; les fautes sont rares, et partant les punitions inutiles. La douce affection de la mère à l'enfant est une joie perpétuelle et non un combat acharné pour faire obéir, comme cela arrive si souvent. Les esprits ne s'aigrissent pas, et on est heureux d'avoir des enfants.

Est-ce un idéal, ce système inapplicable ? Que non pas ! J'ai vu des enfants obéissants, charmants, agréables, beaux et bien portants, singulièrement raisonnables pour leur âge, sachant jouer et se remuer comme il faut, se tenant tranquilles quand le besoin en était.

Et si, en cas de maladie, le médecin intervient, combien son rôle sera aisé et agréable !

L'enfant se laissera examiner docilement, il tendra sans difficulté le pouls ; il ouvrira, sans y être contraint par la force, la bouche ; il tirera gentiment la langue : devant cette attitude gracieuse, le médecin met toute la sympathique attention dont il est capable à déceler et guérir la maladie ; il est aidé dans cette tâche par le petit malade lui-même, qui se prête si aisément à l'examen délicat, sans cris, sans révolte, sans convulsions.

Puis, l'ordonnance faite et remise à la maman; celle-ci aura toute autorité nécessaire pour faire prendre bains ou drogues, potions ou purgatifs. L'indisposition sera vite arrêtée, et on évitera ainsi les pires catastrophes.

Ah ! le spectacle est bien différent et combien plus lamentable avec les enfants désobéissants : les infortunées petites victimes, et les malheureux parents ! Ils ne goûtent pas un seul instant de plaisir. Ces jeunes créatures sont toutes faites de cœur et de bon mouvement, il faut se faire violence pour ne pas les adorer, et, cependant, la révolte aux ordres donnés, les caprices, les cris, les vilaines attitudes éloignent de ces êtres cependant si aimés.

Si le fond est si bon chez l'enfant, pourquoi ne pas avoir le courage de le rendre obéissant, il y va de sa santé et de son âme.

Quand je rencontre des enfants désobéissants, je ne leur en veux point ; je n'en veux pas davantage aux parents. J'assiste avec douleur, mais sans colère, aux scènes pénibles pour tous qui se déroulent. A-t-on jamais assez dit aux mamans que les *enfants peuvent et doivent être obéissants ?* Ne croient-elles pas qu'il faut les gâter pour qu'ils se portent bien ? En quoi seraient-elles donc coupables ?

C'est à nous d'entreprendre l'œuvre de vulgarisation et à démontrer que l'obéissance et la santé ne sont que deux éléments de la même question : la seconde est la conséquence nécessaire et certaine de la première. Que les mamans essayent ! Même avec les enfants les plus indisciplinés on peut songer à une réforme prompte : c'est affaire d'énergie. Il en va de cela comme des criminels : il n'est âme si vile qui ne soit capable de se relever. C'est par suggestion constante, par la contagion du bon exemple, par l'énergie, qu'on obtient les résultats les plus inespérés et les plus inattendus.

Il n'est pas de santé, d'éducation, sans obéissance.

*
* *

Il serait inutile, sinon nuisible, de décrire aux jeunes mères toutes les causes capables de troubler le sommeil des bébés, de créer l'insomnie ou l'agitation nocturne chronique. Il sera simplement intéressant de fixer quelques points importants.

Il est d'acception courante de craindre le soir pour tous, adultes ou enfants, des repas trop copieux, des libations abondantes en vins, liqueurs, café ou thé. Facilement cela

interdit le bon repos, et l'incontinent d'occasion est puni
de ses excès : il se roule, infortuné, dans un lit désagréable,
où le jour à son gré ne vient pas assez tôt pour mettre fin
au supplice. L'enfant, de même, crie, s'agite, incapable de
dormir si, d'aventure, contre ses habitudes il a trop mangé
ou trop bu de cette inoffensive eau rougie, plus nocive
qu'on ne croit.

Pour la nuit calme de l'enfant, préparez une soirée tranquille sans conter une histoire terrible de croquemitaine ou
de loup-garou : donnez tous vos soins au système nerveux et
au tube digestif ; des infractions trop fréquentes aux règles
de l'hygiène auraient, soyez-en sûr, les pires conséquences.
La privation de sommeil pour ces petits êtres est une raison puissante de dépérissement : les dépenses, en ce cas,
sont plus fortes que les recettes. Bien des mamans, en
cela, cèdent comme toujours au travers habituel : on provoque par des confidences les conseils des voisins et des
amis ; avis, pour la plupart, détestables à suivre. On se
figurerait malaisément, hors la pratique de la clientèle, les
ressources stupéfiantes de la thérapeutique dénommées
communément *remèdes de bonnes femmes.* Les plus raisonnables d'entre les commères se contentent de quelques
sirops aux noms variés et aux compositions fantaisistes ; les
plus zélées prêchent la croisade contre le médecin, s'insurgent contre les procédés de prophylaxie ou de guérison et
déclarent hautement l'inanité de la médecine...

C'est insignifiant pour nous, mais dangereux pour les
petits enfants.

Or, je vous donnerai l'avis auquel vous devez vous
attendre.

Si votre bébé ne dort pas, s'il a de l'agitation nocturne,
consultez votre médecin. Peut-être une très simple médica-

tion, mais appropriée, mettra fin à cet inconvénient, qui
souvent est un symptôme avant-coureur d'une affection
qu'une sage intervention, opportune et énergique, peut
encore enrayer.

La dyspepsie, le nervosisme, le paludisme, la lombricose
ou la dentition sont peut-être à incriminer : ne cherchez
pas à débrouiller vous-même les éléments du problème,
vous courriez grand risque de vous tromper, laissez ce soin
à l'homme en lequel vous avez placé votre confiance, au
médecin de vos enfants.

Qu'il me soit permis de vous dire qu'il suffira parfois
d'une visite du praticien pour reconnaître qu'une chambre
mal aérée et un lit trop chaud sont les seules causes de
l'agitation nocturne. L'air raréfié est un poison dont on ne
connaît pas assez, dans le public, les effets dangereux, et
il faut une grande dose de courage et des vertus sacerdo-
tales pour prêcher *la doctrine de la fenêtre ouverte dans la
chambre à coucher.*

Quoi qu'il en soit, apprenez à ne pas méconnaître le
danger de l'agitation nocturne, ayez pitié du bébé qui ne
dort pas, ayez surtout pitié de lui en ne le droguant pas.
Médicaments donnés sans discernement sont graves atteintes à la santé. Se préoccuper à temps d'un malaise
équivaut à éviter de longues souffrances et de cruelles maladies : vous aimez assez vos enfants pour leur faire éviter
les uns et les autres en leur favorisant le doux repos de la
nuit.

Communément, on constate une tendance fâcheuse des
jeunes mamans à couvrir toujours outre mesure leurs
jeunes bébés. On accumule sur leur petit corps délicat les
flanelles, les chemisettes, les tricots, les robes et les jupons
de laine, sans détriment des bandes et corsets pour soute-

nir et ceindre les reins. Souvent on trouve dans un berceau un malheureux être, la face congestionnée, la peau ruisselante de sueur, essayant *tout habillé* de se livrer à un sommeil impossible. L'air ne circule pas derrière les rideaux soigneusement tirés : les relents aigres des glandes, les odeurs fortes des langes s'accumulent et vicient l'atmosphère qui devient bientôt irrespirable. Je le dis franchement, ce sont là des coutumes barbares et dangereuses. Certes, l'enfant doit être vêtu suffisamment pour lutter contre le refroidissement et les variations de la température, mais il ne faut pas tomber dans l'exagération. En cela on pèche toujours par excès : on couvre trop les enfants en été comme en hiver. La nuit, il est indispensable que l'enfant repose dans son lit, très à l'aise dans des chemises amples : la toile est en tous points préférable à la laine. On saura modifier le nombre des couvertures suivant le degré du thermomètre. Il faut toujours s'inspirer du principe suivant : les enfants habitués à être peu couverts, accoutumés à supporter les variations de température, qui pratiquent la quotidienne hydrothérapie, s'enrhument peu et s'aguerrissent bien contre les intempéries saisonnières. Bien au contraire, les enfants trop vêtus sont les victimes perpétuelles des grippes et bronchites.

Que de mal n'a-t-on pas eu à donner aux mamans la conviction qu'on pouvait élever sans crainte les enfants, la tête et les jambes nues. Aujourd'hui on y est venu. Mais que de choses à faire encore ! Que les mamans y réfléchissent, le vêtement trop chaud est l'ami du médecin : il l'introduit bien souvent dans la maison.

Je recommande tout particulièrement les pratiques hydrothérapiques.

A dire vrai toutes mes préférences, j'aime surtout les

pratiques hydrothérapiques poursuivies par les babies, toute l'année, hiver comme été. Pour les timides de ces méthodes d'éducation, passons, si vous voulez, condamnation sur le tub, le bain ou la douche d'hiver : mais voici les ascensions « alpines » du thermomètre,, n'allez-vous pas encore craindre l'eau, non plus froide, mais tiédie dans les tuyaux des canalisations municipales ? Que ferez-vous ? Je vous conseille pour vos enfants, jusqu'à deux ans et demi ou trois ans, le bain frais chaque matin de courte durée, suivi de frictions avec de l'eau de Cologne, l'eau de lavande ambrée, ou même avec de l'alcool, camphré ou parfumé à votre goût. A partir de trois ans, on peut avoir recours à la simple douche en pluie : presque tous les appartements, même aux colonies, bénéficient actuellement de la louable prévoyance du propriétaire envers le locataire.

En un coin fréquemment existe la douche primitive de ménage : cela est suffisant pour les besoins hygiéniques journaliers. Chaque matin, au sortir du lit, donnez la douche à bébé ; douche en pluie courte (40 à 50 secondes). Habituez l'enfant à mettre sur la tête un bonnet de caoutchouc, pour préserver les cheveux qui, trop longtemps mouillés, peuvent provoquer des rhumes : accoutumez-le également à se frictionner lui-même la poitrine et le dos énergiquement de ses deux petites mains, pendant toute la durée de l'immersion.

Une fois séché et bien frotté dans le peignoir, il s'exercera à quelques mouvements de flexion et d'assouplissement suivant les règles de la gymnastique suédoise ; cela aide à la réaction générale et se trouve fort salutaire pour le développement du système osseux ou du système musculaire, dont l'importance est primordiale dans l'enfance.

Alors, ceci terminé, on songe au déjeuner qui doit être pris habillé, dans le but encore d'éviter les refroidissements. Au gros de l'été, la douche peut encore être reprise dans les mêmes conditions et avec des précautions identiques, vers 5 heures du soir, deux heures après la sieste, ou après l'école, avant la collation. Rien ne repose mieux des fatigues d'une chaude journée que cette pratique hydrothérapique reconstituante, tonique et rafraîchissante. Cette douche du soir sera souvent avantageusement remplacée par le bain de mer. Les enfants, de très bonne heure, peuvent y être envoyés sans aucun inconvénient. Je recommande d'apporter quelque réserve et quelque prudence dans la durée du barbotage dans l'onde salée : cinq ou dix minutes sont largement suffisantes. Le goûter est ensuite le bienvenu, arrosé d'eau claire : je proscris toute liqueur et tout vin inutile et nocif.

Enfin, pour ceux qui, pour mille et une raisons, ne donnent ni douches ni bains de mer aux enfants, je recommande le simple tub. Un seau, une éponge, un récipient quelconque (baignoire, lessiveuse en bois, grand baquet suffisent à une installation commode et pratique). Votre petit diable est déshabillé complètement, et rapidement vous lui écrasez sur les épaules, sur la tête, dans le dos, sur la poitrine à tour de rôle, votre éponge gonflée d'eau froide. Friction au linge sec, friction à l'alcool et habillage rapide. Pour rien au monde je ne conseillerais aux parents de négliger ces indispensables soins de la peau. Ils sont urgents en toute saison : mais il serait infiniment regrettable de ne pas y avoir recours en été. La peau surmenée, à cette époque de l'année, réclame chez les enfants des attentions minutieuses. Enfin, dès le jeune âge c'est donner aux petits l'habitude de la propreté, habitude qui fait le bonheur et la santé, et qu'on poursuit toute¡la vie avec la plus grande satisfaction. Les gens sales sont des malheureux à plaindre, à blâmer et à fuir : ¡la propreté du corps ¡doit quelque peu faire la beauté de l'âme.

Je terminerai par quelques conseils relatifs aux soins de la bouche chez les jeunes enfants.

Aux babies déjà grandets, il faut rendre familier le maniement de la brosse à dents : que de mauvaises dentitions, que de caries, que de stomatites seraient ainsi évitées si l'on y voulait prendre garde.

D'ailleurs¡les dents ne sont pas le seul intérêt de cette propreté et¡de ces soins. Malheureusement¡pour nous, de nombreux germes de maladies ont d'abord, avant de pulluler, élu domicile dans notre bouche qui, sans vilain jeu ¡de mots, est pour eux un délicieux palais.

L'humidité, la température, les décompositions diverses y constituent un excellent milieu de culture : aussi, dans les déchéances physiques,¡le point¡de départ de l'infection est souvent dans la bouche.

La flore microbienne buccale¡est toujours, à l'état normal même, très nombreuse : vingt-deux ou ¡vingt-cinq¡ espèces de microorganismes vivent habituellement dans tous les replis des muqueuses qui tapissent cette cavité. Il¡ est donc absolument nécessaire de faire un¡ nettoyage fréquent dans¡cet antre redoutable, même quand on est en bonne santé (1).

(1) Voir pour plus de détails chapitre XI, HYGIÈNE DE LA BOUCHE

CHAPITRE XIV

LA VACCINE

Notre but est la préoccupation constante de diffuser
dans le public les principes médicaux indispensables aux
gens du monde : la vulgarisation est légitime quand elle
consiste a dire et à répéter les dangers de l'alcoolisme, les
périls de la contagion tuberculeuse, l'utilité de la prophylaxie de la fièvre typhoïde ou du paludisme. Nos lecteurs
ne deviendront pas du coup des savants pour avoir suivi
quelques-unes de ces causeries. Pour les adversaires de la
vulgarisation, notre peine est stérile et n'apporte aucun
changement aux détestables errements de la foule et à ses
préjugés naïfs et irraisonnés. On continuera longtemps
encore, diront-ils, à ne pas écouter le médecin et à ne l'appeler qu'à la dernière extrémité. J'estime, au contraire,
que les fausses idées sont d'autant plus intéressantes à
vaincre et à réformer qu'elles sont plus nombreuses et
plus enracinées. D'ailleurs, on pèche souvent par indo-

lence : on'a bien parcouru autrefois un recueil de conseils
médicaux, mais quels souvenirs imprécis de cette lecture
fugitive ! Qui prendra à cœur de répéter et de ressasser les'
mêmes choses au public indifférent ?

Croirait-on qu'il soit encore nécessaire à notre époque
de prêcher l'utilité de la vaccine ! Et cependant, si cette mesure prophylactique était prise plus couramment, la variole
devrait complètement disparaître, elle deviendrait bientôt
une sorte de maladie préhistorique. Nous sommes bien
loin de ces résultats heureux. Dans les colonies surtout,
nous luttons avec la plus âpre énergie contre les épidémies
de ce genre : on a beaucoup fait pour diminuer leur fréquence, et les efforts ont été couronnés de succès. Cela
était d'autant plus délicat qu'il est très malaisé d'user, vis-
à-vis des musulmans, de toute l'influence désirable pour
les convaincre de l'utilité de la vaccine.

Il semble ressortir des statistiques dernières que des cas
fréquents de variole ont été signalés à Paris. Même en
France la vaccine n'est pas encore pratiquée avec assez de
rigueur, n'est pas suffisamment entrée dans nos mœurs.
Ne sait-on pas son action puissante, ne veut-on pas s'y
soumettre ? Est-ce indifférence, est-ce ignorance ?

Peut-être tout cela à la fois.

Dans la vie courante aujourd'hui si enfiévrée, les préoccupations de sa propre santé n'entravent point longtemps
ni souvent l'homme engagé dans la lutte pour la vie. Pour
s'arrêter, il doit tomber épuisé, fini, mort ! Songe-t-il à la maladie qui le guette, à la contagion qui le terrassera en pleine
activité, en pleine force ? L'homme moderne, si jaloux de
ses prérogatives, en arrivera à être protégé malgré lui.

La liberté individuelle est une plaisanterie quand il
s'agit de fléaux dans le genre de la peste, de la tubercu-

lose, de la variole, du choléra. Il ne sera attentatoire à
aucun des droits du citoyen de rendre la vaccine obligatoire: on y arrivera.

Dans l'attente de certaines de ces mesures qui s'imposent, il est bon de redire que la vaccination et les revaccinations sont le plus sûr moyen d'éviter la variole. En
France, on commence à exiger dans les grandes administrations des certificats de vaccination ou de revaccination.
La mesure n'est nullement vexatoire et, au contraire, fort
sage. Croirait-on que certaines personnes cherchent à
échapper par supercherie à cette obligation! Un de mes
confrères me racontait qu'à Paris il fut un jour sollicité
par un jeune homme de vingt ans, postulant une place
dans les bureaux d'une puissante compagnie qui exigeait
une attestation médicale de revaccination récente, de bien
vouloir délivrer un certificat de complaisance. Sur le refus
formel du médecin, cris, protestations, injures même. On
ne voulut pas se soumettre à cette si simple opération de
la vaccine. Il est cependant consolant et agréable de pouvoir échapper sûrement à une maladie grâce à cette précaution renouvelée tous les cinq ou six ans. Une garantie
pareille vaut bien une piqûre d'aiguille à vaccin.

Bien des gens assurément ignorent ce qu'est le vaccin,
et le nom de son immortel propagateur, Jenner, est absolument inconnu. Nous empruntons au Dr Dujardin- Beau-
metz les traits principaux et saillants de la biographie du
plus grand bienfaiteur de l'humanité:

« Édouard Jenner, né à Berkley, comté de Glocester, en
mai 1749, eut à vingt ans pour premier maître Ludlow,
chirurgien à Sodsberg, et c'est auprès de lui, dit-on, qu'il

apprit incidemment que la *maladie des vaches* préservait de la petite vérole. Son second maître fut John Hunter, avec lequel il entretint toujours commerce d'amitié. Chargé de pratiquer dans le pays où il exerçait les inoculations varioliques, Jenner constate que ces mêmes personnes, employées dans les fermes, ont été atteintes aux mains d'éruptions pustuleuses, qu'elles paraissent avoir gagnées en trayant des vaches qui présentaient aux pis des éruptions semblables. Frappé de ces faits, il entreprend des expériences et *tente de substituer aux variolisations proprement dites l'inoculation avec le virus contenu dans les pustules développées primitivement sur l'animal ou secondairement sur les personnes.* Jenner fait sa première expérience sur son fils en 1789 et lui inocule du *swin-pox* (1), puis quelque temps après il le variolise : là maladie ne se développe pas. En 1796, il prend sur la main d'une fille de ferme, Sarah Helmes, le virus contenu dans les pustules gagnées en trayant les vaches et il l'inocule à l'enfant Phips ; l'éruption se fait au point inoculé et, quatre mois après, il variolise l'enfant : l'infection n'a pas lieu, la variole ne se développe pas. La vaccine était trouvée, mais ce n'est que deux ans plus tard, en 1798, que Jenner publia sa découverte dans un petit livre de 60 pages. Les travaux de Jenner et de ses adhérents firent rapidement connaître la vaccine en Hanovre, en Allemagne, en Autriche, en Italie, en France et jusqu'en Amérique. Elle fut partout pratiquée malgré les obstacles que lui suscitèrent de nombreux adversaires (Moselez, Vauny, Herz, etc.).

« Les détracteurs de la vaccine ont accusé Jenner de n'avoir pas eu foi dans sa découverte parce que, en 1799, après avoir vacciné sans succès son fils Robert, il avait

(1) *Swin-pox*, éruption des pustules vaccinales du porc.

faute de pouvoir se procurer du *cow-pox*, variolisé son enfant. Comme à tous les inventeurs, l'invention de la vaccine fut contestée à Jenner, et en France même on dit qu'il avait été précédé dans cette voie par un ministre protestant de Montpellier. Que cela soit vrai ou non, il n'en est pas moins incontestable que, si Jenner n'a pas eu l'idée première, à lui seul reviennent la gloire et le mérite d'avoir propagé les vaccinations. Jenner mourut comblé d'honneurs, à 74 ans, en 1823. » (*Dujardin-Beaumetz*, Clinique thérapeutique, tome III, p. 865.)

La découverte ne fut pas de son temps acceptée par tous les médecins et par le public : encore aujourd'hui des ligues antivaccinatrices se sont constituées, prêchant une croisade insensée. La légitimité de la vaccine s'affirme par l'éloquence des chiffres du tableau suivant emprunté à Lotz, de Bâle (1881) :

PÉRIODES Avant et Après la Vaccine auxquelles se rapportent les données de la mortalité de la petite vérole		NOMS DES PAYS	MORTALITÉ ANNUELLE moyenne sur un million d'habitants	
			AVANT la vaccine	APRÈS la vaccine
1777-1806	et 1807-1850.	Autriche Inf^re . .	2484.	340
1777-1806	1807-1850.	— Sup^re . .	1421.	501
1777-1806	1807-1850.	Styrie	1052.	446
1777-1805	1807-1850.	Illyrie	518.	234
1777-1806	1838-1850.	Trieste	14036.	182
1777-1803	1807-1850.	Tyrol.	911.	170
1777-1806	1867-1850.	Bohême	2174.	215
1777-1806	1807-1850.	Moravie	5402.	255
1777-1806	1807-1850.	Silésie autrichienne	5812.	198
1777-1806	1807-1850.	Galicie.	1194.	676
1787-1806	1807-1850.	Bucowina.	7352.	515
1781-1805	1801-1850.	Berlin	3422.	176
1774-1801	1801-1850.	Suède	2050.	158
1751-1800	1801-1850.	Copenhague . . .	3128.	286

'L'origine du vaccin est le *cow-pox* des jeunes génisses de deux à trois mois: ces animaux sont, en effet, sujets à une maladie éruptive caractérisée par la présence aux pis de pustules spéciales, ombiliquées, plates et assez larges. Le cheval a bien également une affection analogue, le *horse-pox*, qui siège aux fosses nasales et aux narines, mais c'est généralement le pus du *cow-pox* qui sert pour les vaccinations.

Ce virus particulier inoculé à l'homme le préserve, pour un temps, de la variole : c'est la vaccination. Aujourd'hui, la pratique la plus communément employée est l'inoculation à l'aide du vaccin pris directement sur la génisse ; mais il est intéressant de savoir que tout sujet vacciné avec succès, présentant des pustules véritables, devient vaccinifère. On peut prendre un peu de pus de ses boutons, et avec cette lymphe inoculer un autre sujet : c'est la vaccination de bras à bras.

On s'est demandé bien souvent depuis plus d'un siècle si le virus vaccin n'était que le virus varioleux transformé par la vache, ou s'il était une entité morbide à part, une infection spéciale à l'espèce bovine. Chauveau, le savant représentant de l'art vétérinaire français, a répondu en ces termes :

1° Le vaccin; pour si exalté que soit son virus, ne se transforme jamais en variole.

2° On peut inoculer la variole à la vache, mais cette variole ne se transforme pas en vaccine en passant par l'espèce bovine ; elle est variole, elle reste variole et elle donne naissance à la variole si on la reporte sur l'espèce humaine. On peut en dire autant de la variole inoculée au cheval et reportée à l'homme. Le virus vaccin et le virus varioleux sont donc de nature différente. Au contraire, le *horse-pox* et le *cow-pox* sont de même nature ; toutefois le vaccin se cultive mieux chez la vache que chez le cheval.

Quoi qu'il en soit de la nature du vaccin, il est un précieux préservatif de la variole, et on ne saurait trop recommander d'y avoir recours ; pour tous les enfants dans les trois premiers mois de 'leur existence,, quelle que soit l'époque de l'année, il faut faire procéder à cette opération inoffensive qui, chez le nouveau-né, ne s'accompagne quelquefois d'aucune réaction fébrile.

Aujourd'hui, on a presque complètement abandonné la vaccination de bras à bras (vaccination jennérienne), et on n'emploie presque exclusivement que les pulpes ou poudres vaccinales recueillies avec toute la prudence et la meilleure antisepsie désirables.

M. le D\ Cabanès, dans le *Cabinet secret de l'histoire* (1ʳᵉ série), transcrit une lettre ,de Bourdois de Lamotte adressée au prince de Talleyrand, alors ambassadeur de France à Londres et chargé officiellement à ce titre de faire à l'Académie de médecine de Paris un envoi·de *cow-pox* que la savante compagnie avait demandé pour faire des essais et des comparaisons avec le vaccin· humain. Voici cette lettre intéressante :

« 24 janvier 1832.

« ·Mon Prince,

« L'Académie royale de Médecine, de plus en plus reconnaissante des envois de virus-vaccin 'que vous avez la bonté de lui faire parvenir, me charge de vous offrir, au renouvellement de cette année, l'hommage de sa gratitude, de son respect et de ses vœux.

« Le succès presque constant des vaccinations faites avec
le vaccin anglais ajoute aux ressources que la France doit
aux soins de son Comité de vaccine, et ne permet point de
craindre qu'on ait jamais à déplorer la perte de ce précieux préservatif d'un des plus grands fléaux de l'huma
nité ; et nous vous devrons, mon Prince, d'avoir contribué
à cet immense avantage.

« Agréez, mon Prince, je vous prie, ma reconnaissance
particulière ; permettez-moi d'y joindre mon profond respect.

« *Signé :* Bourdois. »

Les lieux d'élection pour les vaccinations sont le bras ou
la jambe : à l'aide d'une lancette, d'un vaccino-style, on
pratique, à chaque bras, des scarifications légères, à trois
endroits quelque peu éloignés les uns des autres, sur
lesquelles on applique la lymphe vaccinale. On laisse
sécher quelques minutes sans essuyer et on recouvre
ensuite d'un peu d'ouate. Préalablement, l'opérateur aura
fait flamber sa lancette ou ses vaccino-styles, mieux
encore, il les aura stérilisés à l'eau bouillante. La peau du
sujet à vacciner sera lavée à l'aide d'un tampon d'ouate
imbibé d'eau bouillie. Il ne faut pas, en effet, exagérer
les précautions antiseptiques, et, à l'aide de liquides trop
énergiques, détruire le virus-vaccin lui-même.

Dernièrement, les Américains faisaient pratiquer des
vaccinations et revaccinations générales sur toute la
population de Porto-Rico menacée d'une épidémie de
variole. Les vaccinateurs, on le remarqua au cours de
cette campagne, montrèrent beaucoup de dévouement et
un zèle antiseptique parfois intempestif et inquiétant au
point de vue des résultats ultérieurs des vaccinations. Un
médecin indigène, entre autres, chargeait soigneusement

sa lancette avec beaucoup de précautions, puis la plongeait, avant de s'en servir, dans l'eau bouillante, pour bien la stériliser... mais il stérilisait du même coup le vaccin, qui perdait toutes ses vertus.

Quand la vaccination est bien faite, sur un sujet qui n'a jamais été inoculé, du quatrième au cinquième jour les papules apparaissent, puis vingt-quatre ou quarante-huit heures après, elles s'ombiliquent, c'est-à-dire se creusent et se dépriment à leur centre, puis enfin, vers le huitième ou neuvième jour, la pustule s'aplatit et commence à se dessécher.

Casimir Delavigne, le poète des *Messéniennes* et de l'*École des Vieillards*, décrivit la vaccination en quelques vers qui font partie d'un poème sur la *Découverte de la vaccine*, sujet mis au concours par l'Académie française. La pratique de Jenner y est chantée :

Par le fer délicat dont il arme ses doigts,
Le bras d'un jeune enfant est effleuré trois fois.
Des utiles poisons d'une mamelle impure
Il infecte avec art cette triple piqûre.
Autour d'elle s'allume un cercle fugitif.
Le remède nouveau dort longtemps inactif.
Le quatrième jour a commencé d'éclore,
Et la chair par degrés se gonfle et se colore.
La tumeur en croissant de pourpre se revêt,
S'arrondit à la base et se creuse au sommet.
Un cercle plus vermeil de ses feux l'environne,
D'une écaille d'argent l'épaisseur la couronne;
Plus mûre, elle est dorée; elle s'ouvre et soudain
Délivre la liqueur captive dans son sein.
Puisez le germe heureux dans sa fraîcheur première,
Quand le soleil cinq fois a fourni sa carrière;

Si la douzième nuit a commencé son cours,
Souvent il offrira d'infidèles secours.
A peine les accès d'une fièvre légère
Accompagnent les pas de ce mal volontaire.

Au bout de quatorze ou quinze jours, la dessiccation est complète, et plus tard on n'observe plus qu'une cicatrice blanchâtre, gaufrée, indélébile.

L'immunité vis à-vis de la variole est donc conférée par la vaccination ? Assurément, oui, et tout le monde est d'accord sur ce point. Malheureusement, où on commence à ne plus s'entendre, c'est sur la durée de la vertu préservatrice du vaccin : en d'autres termes, pour combien d'années un nourrisson vacciné à trois mois est-il à l'abri de la variole ? Les uns disent cinq, six ans, les autres disent dix, douze ans : à la vérité, peu importe le laps de temps véritable de situation réfractaire, mieux vaut songer aux fréquentes revaccinations, tous les quatre ou cinq ans, je dirai même aussi rapprochées qu'on voudra, sans exagération. En temps d'épidémie, surtout aux colonies où on vit dans un milieu contaminé, les revaccinations annuelles n'ont rien que de très prudent. En effet, on a, en cela faisant, tous les avantages pour soi et vraiment aucun danger à courir.

Quels sont donc les risques consécutifs à la vaccine ? Quels sont les inconvénients qu'elle entraîne ? Pourquoi fait-on de l'opposition, parfois systématique, à cette si salutaire mesure de prophylaxie ?

Aujourd'hui les risques consécutifs à la vaccine sont presque nuls : partout à peu près on a abandonné la vaccination de bras à bras (dite vaccination jennérienne) qui pouvait exposer un vacciné à être contaminé par un vaccinifère.

Certaines contagions auraient ainsi pu se propager : on redoutait ainsi la syphilis et la tuberculose. Pour la première, des exemples malheureux sont justement venus condamner l'inoculation de bras à bras. Au sujet de la seconde, on ne connaît aucun exemple véritable d'infection tuberculeuse par cette voie particulière. Il est donc ridicule d'ajouter foi aux superstitions enfantines qui arrêtent encore bien des gens.

On cite aussi des accidents cutanés suivis de symptômes fébriles : de pareils faits sont de rares exceptions qui, d'ailleurs, ne présentent aucune conséquence grave. Ce sont parfois des ulcérations vaccinales remplaçant les pustules et déterminant, chez les sujets lymphatiques, ou mal disposés, des œdèmes ou des lymphangites suivies d'adénopathie : on a signalé aussi des éruptions d'ecthyma ou d'impétigo consécutives. L'érysipèle, le phlegmon et la septicémie dont on parle encore sont des raretés cliniques dont il ne faut pas tenir compte dans la pratique.

« On peut, avec les précautions voulues, dit le professeur Dieulafoy, éviter toute espèce d'accidents. D'abord, il n'y a plus de syphilis vaccinale possible en faisant usage du vaccin animal. En second lieu, on se met à l'abri de tous es autres accidents, en vaccinant avec une lymphe vaccinale fraîche, recueillie au 5e jour sur la génisse, au 7e jour sur l'enfant, et en ayant soin de pratiquer l'inoculation, au moyen d'instruments aseptiques, sur une région rendue préalablement aseptique.

« La crainte de la tuberculose vaccinale est illusoire ; la vaccination animale, pas plus que la vaccination jennérienne, n'est capable de déterminer la tuberculose, *il n'en existe pas un seul fait positif.* Jamais on n'a rencontré de bacilles de Koch dans la lymphe vaccinale recueillie sur des

tuberculeux, et, pour ce qui est du vaccin animal, il·faut
savoir que la tuberculose sur les jeunes veaux (ceux qui
servent de vaccinifères) est si rare que, dans l'abattoir
d'Augsbourg, on n'a pu constater qu'un seul cas de tuberculose sur 22.000 veaux abattus. »

*
* *

Une question de premier ordre qui intéresse le médecin
et les malades, aux colonies, c'est de savoir à quelle époque
il faut se faire vacciner. On a beaucoup discuté sur l'opportunité et la valeur des vaccinations de juin à novembre dans
les pays chauds. Certains auteurs, entre autres notre confrère le Dr Loir, prétendent que des températures supérieures à 35 ou 40° atténuent considérablement la virulence
du vaccin et le rendent impropre aux usages courants.
Pendant les grosses chaleurs de l'été, il est presque inutile
d'inoculer les génisses ; elles ne donnent aucune récolte
satisfaisante de vaccin.

. Dans la *Revue d'hygiène*, le professeur Vallin résumait,
à ce sujet, en ces termes, un travail de M. le Dr Lemoine,
professeur agrégé au Val-de-Grâce, et intitulé *Contribu-
tions à l'étude bactériologique de la pulpe vaccinale glycérinée.*

« M. Lemoine, qui dirige le centre vaccinogène du Val-
de-Grâce à Paris, a observé, en 1895, le fait suivant. Du
vaccin avait été récolté sur des génisses le 23 août et le
2 septembre, par des chaleurs très fortes il fut expédié
dans la quinzaine à plusieurs garnisons, où il ne donna
que des insuccès, soit en revaccinations sur l'homme, soit
en inoculations à des génisses. Et cependant cette même
pulpe, inoculée à l'homme et à la génisse à Paris dans les
vingt-quatre heures de sa fabrication, avait donné des ré-

sultats normaux; la même pulpe conservée depuis quinze
jours dans la glacière du Val-de-Grâce ne produisit chez
une génisse qu'un petit nombre de pustules avortées.
M. Lemoine a institué une série d'expériences pour déterminer l'influence qui avait si rapidement atténué et
même détruit la virulence d'une pulpe primitivement
bonne.

« L'exposition de la pulpe glycérinée à une chaleur trop
forte ou trop prolongée, par exemple à + 41° pendant
douze heures, ou + 30° pendant quarante-huit heures,
atténue ou détruit la virulence vaccinale.

« M. Lemoine en tire cette conclusion qu'en été et dans
les pays chauds le vaccin doit être employé rapidement
et peu de jours après qu'on l'a recueilli ; on doit le conserver au frais, dans la glace par exemple, quand on le transporte dans les régions équatoriales ou tropicales.

« Une longue expérience a, d'ailleurs, montré quelle peine
on a toujours eue à envoyer dans nos colonies, au Tonkin,
au Sénégal, du vaccin qui conservât sa virulence à l'arrivée ;
aussi a-t-on pris le parti, qui a si bien réussi, de l'expédier
dans la glace et d'utiliser les quelques tubes qui arrivaient
intacts pour entretenir la source au moyen d'inoculations
sur la génisse, le mouflon, etc. »

Le professeur Hervieux, à la séance du 13 février à
l'Académie de Médecine, fit une importante communication sur les *Causes de l'affaiblissement de la virulence du
vaccin dans les colonies et moyens d'y remédier*.

M. Hervieux, après avoir cherché et passé en revue les
diverses causes qui peuvent diminuer la virulence du vaccin, montrait surtout l'importance de l'élévation de la
température, principalement aux colonies, dont l'action
fâcheuse avait été mise en évidence par les expériences du

professeur Lemoine que nous venons de citer. La pulpe glycérinée dans les pays chauds souffre principalement de la chaleur humide qui lui est bien plus contraire que la chaleur sèche, et des vents chauds, tel le sirocco en Afrique. Ajoutez à cela que, dans les contrées d'outre-mer, le vaccin n'est pas toujours de fraîcheur très grande, et vous comprendrez la raison des insuccès fréquents des vaccinations et revaccinations, dans les saisons chaudes.

En Indo-Chine, au Tonkin, en Algérie, en Tunisie, au Congo, au Sénégal, bien des médecins eurent à constater cette impuissance du virus-vaccin quand le thermomètre est très élevé.

M. Hervieux, tout en connaissant et avouant ces inconvénients et ces dangers, est, néanmoins, partisan des vaccinations et revaccinations en été, mais il recommande de s'entourer des plus minutieuses précautions pour protéger le vaccin et lui conserver toute son énergie et son action salutaire.

Voici les moyens recommandés par cet éminent savant :

Placer la pulpe glycérinée dans une glacière aussitôt après sa préparation ;

L'y laisser jusqu'au moment où elle sera utilisée ou envoyée à sa destination ;

Pour transporter le vaccin dans les colonies, avoir recours à la glace et, à défaut de glace, envelopper les tubes avec une compresse constamment humide ; dans un courant d'air à l'ombre ;

Dans la saison chaude, utiliser le vaccin aussitôt après sa réception ou, tout au moins, dans le plus bref délai possible.

Nous nous associons pleinement aux conclusions du

professeur Hervieux, mais nous croyons qu'il est parfois
très malaisé de réunir toutes les conditions essentielles à
la parfaite conservation de ·la virulence du .vaccin. Pratiquées avec des lymphes avariées, les vaccinations ne donnent plus qu'une fausse sécurité et une garantie trompeuse.
Aussi avons-nous ,personnellement adopté la façon de
faire recommandée par le Dᶜ Loir. A moins d'indications
absolument urgentes et pressantes, de juin à novembre
nous ne pratiquons aucune vaccination:

La prophylaxie de la variole n'y perd point, à condition·
que,·le reste de l'année, la lutte contre le terrible fléau soit
menée vigoureusement, et tous les médecins dans les colonies n'ont garde d'y faillir. Partout d'ailleurs, aujourd'hui,
il ·existe des centres vaccinogènes et des stations où on
pratique des vaccinations gratuites. Mais actuellement encore, l'opposition vient de ce' que ·les indigènes préfèrent
souvent la variolisation à la vaccination, que les Européens,
cependant, partout mettent tous leurs efforts à leur recommander, prêchant d'ailleurs d'exemple en se faisant vacciner et revacciner eux-mêmes.

Chacun sait en quoi consiste le procédé de la variolisation employée de temps immémorial et destinée à ,préser-
ver de la terrible maladie pustuleuse qui a nom : variole.
Dans les colonies notamment, beaucoup d'indigènes encore, obéissant à des préjugés religieux ou hostiles de parti·
pris aux choses nouvelles,·misonéistes·dans leur genre,
se refusent à se laisser vacciner et préfèrent livrer leurs
enfants aux empiriques barbares qui pratiquent encore de
bras à bras l'inoculation variolique. On choisit, je le sais
bien, un sujet porteur d'une variole légère qui, on l'espère,
communiquera une variole anodine. Mais ce n'est là qu'une
espérance, souvent déçue, et bien des sujets variolisés de-

viennent aveugles ou succombent à des varioles graves :
de plus, ils créent un danger public pouvant être le point
de départ d'épidémies redoutables.

Récemment (cette question est toujours à l'ordre du
jour), M. Hervieux, membre de l'Académie de médecine,
entretenait cette Compagnie savante de la nécessité d'interdire la variolisation dans les colonies françaises ; aux
périls que nous signalions à l'instant, l'honorable médecin
ajoutait encore l'augmentation de la mortalité, la dépopu-
lation, l'atteinte plus ou moins grave portée aux relations
commerciales et à la prospérité de nos colonies. Il conclut
son intéressante communication en proclamant la nécessité
d'interdire, *sous peine d'amende*, la variolisation dans les
possessions françaises.

On objecta à M. Hervieux que le moyen proposé n'est
ni assez pratique, ni assez sévère : il sera toujours très difficile d'atteindre les indigènes qui ont, malgré nos efforts
de vulgarisation tentée par les vaccinations gratuites faites
en masse, encore confiance dans leurs errements; de plus,
les malheureux seront peu sensibles à l'amende qu'ils ne
paieront pas.

L'Académie de médecine n'a pas voulu se prononcer
radicalement dans le sens de la proposition de M. Hervieux,
mais a voté à l'unanimité un vœu tendant à obtenir des
pouvoirs publics l'interdiction de la variolisation en laiss-
sant à l'autorité le choix de la sanction qu'elle jugerait le
plus convenable, amende, prison, etc.

On ne peut cependant que féliciter l'Académie de médecine d'avoir pris l'initiative d'une semblable mesure : les
récentes épidémies de variole prouvent, si tant est qu'une
démonstration de ce genre était nécessaire, que la vaccination est la mesure prophylactique la plus urgente dans

les pays à endémies varioliques. Il faudrait arriver à imposer de vive force des mesures qui importent tant à la santé publique, quand la persuasion et la douceur n'ont pu rien obtenir.

Le Dr Augier, médecin principal des colonies, dans les *Archives de Médecine coloniale*, donne un saisissant tableau des pratiques barbares de variolisation encore employées au Cambodge par les indigènes. M. le professeur Hervieux a, certes, raison de mener le bon combat puisqu'on parvient si difficilement à déraciner des habitudes plusieurs fois séculaires. C'est la persévérance des médecins, quelque peu appuyés et protégés par l'Administration, qui parviendra insensiblement à vaincre l'entêtement des récalcitrants, qu'il est très illusoire d'essayer d'atteindre par des mesures anodines, telle l'amende, dont ils se moquent.

« La variole (en cambodgien *ôt*) existe, écrit le Dr Augier, à l'état endémique. De loin en loin, elle sévit à l'état épidémique causant alors de grands ravages parmi la population indigène. Cette maladie est si fréquente et cause tant de décès que, jusqu'à l'âge de trois ans, époque à laquelle on pratique la variolisation, les Cambodgiens disent, en parlant d'un enfant qui n'a pas eu la variole, qu'il n'est pas bien né (on n'est pas certain de le voir vivre). Vers l'âge de trois ou quatre ans, on variolise les enfants. Ce sont les vieilles femmes qui pratiquent cette opération. On choisit les plus gros boutons de variole, on charge de virus une aiguille ou une épingle, et on pique le bras de l'enfant. Les jours qui suivent cette opération, l'enfant a de la fièvre, est courbaturé et a généralement une éruption très discrète. Beaucoup s'en guérissent et sont alors considérés comme vaccinés. Malheureusement la maladie est seulement atté-

nuée, et beaucoup d'entre eux meurent de la variole inoculée de cette façon. On rencontre beaucoup de gens défi-
gurés et pas mal d'aveugles.

« La dernière épidémie de variole observée au Cambodge
a eu lieu en 1894-1895. Elle s'est étendue à tout le pays, et
la mortalité chez les indigènes a été considérable. Depuis
cette époque, il n'y a eu que de rares cas isolés. Cela tient
aux efforts faits par le Protectorat pour avoir dans la population la pratique de la vaccine.

« Tous les vendredis, il y a une séance de vaccination à
l'hôpital, puis, chaque jour, après la visite, le médecin inocule tous les enfants qui lui sont présentés. Ces séances
sont très suivies, non seulement par les Cambodgiens, mais
encore par les Annamites, les Chinois et les Malais, enfants
ou adultes. Dans les résidences de l'intérieur, il y a des
tournées de vaccine effectuées par le médecin de 2e classe,
dont l'itinéraire est fixé d'avance, de concert avec le résident, de telle sorte que ce dernier fait réunir tous les enfants par les soins des autorités cambodgiennes dans les
localités où doit passer à jour fixe le médecin vaccinateur.
Les premières tournées effectuées en dehors du chef-lieu
ont été peu fructueuses, par suite de la méfiance des indigènes et de l'opposition sourde que nous faisaient les médecins du pays qui pratiquaient pour la plupart la variolisation, dont ils tiraient des revenus appréciables. La
gratuité de nos vaccinations nous a amené beaucoup
d'adhérents. et on peut dire qu'aujourd'hui, grâce aux
succès obtenus, les plus incrédules ont été convaincus de
la supériorité de notre méthode, qui est facilement acceptée
par les Cambodgiens, les Chinois et les Malais.

« Le nombre croissant des vaccinations est très suggestif.
On en compte :

922 en 1891	1858 en 1894	45237 en 1897
504 1892	2980 1895	42788 1898
670 1893	777 1896	99124 1899

*
* *

Si l'on ne veut pas, respectant trop naïvement la liberté
individuelle, imposer nettement la vaccination obligatoire,
du moins peut-on, par des moyens détournés, si on y veille
bien, atteindre le même but de prophylaxie antivariolique
général et efficace. En France, la loi prescrivant la vaccination obligatoire n'existe pas, mais un peu partout, dans
les administrations, les lycées, les collèges, les écoles, au
régiment, on pratique sans compter des vaccinations et des
revaccinations ; rares sont les gens qui échappent à ces
obligations bien justifiées. Cependant les épidémies récentes
de variole en·France ont démontré que l'activité, dans ce
sens, n'était pas assez grande et qu'il y avait à faire mieux
et davantage.

Le Dr Le Roy (de Nantes), dans la *Tribune médicale* du
28 août 1901, expose ses idées à ce sujet avec vivacité et
éloquence :

« ... Le public montre pour la vaccination une apathie et
parfois même une antipathie inouïe.

« Hélas ! les décès sont là nombreux ; et les malheureux
variolés qui guérissent, s'ils ont la consolation de se dire
qu'on ne grave que les belles pièces, voient diminuer leur
résistance et deviennent éminemment tuberculisables.

« Par ce temps de frayeur du bacille de Koch et de la lutte
antituberculeuse à outrance, il y a là un argument à mettre
en avant.

« Cependant, je crois que, malgré les travaux des savants
es plus autorisés, les statistiques les plus probantes, les

efforts de l'Académie, nous resterons en retard sur les autres pays et que nul de nous ne verra enfin en France la vaccination et la revaccination obligatoires.

« Aussi ai-je pensé à améliorer, en attendant, la situation actuelle par une mesure qui me semble facile et juste.

« Il s'agit d'étendre à tout le sexe masculin la vaccination militaire... Je veux simplement faire remarquer que la vaccination, au lieu d'avoir lieu à l'arrivée au corps, devrait être faite au conseil de revision.

« De cette façon tous les Français seraient vaccinés au moins une fois en leur vie. Cette mesure me semble importante, simple, facile à imposer.

« 1° Importante : les jeunes gens exemptés ou versés dans les services auxiliaires étant très nombreux. D'ailleurs, suivant un vieux proverbe latin, *non sunt numeranda sed ponderanda*, et ils pèsent lourd dans les épidémies, ces exemptés.

« Ayant échappé à la vaccination militaire, ils échappent aux revaccinations épidémiques que certaines administrations (chemins de fer, etc.) imposent à leurs hommes. En effet, on exige presque toujours que les postulants aient fait leur service militaire avant d'être admis dans la plupart des administrations ou dans les grands services.

« 2° La vaccination sera facile à exécuter au conseil de revision. Sitôt le conscrit appelé, il est vacciné. Le médecin-major alors seulement l'examine, le mesure, le Conseil délibère, statue. Pendant ce temps, le vaccin sèche ; l'affaire est faite.

« 3° La mesure est facile à imposer. Tous les Français sont soldats pendant une courte période qui s'étend du tirage au sort au conseil de revision. Donc, en vaccinant à ce conseil, on ne vaccine que des soldats, des gens forcés d'obéir et qui n'ont rien à réclamer.

« Enfin, n'est-ce pas une mesure égalitaire ? Leurs camarades sont bien vaccinés. Pourquoi les exemptés ne le seraient-ils pas ? »

Si, en France, le danger est encore grand et qu'il soit légitime d'y apporter au plus tôt un remède, le péril est encore plus manifeste dans les colonies, où les indigènes acceptent à contre-cœur la vaccine, pour encore avoir recours à la variolisation, comme nous venons de le dire. A notre avis, la vaccination obligatoire s'impose : il n'y a pas de raison que les Européens soient constamment victimes de la barbarie des vaincus et des protégés. Nous sommes les maîtres, il faut savoir imposer notre volonté : l respect de la liberté individuelle ne doit pas plus nous arrêter qu'elle nous empêche de corriger un enfant et de lui imposer notre direction.

Aux colonies, dans toute administration, dans les magasins, les maisons de commerce, les exploitations agricoles, on devrait, à l'entrée des employés ou ouvriers, exiger une immédiate revaccination. Dans les fermes, sur les Européens et sur les indigènes, le colon lui-même procéderait aux vaccinations et revaccinations, se refusant systématiquement à employer des gens suspects et réfractaires à cette mesure générale. Sauf de juin à novembre, au moment des fortes chaleurs, le colon pourrait avoir en permanence chez lui des tubes de vaccin qu'il réclamerait à l'Administration. Avec un peu d'habitude et quelques précautions, on devient vite un excellent agent prophylactique.

Le fléau est assez terrible et redoutable pour que chacun lutte et essaie de toutes ses forces de n'en point être la victime.

CHAPITRE XV

LE THERMOMÈTRE

Depuis bientôt 25 ou 30 ans, le thermomètre est devenu le plus fidèle compagnon du médecin, et il est peu de circonstances dans la pratique où on n'ait pas recours aux renseignements précieux qu'il donne. Son usage s'est vulgarisé et aujourd'hui, je le dirai volontiers, il est passé dans toutes les mains. Le thermomètre médical à mercure n'est pas absolument semblable au thermomètre ordinaire : il en diffère par le volume et la graduation : généralement assez petit, ses divisions varient entre 32 ou 33° centigrades, pour monter jusqu'à 44 ou 45°. D'heureuses dispositions, notamment la forme cylindrique du réservoir, permettent de l'introduire dans la bouche, le rectum, le nez, ou simplement de le placer, comme cela se pratique com-

munément, dans l'aisselle. Dans ces derniers temps, l'usage
s'est répandu presque exclusivement des thermomètres à
MAXIMA dans lesquels la colonne de mercure,
ayant atteint son point d'élévation MAXIMA, s'y
fixe et ne redescend plus : on peut, au bout
d'un certain temps, retirer le thermomètre de
l'endroit où on l'avait placé et lire commodément et tout à son aise le degré d'ascension
thermique définitif. Ces résultats sont obtenus
grâce à d'ingénieux procédés de fabrication,
et ces instruments sont très précieux. Il faut
toujours avoir soin, avant de prendre une température, de s'assurer si la colonne de mercure
a été ramenée au-dessous de 37°, chiffre de la
température normale, indiquée par un trait
rouge sur le verre. Pour rabaisser ainsi le mercure, il suffit de quelques secousses énergiques
et saccadées qui le ramènent au niveau désiré.

On trouve dans le commerce des thermomètres médicaux à très BON MARCHÉ, mais leur
qualité laisse fort à désirer : la précision et la
régularité étant les conditions essentielles des
prises fréquentes de température, il est bon
d'avoir des instruments de fabrication soignée
et irréprochable. Ils durent d'ailleurs davantage, ne se détraquent pas à chaque instant :
on a ainsi toute sécurité en se trouvant en pos-
session d'un bon thermomètre ; on réalise de
plus de notables économies quand on n'est pas
forcé de le remplacer fréquemment. Je conseille donc aux
gens du monde, et en particulier aux colons, de ne point
regarder au prix, mais d'exiger des garanties sérieuses.

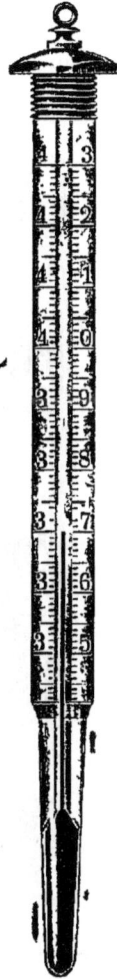

Qu'on fasse son achat chez un pharmacien ou chez un marchand d'instruments, on stipulera l'échange en cas de défectuosité constatée en un certain laps de temps. Dans une
famille, surtout dans une ferme éloignée, deux ou trois
thermomètres ne sont pas de trop. Protégés par un étui en
bois ou en métal, ils doivent être conservés
dans la boîte à secours et ne pas être confiés à
qui que ce soit. Après avoir servi ils doivent
être essuyés, lavés, ou désinfectés, s'il y a lieu,
et resserrés dans la pharmacie, ou la caisse où
se trouve leur place habituelle. Les thermomètres, pas plus que les livres, ne doivent être
prêtés, sous peine de perte irrémédiable.

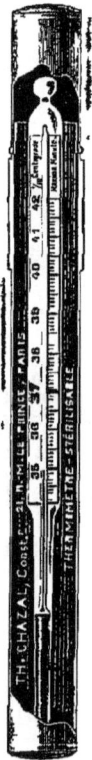

Au début de toute maladie infectieuse, apparaît la fièvre qui est l'indice de la lutte intime
dans notre organisme des défenseurs du dedans
contre les envahisseurs du dehors; il est aisé
de comprendre combien les constatations du
thermomètre, peuvent être utiles dans ce cas.
Une surélévation tout à fait anormale de la
chaleur intérieure indique une perturbation
profonde de l'économie, et si cet état présente
quelque durée, il est de toute nécessité d'intervenir par un traitement approprié. Nous verrons un peu plus loin que l'inspection d'une
feuille de température, où se trouve dessinée
la courbe thermique, en indique plus à l'esprit
clairvoyant du médecin, que de longues explications
et d'amples développements. Dans toute famille, à la
moindre indisposition, il est bon d'avoir recours au thermomètre : sur une feuille spéciale, dite feuille de température, qu'on trouve aujourd'hui un peu partout dans le

commerce, on note par un point noir le degré de la température prise le matin; on fait de même pour la même
enquête pratiquée le soir, et on réunit les deux points par
un trait. Le signe indiquant la température constatée le
soir est relié, également par un trait, à la température
contrôlée le lendemain matin, et ainsi de suite, de façon
à obtenir une courbe continue.

Nous représentons ci-dessous un spécimen de courbe

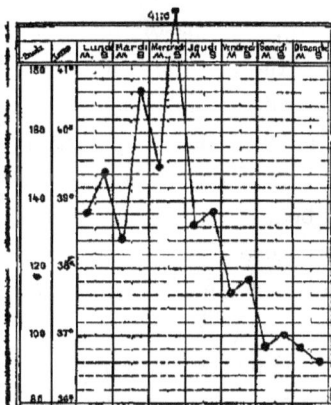

thermométrique pendant sept jours. Nous ferons remarquer que les divisions horizontales qui existent entre deux
degrés de température représentent chacune *deux dixièmes*
de degré. On lit donc : de 38°,8 à 39°, de 39°, à 39°,2, etc., etc.

Comment doit-on prendre la température à l'aide du
thermomètre ?

On peut le placer dans la bouche, sous l'aisselle ou dans
le rectum : ce sont les trois procédés les plus communs.
D'une façon générale, il est bon que chaque malade ait
son instrument personnel : cela est surtout vrai pour les
tuberculeux qui prennent deux fois par jour leur tempé-

'rature, sous la langue. Si le thermomètre est commun, il est bon de le désinfecter, en le savonnant soigneusement, le rinçant à l'alcool, et en le trempant pendant quelque temps dans une solution au 1/1000° de cyanure de mercure. Quand on prend la température sous l'aisselle, il faut avoir soin, au préalable, d'essuyer avec une serviette cette cavité, pour la débarrasser de l humidité engendrée par la sueur; ensuite, on placera soi-même le réservoir de mercure dans l'aisselle en priant la personne de ramener le bras le long du corps, au besoin de tenir le coude avec la main opposée. Le thermomètre dépassera légèrement et, à la rigueur, on pourra suivre, sans le déranger, la montée de la·colonne mercurielle. Cinq à dix minutes suffisent avec la majorité des instruments; avec quelques-uns même, la montée est beaucoup plus rapide.

Pour introduire le thermomètre dans le rectum, on enduit au préalable son extrémité d'un corps gras ou huileux (vaseline, savon, glycérine, huile d'olives ou d'amandes douces) : on ne fait pénétrer que le réservoir à mercure. Le même temps que pour l'aisselle est nécessaire pour le rectum ; cependant, dans cette dernière cavitée la montée est plus rapide. Il faut être prévenu que la température rectale est toujours plus élevée de quelques dixièmes que celle de l'aisselle.

Température axillaire	. . . .	37°,3
— buccale	. . . .	37°,5
— rectale.	. . . .	37°,8

On voit que la bouche tient le milieu entre les deux températures axillaire et rectale ; c'est pourquoi elle est préférée par quelques médecins, comme plus commode et *véritablement moyenne.*

Quand on dresse une feuille de température, on indique
le genre de mensuration thermométrique auquel on a
recours, et il faut s'y tenir pour toute la durée de la feuille.

Chez les enfants, plus indociles, plus remuants, on se
trouve très bien des prises de température dans le rectum :
c'est plus vite fait et plus exempt de dangers.

Au bout de quarante-huit heures, en interrogeant le
thermomètre deux ou trois fois par jour, on a aussitôt un
schéma, qui indique le plus ou moins de gravité de l'indisposition ou de la maladie qui commence. En règle générale,
toute fièvre qui dure trente-six ou quarante-huit heures,
sans tendance à la défervescence, mais, bien au contraire,
avec une marche ascendante, manifeste, exige et implore la
présence, aussi immédiate que possible, du médecin. C'est
ainsi trouver un juge sûr de l'opportunité de l'appel du
praticien, qui se renseignera d'une façon très efficace
d'après l'inspection de la *feuille de température*, dont
l'examen dispensera de bien des questions, et de bien des
hésitations, peut-être aussi, pour le traitement. On ne procède pas autrement dans les hôpitaux, où tout malade en-
trant est doté d'un papier de ce genre, qui devient son
livret quotidien de santé ou de maladie.

Aux colonies, nous avons eu très souvent l'occasion de
le dire dans ce livre, l'Européen n'est pas toujours le voisin
du médecin ; ils n'habitent pas porte à porte, comme cela
se rencontrerait dans un bon chef-lieu de canton ; dans
une sous-préfecture encore, le nombre des médecins répond
à tous les cas d'urgence, et vous en trouverez dix pour un
enchantés de se déranger pour une bagatelle : c'est la meilleure des clientèles. Dans nos possessions, dans les pays de
protectorat, le colon isolé et éloigné de tout et de tous, doit
envoyer un exprès à pied ou à cheval, pour aller quérir le

médecin : la question se pose toujours de l'urgence et de l'opportunité de sa venue: Nulle chose ou nulle personne ne donnera de meilleur conseil que le thermomètre.

Cela est surtout vrai pour les enfants ! Si, à la rigueur, on peut, pour des adultes, se passer des notions précises fournies par l'instrument, la durée ou la persistance de la fièvre pour les bébés, les petits enfants même, forme une obligation de s'en servir. On risquerait de commettre les plus grossières erreurs d'appréciation, si on ne prenait, dès le début de tout malaise ou de toute indisposition, le soin de mettre à contribution ces moyens si simples d'investigation' 'Dans un berceau, dans un lit d'enfant, devrait toujours se trouver ce complément indispensable, qui, aussi bien que le pèse-bébé, fournit un certificat immédiat et constant d'intégrité fonctionnelle et d'équilibre parfait de l'état général. Il semble donc que cet instrument précieux doive se trouver à la disposition de toutes les mères, soucieuses et préoccupées de, préserver leurs enfants des longues et douloureuses maladies, désireuses surtout de les faire secourir à temps, quand le mal existe, et qu'on doit songer à le combattre. Dans, d'autres circonstances, aux promptes alarmes trop irraisonnées il oppose le calme de sa précision physique, en affirmant l'innocuité et l'insignifiance de l'indisposition qui, passagèrement, tracasse bébé et fait couler les larmes de maman.

Si l'utilité du thermomètre, pour tous, ressort de ces développements surabondants, il ne sera pas superflu d'expliquer la valeur, la signification et l'importance de la fièvre, dans l'éclosion et la marche des maladies infectieuses, en général.

La fièvre est caractérisée, chez l'homme, par l'élévation de la température et l'accélération du pouls, la sécheresse de la peau et de la langue. Au point de vue pronostic, l'étude du pouls et de la température a une valeur capitale que tout le monde comprendra : avant la découverte du thermomètre et son application à la clinique, le pouls et la chaleur de la peau donnaient seuls les renseignements nécessaires au praticien.

Chaque fois, comme nous le disions plus haut, que l'organisme réagit dans l'intimité de nos tissus contre des envahisseurs (microbes, hématozoaires, parasites du sang de toutes sortes), une lutte s'engage dont le signe objectif est la fièvre. Elle ne constitue pas à elle seule le danger, mais elle est la marque indéniable de la violence de l'invasion dans l'organisme et de l'énergie de la défense. Elle indique nettement là gravité de l'affection ; elle donne en termes précis le procès-verbal du combat quotidien. Nul phénomène, en pathologie, n'a plus de valeur que la température au point de vue diagnostic et pronostic. Nous savons que la vie n'est pas compatible avec un abaissement ou une élévation considérables du thermomètre, de longue durée.

Il faut envisager trois états de température :

Température élevée : Hyperthermie à partir de 39°
—   normale : De 36°,5 à 37°,5
—   basse : Hypothermie à partir de 36°

L'élévation brusque de la température au milieu d'une bonne santé ne se maintenant que quelques heures, ne se rencontre, en général, que dans le paludisme, et n'a pas grande valeur comme gravité immédiate. L'hyperthermie n'assombrit le pronostic que lorsqu'elle se prolonge plusieurs jours de suite, sans rémission matinale appréciable et sans se laisser influencer par l'intervention thérapeutique, surtout par les procédés hydrothérapiques.

Le pronostic d'une maladie devient extrêmement grave, quand le thermomètre atteint, pendant trois ou quatre jours, 41°,5 ou 41°,8. La mort est fatale si on arrive à 42°.5 ou 42°,6, sans rémission du soir au matin. Dans les pyrexies graves, variole, fièvre typhoïde, scarlatine, typhus exanthématique, une élévation de température considérable sans tendance à la rémission durant 24 ou 48 heures est de très mauvais augure.

Les irrégularités de la température n'affectant aucune forme déterminée au cours d'une pyrexie sont parfois avant-coureurs de la mort aussi bien que la forme hyperpyrétique (élévation considérable de la température). L'issue est presque toujours fatale dans le type thermométrique ascendant.

L'abaissement brusque de la température doit mettre en garde le clinicien ; toutefois, elle n'a pas toujours la même valeur pronostique. En effet, tandis que, dans la plupart des pyrexies, il annonce le collapsus prochain ou une perforation intestinale (surtout si le pouls est très fréquent, mou et dépressible), au contraire, dans la pneumonie, le typhus, la fièvre paludéenne, la fièvre récurrente, il annonce une crise favorable et salutaire ou une apyrexie passagère seulement.

Au cours de la fièvre typhoïde, de la péritonite, de l'appendicite, une descente brusque du thermomètre peut toujours faire craindre une perforation intestinale et doit donc être une indication formelle d'intervention, sans laquelle le pronostic deviendrait très sombre, la mort étant la règle habituelle dans les cas de ce genre.

Dans l'urémie et les affections pulmonaires, l'abaissement considérable de la température, joint à un ensemble de symptômes graves, est l'équivalent d'une fin prochaine.

Dans certaines cachexies, dans l'inanition, chez les aliénés, à la suite de grosses pertes de sang, dans les cardio-
pathies, la ·baisse thermométrique, tout en mettant en
garde le médecin, n'est pas quelquefois un signe de
gravité excessive de l'état du malade; une thérapeutique
énergique et appliquée à temps peut parer aux symptômes·
dangereux et rétablir le malade.

*
* *

Nous venons de voir le thermomètre monter dans les,
fièvres, s'abaisser dans certains cas brusquement, évoluer
entre 35°,5 et 40° ou 41°,5 et même 42°, température très
élevée, indice presque certain d'une fin très prochaine.
Nous compléterons ces données en fournissant quelques
renseignements sur la température normale de l'homme,
celle qui se révèle en bonne santé. Le chiffre de 37° répond
à une ·situation·physiologique excellente : mais ce ·degré
n'est pas immuable : à la vérité, il existe des variations·
qui font considérer comme naturelles les ·températures
variant entre 36°,5 et 37°,5 : cet écart est le maximum : au-
dessus de 37°,5 et au-dessous de 36°,5, on peut déjà se mettre
en garde contre un état·assurément *pathologique.*·Suivant
l'âge, les saisons, les moments de la journée, on note des
différences sensibles. Les plus importantes sont celles dues
à l'âge.

Barensprung a dressé le tableau instructif suivant ; le
graphique dont nous l'accompagnons fera mieux ressortir
la courbe de la température.

A la naissance.	37°,6 à 37°,7 C.
Immédiatement après la naissance	36°,75
Dans les dix premiers jours de la vie	37°,75
Jusqu'à la puberté.	37°,48

De 15 à 20 ans. . . . . 37°,19

— 21 à 30 — . . . . 36°,88

31 à 40 — . . . . 36°,91

41 à 50 — . . . . 36°,74

— 60 à 70 . . . . 35°,89

A partir de 80 . . . . 37°,26

Dans les contrées chaudes, quelques médecins ont remarqué qu'une hypothermie relative était la règle pour les

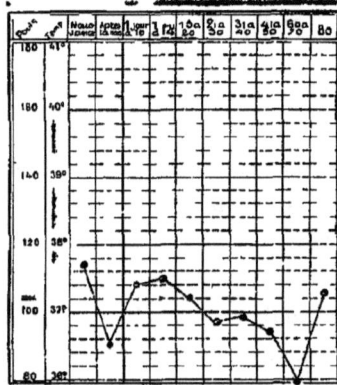

Européens résidant depuis longtemps dans le pays : il semble qu'un certain appauvrissement du sang, qu'un certain ra-lentissement des échanges généraux diminuent consécuti-vement le degré de la chaleur centrale. Il n'est pas rare de rencontrer des personnes n'ayant au thermomètre que 36°,2 ou 36°,4. Ceci a une importance au point de vue pra-tique. Si, en Europe, un malade n'est pas considéré comme fébrile à 37°,5, dans les colonies on aurait tort de ne pas le reconnaître déjà atteint de *fièvre légère*.

Ceci est surtout fréquent chez les paludéens, dont la tem-pérature baisse toujours au-dessous de 37° après l'accès;

ı si la courbe se relève légèrement ou même dépasse légèrement 37°, il faut s'attendre à l'éclosion d'une nouvelle

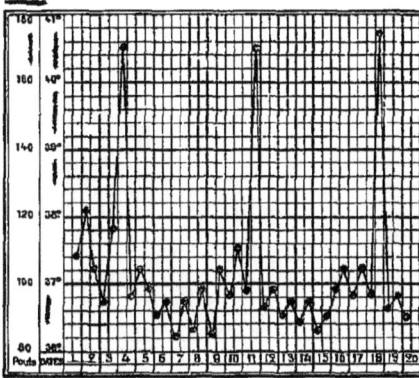

Courbe n° 1.

attaque de paludisme aigu. La courbe schématique n° 1
nous le fera mieux comprendre.

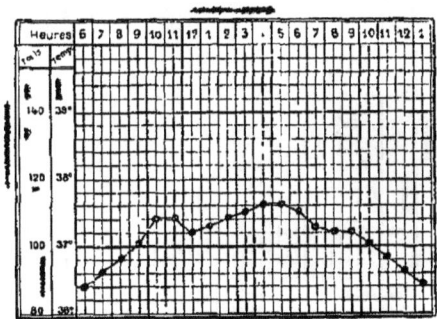

Courbe n° 2.

La figure n° 2 ci-dessus montre également que, même
chez un individu absolument sain, la courbe varie suivant les heures de la journée (température d'Europe).
Nous donnons ci-dessous quelques courbes de tempé-

ratures typiques qui peuvent renseigner, dès le début, l'entourage sur la nature de la maladie.

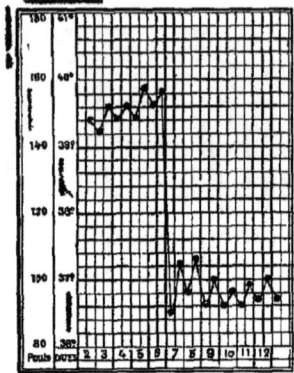

Courbe n° 3.

Ce qui intéresse le public ou l'entourage direct du malade, c'est le début surtout de la maladie : ces températures

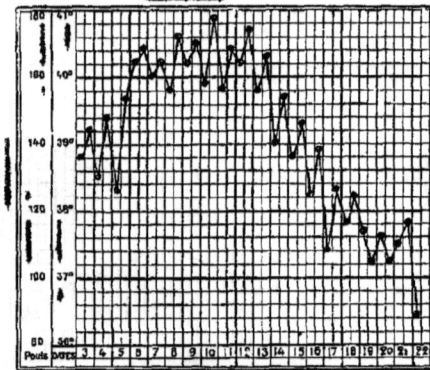

Courbe n° 4.

élevées, pendant ces trois ou quatre premiers jours croissant le soir et atteignant 40° ou 40°,5 le cinquième jour, indiquent généralement une affection assez grave (la fièvre typhoïde, en particulier) et nécessitent la présence du médecin.

Variole cohérente discrète (Courbe n° 5). — La tempéra-
.ture a été prise au deuxième jour de la maladie. Elle s'élève
graduellement jusqu'au quatrième jour où l'éruption est
complète : elle tombe du cinquième au sixième jour, pour
se relever ensuite vers le septième ou huitième ·jour,
époque de la supuration des pustules. Elle se maintient'

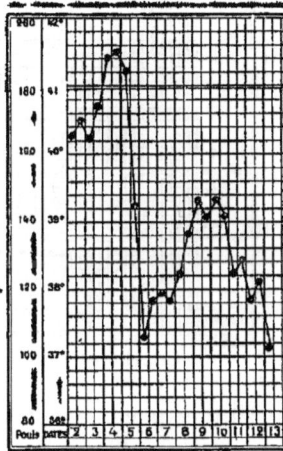

Courbe n° 5.

aux environs de 39° pendant toute cette période et'tombe·
enfin définitivement au moment de la dessiccation' pour
arriver à la normale à l'époque de la convalescence.

Fièvre scarlatine (Courbe n° 6). — ·Pendant les trois
premiers jours, la fièvre est très élevée ; le troisième jour,
apparaît l'éruption, et le thermomètre marque 41°,5 ; mais
aussitôt'que l'éruption est terminée, vingt-quatre heures
après, le thermomètre commence à descendre assez rapidement pour ne plus remonter. C'est la convalescence, c'est
la fin de la maladie, à moins que quelque nouvelle infection ne vienne se surajouter à·la première : dans ce cas, la·
fièvre apparaîtrait de nouveau.

On remarquera que, dans toutes les fièvres éruptives,
au début, pendant la période dite d'invasion, la température est très élevée : elle arrive à son apogée au moment de

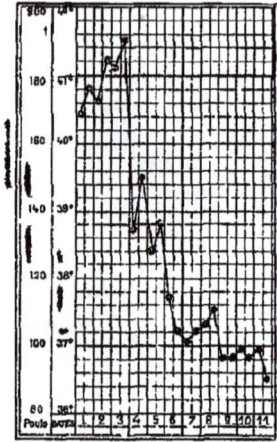

Courbe n° 6.

l'éruption et, aussitôt ce phénomène accompli, elle redescend presque brusquement. La crise de guérison se prépare.

Fièvre paludéenne tierce (Courbe n° 7). — Nous n'insis-

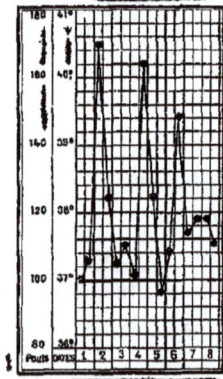

Courbe n° 7.

terons pas sur les multiples formes d'accès paludéens, dont nous avons analysé les divers symptômes dans un autre chapitre. Nous avons de nouveau indiqué cette courbe pour qu'on se rende compte immédiatement de la différence d'aspect des fièvres éruptives et des fièvres intermittentes. D'un seul coup d'œil, avec un peu d'habitude on reconnaît à quel genre d'affection on a affaire. (Voir chapitre PALUDISME pour les fièvres quotidiennes; tierce, quarte.)

Rhumatisme articulaire aigu (Courbe n° 8). — Tandis que, dans les autres affections, la température du soir est

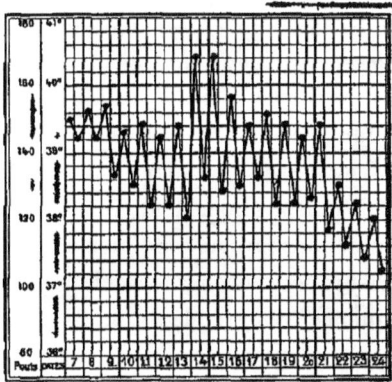

Courbe n° 8.

toujours plus élevée que celle du matin, dans le rhumatisme articulaire aigu, la disposition inverse se produit, ainsi qu'on peut le voir à l'examen du schéma ci-dessus.

Les quelques courbes que nous avons indiquées donneront des aperçus suffisants sur la marche habituelle de la température au début des diverses infections.

Il est très profitable de mener de front l'examen de la température et celui du pouls; de ces deux explorations physiques on tire des renseignements de haute valeur au point de vue de la gravité de la maladie.

A l'état pathologique, le pouls peut être modifié dans sa fréquence, sa qualité ou son rythme.

Généralement le pouls varie en raison directe de la température et suit celle-ci dans ses diverses modalités : augmentant si elle s'élève, diminuant si elle s'abaisse. On pourrait dire que, sur une feuille de température idéale, les deux tracés de la température et du pouls décriraient des lignes presque toujours à peu près parallèles. Dans la pratique, il n'en est pas toujours ainsi.

Les pulsations de la radiale varient entre 60 et 80 chez l'adulte, par minute ; chez l'enfant, entre un an et neuf ans, elles oscillent entre 98 et 134 par minute.

L'*accélération rapide du pouls* ne doit pas être toujours envisagée par le public comme synonyme de fièvre grave : il faut savoir que des excitations psychiques, des influences nerveuses, de violents mouvements musculaires, de profondes inspirations, l'administration de certains poisons, les affections cardiaques d'un certain ordre, la température extérieure peuvent augmenter le nombre des pulsations.

La fréquence très grande du pouls est vraiment l'indice d'un état grave, quand le thermomètre, lui aussi, marque une élévation de la température inquiétante : il ne faut donc pas, en thèse générale, dans la pratique, se contenter de l'examen du pouls ; dans ces conditions, on pourrait commettre de graves erreurs pronostiques.

Il est très important de savoir que le pouls, dans le collapsus, peut arriver à 160 pulsations par minute, même atteindre 200 pulsations, cependant que la température s'abaisse progressivement : c'est un symptôme des plus graves.

Nous noterons pour mémoire que l'accélération du pouls, sans fièvre, dans la paralysie du pneumogastrique, l'augmentation du pouls par compression de ce nerf dans l'adénopathie trachéo-bronchique, dans certaines névroses du cœur, dans la maladie de Basedow, au moment de la douleur, ne doivent pas entraîner de craintes exagérées.

Le *ralentissement du pouls* équivaut à une température très basse : également, en cette occurrence, le danger peut être grand.

On peut trouver, dans bien des cas, le pouls rare, sans qu'il y ait motif à s'alarmer : on l'observe dans l'ictère, dans la sténose de l'orifice aortique, dans l'état puerpéral, parfois dans le rhumatisme articulaire aigu, après la crise des pyrexies aigues, après les fortes saignées ou les abondantes hémorrhagies.

Dans ces diverses circonstances, le pronostic n'est pas extrêmement grave : il l'est beaucoup plus, si l'ensemble des symptômes observés, en même temps que le ralentissement du pouls, fait soupçonner une lésion des centres nerveux ou des méninges. Le pouls *cérébral* doit toujours faire faire des réserves.

POULS

Fréquent	Rare
Fièvre.	Ictère.
Collapsus.	Lésion des centres nerveux.
Influences nerveuses.	Méningites.
Émotions psychiques.	Anémie.
Tachycardie.	Saignées.
Paralysie du pneumo-gastrique.	Hémorrhagies.
	Rhumatismes.
Compression du pneumo-gastrique.	État puerpéral.

On distingue trois sortes de pouls au point de vue du rythme :

1. Pouls rythmique ;
2. Pouls allorythmique ;
3. Pouls arythmique.

A. — Le POULS RYTHMIQUE est constaté par des battements réguliers et isochrones ; cependant les pulsations semblent être doubles, une forte et une faible ; quand cette sensation est plus nette, on découvre le pouls dicrote, fréquent, surtout chez les fébricitants.

B. — Le POULS ALLORYTHMIQUE est encore périodique dans ses battements, tout en s'éloignant du type normal.

On connaît :

α. — Le *pouls paradoxal*, qui diminue ou disparaît presque complètement au moment de l'inspiration ;

β. — Le *pouls bigéminé*, qui consiste en deux pulsations rapprochées suivies d'une sorte de pause, et, de nouveau, deux pulsations accouplées ;

γ. — Le *pouls alternant*, qui se décompose en un battement fort et un faible ;

δ. — Le *pouls myure* (en queue de rat), qui est constaté par un battement fort, suivi par des battements de plus en plus faibles.

C. — POULS ARYTHMIQUE, ne présentant plus aucune succession régulière ou normale.

α. — *Pouls intermittent.* Défaut d'énergie de certaines contractions cardiaques qui n'arrivent pas au pouls.

β. — *Pouls déficient.* Suppression réelle d'une contraction cardiaque.

Il faut, en même temps qu'on tâte le pouls, ausculter le cœur, pour reconnaître ces deux variétés.

Au point de vue du pronostic, le dicrotisme du pouls peut

être la marque d'une infection grave dans les pyrexies.

Le pouls irrégulier se rencontre dans les affections du cœur, notamment dans la myocardite; le pouls déficient est l'indice d'une affection gastrique. Quand les battements cardiaques font défaut en même temps que le pouls (auscultation et investigation du pouls combinées), on doit supposer une dégénérescence profonde de la fibre musculaire du cœur : le pronostic peut être grave.

Faisons remarquer encore, comme nous avons lieu de le faire souvent, que ce phénomène acquiert surtout de la valeur quand l'ensemble des symptômes observés chez le malade corrobore l'indication fournie par le pouls.

Il faut, pour se rendre compte de la qualité du pouls, envisager :

L'expansion;

La force ou la tension;

L'ampleur.

a. — *Expansion.* — Le pouls sera ainsi reconnu rapide ou bondissant, lent et faible : dans ce dernier cas, il est l'indice d'une affection douloureuse, d'une anémie plus ou moins profonde.

b. — *Force ou tension.* — Pouls dur, mou. Le pouls dur se rencontre dans l'hypertrophie du ventricule gauche (insuffisance des valvules aortiques, atrophie rénale); dans l'hypertension artérielle. Le pouls est également dur dans l'artério-sclérose, mais cette dureté résulte de la rigidité de la paroi seulement.

c. — *Ampleur.* — Pouls égal, inégal, plein ou vide. Dans l'asystolie, on rencontre le pouls irrégulier, inégal et intermittent.

Nous n'avons pas cru trop nous étendre sur la température, la thermométrie et les qualités du pouls. Nous plaçant toujours au point de vue qui nous est habituel, dans un cas embarrassant, livré à ses propres connaissances, le colon pourra lire avec fruit ce chapitre et se rendre un compte exact de la situation d'un des siens, d'un employé, d'un ouvrier, pour lequel il saura mieux, dans un cas déterminé, comprendre l'importance de la présence du médecin.

Pour une affection bénigne, rassuré et confiant dans ses propres ressources, il saura remédier au plus pressé et, peut-être même, se dispenser d'aller quérir le praticien.

DEUXIÈME PARTIE

CHAPITRE PREMIER

AFFECTIONS DU TUBE DIGESTIF
ET DE SES ANNEXES

SOMMAIRE. — La bouche et les angines. ⁼ Méfiez-vous de vos amygdales — Les végétations adénoïdes et François II. — L'embarras gastrique et la dyspepsie. ⁼ La gastro-entérite — Dysenterie et diarrhée — Entéro-typhlo-colite muco-membraneuse — Grippe et appendicite — Pas de purgatifs. ⁼ Les congestions du foie — Dysenterie et abcès du foie.

Dans les colonies, plus que partout ailleurs, le tube digestif tout entier (bouche, estomac, gros intestin, intestin grêle) et les annexes (foie, principalement) sont exposés aux infections venues du dehors (hétéro-infections) ou se produisant dans l'intimité de notre organisme (auto-infections). La chaleur, une mauvaise hygiène générale, les excès de boissons ou de table, certaines affections diminuent la résistance de l'organisme et permettent l'invasion de certains germes : ainsi se produisent les angines, les diarrhées, la dysenterie, la typhlite, l'appendicite, et conséquemment les congestions et les abcès du foie.

Tout embarras intestinal doit être reconnu et soigné dès le début pour éviter qu'il ne constitue une porte d'entrée

pour des infections plus graves. Nous nous proposerons
d'étudier sommairement les angines, l'embarras gastrique,
l'entérite, la dysenterie, l'appendicite, les congestions et
les abcès du foie.

Angines. Amygdalites. — Dans les pays chauds, aussi
bien qu'en Europe, la gorge devient souvent un lieu de
moindre résistance, et, pour peu que la disposition anatomique des amygdales s'y prête, les angines deviennent très
fréquentes et très rebelles au traitement. Qu'il s'agisse
d'une inflammation aiguë ou chronique, d'ulcérations superficielles ou profondes, l'infection joue toujours le principal rôle dans les affections du pharynx, c'est-à-dire de la région qui commence à la bouche pour finir à l'œsophage,
sorte de carrefour où aboutissent les fosses nasales; les
voies respiratoires et les voies digestives.

Le siège de prédilection de l'angine est l'amygdale située au fond de la bouche, de chaque côté de la langue sur
le même plan que la luette ; bientôt, on aperçoit au fond de
la gorge un enduit blanchâtre, tantôt disséminé en petits
points blancs sur l'amygdale gonflée et tuméfiée, tantôt
réuni en membranes qui la recouvrent complètement.

Le frisson, la fièvre, les maux de tête, la courbature, la
perte de l'appétit, les nausées sont les symptômes généraux
de toutes les angines au début. Les signes locaux tels que
la difficulté d'avaler, le grossissement de la luette, la salivation, la voix nasonnée, les douleurs d'oreilles, sont communs également à presque toutes les angines. Il n'est nullement nécessaire de différencier ici les diverses classes ou
catégories d'angines, il suffira de savoir qu'elles peuvent
être aiguës ou chroniques, et que le point de départ est toujours l'infection.

De cette conception découlera la principale indication

thérapeutique surtout au début, seul point qui doive attirer notre attention dans cet ouvrage élémentaire.

Traitement de l'amygdalite aiguë. — 1° Antisepsie rigoureuse de la bouche et des fosses nasales. (Voir 1re partie,
chap. XI.)

2° Gargarismes, dont le meilleur et le plus simple, avant
l'arrivée du médecin, est constitué par le borax dont on
met une cuiller à café dans un verre d'infusion chaude de
pavots (une tête de pavot pour un litre d'eau), à laquelle on
ajoute une cuiller à soupe de miel ordinaire.

3° Application au-devant du cou de compresses d'eau
très chaude ou d'une couche de teinture d'iode.

4° Attouchement des amygdales avec un pinceau imbibé
de jus de citron ou de glycérine phéniquée à 1/20ᵉ.

5° Bains de pieds sinapisés très chauds.

Si les phénomènes s'accentuent et si, principalement, la
fièvre augmente, faire appeler le médecin.

Traitement de l'amygdalite chronique. — Ceci est du
ressort du praticien. Le public doit savoir que les abonnés
aux angines sont surtout les sujets porteurs de grosses
amygdales, ayant eu déjà des poussées fréquentes d'inflammations pharyngiennes et très susceptibles de ce côté là
L'ablation est toujours la meilleure médication : elle se fait
à l'aide d'un instrument tranchant ou au fer rouge. Quand
l'amygdale, cette crypte profonde où les microbes de toutes
sortes vivent à l'aise, est détruite, les rechutes sont beaucoup moins fréquentes, et la guérison peut être complète
dans bien des cas.

Nous ne ferons ici que mentionner les angines diphté-
ritiques, rubéoliques, scarlatineuses, varioliques, rhuma-
tismales, qui sont toutes des manifestations locales d'infections généralisées. La diphtérie pharyngienne, l'angine

diphtéritique est communément la première manifestation
de ce redoutable empoisonnement de tout l'organisme. Son
diagnostic appartient au médecin.

On doit cependant savoir que les angines graves s'accompagnent de congestions et de gonflements des ganglions
lymphatiques du cou, situés au-dessous des maxillaires.
Quand ces « glandes » sont prises, suivant l'expression
populaire, le danger devient plus grand, et la présence du
médecin est encore plus urgente : il faut l'aviser sans
perdre de temps. Depuis la découverte merveilleuse du
sérum de Roux, la guérison de la diphtérie est devenue la
règle, et l'angoisse des mères n'est plus aussi terrible.

La distinction des différentes angines est fort difficile, et
les médecins eux-mêmes ne peuvent pas toujours résoudre
le problème, au lit du malade : ils doivent mettre à contribution l'examen microscopique et les cultures bactériologiques. On sait alors à quel genre de microbes on a affaire,
et le pronostic est véritablement scientifique.

Si les deux amygdales dont nous venons de parler jusqu'ici sont faciles à voir et très abordables aux topiques et
aux attouchements, il n'en est pas de même de la troisième,
dite amygdale naso-pharyngienne, située plus haut que le
voile du palais, et qu'on ne peut apercevoir qu'à l'aide
d'un miroir spécial. L'hypertrophie de cette amygdale constitue la *végétation adénoïdienne*. L'existence d'une tumeur
dans cet étroit canal entraîne des troubles de la respiration, de la phonation, de l'odorat, du goût ; d'une façon
réflexe, elle provoque la toux quinteuse, les accès de laryngite striduleuse (faux croup, chapitre v, 2ᵉ partie), l'inconti-
nence d'urine, la céphalée, la diminution de la vivacité
intellectuelle, etc., et enfin entraîne consécutivement la
déformation du nez, une physionomie spéciale et une atti-

tude générale particulière qui constituent le *facies adé-*
noïde.

Dans un livre charmant et fort instructif, *la Maladie et*
la Mort de François II roi de France, le Dʳ Potiquet
démontre que ce jeune fils de Henri II mourut certainement d'un abcès à l'oreille compliqué de méningite, et non
de l'affection supposée par Michelet. Or, la véritable cause
de cette catastrophe fut le tempérament lymphatique de
François II, qui était un adénoïdien.

Le Dʳ Potiquet, s'attachant aux renseignements donnés
par les contemporains, historiens ou auteurs de mémoires
et se rapportant aux portraits du jeune François II ou aux
médailles représentant son effigie, conservés dans nos
musées et dans nos bibliothèques, a reconstitué, d'une façon
très fidèle, les traits principaux de la physionomie du Valois,
et, de plus, a fait un fort beau diagnostic rétrospectif :

« Après que j'eus rassemblé, écrit le DʳPotiquet, quelques
souvenirs de notre histoire qui, çà et là, flottaient dans
ma mémoire, le petit roi François II m'apparut pâle et
maladif, la bouche entr'ouverte, ne mouchant ni ne cra-
chant les humeurs amassées au fond de son nez, une
oreille malade et tout son être comme noyé dans une
sorte de torpeur, tel enfin qu'une observation quotidienne
nous montre, à nous médecins-auristes, l'enfant dont
l'arrière-nez est comblé de matières charnues désignées
pour la première fois. il y a vingt ans, par M. Meyer, de
Copenhague, sous le nom de végétations adénoïdes. Je
cherchai dans quelques écrits du temps la confirmation
de ce diagnostic rétrospectif et j'eus la joie de l'y trouver. »

Reignier de la Planche, J.-A. de Thou, Agrippa d'Aubi-
gné représentent, en effet, François II, en 1559, la *face*
plombée et boutonnée, l'haleine puante et autres mauvais

signes de santé... ne se purgeant ni par le nez ni par la bouche, laquelle il portait ouverte, pour prendre son vent, dont se forme un abcès à l'oreille.

Tous les portraits et toutes les médailles qui reproduisent les traits de son visage laissent voir un nez camus, gros, épaté et une physionomie débile et fatiguée, aux lèvres grosses et proéminentes, telles celles des lymphatiques. La bouche devait être toujours ouverte, mais, comme le fait judicieusement remarquer le Dʳ Potiquet, les peintres et les graveurs de l'époque eurent bien soin de fermer la bouche du prince, pour lui enlever un peu de cette expression niaise et maladive qu'il avait. Ainsi de nos jours agissent les photographes, que nos vanités et nos faiblesses forcent à la retouche de nos portraits qui ne sont jamais, à nos désirs, assez flattés.

Le Dʳ Potiquet a pu ainsi reconstituer les éléments principaux de son diagnostic : « François II avait la pâleur du visage, la béance de la bouche, l'arrêt du développement du nez et la physionomie restée enfantine, difficulté d'évacuer par le nez et la bouche les mucosités accumulées, voix nasonnée, inflammation consécutive de l'oreille moyenne, dureté de l'ouïe, signes dont le groupement caractérise la présence de végétations adénoïdes dans le pharynx nasal. »

Ainsi, dans ce livre, vous apprendrez à connaître le danger de cette affection négligée qui, jadis, entraîna la mort d'un roi et qui, aujourd'hui, au contraire, peut être, si on n'y prend garde, facilement guérie par une intervention chirurgicale appropriée.

.

Les troubles fonctionnels du tube digestif, à proprement parler, comportent les affections de l'estomac. de l'intestin grêle, du gros intestin et de l'appendice, et d'une annexe importante, le foie.

Nous nous proposons ainsi d'étudier l'embarras gastrique, la dyspepsie, les gastro-entérites, les colites muco-membraneuses, l'appendicite, les congestions du foie. (Nous nous réservons de parler, dans un chapitre spécial, des parasites de l'intestin. VERS INTÊSTINAUX, chapitre II, 2ᵉ partie.)

Embarras gastrique. — A la suite d'excès de table, d'excès de boissons, de fatigues, apparaissent une fièvre assez vive, une lassitude générale, l'inappétence et le dégoût des aliments, l'amertume de la bouche et un enduit saburral de la langue. Cette affection est légère et bénigne, et cède au bout de quelques jours à une médication appropriée : avant l'arrivée du médecin on peut conseiller la diète, le repos et l'administration d'un vomitif le premier jour et d'un purgatif le troisième jour. De préférence, s'adresser au sulfate de soude, à la dose de 3o grammes dans un demi-litre d'eau bouillie aromatisée avec du jus de citron, l'eau de Carabaña, le calomel (cette dernière substance sur l'avis du médecin). L'absorption de quelque tisane chaude et du lait achèvera la cure.

Tisanes à recommander :

Feuilles de menthe..	
Graines d anis.... ..	
Graines de badiane	
Feuilles de thé......	Environ 10 à 15 grammes
Feuilles d'oranger .	pour un litre d'eau à préparer par infusion.
Feuilles de tilleul:..	
Fleurs de mauve....	
Fleurs de camomille.	

Après la guérison complète on recherchera une alimen-

tation légère : .végétaux, œufs, purée de légumes, vin blanc
additionné d'eaux minérales :

Eaux de Vichy (Célestins ou Hôpital).
— de Vals (Saint-Jean ou Précieuse).
— de Pougues (Saint-Léger).
d'Évian.
= de Vittel (source salée).
— de Châtel-Guyon.
— de Saint-Galmier.

Dyspepsie. — A la suite d'embarras gastriques fréquents,
d'indigestions renouvelées consécutives, à des excès de
table, l'estomac perd une grande partie de ses aptitudes
normales, et les actes principaux du travail physiologique
de la digestion sont viciés.

Tantôt les tuniques de l'estomac dilaté, comme chez les
gros mangeurs ou les gros buveurs, ne peuvent plus se
contracter suffisamment, et la phase mécanique de tritura-
tion des aliments n'intervient plus pour les transformer
et aider le phénomène purement chimique.

Tantôt c'est la composition du suc gastrique qui est
viciée : il est trop ou insuffisamment acide (hyperchlorhy-
drie ou hypochlorhydrie) par abondance ou manque d'acide
chlorhydrique.

Dans tous les cas, la dyspepsie est créée. Ses principaux
signes sont les douleurs au creux de l'estomac, les renvois
gazeux, le ballonnement du ventre, le clapotage, les selles
irrégulières, les vomissements alimentaires, la teinte jaunâtre du visage, perte d'appétit, langue sale, dégoût, etc.

Le traitement est long et difficile. Le médecin seul
peut l'instituer.

Mais chacun peut essayer d'échapper à la dyspepsie si
fréquente dans les pays chauds.

Éviter l'abus des alcools, de la viande, des comestibles acides ou des condiments.

•Bonne hygiène alimentaire. (Voir chapitre III, 1re partie : ALIMENTATION.)

•Repas réguliers.

Exercices modérés. (Voir chapitre VII, 1re partie : SPORTS.) Pas de surmenage cérébral.

L'observation d'une hygiène rigoureuse vaut le prix qu'elle coûte, quand elle a pour but de conserver dans son intégrité un organe aussi précieux que l'estomac.

Entérite et gastro-entérite. — Quand l'inflammation et l'infection se propagent de l'estomac à l'intestin ou se localisent à cet organe seulement, on observe l'entérite où la gastro-entérite (cette dernière surtout plus fréquente chez les enfants en bas âge).

La fièvre modérée avec frissonnements, la perte de l'appétit, les coliques sourdes où vives, le ballonnement du ventre, les évacuations intestinales répétées (matières jaune verdâtre très fétides) détermineront à l'anus des douleurs spéciales qu'on nomme ténesme et épreintes.

On observe parfois des vomissements, avec grand abattement, avec amaigrissement rapide, réfroidissement général. L'affection traitée ne dure que quelques jours : dans le cas contraire, elle peut se prolonger plusieurs semaines ou passer à l'état chronique. Il est donc de tout intérêt d'y apporter un remède rapide et énergique.

La première mesure à prendre, c'est de soumettre le malade au régime lacté absolu : suivant l'âge, l'énergie et es dispositions du malade, on exigera l'absorption de deux ou trois litres de lait, bouilli ou non, froid ou chaud, coupé d'eau de Vichy ou d'eau de Vals, aromatisé avec du citron, du café ou du thé. En cas d'intolérance, on fait prendre avec chaque verre ou bol de lait, toutes les deux heures, une cuiller à soupe de :

Eau de chaux.	200 grammes
Chlorhydrate de cocaïne	0^{gr},02
— de morphine	0^{gr},02

A la campagne, loin de tout centre habité, on prend dans une petite pharmacie d'urgence trois ou quatre gouttes de laudanum mélangé de cinq ou six gouttes d'éther dans un peu d'eau sucrée, ou mieux encore dix gouttes d'élixir parégorique.

La médication proprement dite comprendra l'usage successif des purgatifs salins, des potions opiacées, des lavements laudanisés, des applications sur le ventre de cataplasmes chauds ou d'huile calmante (huile de camomille camphrée, baume de Fioraventi). Des boissons mucilagineuses, des décoctions de réglisse ou d'orge, l'eau albumineuse (qui se prépare en délayant six blancs d'œufs dans de l'eau bouillie froide) serviront à étancher la soif toujours vive et compléteront l'intervention thérapeutique.

La convalescence, longue généralement, devra être surveillée pour éviter les rechutes. Le régime lacté mitigé, avec adjonction d'œufs, de purée de légumes, sera de rigueur assez longtemps; on ne reviendra au vin et à la viande cuite qu'en dernier lieu.

La prophylaxie de la gastro-entérite comporte certaines mesures importantes, surtout quand on a déjà subi une première atteinte : chez l'adulte, il faut éviter soigneusement les écarts de régime, l'abus des boissons, la trop grande ingestion d'eau au moment des fortes chaleurs; il est indispensable de proscrire les viandes faisandées, la charcuterie, le foie gras, les moules, le homard, le fromage fermenté, les pâtisseries rances, les fruits imparfaitement mûrs, les condiments, tous les mets épicés (viandes marinées, potage bisque, civet de lapin; sanglier en saumure). Éviter également les repas trop copieux et l'impression du froid sur le ventre, surtout la nuit.

Chez l'enfant, les mesures de l'hygiène la plus rigoureuse sont toujours indispensables; les nourrissons ne doivent sous aucun prétexte prendre d'autre aliment que le lait de la nourrice; les enfants sevrés ne mangeront, jusqu'à trois ou quatre ans, que du lait, des œufs, du laitage, des soupes farineuses, des purées de féculents; le vin, la viande, les mets épicés doivent être absolument proscrits.

Il est bien entendu que l'eau de boisson qu'on donnera aux adultes et aux enfants doit être de bonne qualité, dépourvue de tous débris organiques et de germes pathogènes.

Quand les gastro-entérites et les entérites deviennent chroniques, la médication de choix est le régime lacté exclusif : on peut y adjoindre, quand le lait est mal supporté et momentanément, l'eau albumineuse, l'eau de riz, le bouillon dégraissé, le thé de bœuf.

Il est bon, dans tous les cas, de suivre des prescriptions rigoureuses et un traitement approprié qui exigent la présence et la surveillance d'un médecin.

Dysenterie. — La dysenterie est une affection spécifique, infectieuse et contagieuse : si le micro organisme auquel elle est due n'est pas encore nettement connu, la clinique démontre sa nature microbienne et la nécessité d'une antisepsie intestinale rigoureuse, tant au point de vue piophylactique qu'au point de vue thérapeutique.

Les douleurs vives dans le ventre, le ténesme, les épreintes, les évacuations douloureuses glaireuses, mélan-

gées de sang et très fréquentes (40 ou 50 selles en 24 heures
parfois, et même davantage) constitueront les principaux
symptômes de cette affection. La fièvre est plus ou moins
élevée suivant les cas. La présence du sang dans les selles
est surtout caractéristique. L'amaigrissement et la perte
des forces sont très rapides.

La dysenterie sévit fréquemment dans les pays chauds,
en été, en automne, au moment de la saison des pluies : elle
est épidémique dans ces régions et se propage avec une
extrême facilité : d'où la nécessité d'une désinfection
rigoureuse des selles (sulfate de cuivre 50 p. 1000, acide
phénique 50 p. 1000, sublimé 1 p. 1000) et des linges ou
literies ayant servi aux malades.

En présence d'un cas de dysenterie, on doit aussitôt instituer le régime lacté, qui tiendra une place prépondérante
dans le traitement, et auquel on pourra ajouter le bouillon
dégraissé, l'eau albumineuse (6 ou 8 blancs d'œufs dé-
layés dans un litre d'eau bouillie froide), la décoction
blanche de Sydenham, l'eau de riz, l'eau de chaux ; ces
différentes substances prises *ad libitum*.

La dysenterie aigue de moyenne intensité réclame l'usage
d'un purgatif, tout à fait au début : on aura recours au
calomel, au sulfate de soude, au citrate de magnésie ou à
une eau purgative quelconque (eau de Janos, de Carabaña,
de Villacabras, de Montmirail). On donnera ensuite la potion suivante :

Ipéca. . . . . 4 grammes
Eau bouillante. . . . . 130　——

Faites infuser cinq minutes et ajoutez :

Sirop d'opium . . . . 30 grammes
Hydrolat de cannelle. . . . . 30　——

qu'on fera prendre par cuillerée à bouche d'heure en heure.

On s'adressera également aux antiseptiques intestinaux (salol, benzo-naphtol, salicylate de bismuth, tannin, tannigène, etc.), puis encore aux lavements à l'acide borique, à l'ipéca, au nitrate d'argent, ou au bleu de méthylène.

La viande crue, pulpée et tamisée, donnera parfois de bons résultats dans la dysenterie : il ne faut pas craindre de faire prendre 2 ou 300 grammes de viande crue pulpée par jour à un dysentérique.

Quand l'affection semble améliorée, on permet les œufs mollets, le riz au lait, volaille, ris de veau, cervelle, poisson peu cuit, pâtes et purées de féculents au lait (farine lactée Nestlé, phosphatine Fallières, nutrilactine, arrowroot, farine d'avoine, etc.).

Seront interdits très longtemps le vin et les boissons alcoolisées, les crudités, les légumes verts, les sauces, les graisses, les fromages, les sucreries : ainsi on évitera des rechutes.

Toute dysenterie qui se prolonge plus de deux ou trois jours nécessite l'appel du médecin.

La dysenterie grave, à forme algide, réclame la présence immédiate du médecin, encore plus que les formes aiguës ordinaires.

La dysenterie chronique exige également la plus grande attention : on sait que les complications fréquentes de cette affection frappent très souvent le foie (voir plus loin *abcès du foie*), on ne saurait donc trop prendre de précautions à cet égard. Le pronostic de la dysenterie, surtout quand le même sujet subit plusieurs attaques, doit être réservé.

L'usage de l'eau filtrée ou bouillie ou d'eaux minérales,

l'abstention des fruits verts et des aliments indigestes (lard, salaisons, conserves, mets épicés), le port de la flanelle sur le ventre pour éviter les refroidissements constituent la meilleure prophylaxie de la dysenterie.

Les saisons à Plombières assurent définitivement la guérison : on ne saurait trop les recommander.

En Cochinchine, au Tonkin, les rapatriements sont souvent les ressources ultimes.

Entéro-typhlo-colites muco-membraneuses, glaireuses, sableuses. — Il est une affection d'une fréquence très grande dans les pays chauds, origine des accidents les plus variés et conséquence presque régulière d'une constipation opiniâtre de longue date. Elle prédispose aux douleurs vives du ventre avec sensation de barre au niveau de l'estomac, et localisations variées dans l'abdomen : le malade est ainsi pris subitement, en pleine santé. Cependant, depuis longtemps il était obsédé du besoin d'aller à la selle : pour vaincre son « échauffement », il avait recours aux purgatifs, aux laxatifs, aux lénitifs ; rien n'y faisait. L'esprit, à la longue, devient morose, et les malheureux se croient atteints d'une affection incurable qui mettra bientôt leurs jours en danger. C'est bientôt la mélancolie, l'hypocondrie, la neurasthénie. Le malade s'effraie encore davantage quand, à la constipation, avec rejet de matières dures recouvertes de *peaux blanches épaisses*, succèdent des périodes fort longues de diarrhée incoercible avec expulsion de rubans blancs, étroits, fragmentés, ressemblant à s'y méprendre aux ténias, si communs dans les pays chauds. Des vertiges, des nausées, des tremblements, des étouffements, des contractions à la poitrine font croire à des troubles graves du cœur ou des poumons : ce sont des phénomènes réflexes; preuve d'une mauvaise digestion intestinale dont les actes principaux sont altérés.

Ces affections sont confondues par les malades et les médecins, si on n'y prend garde, avec les troubles organiques les plus divers. Le spectre de l'appendicite surgit et se dresse menaçant pour tous, quand les douleurs siègent dans la fosse iliaque droite : le malade parle d'opération, il l'impose même au chirurgien hésitant, il se sent irrémédiablement perdu...

Et cependant, un traitement approprié et surtout un régime sévère peuvent avoir raison rapidement de ces symptômes alarmants et de ces douleurs si vives. Abandonnez presque complètement le vin, la viande ; pas d'abus de charcuterie, de gibier faisandé, pas d'aliments trop acides, pas de graisse en trop grande quantité. Au contraire, vivez de lait, laitage, œufs, féculents, soupe, légumes en purée et buvez de l'eau. Si vous en avez le temps, allez faire une saison à Plombières, à Châtel-Guyon, et surtout suivez les conseils de votre médecin. Méfiez-vous des entéro-typhlo-colites ; peu de chose prises au début ; abandonnées à elles-mêmes, elles sont plus tard tenaces et rebelles au traitement.

Il faut savoir aussitôt lutter convenablement contre la constipation ; une fois l'affection constituée, il est nécessaire de savoir combattre énergiquement les diarrhées profuses et les douleurs exaspérantes. Avant l'arrivée du médecin, surtout pour l'élément diarrhée et douleurs, vous vous trouverez bien des lavements calmants, des applications chaudes sur le ventre et à l'intérieur de l opium mélangé d'éther. Dans un verre d'eau sucrée mettez une cuiller à café d'éther et vingt-cinq gouttes de laudanum, et prenez le tout par petites gorgées ; en une heure ou deux de temps, vous en tirerez bénéfice.

Vous pourrez encore avoir recours aux tisanes adoucissantes et calmantes :

Graines d'anis	
— de badiane . .	
Feuilles de menthe . .	Environ 10 gr. par litre d'eau.
— d'oranger . . .	
Fleurs de tilleul	
— de camomille .	
— de verveine . .	

Sucrez avec du sirop de codéine ou du sirop de chloral.

Appendicite. — Autrement redoutable et dangereuse est la moderne appendicite : inflammation de l'appendice vermiculaire, petite portion du canal intestinal appendue au cæcum et se terminant en cul-de-sac.

En pleine santé parfois, au bout de quelques jours de constipation, dans la fosse iliaque droite le malade a ressenti une violente douleur que la moindre palpation de l'abdomen réveille, des vomissements apparaissent et la fièvre s'éveille. Parfois tout se borne à ces manifestations qu'une médication appropriée peut atténuer, mais quelquefois l'état empire, les symptômes s'aggravent, et le sujet succombe à une péritonite, conséquence d'une perforation intestinale ou d'un abcès de l'appendice.

Depuis dix ans, deux maladies, la grippe et l'appendicite, sont devenues sujets de mille discussions, de mode auprès des savants et aussi auprès des malades. Chacun a été plus ou moins victime de l'une et redoute peu ou prou la seconde : si l'une est bien des fois bénigne, l'autre est souvent redoutable. Toutes les deux semblent de concert augmenter de fréquence et s'implanter définitivement dans nos pays, dont elles sont devenues les modernes fléaux. Depuis 1889, année tristement célèbre par l'apparition de

l'influenza à Paris, ces sortes d'épidémies se renouvellent
tous les ans avec une désespérante ténacité : jadis la grippe
était pour nos pères l'équivalent d'un rhume léger, et les
médecins n'y attachaient aucune importance : si le mot
existait, la chose était insignifiante. L'appendicite, au contraire, est une nouvelle venue, baptisée fraîchement : à la
fois nouveauté pour le public et maladie autrefois ignorée
de la pathologie. Non pas que les typhlites, pérityphlites,
phlegmons iliaques de jadis n'aient d'étroite parenté avec
l'appendicite, du moins on ne connaissait ni la cause ni le
siège fréquent du mal.

Aujourd'hui, depuis que l'attention des médecins est
fixée sur cette affection sournoise qui fait des victimes
nombreuses à certaines périodes, on a apporté des affirmations très nettes dans les sociétés savantes. Encore récemment, à l'Académie de médecine, le Dr Lucas Championnière ne craignait pas de dire, devant la recrudescence
parallèle de la grippe et de l'appendicite, que celle ci était
une conséquence de celle-là. Une attaque légère d'influenza
à localisation pulmonaire peut même passer inaperçue :
tout d'un coup des phénomènes abdominaux graves surviennent, puis soudainement ils se localisent à la région
appendiculaire, avec tout un cortège de symptômes graves
et alarmants.

Il ne faudrait pas cependant penser que la seule grippe
soit toujours en cause et l'unique coupable ; M. Lucas-
Championnière, partageant en cela l'avis de quelques
autres médecins, croit pouvoir dire que l'abus de la viande
de boucherie n'est pas étranger à l'éclosion de l'appendicite.

L'homme, certes, est polyphage, mais quelques-uns abusent de leur droit de carnivores : les Américains, les Anglais

font grande consommation de grillades, roast-beef et beaftcacks ! On a remarqué chez eux la fréquence de l'appendicite.

Autrefois, dit encore avec juste raison M. le Dr Lucas-Championnière, on était plus communément végétarien : dans bien des maisons aisées, la viande n'apparaissait sur la table qu'une fois par jour ; chez les ouvriers ou les paysans même une fois par semaine. Aujourd'hui bien pauvres sont les ménages qui se privent d'aller quotidiennement chez le boucher : le bœuf, le veau ou le mouton sont à la portée de toutes les bourses ou, du moins, toutes les bourses s'ouvrent à l'envi pour acquérir le plat favori auquel se délectent des appétits exclusifs, dédaignant comme inférieur et insuffisamment reconstituant tout autre menu.

Et cependant, combien ainsi on néglige des mets savoureux et délicats ! Poissons ou légumes, farineux, laitages et œufs, fournissent une nourriture saine, fortifiante et agréable ! Mais nous irons encore loin avant de nous débarrasser du préjugé de la viande et des alcools, sans lesquels il semble n'être point de salut.

A la vérité, il faut y prendre garde : l'abus de la viande fait courir les pires risques à sa santé : cela prédispose aisément l'organisme aux infections intestinales et laisse la porte grande ouverte aux détestables microbes, aux bactéries nocives.

Sans prêcher l'abstention absolue du vin, de la bière ou du cidre, sans vouloir convertir tous nos contemporains aux délices du végétarisme, je suis heureux de m'appuyer sur des noms comme celui du professeur Laborde, qui mène la grande croisade anti-alcoolique, comme celui du Dr Lucas-Championnière, qui ne craint pas de dénoncer à

l'Académie de médecine les gros dangers d'une alimentation trop exclusivement carnée.

Enfin la liaison pathologique entre la grippe et l'appendicite est surtout vraie pour ceux qui aiment trop le cha-
teaubriant ou le filet Rossini.

En présence d'un début brusque d'appendicite, il faut
s'empresser de faire mettre le malade au lit: on se bornera
à administrer quelques tisanes calmantes additionnées
d'opium, sous la forme de sirop thébaïque, sirop de codéine,
élixir parégorique ou laudanum, et, si on le peut, on
fera des applications de vessies ou de sachets de glace
sur l'abdomen, au point précis où siège la douleur. Diète
absolue ou ingestion de petites quantités de lait ou d'eau
de Vichy glacée. S'abstenir également de tout purgatif.

Le médecin est le seul juge compétent pour constituer
le traitement médical, ou pour poser l'indication d'intervention chirurgicale vers laquelle, aujourd'hui, on tend de
plus en plus pour éviter la péritonite foudroyante: contre
elle il n'est plus de remède.

.*.

Congestion du foie. — Dans les pays chauds, l'abus de
l'alcool, de la viande, du tabac, la dilatation de l'estomac
consécutive prédisposent, nous l'avons vu, aux embarras,
gastriques, aux dyspepsies, aux gastro-entérites. Les inflammations de l'intestin et de l'appendice, la dysenterie
sont des aboutissants de l'infection intestinale. Une conséquence plus éloignée, mais presque fatale de ces diverses
affections est la *congestion du foie.*

On reconnaît la congestion du foie aux signes suivants:
1° *Palpation systématique.* — Modifications de situation,
de forme, de volume, de densité, de sensibilité, de déplace-

ment, par la recherche au moyen du procédé du pouce (Glénard). 'Foie déformé, foie ptosé, foie tuméfié, foie à ressaut.

2° *Symptômes subjectifs à la pression du foie.* —Douleur à l'épaule droite, état nerveux, régurgitation, contraction à 'la gorge, douleurs à l'un et à l'autre seins, douleurs ster-nales, douleurs à l'hypocondre gauche, sensation d'oppres-sion, d'étouffement, de sécheresse de la langue, etc., tous phénomènes produits par la pression du foie.

3° *Symptômes subjectifs spontanés* — Mal de cœur, vo-missements à jeun, céphalée, gastralgie, anorexie, consti-pation, diarrhée, flatulence, étouffements, sueurs profuses, pseudo-angor, certains types d'insomnie, neurasthénie, gly cosurie alimentaire, etc.

Ces différents symptômes, sur lesquels M. Glénard s'est basé pour établir sa théorie de la localisation hépatique des maladies de la nutrition, ont également une grande im-portance, surtout au point de vue thérapeutique, seul point qui nous occupe en ce moment, chez les malades atteints de paludisme chronique.

Pour la plupart des médecins, ces états morbides sont classés sous la dénomination vague de *phénomènes d'em-barras gastrique.* Il est courant, dans les pays chauds, de faire précéder 'toute intervention thérapeutique, dans les accès de fièvre intermittente, de l'administration de vomi-tifs ou de purgatifs. Cet usage tout empirique se trouve jus-tifié par cela seul que le foie est *toujours atteint*, plus ou moins légèrement, dans les attaques de paludisme aigu. Les récidives accentuent' ce processus pathologique de la cellule hépatique.

Cet état particulier exige une hygiène, un régime ali-mentaire et un traitement spéciaux; sinon la situation

s'aggrave, et le malade s'achemine vers une dégénérescence cellulaire irrémédiable, dont le degré ultime est la
cirrhose difficilement curable.

Le foie, un des viscères les plus importants de l'écono
mie, joue un rôle considérable : outre sa fonction biliaire et
glycogénique, on lui a attribué, avec la rate, la fabrication
des globules sanguins et la formation de l'urée ; mais, de
plus, le foie, placé entre le système veineux d'origine intestinale (système porte) et la circulation générale, accomplit
sans y manquer sa charge de *grand épurateur.* Le tissu hépatique, en effet, détruit en grande partie les poisons introduits par la voie intestinale, ou, du moins, il en atténue
considérablement l'action nocive : l'arsenic, le phosphore,
l'alcool, le tabac, les alcaloïdes se retrouvent dans les cas
d'empoisonnement, en grande quantité dans le foie.

Ce rôle protecteur de l'économie, le foie le remplit encore
à l'égard des toxines, poisons violents sécrétés par les microbes, dont le nombre est grand, qui vivent dans l'intestin. Ces toxines tueraient rapidement l'homme si le foie
n'atténuait pas considérablement leur puissance destructive : dans toutes les infections du tube digestif, le foie
surmené se congestionne. Cette augmentation sensible de
volume est une preuve du travail considérable du viscère.

Les congestions répétées du foie altèrent sa constitution
et le désorganisent : la meilleure prophylaxie des affections
du foie est l'antisepsie intestinale et le régime lacté, auxquels il faut joindre les purgatifs et principalement le
calomel.

En médecine, ce médicament est un des plus précieux
agents thérapeutiques (Voir pour doses à employer,
2ᵉ partie, chap. PHARMACIE); malheureusement, on peut
dire qu'il jouit, vis-à-vis du public, d'une très mauvaise

réputation : il passe pour une substance dangereuse, un corps qui, par contact avec le sel de cuisine, peut devenir un poison violent. Beaucoup de mamans savent (elles sont toujours bien instruites dans ce qui peut faire opposition aux médecins) que le calomel est un sel de mercure dont le nom chimique est *proto-chlorure de mercure ;* en présence du *chlorure de sodium* (sel de cuisine), le calomel' est capable d'emprunter quelques éléments de chlorure et de se transformer en *bichlorure de mercure.* Ce redoutable composé nouveau ne serait autre que le sublimé, dont personne n'ignore la puissance bactéricide et antiseptique, et la toxicité intense.

Comme il est bien malaisé de supprimer absolument de l'alimentation d'un malade, même gravement atteint, les principes salés (corps renfermant du chlorure de sodium ou sel de cuisine), on doit comprendre les transes redoutables dans lesquelles vivra une malheureuse jeune femme, dont l'enfant absorbera du calomel, par ordre du médecin. Aussi, toujours considère-t-on ce dernier d'un regard courroucé, méfiant, ou simplement désagréable quand il a l'imprudence de prescrire le suspect purgatif. Si le médecin est jeune, s'il est un débutant dans la clientèle, s'il n'a pas l'autorité nécessaire pour imposer sa façon de penser, on lui infligera une rude leçon.

— Du calomel, Docteur, vous n'y pensez pas ! l'ébé re devra rien manger de salé, n'est-ce pas ? Surtout, faites bien attention aux doses !'

Devant cette attitude, en présence de pareilles réflexions, le médecin tremble aussitôt, d'abord pour son malade, puis aussi un peu pour lui. Il songe à la terrible responsabilité qui lui incomberait si, par une coïncidence inattendue et fatale, l'enfant se trouvait gravement indisposé à la suite de l'absorption du médicament. Généralement, vous, jeune médecin, vous capitulez ; vous reconnaîtrez, avec un sourire aimable de courtisan, les dangers du calomel, flattant, sans trop de gène ni de honte, la vanité de la savante maman. Et vous vous privez d'un précieux auxiliaire de votre thérapeutique courante.

Plusieurs fois, frappé de la force et de la persistance de ce préjugé contre le calomel, et quoique jamais je n'aie eu à noter, dans ma pratique hospitalière ou civile, d'accidents à la suite de l'administration du calomel, j'ai prié M. Rouquié, le très distingué pharmacien en chef de l'Hôpital civil français de Tunis, de me donner son avis à ce sujet.

Très gracieusement il s'est rendu à mon désir et m'a communiqué, sur ce point délicat, un travail du plus grand intérêt, qui a paru dans le *Bulletin de l'Hôpital civil français de Tunis*, à la date du 26 juin 1899 :

« En résumé, on peut conclure de ces expériences sur le chlorure de sodium ou sel de cuisine et le calomel qu'il peut se produire une transformation partielle, mais dans une proportion trop faible pour amener des désordres généraux dans l'organisme, et qu'on peut donc impunément manger des aliments salés, après ingestion du calomel... Ceci me conduit à rappeler que M. Vincent, pharmacien à Tunis, m'a signalé des expériences qu'il avait faites dans un laboratoire d'école vétérinaire : ayant administré du calomel à des chiens et, à la suite, des boulettes de mie de pain et de sel, il n'a jamais obtenu la mort d'un de ces animaux. autre fait expérimental venant confirmer mes expériences de laboratoire et démontrant l'innocuité de l'absorption de sel après ingestion de calomel. »

Ces conclusions sont, on le voit, rassurantes, même pour

les plus timorés. Il ne faudrait donc pas, pour encore obéir
à une prévention surannée et mal fondée, se priver du
calomel; dont l'emploi judicieux donne, entre les mains
d'un praticien éclairé et expérimenté, les meilleurs résultats.
En effet, outre son action purgative, le calomel est encore
un vermifuge sûr, un' puissant antiseptique intestinal, un
diurétique de bonne classe, un cholagogue (action élective sur le foie avec production de bile), d'où son emploi
dans la constipation, les entérites des enfants, les affections
du cœur ou des reins, les congestions hépatiques d'ordre
paludéen ou de nature lithiasique.

Que le médecin en surveille les effets, rien de plus naturel et de plus logique, mais que les mamans cessent de
s'effrayer à la seule évocation de cette drogue, bien meilleure et moins dangereuse que celles qu'elles emploient de
leur propre mouvement et sans aucun discernement, et
dont elles font quelquefois une consommation trop intempestive.

Abcè, du foie. — Une des plus terribles complications
hépatiques de l'infection intestinale réitérée, conséquence plus ou moins lointaine de la dysenterie négligée
ou mal soignée. Les abcès du foie sont très fréquents dans
les pays chauds. Une tumeur ou une voussure douloureuse
du foie avec une fièvre légère ou intense, chez un ancien
dysentérique, doivent faire toujours penser à la possibilité
d'une collection purulente de cet organe.

Un assez grand nombre d'observations ont été publiées
pour démontrer les difficultés de diagnostic des abcès du
foie. Dans bien des cas, les hépatites suppurées ont été
méconnues ou confondues avec d'autres affections. Autant
les collections purulentes du foie à type classique sont
aisées à déceler, autant certains abcès de cette glande,

évoluant d'une façon latente, avec un cortège de symptômes insolites, sont d'un diagnostic ardu et délicat. Quelquefois, quand l'affection a une marche insidieuse, les
signes de certitude manquent, et l'abcès n'est reconnu que
lorsqu'il forme tumeur, ou pis encore à l'autopsie (faits de
Haspel, Mallet, Budd, rappelés par Jaccoud).« Si les abcès du
foie, dit M. Paul Segond, dans le *Traité de Chirurgie*, sont
faciles à diagnostiquer dans les formes franches, les variétés de leur marche et les caractères si souvent insidieux de
l'hépatite qui les précède n'en mettent pas moins souvent
les cliniciens aux prises avec des difficultés trop évidentes
pour qu'on s'étonne des nombreuses erreurs de diagnostic
auxquelles cette maladie a pu donner lieu. »

Des exemples très intéressants de cette difficulté de diagnostic de certains abcès du foie ont été rapportés par
différents auteurs.

En 1893, le Dr Fontan, professeur à l'École de Médecine
navale de Toulon, analysait avec beaucoup de détails dans
le *Bulletin médical* le cas d'un capitaine d'infanterie de
marine, revenu du Tonkin, convalescent de la dysenterie,
avec un foie gros et douloureux, mais sans voussure hépatique, ni œdème, ni rougeur de la paroi abdominale.
L'examen des symptômes fit penser à M. le Dr Fontan la
possibilité d'un abcès du foie. Cependant il manquait des
signes pour ainsi dire primordiaux, tels que la voussure,
les douleurs spontanées et surtout les douleurs provoquées
par la pression et la succussion du foie. Deux ponctions
exploratrices furent pratiquées sans succès sous le rebord
des fausses côtes. Le malade s'améliorant, le diagnostic
primitif fut abandonné jusqu'au jour où la fièvre, les
digestions difficiles, les douleurs vagues de l'abdomen,
l'augmentation de volume du foie, chez cet ancien dysen-

terique, évoquèrent de nouveau l'idée d'abcès du foie. Enfin un déplacement subit du rein droit donna quelque présomption sur le siège précis de la collection purulente, et une ponction dans cette région, en amenant la découverte du pus, confirma définitivement le diagnostic.

Le traitement des abcès du foie est purement chirurgical ; mais sa prophylaxie doit surtout viser l'hygiène alimentaire et la prompte guérison des dysenteries, cause si fréquente de leur production.

CHAPITRE II

PARASITES DU TUBE DIGESTIF, DES MUSCLES ET DU SANG

SOMMAIRE. — Les vers intestinaux. — Leur fréquence. — Le péril vermineux. — Terreur des mères, angoisse des médecins. — Classification et étude générale. — Les lombrics : calomel et santonine — Les oxyures. — L'ankylostome duodénal. — Les variétés de ténias : fougère et pelletiérine. — Foie et hydatides. — La trichine. — La filaire de Médine. — Distoma hæmatobium. — Les sangsues dans le tube digestif.

Nous avons cru bon, dans un livre de ce genre, de nous occuper d'une question aussi importante, surtout dans les pays coloniaux, où la fréquence des vers intestinaux et des ténias est si grande. Ce qui doit avant tout préoccuper l'hygiéniste, c'est la recherche des causes de la lombricose ou de l'helminthiase. Pour les ténias, tout le monde est d'accord : la viande de bœuf ou de porc ladre imparfaitement cuite doit être surtout incriminée. Pour les lombrics, au contraire, les avis sont tellement partagés que des opinions si nombreuses équivalent à l'incertitude la plus absolue. Toutefois, l'usage des légumes crus et d'une eau non filtrée sont, dans la plupart des cas, le seul coupable. Aussi faut-il se méfier et user à cet égard de la plus grande prudence.

Il est aussi une erreur contre laquelle, dans l'intérèt des
personnes habitant la campagne, il faut réagir : on prétend que les enfants seuls sont exposés aux vers intestinaux. Fréquemment, dans les colonies, les médecins
constatent des accidents d'une certaine gravité dus à la
présence des lombrics. J'ai souvenance d'un de mes confrères, en Afrique, qui fût pris un jour de coliques de
miserere d'une violence extrème, nécessitant l'emploi
immédiat de la morphine, et qui cessèrent après l'administration d'une dose suffisante de calomel et de santonine,
provoquant le rejet de plus de trente ou quarante lombrics roulés en pelote.

D'autre part, je blâme l'usage inconsidéré des médicaments vermifuges : ceci dit dans l'intérèt du malade. On
se trouvera bien de l'habitude de reconnaître strictement
la présence de ces parasites avant de leur déclarer la
guerre. Les substances employées en pareil cas ont besoin
d'être maniées avec prudence et avec une certaine délicatesse ; il n'est pas nécessaire de les prendre pour le
moindre malaise.

En général, expulser les vers et en débarrasser complètement le malade est chose facile ; plus malaisé est de se
rendre compte de leur présence, tant les symptômes qu'ils
occasionnent sont nombreux et peu caractéristiques ; l'intervention du médecin est souvent utile, elle est toujours
indispensable quand de fréquentes récidives se produisent.
pour établir un régime sévère qui est l'élément essentiel
d'une prophylaxie rigoureuse.

* *

Il ne sera pas superflu d'étudier les différents parasites
de l'intestin : lombrics, oxyures vermiculaires, ankylostome

duodénal, les ténias (ténia armé, ténia inerme, botriocé-
phale). Nous prendrons à tâche de montrer la façon dont
ces animaux pénètrent dans l'organisme humain, les phénomènes auxquels ils donnent lieu et le traitement simple
qu'ils réclament.

Pour fixer les idées, nous dresserons une classification
des vers, qui facilitera notre étude.

VERS PARASITES OU HELMINTHES

Vivant à l'intérieur de l'homme ou des animaux.	1° Corps aplati, forme de ruban : pas de tube di-gestif.	*Cestodes*. — Ténia.
	2° Corps aplati : un tube digestif.	*Trématodes*. — Distoma hæmatobium.
	3° Corps cylindrique.	*Nématodes*. — Ascarides, trichine, oxyures, filaire.

La plupart de ces animaux présentent le type mâle et
femelle : ils se reproduisent en donnant naissance à des
œufs qui contiennent un embryon qui doit se transformer
pour arriver à l'état adulte. L'embryon du ténia, l'embryon
exacanthe, passe du porc à l'homme pour obtenir son complet développement. Ce sont des métamorphoses analogues
à celles des insectes, mais moins complexes.

« Le cycle que parcourent les ténias, dit M. Courtois-
Suffit (*Traité de Médecine* de Charcot et Bouchard), dans
leur évolution totale mérite d'être rapportée en quelques
lignes avant d'exposer les diverses particularités qui dominent l'étude spéciale de chaque espèce.

« On sait que les embryons des vers ne peuvent vivre
aussitôt après leur naissance dans le milieu qu'ils habite-
ront plus tard ; ils doivent passer une phase de leur existence dans un animal différent de celui qui sera leur hôte

définitif, et chez lequel ils deviendront sexués. Arrivé d'une manière passive dans le tube digestif de l'hôte provisoire ou intermédiaire, l'embryon va s'enkyster, après son cheminement, dans les tissus.

« Mais là s'arrêterait là carrière du cestoïde s'il ne changeait de séjour, suivant en cela une loi commune à beaucoup d'autres animaux. Car, de même qu'un grand nombre d'insectes, le cousin, par exemple, se développe dans l'eau et passe dans cet élément sa période de larve, jusqu'au jour où cette première phase de son développement est terminée, s'il est empêché de sortir de l'élément liquide qui l'a vu naître, il périt nécessairement et ne devient adulte que par la métamorphose en un insecte ailé et aérien ; de même la larve des cestoïdes ne pourra se développer qu'à la condition de parvenir dans l'intestin de l'hôte définitif, après que celui-ci aura dévoré l'intermédiaire.

« Or, c'est pendant cette phase d'enkystement dans l'hôte intermédiaire ou provisoire que l'embryon acquiert une tête (scolex) et des ventouses. »

LOMBRICS. — L'ascaride lombricoïde est un ver cylindrique, effilé à ses deux extrémités, d'une teinte blanchâtre ou rosée, d'une longueur de 15 à 20 centimètres, en tous points semblable à un ver de terre. Il appartient à la classe des helminthes nématoïdes (de νῆμα, fil). Les ascarides, habituellement, vivent dans l'intestin grêle, mais on cite des exemples de migration à très longue distance : sans parler des faits assez communs de lombrics rendus par la bouche, on sait qu'ils peuvent gagner les fosses nasales, les voies lacrymales, les voies respiratoires, les oreilles, etc. Leur nombre dans l'intestin atteint quelquefois des proportions considérables : des auteurs ont apporté des observations authentiques d'occlusion intesti-

nale causée par des helminthes nématoïdes au nombre de
plusieurs centaines et formant des masses inextricables.

Chez bien des personnes, ils passent inaperçus, et leur
présence ne se révèle qu'au moment du rejet dans les selles
d'un ou deux exemplaires de ces parasites ; chez d'autres,
les vomissements, les nausées, la diarrhée, les coliques,
les syncopes, les maux de tête, des accidents nerveux
réflexes, tels que convulsions, paralysies, troubles intellectuels, mettent l'entourage ou le médecin sur la piste du
véritable diagnostic.

D'après l'opinion aujourd'hui la plus accréditée, les lombrics pénétreraient dans l'intestin à l'état d'œufs dans les
eaux de provenance douteuse et non filtrée. D'où la précaution rigoureuse de faire bouillir et filtrer les eaux de
boisson.

Les vers constituent un des martyres les plus angoissants
des mamans et des médecins. A la moindre indisposition
les premières ont une tendance trop irrésistible à tout rapporter aux dents et aux vers : vomissements, diarrhée,
état de surexcitation nerveuse, convulsions même. On ne
fait guère demander le médecin : on administre *pour les
vers*, on purge, on fait des badigeonnages plus ou moins
variés des gencives. Mais on ne songe guère à incriminer
les vrais coupables : les écarts de régime, les tétées irrégulières, l'hygiène défectueuse, en un mot, qui aboutit
presque fatalement à la gastro-entérite, si dangereuse
pour la vie des enfants. Si les premières, les mamans, sont
dans des transes atroces, les seconds, les médecins, souffrent d'un pareil tourment pour faire accepter la vérité et
détruire les préjugés dangereux, les fausses idées et l'enté-
tement si rebelle des ignorants. Les helminthes sont rares
chez les enfants à la mamelle qui ne boivent pas d'eau.

Chez les bébés plus grandels, il ne faut pas se presser d'administrer le vermifuge : on doit le faire d'après certaines règles, quand la présence des helminthes est matériellement vérifiée.

Je recommande tout spécialement l'emploi du calomel associé à la santonine, d'après la méthode suivante :

Calomel. . . .	0^{gr},05 à 0^{gr},40 (dose variant suivant l'âge)
Santonine. . .	+0^{gr},03 à 0^{gr},20
Miel ordinaire	40 grammes

On mêle le tout, et on administre à l'enfant le matin a jeun.

A la rigueur, si l'enfant présente des troubles gastro-intestinaux, donnez d'abord le *calomel seul*, soit dans du miel, soit dans du lait sucré, toujours le matin à jeun. Ce médicament est un excellent purgatif, mais, de plus, un vermifuge très sûr : vous ne risquez rien à l'employer dès le début. Au contraire, gardez-vous d'user de la *santonine seule*, sans être associée à ce purgatif. La santonine, l'alcaloïde du semen-contra, est un poison : si on l'administre seule, elle joue bien son rôle de vermifuge, mais, de plus, en contact prolongé avec les muqueuses intestinales, elle finit par être absorbée et pourrait, même aux doses thérapeutiques, causer des accidents assez sérieux. Tout au contraire, prise avec un purgatif énergique, elle a le temps de tuer les lombrics, mais non le malade : elle est à son tour expulsée, aussitôt son action efficace produite, avant d'avoir pu devenir nocive. J'insiste sur ces détails, ignorés même de certains médecins ou pharmaciens, qui prescrivent à tort la *santonine seule*. Personnellement, j'ai pu constater des cas d'empoisonnement, à la suite de cette manière de faire dangereuse : les malades notamment se plaignaient de la *vision jaune*, qui est un des symptômes toxiques de la santonine.

On peut se servir avec avantage contre les lombrics de la mousse de Corse et du semen-contra :

Exemples :

1° Semen-contra.	1 ou 2 grammes	
Miel	40	—
2° Mousse de Corse.	4 ou 5 grammes	
Sirop de menthe	100	—
Eau.	30	—

à faire prendre en deux fois à un enfant de 4 ou 5 ans.

Oxyures vermiculaires. — L'oxyure (ὀξύς, aigu, et οὐρά, queue) est un petit ver blanc, de 8 à 10 millimètres de longueur : son siège habituel, chez l'enfant où il est le plus fréquent, est le rectum. Le symptôme dominant qu'il provoque est la démangeaison (le prurit) parfois intolérable se manifestant, la plupart du temps, au moment où on se met au lit. Du rectum l'oxyure peut gagner d'autres cavités, même remonter tout l'intestin et être rendu par la bouche.

Leur destruction est simple : lavements de mucilage de gomme tenant en suspension 20 ou 30 centigrammes de calomel, lavements salés ou d'eau légèrement vinaigrée ; application de pommade naphtolée à 1/20 ou d'onguent mercuriel dédoublé de vaseline.

A titre prophylactique, il faut surveiller le rectum des enfants, car on ne sait rien sur l'origine et le développement de ces bizarres parasites.

Ankylostome duodénal. — L'*ankylostome* (ἀγκύλη, courbé, et στόμα, bouche), de couleur grise, est un ver de 6 à 9 millimètres, cylindrique. L'*ankylostome duodénal* a cela de particulier qu'il vit dans l'intestin seulement au niveau du duodénum et du jejunum. Il est extrêmement fréquent en

Égypte, en Abyssinie, aux Indes, au Brésil. Il ne serait pas, paraît-il, étranger à la production de certaines cachexies, dites *anémies tropicales*. Quand on peut présumer sa présence, on administre des préparations au thymol; et le malade rend aussitôt des centaines d'*ankylostomes*. Ce ver particulier a été reconnu être l'agent principal de l'anémie des ouvriers jadis employés au percement du Saint-Gothard. On l'a trouvé encore, d'après certains médecins, dans les déjections des malades atteints de diarrhée de Cochinchine.

On donne dans ces cas le thymol à la dose de 4 ou 6 ou même 8 et 10 grammes, en capsules, ou la fougère mâle aux doses habituelles que nous indiquerons plus loin.

·LES TÉNIAS. — Nous en arrivons aux parasites fréquents de l'intestin, quelquefois de diagnostic et de traitement difficiles.

Les ténias de l'intestin de l'homme sont communément au nombre de deux :

T. solium. (provenant du porc)	T. armé, pourvu de crochets ou de ventouses.	Les anneaux sont rendus au moment de l'expulsion des selles.
T. inerme. (provenant du veau ou du bœuf)	Dépourvu de crochets.	Le malade rend des anneaux, malgré lui, dans l'intervalle des selles.

A quelque variété qu'il appartienne, le ténia rendu sous forme d'anneaux est un ver cestoïde (κεστός, festonné), qui peut atteindre plusieurs mètres de longueur, présentant une succession d'anneaux blancs aplatis, ressemblant à un long ruban. Quand il est expulsé complet, on aperçoit une extrémité fort effilée, terminée par un léger renflement : c'est

la tête. Il jouit de la propriété de se reproduire indéfiniment dans l'intestin tant que la tête y reste fixée : le ténia
est, en effet, plutôt une colonie composée d'individus dis-
tincts jouissant de la propriété de procréer sans fin tant
qu'ils adhèrent à la tête ; les derniers contiennent des œufs
en grande quantité : ces œufs sont absorbés par les animaux
et se fixent dans leur chair à l'état vésiculeux. Avant d'arriver au stade de ver parfait, le ténia vit à l'état *vésiculeux*
chez le bœuf, le veau ou le porc (quelquefois chez certains
poissons), où il reste sans se transformer. Mais que cette
viande, dite *ladre*, soit absorbée par l'homme, aussitôt de
l'état vésiculeux il passe à celui de ver, et le ténia est
constitué. Du porc provient le *tænia solium armé*, du bœuf
et du veau le *tænia inerme*. Le porc, qui souvent, dans les
fermes, se jette avidement sur les déjections humaines,
avale ainsi des œufs de ténia rendus par l'homme, et les
œufs, chez l'animal, prennent là première forme vésiculeuse. Chaque vésicule contient un embryon exacanthe (à
six crochets) qui formera la tête du futur parasite : le cycle
est ainsi complet. Les herbivores, bœufs et veaux, même
les lapins, absorbent les œufs avec les herbes contaminées
par les déjections de chien ou de cheval souvent porteurs
de ténias.

D'après quelques médecins, Laboulbène entre autres, il
existerait un *ténia noir* : ce savant médecin en aurait vu
un vers 1875, provenant d'un Américain des États-Unis. Il
était noirâtre dans toute son étendue, ou plutôt de la teinte
d'un mulâtre foncé.

Dans le *Bulletin médical*, le Dr Fritz déclare avoir eu
sous les yeux un nouvel exemplaire de *ténia noir* expulsé
par un jeune homme tuberculeux. Ce malade, atteint de
diarrhée profuse et rebelle, avait été soumis à toutes les

médications possibles, mais surtout avait absorbé de grandes quantités de sous-nitrate de bismuth. Consulté par ce phtisique, le Dr Fritz examina les selles et, au milieu d'un mélange noirâtre dû à l'absorption répétée du sous-nitrate de bismuth, il aperçut des anneaux de ténia également noirs. Lavé plusieurs fois soigneusement à grande eau, il resta d'un beau noir. Était-il réellement nègre ? Le Dr Fritz pense plutôt que ce ver, vivant dans un milieu fortement coloré et se nourrissant par endosmose, s'était ainsi pigmenté et tatoué les tissus avec le sulfate de bismuth noir, résultat de la décomposition du sous-nitrate de bismuth dans l'intestin.

C'était ainsi un faux nègre, et le ténia noir ne paraît pas avoir une existence propre.

Quel traitement doit-on opposer à ces hôtes de l'intestin ? J'indique ici les plus communs et les plus sûrs. Exemple :

Potion . .	Extrait éthéré de fougère mâle	8 grammes
	Sirop d'éther	40 —
	Calomel	$0^{gr},40$
	Eau de menthe.	100 grammes
Capsules .	Extrait éthéré de fougère mâle	$0^{gr},80$
	Calomel	$0^{gr},08$

pour une capsule. En prendre 8 à 10 le matin à jeun.

Ces préparations sont classiques : elles associent le ténifuge et le purgatif : le ver est étourdi ou tué par la fougère et aussitôt expulsé, grâce aux contractions de l'intestin réveillées par le purgatif.

On administre encore la fougère mâle de la façon suivante :

1° Le malade doit prendre 12 capsules d'huile éthérée de fougère mâle de $0^{gr},50$ toutes les 2 minutes.

2° Après s'être reposé vingt minutes, il prend, de deux en deux minutes, 10 perles d'éther.

3° Il se repose encore vingt minutes et absorbe soit 3o ou 4o grammes d'huile de ricin en capsules, ou 3o grammes d'eau-de-vie allemande dans du thé.

N. B. — La veille, le malade a été mis à la diète lactée. Après la prise du ténifuge, le malade va à la selle sur un vase plein d'eau tiède pour, au moment de l'expulsion, ne pas briser le ver.

On a recours également à la pellétiérine de Tanret.

Cette spécialité a un gros inconvénient : c'est son prix assez élevé ; de plus, quelques accidents sont à craindre, vertiges, nausées, etc. Aussi recommandons-nous de ne la prendre que sur ordonnance du médecin, qui en réglera l'emploi d'après le tempérament, l'âge et la résistance du malade. On doit en faire suivre l'ingestion de l'administration d'un purgatif assez énergique.

La *Médecine Moderne* signalait récemment un procédé peu banal pour assurer l'expulsion complète du parasite. Comme on n'est pas toujours sûr avec le vermifuge d'obtenir la tête, le Dʳ Kyme proposait le moyen suivant pour ne pas manquer d'obtenir l'expulsion complète des anneaux. Quand la plus grande partie du ténia est sortie de l'anus, M. Kyme pose une ligature, à quelques centimètres de l'orifice anal, et, au-dessus de la ligature, il fait une injection de 3 centigrammes de morphine dans le corps même du ver. Il le coupe ensuite au-dessous de la ligature et réintroduit le fragment supérieur dans le rectum. La morphine injectée tue le parasite, et, au bout de quelques minutes, on n'a plus qu'à administrer un lavement d'eau; et le ténia est rendu avec la tête.

Sans affirmer la valeur exacte de ce mode d'intervention,

disons que l'expulsion du ténia est presque toujours possible avec les médications aujourd'hui employées. Il est de règle d'attendre deux ou trois mois pour renouveler le ténifuge quand on n'a pu obtenir le ver entier avec la tête.

LES HYDATIDES DU FOIE. — A côté des deux espèces dont nous venons de parler, il en existe une autre, le *ténia échinocoque* ou ténia nana (ténia nain). Bien différent des deux autres, il est extrêmement petit, à peine appréciable à la vue, muni d'une tête pourvue de quatre ventouses et d'une double couronne de crochets. On l'observe surtout chez le chien et le loup où il vit à l'état adulte, donnant des œufs en abondance qui sont chassés hors de l'intestin avec les matières fécales. Que ces œufs se fixent sur des légumes, sur des herbes, ou surnagent dans l'eau; absorbés par l'homme, et voici ce qui peut arriver : introduits dans les voies digestives de l'homme, l'œuf met en liberté l'embryon exacanthe (ἕξ, six, et ἄκανθα, épine), et, grâce à des spicules aiguës, il perfore l'intestin et commence ses pérégrinations dans les tissus, dont l'aboutissant est généralement le foie où, se transformant encore, il arrive à former les kystes hydatiques. Installé dans le foie, l'embryon perd ses crochets, gros comme une tête d'épingle, et s'enkyste en sécrétant autour de lui une membrane d'enveloppe contenant un liquide clair et transparent.

On cite des migrations multiples des œufs d'hydatides : les uns gagnent les poumons, les reins, le cœur, la rate, l'épiploon, les yeux ; d'autres atteignent même le cerveau, créant des désordres irréparables.

Le seul traitement consiste dans l'intervention chirurgicale, dans le détail de laquelle nous ne pouvons entrer.

Au contraire, suivant notre habitude, nous insisterons

sur les précautions prophylactiques : usage de l'eau bouillie
et filtrée, propreté des cours de fermes, des basses-cours où
circulent les chiens; abstention, dans les milieux contaminés, des légumes crus. Le singe, le bœuf, le mouton, le
chamois, le chevreuil, l'antilope, le chameau, le porc et le
kangouroo sont exposés à la ladrerie hydatique.

›La trichinose. — Cette maladie est constituée par la pénétration, dans l'intestin de ›l'homme, des trichines ·du·
›porc, qui vont se fixer dans les muscles striés, le but· habi-
›tuel de leurs migrations;

›La *trichine* (trichina spiralis)· est un helminthe de 1 à
4 millimètres de longueur, de l'ordre des nématodes. L'embryon vit enkysté dans les muscles du porc : que l'homme
absorbe cette viande, aussitôt le ver parvient à son complet développement, et la ›femelle donne naissance, dans
l'intestin de l'homme, à ›plusieurs milliers de petites trichines, qui gagnent, par des voies plus ou moins détour-
nées, l'épaisseur des muscles striés (muscles aptes à la
contraction). Généralement, les embryons traversent la
paroi intestinale, atteignent la circulation veineuse, après
avoir parcouru le réseau·lymphatique des chylifères : une
fois dans la circulation générale artérielle, ils parviennent
dans les capillaires, les traversent et se logent dans ›les
muscles : là, l'embryon se développe,, s'entoure d'un kyste
spécial et commence une sorte d'existence latente.

Les porcs s'infectent en dévorant les déjections des rats
ou des hommes contenant des œufs de trichine.

Les muscles le plus souvent atteints sont :

Le diaphragme ;

Les muscles intercostaux ;

Les muscles du pharynx, du cou et de l'œil.

Les symptômes pathologiques auxquels donne lieu ›la

trichine sont de divers ordres. On distingue généralement :

1° *Un syndrome* (ensemble de symptômes) *intestinal ou cholériforme*, caractérisé par des phénomènes d'indigestion (nausées. vomissements) ; avec la fièvre apparaît la diarrhée. Enfin, au bout de quelques jours, l'œdème, le gonflement de la face surviennent. En Allemagne, on désigne vulgairement cette maladie sous l'appellation d'*épidémie des grosses têtes.*

2° *Un syndrome rhumatoïde et typhique.* — Les muscles semblent tous devenir extrêmement douloureux : le diaphragme presque immobilisé rend la respiration difficile ; le moindre mouvement est un véritable supplice pour le malade. A y regarder superficiellement, on dirait d'une attaque de rhumatisme. On note de l'œdème, de la congestion pulmonaire, de la stupeur comme dans la fièvre typhoïde : on a l'impression d'un état très grave.

3° *Un syndrome cachectique*, qui est constitué par des œdèmes considérables, un affaiblissement extrême aboutissant souvent à la mort due aux complications d'œdème ou de gangrène des poumons, à l'inanition et au collapsus.

D'après ce tableau, on jugera de la difficulté du diagnostic hors les moments d'épidémie.

Cette affection très grave, dont le traitement est fort restreint et presque toujours impuissant, *doit être surtout évitée.*

C'est à l'absorption de la viande crue de porc trichineux qu'est due la trichinose : aussi ne doit-on jamais manger de saucisses ou autres charcuteries dont la cuisson a été imparfaite. Dans les pays où on se nourrit beaucoup de jambon, saucisses, etc., on a observé de grandes épidémies de trichinose : telles les régions du Nord de l'Allemagne et de l'Amérique.

Une cuisson même très superficielle diminue le danger, et la salaison passe pour l'atténuer considérablement ; aussi peut-on, avec une certaine sécurité, faire usage de viandes salées. C'est donc à l'aide d'une prophylaxie rigoureuse qu'on évitera la contamination par les aliments.

M. Brouardel, le savant doyen de la Faculté de médecine de Paris, a, d'après des observations personnelles, montré que la prophylaxie est toute prépondérante dans cette maladie, que les moyens thérapeutiques connus jusqu'ici ne peuvent pas atteindre. Il est arrivé aux conclusions suivantes :

1° Que la seule viande de porc mangée crue ou très peu cuite communique la maladie ;

2° Que celle-ci est d'autant plus bénigne qu'un temps plus long s'est écoulé entre le moment où le porc trichiné a été abattu et celui où sa viande est consommée ;

3° Que la viande de porc bien salée ne transmet pas la trichinose.

Dans les pays chauds, la trichinose est une maladie rare parmi les indigènes qui, bouddhistes, musulmans ou israélites, ne se nourrissent pas de viande de porc. Le cochon est l'animal impur. Les grands législateurs, fondateurs de religions et hygiénistes à la fois, comme Moïse, Mahomet, redoutaient les accidents dus à l'absorption de viande trichinée : la présence de ténias et des trichines devait être, à ces époques lointaines, très fréquente ; la religion s'est faite l'associée de l'hygiène, pour le plus grand bien de tous.

*
* *

Nous terminerons ce chapitre par l'étude des parasites du sang :

La filaire (*filaria sanguinis hominis*):

L'hématozoaire de Laveran ;

Le distoma hæmatobium.

Nous nous occuperons surtout de la filaire et du distoma hæmatobium ; l'hématozoaire de Laveran, parasite du sang qui détermine la fièvre intermittente, a été mentionné dans le chapitre relatif au paludisme (II⁰ Partie : chap. VIII).

FILARIOSE. — On désigne ainsi la maladie causée par la pénétration dans le corps humain de la *filaria sanguinis hominis*, helminthe de l'ordre des nématodes, genre filaria, ver de 8 à 8ᵐᵐ,5, vivant dans les vaisseaux lymphatiques de l'homme. Les embryons des filaires ont cela de particulier qu'ils ne passent dans la circulation périphérique que durant la nuit (*filaria nocturna*) : ils font leur apparition entre 6 heures du soir et 8 heures ou 9 heures du matin.

« Dans le sang de l'homme, dit Dieulafoy, les embryons des filaires ne peuvent passer à l'état larvaire. Cette transformation s'opère grâce à un hôte intermédiaire, le moustique. La femelle du moustique, en suçant du sang d'homme, avale des embryons de filaire ; ceux-ci dépouillent leur gaine d'enveloppe, perforent le tube digestif du moustique et se logent dans les muscles thoraciques de l'insecte parvenus à l'état larvaire. Quand le moustique pond ses œufs, tombe à l'eau et meurt, les larves sont mises en liberté. en sortant du cadavre du moustique. Jusqu'à présent on admettait que ces larves sont ingérées par l'homme avec l'eau de boisson. Les nouvelles recherches de Patrick Manson montrent que le mécanisme est tout différent. Les embryons. introduits avec le sang de l'homme dans l'estomac du moustique femelle, perdent leur membrane d'enveloppe, traversent la paroi de l'estomac et gagnent les muscles du thorax où ils grossissent et se développent.

Vers le cinquième jour les larves se mettent en marche vers le protothorax, se rendent dans la tête, s'accumulent au-dessous de la bouche et pénètrent dans la trompe. Si la femelle du moustique pique l'homme à ce moment, elle lui inocule des larves de filaire, qui parviendront à l'état adulte. Le moustique pathogène est le *culex ciliaris* ; l'ano-phèle qui transmet le paludisme ne transmet pas la filariose. »

On comprend encore, pour la prophylaxie de la filariose, toute l'importance de la destruction des moustiques. (Voir II⁰ Partie, chapitre VIII : PALUDISME.)

La filariose revêt diverses modalités chez l'homme ; on observe :

Les tumeurs lymphatiques du scrotum ;

L'éléphantiasis des Arabes ;

Les abcès lymphatiques des membres ;

L'hématurie intertropicale ;

L'ascite ;

L'hydrocèle chyleuse ;

L'hématochylurie.

C'est donc une maladie redoutable. Elle existe surtout dans les régions intertropicales :

Basse-Égypte ;

Chine et Japon ;

Australie ;

Iles Maurice, Réunion, Madagascar ;

Côte occidentale d'Afrique ;

États-Unis du Sud, Guadeloupe, Cuba, Brésil.

Le traitement de cette affection étant encore très pré-caire, il faut se protéger des piqûres du *culex ciliaris* et éviter de boire des eaux non filtrées et non bouillies.

BILHARZIOSE. — Affection due à la présence du distoma

hæmatobium (1) dans l'organisme de l'homme : ce ver, du genre trématode, est long d'environ 11 à 14 millimètres et vit dans la veine porte et ses branches (la veine splénique), dans la veine cave, dans la veine rénale. On s'infecte en buvant de l'eau contenant la larve du ver.

« Il est donc certain, disent Laveran et Blanchard, que le distoma hœmatobium est transmis à l'homme par les eaux de boisson non filtrées ou non bouillies. Dans tous les pays où la *Bilharziose* est endémique, on courra ainsi les plus grands dangers en absorbant sans précautions l'eau des rivières, des lacs ou des citernes. C'est de ce fait que les soldats italiens du corps d'occupation des environs de Massaouah ont été atteints par la maladie dans une assez forte proportion. »

Le symptôme principal de la bilharziose est une hématurie fréquente, très persistante et de longue durée ; quelquefois on observe des douleurs dans diverses régions du corps, ou l'expulsion de selles fortement sanguinolentes ; parfois aussi on note des plaies ou des ulcères de jambes très rebelles.

Le traitement le plus communément conseillé consiste dans l'administration de la fougère mâle à l'intérieur, d'injections de sublimé à 1/5000ᵉ dans la vessie, et de l'hydrothérapie générale.

En résumé, le tube digestif peut servir d'hôtes à de nombreux helminthes :

Ascarides lombricoïdes ;

Oxyures vermiculaires ;

Ténias divers.

(1) Dénommé aussi *Bilharzia hæmatobia*, du nom de Bilharz qui découvrit ce parasite, en 1851, en Égypte, d'où l'appellation de *Bilharziose*.

Ces divers parasites proviennent de la viande ladre des animaux, ou d'eaux contenant des embryons : ceci est surtout vrai pour l'ascaride.

Le sang contient également des parasites du genre *helminthe* ; nous avons nommé :

La filaria ;

L'hématozoaire ;

La bilharzie (distoma hæmatobium).

Ces parasites pénètrent dans le sang de l'homme par l'intermédiaire des moustiques, dont les piqûres apportent avec elles les embryons de ces vers. Les *culex anopheles* ou *ciliaris* se chargent de cette transmission.

De ces notions de biologie découlent des préceptes très nets de prophylaxie, qui tendent à nous préserver de ces hôtes toujours dangereux.

J'en aurai terminé de cette étude des *parasites dans le tube digestif et dans ses annexes* en citant pour mémoire la présence dans le tube digestif, estomac, œsophage, fosses nasales, voile du palais, pharynx, des vulgaires sangsues.

Dans les colonies, l'eau de consommation, de source ou de rivière, contient souvent des sangsues infiniment petites, qui sont facilement absorbées. Parvenues dans l'estomac ou toute autre partie du tube digestif, elles se fixent à la muqueuse et se développent jusqu'à devenir complètement adultes. Leur présence ne se révèle que par une gêne particulière quand elles siègent à l'isthme du gosier ou à l'épiglotte, ou encore par les hémorrhagies qu'elles déterminent. J'ai eu personnellement l'occasion d'observer deux cas de ce genre. Il s'agissait, dans le premier cas, d'un homme d'une quarantaine d'années, très robuste de constitution, entrepreneur vivant sur des chantiers de construction, qui fut pris subitement de vomissements de sang fréquemment répétés : le malade crut à un début de tuberculose. Un jour, devant moi, il rejeta par la bouche une grosse sangsue, eut encore une hémorrhagie, qu'une potion appropriée arrêta, puis n'eut plus jamais de vomissements de sang.

Dans le second cas, il s'agissait d'un ouvrier qui vint, de lui-même, me prier de lui enlever une sangsue qu'il avait *dans le fond du nez :* en effet, en examinant l'arrière-gorge, on apercevait, dépassant de quelques millimètres le voile du palais, la queue de la sangsue ; avec le miroir on reconnaissait très bien la présence de la bête fixée au voile du palais. Je fus assez heureux pour l'extraire à l'aide d'une pince à forcipressure

Des médecins militaires ont cité des exemples de sangsues fixées sur le larynx, qui ont déterminé des accidents assez graves pour nécessiter la trachéotomie.

L'emploi de l'eau bouillie et filtrée est le meilleur palliatif de cet inconvénient désagréable.

CHAPITRE III.

LES FIÈVRES ÉRUPTIVES

Les fièvres éruptives sont des affections caractérisées par une élévation plus ou moins continue de la température et accompagnées d'un cortège de symptômes multiples, dont le principal est l'apparition de petites plaques ou de boutons qui *sortent* de la peau et la couvrent sur une plus ou moins grande surface.

Les principales maladies fébriles éruptives sont : la rougeole, la scarlatine, la fièvre typhoïde, le typhus exanthématique, le purpura, l'herpès, l'érysipèle, la suette, la varicelle, la varioloïde, la rubéole, la variole, etc.

Quant aux diverses éruptions, elles sont généralement constituées par des plaques rouges plus ou moins étendues, des vésicules, des bulles, des papules ou des pustules.

Plaques rouges. . . . .
(. Érythème. — Scarlatine.
  Exanthème. — Rougeole.
  Exanthème. — Angine rubéolique
    et scarlatineuse, variole.

Bulles renfermant de l'eau.
$\left\{\begin{array}{l}\text{Vésicules. — Suette miliaire.}\\ \text{—   Dans la fièvre, en}\\ \text{général, autour de la bouche}\\ \text{(herpès).}\end{array}\right.$

Boutons suppurants. . . . $\left\{\begin{array}{l}\text{Pustules. — Variole, varicelle,}\\ \text{varioloïde.}\end{array}\right.$

Ce tableau nous fait comprendre la classification sommaire des éruptions.

Plaques rouges . . . . . . $\left\{\begin{array}{l}\text{Rougeole.}\\ \text{Scarlatine.}\\ \text{Fièvre typhoïde, typhus.}\end{array}\right.$

Boutons suppurants. . . . $\left\{\begin{array}{l}\text{Variole.}\\ \text{Acné.}\\ \text{Ecthyma.}\end{array}\right.$

Vésicules et bulles . . . . $\left\{\begin{array}{l}\text{Suette.}\\ \text{Herpès.}\end{array}\right.$

L'*érythème* (ἐρύθημα, rougeur à la peau) est caractérisé par une rougeur d'intensité variable, disparaissant par la pression et couvrant une grande partie des téguments. La rougeur de la honte qui empourpre le front, la figure et les épaules des gens timides, est désignée sous le nom d'*érythème pudique*. L'érythème affecte la disposition « en plaques » : on dirait de l'empreinte d'une main vigoureuse ayant frappé la face d'un soufflet énergique. La couleur varie du rouge clair au rouge brique. Les érythèmes sont dus à diverses causes :

Erythème par pression
$\left\{\begin{array}{l}\text{Marque du corset.}\\ \text{— des ceintures.}\\ \text{— du poids sur le corps, sur la figure,}\\ \text{à la suite de la station couchée.}\end{array}\right.$

Érythème
dû
à la chaleur
{
Orties.
Poils des diverses larves.
Sinapismes.
Contact de l'urine.
— des matières fécales (érythème fessier
des nourrissons).
}

Érythème
par
intoxication
{
Fièvre éruptive (rougeole, scarlatine, fièvre
typhoïde).
Inflammation gastro-intestinale.
Empoisonnements (copahu, etc.).
}

Érythème (Pudeur . . .)
par émotion (Timidité . .) réflexes psychiques.

L'*exanthème* (ἐξανθεῖν, fleurir) est caractérisé par des taches ou macules de couleur rouge apparaissant sur les téguments et offrant une très légère saillie, quelquefois à peine appréciable au doigt. Il se distingue de l'érythème en ce qu'il se montre en efflorescences, composées d'une infinité de petites taches dans l'intervalle desquelles apparaissent des petites parties de peau saine, tandis que l'érythème affecte la forme de larges plaques sans discontinuité, séparées seulement de la plaque voisine par une bande de peau saine.

L'exanthème peut être très confluent, très serré comme dans la rougeole ou le typhus exanthématique, ou discret et rare comme dans la fièvre typhoïde (taches rosées lenticulaires) ou la rubéole. Ces taches disparaissent généralement à la pression. Elles varient de dimension à l'infini : tantôt elles sont de la grosseur d'un grain de mil ou d'une tête d'épingle, tantôt, comme dans la rougeole boutonneuse, elles ont des proportions plus grandes, elles ressemblent à des piqûres de puces ou de moustiques, moins élevées cependant.

L'*énanthème* (ἐν, dedans, et ἄνθημα, efflorescence) représente les exanthèmes ou les érythèmes des muqueuses
correspondant aux éruptions cutanées des fièvres éruptives :
exemple, énanthème scarlatineux ou rubéolique, dans la
scarlatine ou la rougeole, etc.

Vésicules. — La vésicule est constituée par un soulèvement de l'épiderme contenant un liquide légèrement
citrin et transparent, la sérosité.

La bulle est une vésicule plus volumineuse.

Les brûlures et les vésicatoires déterminent des vésicules
ou des bulles désignée vulgairement sous le nom de *cloches*,
ou, plus incorrectement, de *cloques*. Les principales affections vésiculeuses ou bulleuses sont :

Vésicules
- Eczéma au début.
- Herpès (feu des lèvres après la fièvre).
- Zona (herpès localisé à une région déter-
  minée).
- Suette miliaire.

Bulles. . .
- Pemphigus.
- Large vésicatoire.
- Grandes brûlures.

Pustules. — La pustule est caractérisée par un soulèvement quelque peu analogue à la vésicule ou à la bulle,
mais contenant du pus, au lieu de sérosité, à la façon d'un
petit abcès cutané. Le dessèchement la transforme en
croûtes ou squames, qui disparaissent insensiblement par
le grattage ou le frottement. Dans la variole, on observe
la véritable pustule. Au début de la maladie, la peau s'élève
formant une *papule* au centre de laquelle apparaît bientôt
une vésicule contenant un liquide qui, de clair et transparent, devient bientôt louche et purulent : la vésicule se creuse
à son centre, elle s'ombilique, elle s'entoure d'une auréole

rouge, cependant que le pus s'épaissit : la véritable pustule
est formée.

La principale affection qui présente des pustules est la
variole.

Papules. — Elle est constituée par une élévation, formant un certain relief, de la peau, élévation ne contenant
aucun liquide et ne suppurant pas, qui disparaît sans laisser ni cicatrice ni trace d'aucune sorte. Son volume varie
de la grosseur d'un grain de millet à celle d'une lentille,
sa coloration est rougeâtre, livide ou noirâtre. Les piqûres
de puces ou de moustiques sont de bons exemples de papules venimeuses. On ne doit pas confondre la papule et
la pustule. La première précède quelquefois la seconde,
comme nous venons de le dire plus haut, à propos de la
transformation de la macule au début de la variole.

Nous en avons fini avec cette revue générale des différentes espèces d'éruption qu'on peut être à même d'observer : ces notions préliminaires faciliteront singulièrement
l'étude des pyrexies éruptives.

.*.

Les fièvres éruptives, quelles qu'elles soient, ont plusieurs caractères communs :

Leur nature infectieuse et spécifique ; leur contagio-
sité ; l'épidémicité ; l'éruption.

De plus, elles parcourent presque toutes différentes phases
déterminées, ce qui les a fait caractériser maladies à évolution cyclique. Le cercle ou cycle qu'elles parcourent se
divise en :

A Incubation . . . | Période prodromique ou de début.
B. Invasion. . . . .)
C. Éruption . . . .) Fièvre.

›D. ›Desquamation . { Défervescence, convalescence et guérison.

A. — *Incubation.* ═ Supposons qu'un germe infectieux pénètre par contagion dans l'organisme, il s'écoulera toujours un temps plus ou moins ›long entre le moment précis où le germe a pénétré dans le corps et ·le moment où les premiers symptômes de la maladie se manifesteront. Nous verrons qu'elle diffère de durée suivant les maladies.

B. — L'*Invasion* est le début sensible et objectif des premiers symptômes de la maladie ; elle s'accompagne toujours de fièvre, de malaises divers et de phénomènes multiples suivant les infections : elle est toujours plus courte ‹que l'incubation.

‹C. — L'*Éruption* qui succède à l'invasion s'accompagne de fièvre ; quand l'éruption est terminée, la fièvre tombe. Les explications que nous avons données précédemment au sujet des éruptions nous dispensent de• nouveaux détails.

D. ═ La *Desquamation* marque la fin de la maladie, c'est la période où les érythèmes et les exanthèmes « pèlent » ; c'est encore l'époque où les pustules se dessèchent et où la disparition complète de la fièvre indique la défervescence, la convalescence et la fin naturelle de l'infection· par ·la guérison.

Toutes les fièvres éruptives à caractère normal parcourent ces cycles, mais parfois de redoutables complications modifient la physionomie habituelle de ces pyrexies : on• ne saurait faire ,une description typique et générale ne comportant point•d'exceptions. Leur gravité varie également suivant les époques, les épidémies, les milieux et les individus. Une .première atteinte confère généralement ‹l'immunité.

Pour toutes, on peut dire qu'une prophylaxie sévère, jointe à l'isolement rigoureux des sujets atteints, suffira à diminuer beaucoup les chances de contamination.

Nous allons faire une analyse rapide des principales affections de ce genre.

ROUGEOLE. — Caractérisée par un exanthème spécial,

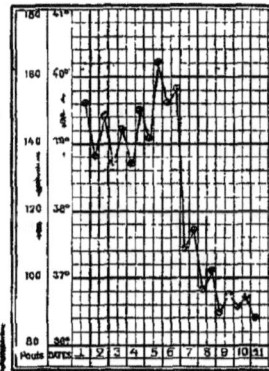

s'accompagnant de fièvre, de catarrhe naso-pharyngien, de congestion des poumons, de conjonctivite et d'angine.

L'éruption débute toujours par la face.

Incubation.	8 à 10 jours.
Invasion.	3 à 5 —
Eruption	24 à 36 h. complètes
	(du 6ᵉ au 8ᵉ jour).
Desquamation.	Commence au 6ᵉ ou 7ᵉ jour.
	Convalescence rapide

La fièvre pendant l'invasion peut être de 39 à 40° ; elle atteint 40 ou 41° au moment de l'éruption.

Les phénomènes de congestion bronchique et pulmonaire sont la règle.

C'est une maladie générale bénigne, dont les complica-

26

tions les plus redoutables sont la pneumonie et la broncho-
pneumonie, les otites, les conjonctivites et les diphtéries
laryngées, d'une façon plus éloignée, la tuberculose. Nous
reviendrons plus loin sur les éléments du traitement.

SCARLATINE. — La scarlatine est une fièvre éruptive caractérisée par un érythème de teinte rouge vif, disposé par
plaques sur toute l'étendue des téguments.

Incubation. — Durée très variable de 1 à 20 jours, en
moyenne 4 à 5 jours. Il n'y a aucune relation entre la
durée de l'incubation et la gravité de la maladie.

Invasion. — Durée de 12 à 36 heures, avec fièvre, frissons, maux de tête, vomissements bilieux et maux de gorge.
La température s'élève rapidement.

Éruption. — Érythème commençant par le tronc, le
cou et les articulations (le menton reste indemne). Durée :
2 ou 3 jours ; peut ne durer que quelques heures. Langue
framboisée.

Desquamation. — Défervescence à partir du cinquième

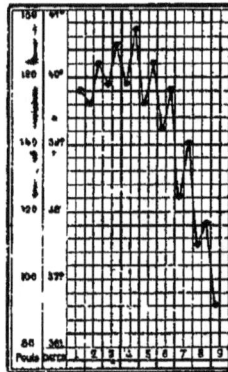

jour. La desquamation s'étend du cinquième au quinzième
jour.

Les complications de la scarlatine comportent : la néphrite, les œdèmes, la diphtérie, les angines phlegmo-
neuses, les otites suppurées, les affections valvulaires du
cœur, divers abcès, des attaques de rhumatisme articulaire. L'angine prend parfois des formes très graves et
peut devenir rapidement mortelle.

La néphrite se révèle par la présence de l'albumine dans
les urines : elle est le début de la plupart des néphrites chroniques. Beaucoup de médecins prescrivent le régime lacté
pendant toute la durée de la scarlatine pour éviter cette
redoutable complication.

Ces maladies de l'enfance (la rougeole et la fièvre scarlatine) n'éveillent, en temps ordinaire, aucune inquiétude
dans l'esprit des parents, qui savent que la guérison en est
habituellement la règle. Dans les épidémies meurtrières
ce sont surtout les complications (la broncho-pneumonie,
les laryngites diphtériques) qui font le plus de victimes.
Aussi, de coutume, ne fait-on pas appeler le médecin pour
une rougeole ordinaire : dans toutes les familles il est une
personne *expérimentée* (?) qui *sait* que, pour ces affections,
il suffit de *tenir les enfants au chaud !* Si d'aventure on va
quérir le médecin, c'est bien plutôt parce que, quelques
jours avant l'éruption caractéristique, le jeune enfant a
été subitement pris de fièvre, de phénomènes pulmonaires,
angineux ou laryngés inquiétants. Les fièvres éruptives, au
début, avant l'éruption, sont d'un diagnostic parfois malaisé, surtout quand les muqueuses du nez et des yeux ne
sont pas très atteintes.

« Le diagnostic de la rougeole, dit le professeur Dieulafoy dans son *Traité de Pathologie interne*, est souvent
difficile à la période d'invasion ; si tous les symptômes sont
au complet, il n'y a pas d'hésitation possible ; mais, si l'un

des symptômes prend une importance exagérée, on croit avoir affaire à une laryngite, à un faux croup, à une bronchite, à une entérite, à une grippe, alors que l'éruption vient, quelques jours plus tard, redresser l'erreur. »

Encore l'hésitation du médecin s'accompagne-t-elle, même en cas de diagnostic douteux, de prescriptions générales utiles et profitables, dont l'ensemble concourt à parer aux indications principales. Si l'éruption survient, les mesures d'ensemble sont déjà prises, et il y a bien peu de chose à changer au traitement.

Mais ces mesures générales, quelles sont-elles ? Je pourrais d'un mot répondre : propreté et aération. Dans la pratique, combien peu ces préceptes sont suivis ! Le cadre de cet ouvrage ne me permet pas plus de donner une description complète de la symptomatologie de la rougeole et de la scarlatine que de prescrire tous les moyens thérapeutiques capables de combattre leurs différents phénomènes morbides. Je voudrais surtout insister sur la nécessité de cette aération et de cette propreté, pratiquées de la façon la plus large et la plus complète. Tous les médecins, à de rares exceptions près, pensent comme moi, et cependant dans la clientèle nous subissons le joug des préjugés sots et vieillots, nous baissons la tête devant les affirmations de l'entourage qui nous déclare : *pour la rougeole et la scarlatine, il faut tenir les enfants chaudement.*

Nous faiblissons et nous n'avons pas le courage d'imposer notre opinion et nos moyens modernes de guérir ou; du moins, d'éviter les complications redoutables des fièvres éruptives. Et nous répéterons avec l'entourage : il faut tenir les enfants chaudement. Cette lâcheté est coupable, et cette pusillanimité est la monnaie courante dans notre clientèle. Que voulez-vous ? on se lasse de redire chaque

jour : Votre enfant a la rougeole ou la scarlatine. Eh bien !
ne craignez pas de lui donner un bain tiède chaque matin,
de lui laver la figure, de lui désinfecter la bouche. le nez
et les oreilles.

Les mesures hygiéniques de désinfection, aujourd'hui si
souvent recommandées dans les maladies infectieuses,
trouvent maintenant un public accoutumé et docile à ces
sortes de prescriptions, mais la balnéation tiède ou froide,
au cours de l'éruption de fièvres comme la rougeole ou
la scarlatine, a le don de susciter une vive opposition dans
les familles.

Encore on consentira, difficilement toujours, à ouvrir la
fenêtre, à laisser circuler l'air librement. pendant deux ou
trois heures de la journée. dans la chambre du malade,
mais consentir à le plonger dans le bain, c'est une autre
affaire ! Pour un peu, on vous traitera de fou. et on vous
mettra à la porte !

Il faudrait cependant de toute nécessité réagir contre
les idées fausses du public : il faudrait proclamer hautement que les bains tièdes sont utiles dans toutes les fièvres
éruptives, et que jamais on ne peut les accuser de *faire
rentrer l'éruption.* Ces bains sont utiles parce qu'ils délas-
sent le malade et viennent en aide à la peau surmenée.
Et de plus, argument à mon sens très important. si une
de ces complications redoutables apparaît, on passera aisément du bain tiède au bain froid. Depuis de nombreuses
années les bains froids ont fait merveilleusement leurs
preuves dans les maladies infectieuses à forme grave,
comme la fièvre typhoïde, la pneumonie. la variole, la
grippe, le rhumatisme aigu, la rougeole ou la scarlatine. La
balnéation froide agit surtout sur le rein : elle assure un
fonctionnement normal et complet de cette dépuration

urinaire, dont la cessation est si promptement suivie de la
mort.

Pour bien admettre l'utilité de la balnéation, il faut abandonner les idées anciennes sur le rôle très prépondérant
du froid dans les maladies graves des bronches et des
poumons. Il est nécessaire de faire mieux comprendre la
nature et le rôle de l'infection. En un mot, dans toute maladie contagieuse ou épidémique, il y a constamment deux
éléments principaux : la *graine* et le *terrain*. La graine,
c'est le microbe ; le terrain, c'est l'organisme du malade.
Le germe est, heureusement, souvent bénin et relativement anodin ; l'organisme, avec la seule résistance naturelle, suffit à vaincre l'envahisseur et à se débarrasser de
lui. Viennent, au contraire, dans des conditions difficiles
à déterminer, des microbes d'une virulence plus grande
s'installant dans ces organismes imparfaitement défendus,
et aussitôt les complications les plus redoutables se produisent.

A la virulence des microbes nous opposons les soins
hygiéniques et les mesures antiseptiques : nous recommandons de laver soigneusement, avec des solutions microbicides, la bouche, le nez, les fosses nasales, même les
oreilles, parce que le *pneumocoque*, hôte habituel de ces
cavités, pourrait tout d'un coup, s'il n'était détruit, prendre
une force inaccoutumée, pulluler avec une rapidité effrayante et engendrer la pneumonie, la suppuration; les
méningites, etc.

A la déchéance de l'organisme nous opposons surtout la
balnéation froide, qui relève singulièrement les forces de la
cellule humaine : c'est alors lui redonner des armes pour
sortir triomphante de la lutte qui s'engage dans toute l'intimité de nos tissus et de nos humeurs !

Dans tout cela, quel est le rôle du froid? Singulièrement diminué et atténué! Loin de moi l'idée de conseiller d'exposer à toutes les intempéries les petits malades; mais, par contre, je ne cesserai de recommander de les laver soigneusement, de les changer fréquemment de linge, de les baigner chaque jour. C'est une misère de voir ces babies, recouverts de *triples* flanelles, au milieu desquelles ils ne *baignent* que dans une sueur nauséabonde et dégoûtante.

Même sans suivre nos méthodes, en agissant comme jadis, rougeole et scarlatine guérissent parfaitement, et vraiment ce n'est pas la peine de s'embarrasser de toutes ces précautions minutieuses et gênantes. Ceci est vrai; je l'avoue. Les fièvres éruptives ont une tendance naturelle et très marquée à la guérison : leur mortalité est à peine de 5 p. 100 en temps normal. Mais, si l'épidémie revêt une malignité particulière, cette mortalité s'élèvera au chiffre effrayant de 70 ou 75 p. 100! Or, les seules mesures dont nous avons parlé sont capables d'empêcher un pareil changement dans la gravité de la maladie. Sait-on jamais, au début, si une maladie sera grave ou anodine? Pourquoi ne pas agir comme dans une prévision de complication dangereuse? Pourquoi, en d'autres termes, ne pas s'entourer des moyens préventifs que la thérapeutique et l'hygiène mettent à votre disposition?

C'est une croisade à entreprendre! Le succès couronnera les efforts des hommes qui ont foi dans la science.

Un ou deux gracieux petits malades, dociles et affectueusement confiants dans leur médecin, récompensent de toutes les oppositions faites si souvent à nos prescriptions.

Fièvre typhoïde. — Infection due au bacille d'Éberth pénétrant avec les boissons ou les aliments (eau, fruits, légumes, lait), ou par contagion directe par l'intermédiaire

LES FIÈVRES ÉRUPTIVES. ⚊ LA TYPHOÏDE

ᐧdes déjections des malades, le linge contaminé. Elle se caractérise par une fièvre de longue durée, accompagnée d'éruptions légères (exanthème connu sous le nom de *taches rosées lenticulaires*).

On distingue généralement plusieurs périodes :

ᐧ*P. prodromique* : 10 à 20 jours. Malaise général, lassitude, perte de l'appétit, saignements de nez, maux de tête persistants.

P. d'état : dont les différents stades dépendent de la courbe thermométrique.

Le schéma ci-dessous montre :

I. ⚊ Le *stade des oscillations ascendantes*, d'une durée de 7 à 8 jours, avec fièvre chaque jour plus forte le soir que

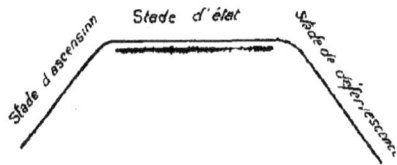

la veille à la même heure (voy. la courbe ci-contre) ; la langue est sèche, la constipation fréquente, la céphalalgie de plus en plus intense.

Au niveau de la fosse iliaque droite, gargouillements.

Sommeil pénible avec rêves et cauchemars. A la fin, diarrhée et apparition du 7e au 8e jour des *taches rosées*.

II. ⚊ Le *stade d'état* ou d'oscillations stationnaires dure de 10 à 14 jours : la température évolue aux environs de 40°. Diarrhée. Taches abdominales. Météorisme. Gonflement de la rate. Urines rares et albumineuses. Soif très vive.

III. — Le *stade des oscillations descendantes*, d'une durée de 8 à 15 jours, quelquefois même trois semaines, annonce

la défervescence et l'approche de la guérison : à ce moment,
il faut reprendre très prudemment l'alimentation pour éviter les rechutes.

La fièvre typhoïde s'accompagne de congestion des bases
des poumons. Au nombre des complications, il faut citer
les hémorragies et la perforation intestinale, les pneumo-

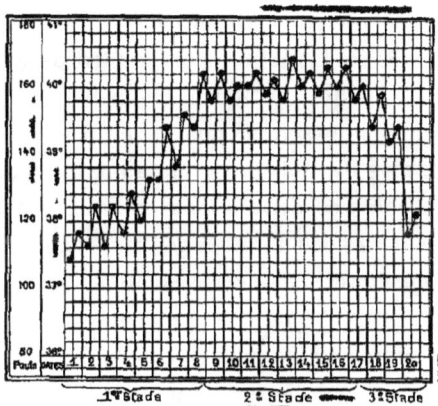

nies, les myocardites, les laryngites graves, les otites, les
parotidites, les abcès, les accidents nerveux, les méningites, etc.

Le traitement par excellence est la balnéothérapie. (Voir
chap. HYDROTHÉRAPIE.)

Le Dʳ Wright, professeur à l'École militaire médicale
anglaise de Netley, a préconisé récemment un sérum curatif
de la fièvre typhoïde. Un fléau aussi terrible sera-t-il désormais vaincu par la sérothérapie? De nos jours, la diphtérie,
la peste, l'érysipèle, le tétanos même, les morsures de serpents, la fièvre puerpérale sont très souvent guéris, et, la
plupart du temps, heureusement modifiés par des sérums
antitoxiques qui sont, comme leur nom l'indique, les véri-

tables contre poisons des nombreuses infections qui causent nos maladies.

Le médecin anglais Wright a eu l'idée qu'il pourrait, à l'aide de son sérum, non seulement guérir, mais encore vacciner les sujets exposés à contracter la fièvre typhoïde. C'est déjà le résultat auquel sont parvenues les expériences entreprises par un de nos compatriotes, le Dʳ Chantemesse.

Au début de la guerre du Transvaal, sur les conseils du Dᵗ Wright l'autorité militaire fit procéder à des inoculations sur les soldats et officiers du corps expéditionnaire destiné à l'Afrique du Sud. Dans la plupart des cas on a inoculé des jeunes soldats non encore acclimatés et, par conséquent, plus exposés aux contagions que leurs camarades, déjà aux colonies depuis longtemps. Les expériences ont été faites sur 11.000 hommes de troupes anglaises dont 2.835 ont été injectés et 8.460 sont restés non immunisés. De la première catégorie 27 soldats seulement ont pris la fièvre parmi lesquels on n'a eu à constater que 5 décès. De la seconde catégorie, 213 ont contracté la maladie et 23 sont morts. C'est donc pour l'une une mortalité de 0,2 o/o et pour l'autre de 0,34 o/o. Les résultats de la méthode seraient donc très favorables, au dire des médecins anglais. Il ne faudrait pas cependant se laisser aller à l'engouement et à l'enthousiasme sans réserves, et d'autres expériences seront encore nécessaires pour entraîner la conviction. Le sérum antityphoïdique de Wright semble jouir surtout de propriétés préservatives ; il s'est montré, au contraire, d'une valeur curative très relative, quand on l'a employé en pleine maladie.

Typhus exanthématique. — Il diffère de la fièvre typhoïde par un début plus brusque et une température d'emblée plus élevée. *La constipation est la règle ;* l'exanthème, beau-

coup,plus confluent, se transforme en taches rouges hémorrhagiques, dites *pétéchies*. La courbe thermométrique
ne ressemble pas non plus à celle de la fièvre typhoïde. ·La
descente de la'fièvre, au moment de la défervescence, au,
lieu de se faire en « pente douce », en lysis, se fait brus-

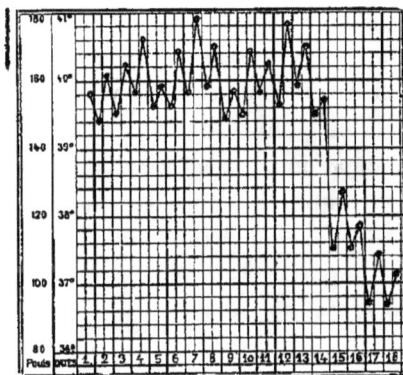

quement, au 15ᵉ jour, comme on le voit sur la feuille ci-
dessus.

Il est bon que le public sache que le typhus et la fièvre
typhoïde sont deux infections différentes : la première plus
contagieuse et plus meurtrière que la seconde, en temps
d'épidémie ; la seconde plus insidieuse, plus fréquente, à
toute époque, dans les grands centres, mais moins fatale
dans son pronostic.

Dans les camps, dans les villes assiégées, sur les bateaux
encombrés de soldats, dans les prisons, en un mot, au milieu
de toute agglomération où les souffrances physiques et
morales, la dépression et les privations créent chez les
hommes un état favorable à l'éclosion des infections de
tous genres, le typhus peut facilement éclater et créer un
foyer terrible de contagion. La mortalité dans ce cas est

LEMANSKI. *L'Hygiène du Colon.*   27

fort élevée, et la lutte thérapeutique extrêmement malaisée : l'évacuation, l'isolement et le traitement sont particulièrement difficiles. La guerre est la·plus redoutable
pourvoyeuse de la mort : mais le choléra, la variole, le
scorbut, la dysenterie et le typhus tuent plus de soldats
que les meilleurs fusils à répétition et à longue portée.

Dieu merci, telle n'est pas la situation dans toutes les colonies, en temps ordinaire. Des mesures d'hygiène, rigoureuses et sévères, auraient bien vite ·fait de supprimer le
petit foyer de typhus qui s'y pourrait déclarer, et nul·péril
de dissémination ne serait à redouter.

Quant à la fièvre typhoïde, tous les grands centres de
population sont également exposés à cette épidémie : l'eau
des ·plus importantes capitales n'est pas à l'abri de tout
reproche et les plus riches municipalités ne sont point arrivées, en ce sens, à l'idéal rêvé par les hygiénistes. Les rivières ιcontaminées fournissent un·liquide immonde qui
remplace encore trop souvent·la boisson potable : Paris,
Londres, Berlin souffrent des mêmes imperfections. L'eau
de source n'est jamais assez abondante : avec les exigences
hygiéniques modernes, partout les doubles canalisations
s'imposent.,pour éviter l'irraisonnable·gaspillage du précieux élément,privé de microbes.

La contagion hydrique de la fièvre typhoïde est la plus
fréquente, sans cependant être·la seule : aussi faut-il redoubler de ɬprécautions, au moment des chaleurs, pour
éviter de tomber malade.

Nous avons trop souvent l'occasion d'aborder ce sujet
pour qu'il soit nécessaire d'insister encore.

Qu'on se rassure donc aujourd'hui : avec les louables efforts des pouvoirs publics, nul doute que le typhus cesse
·d'effrayer les populations. Puis, que chacun se garde, par

une hygiène sévère, de toute chance.de contamination par
le bacille de la fièvre typhoïde, et la meilleure santé sera la
plus grande joie de tous.

Actuellement, le diagnostic de la fièvre typhoïde dans les
cas douteux a fait un grand pas depuis la découverte du
séro-diagnostic et de la diazoréaction.

Le séro-diagnostic ne peut être pratiqué que dans un laboratoire de bactériologie ; au contraire, la diazoréaction
est possible au lit du malade.

Quand, dans un tube à expérience contenant de l'urine
du typhique, on fait tomber quelques gouttes d'un mélange
d'acide sulfanilique et de nitrate de soude, on obtient une
vive coloration rouge qui se propage même à la mousse
obtenue en agitant fortement le tube bouché.

Variole. — Maladie contagieuse et épidémique caractérisée par une éruption pustuleuse s'accompagnant de fièvre ;
on la divise en plusieurs périodes :

Incubation : 10 à 14 jours.

Invasion : Il y a deux ou trois jours qui constituent les
prodromes de la maladie: frissons, fièvre, rachialgie (douleur des lombes), érythème, etc.

Éruption : De 4 à 9 jours de durée ; sur un fond rouge
foncé des macules se produisent qui, bientôt, avec l'élévation de la température, se transforment en vésicules et en
bulles qui se remplissent bientôt de pus (pustules).

Suppuration. — 9 à 12 jours. La température, qui était
tombée après l'éruption, se relève de nouveau avec la suppuration des pustules. On observe également du délire, des
suppurations diverses, des complications pulmonaires.

Desquamation. — Enfin la température baisse en lysis,
les pustules sèchent et les croûtes tombent, laissant parfois
des traces indélébiles qui sont surtout horribles dans le

visage (visage grêlé). La courbe de la température que
nous donnons montrera les diverses phases de la maladie.

Les abcès, la gangrène de la peau, les affections des yeux
et des oreilles, les néphrites, les myélites, les pneumonies
constituent des aggravations fréquentes de cette affection.
La variole hémorrhagique (variole noire) est la plus redoutable complication, et celle qui fait le plus de victimes :

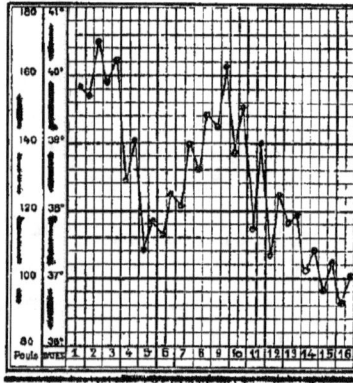

les épanchements de sang se forment dans les pustules,
sous la peau, dans les muqueuses.

Le *traitement de la variole* est purement symptomatique.
La prophylaxie rigoureuse par les vaccinations et les revaccinations (tous les 5 ou 6 ans) triompherait de cette maladie si le public était plus docile à la voix des médecins.
(Voir première partie, chap. XIV, VACCINE.).

Les essais de sérothérapie tentés dans ces derniers temps
n'ont pas été couronnés de succès

Il est presque inutile de dire que la variole, le typhus,
la fièvre typhoïde nécessitent toujours la présence du médecin qui prendra les mesures curatives et prophylactiques
qu'il jugera convenables. Dès le début, l'isolement du malade s'impose.

. *Varicelle et varioloïde.* — La première prend communément le nom de *petite vérole volante* : c'est une infection fort légère qui n'atteint généralement que les enfants ; elle s'accompagne de fièvre modérée. Quelques bulles se forment, disséminées sur diverses parties du corps, sur la peau ou sur les muqueuses. On ne doit pas croire que la varicelle soit une atténuation de la variole ou une forme

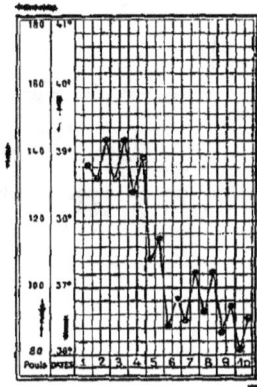

de « vaccine » : c'est une maladie à part que la vaccination ne peut ni engendrer ni empêcher.

La seconde (la varioloïde) semble être une atténuation de l'infection variolique chez les individus vaccinés.

Elle est caractérisée par une invasion d'assez longue durée, l'absence de suppuration et la bénignité de l'ensemble des symptômes. La courbe thermométrique est d'ailleurs intéressante, mais absolument différente de celle de la variole.

Ces deux affections légères ne nécessitent, à vrai dire, aucun traitement spécial, et peuvent se passer de l'intervention du médecin.

Dans une famille où se trouvent plusieurs enfants, il est toujours bon d'isoler les sujets atteints.

Quelquefois, au cours de la varicelle, l'apparition d'une congestion du rein, d'une légère néphrite exige un traitement un peu particulier.

Nous allons clore ce chapitre déjà long par un tableau de récapitulation qui fixera mieux dans l'esprit de nos lecteurs ces détails minutieux qui échappent à la mémoire.

TABLEAU RÉCAPITULATIF

MALADIES	INCUBATION	INVASION	ÉRUPTION	FIÈVRE	DESQUAMATION	DURÉE totale
	jours	jours	jours	degrés	jours	jours
Scarlatine...	1 à 20	12 à 36ʰ	2 à 3	39°5 à 40°6	du 5ᵉ au 15ᵉ	15 à 30
Rougeole....	8 à 10	2 à 5	24 à 36ʰ	39 à 40°	7ᵉ jour	12 à 16
Fièvre ty-phoïde.....	10 à 20		de 10 à 20	39°5 à 41°	nulle	30 à 50
Typhus exan-thématique.	7 à 14	24ʰ	du 3ᵉ au 5ᵉ	40 à 41°	»	15 à 25
Variole......	10 à 14	2 à 3	4 à 9	40 à 41°	5 a 6	30 à 40

CHAPITRE IV

AFFECTIONS DU CŒUR ET DU REIN

Il n'entre pas dans notre idée, ni d'ailleurs dans le cadre de ce livre, de décrire les affections du cœur et des reins avec les détails que comporterait un chapitre de pathologie : nous ne l'oublions pas, nous écrivons pour des gens du monde et non pour des médecins.

Les lésions de ces deux organes importants créent des troubles variés d'une gravité particulière : de l'intégrité de leurs fonctions dépend l'équilibre organique. Je prends un exemple : dans une fièvre typhoïde, le pronostic découle presque toujours exclusivement de l'état du cœur. Si cet organe, vaillant et inlassable, se comporte bien, l'issue de la maladie sera, tout incite à le croire, très favorable. Qu'il vienne, au contraire, à subir l'influence terrible

des *toxines*, ces dangereux poisons microbiens, aussitôt le
muscle cardiaque s'affaiblit, ses contractions diminuent de
force, il se lasse dans son travail. Cependant, il cherche
encore à réagir : il bondit et précipite son allure, mais il est
déréglé et impuissant : le pouls devient rapide, mais faible.
Dans une scarlatine ou dans une variole, la maladie a semblé suivre un cours normal, tout à coup l'albumine apparaît dans les urines qui deviennent rares, dont la quantité
diminue. Le danger est au rein, l'organe n'est plus apte à
accomplir normalement sa fonction. Il y a insuffisance
rénale comme il y avait tout à l'heure insuffisance cardiaque.

Dans toutes les maladies infectieuses, scarlatine, rougeole, fièvre typhoïde, typhus, variole, grippe, rhumatisme
articulaire aigu, etc., le cœur et le rein reçoivent ordinairement le violent contre-coup de l'empoisonnement général de l'organisme. A ce moment éclatent les myocardites,
les endocardites aiguës, comme les néphrites aigues. Quelquefois, le cœur comme le rein, légèrement et brièvement
atteints, reviennent à leur intégrité primitive : l'affection
éphémère disparaît, elle ne laisse pas de traces, elle ne
passe pas à l'état chronique. L'organe a eu une claudica-
tion passagère, il ne reste pas boîteux.

Dans l'histoire des maladies du cœur, le rhumatisme articulaire aigu, la grippe, la variole jouent un rôle important ; et bien des lésions des valvules ou de la musculature
du cœur, devenues chroniques, n'ont pas eu d'autre origine.

Pour le rein, la scarlatine est la plus grande pourvoyeuse des néphrites chroniques qui constituent la maladie de Bright (du nom du médecin anglais qui les décrivit
le mieux).

A vrai dire, qu'on ait affaire à des maladies aiguës ou chroniques du cœur et des reins, l'intervention du médecin est toujours indispensable : les décisions à prendre sont trop importantes pour se passer de ses conseils judicieux. Toutefois, nous avons pensé qu'il serait bon d'expliquer le mécanisme de la physiologie du cœur et des reins, et d'esquisser à grands traits la physionomie de leurs lésions les plus importantes. Quand on se trouvera en présence d'un *cardiaque* ou d'un *rénal*, on *saura* au moins *ce qu'il ne faut pas faire.*

.*.

Le cœur est le muscle le plus énergique de toute l'économie : son dur labeur commence et finit avec l'existence, c'est surtout l'*ultimum moriens.* Il accomplit en une minute soixante à soixante-dix révolutions complètes de contraction et de dilatation (systole et diastole) : toute influence physiologique ou pathologique qui modifie l'innervation, la nutrition sanguine, ou l'état moléculaire du muscle cardiaque trouble également son rythme normal ; il s'affaiblit, s'arrête, s'affole, est déréglé. C'est l'essoufflement et les battements de cœur dans la course et dans l'ascension rapide d'une rampe, ce sont encore les palpitations dans la chlorose ou la neurasthénie, dans l'émotion ou l'intoxication générale d'origine pathologique. Tout retentit sur le cœur : il y a un *cœur* physique et un *cœur* moral. Si les fièvres, les infections sont de terribles ennemis pour lui; les abus, le jeu; les chagrins intenses sont autant de causes de fatigue et de mort.

Le médecin, par une auscultation attentive, apprécie l'intégrité de la fonction cardiaque en analysant le rythme, la cadence, la rapidité des bruits du cœur, en recherchant

!les bruits surajoutés qui sont l'indice de lésions graves.
Cette délicate interrogation est l'œuvre de l'homme de l'art,
nul ne saurait le remplacer. Le vulgaire ne prétendra jamais à se rendre compte par *lui-même* de cet état de choses ;
plusieurs années sont toujours utiles pour parvenir à faire
un diagnostic de ce genre.

Bien au contraire, le pouls est accessible à tous avec un
peu d'attention et avec un esprit instruit des rudiments de
la physiologie et de la pathologie. Il n'est aucune modification du cœur qui n'ait son retentissement immédiat et
direct sur le pouls. Aussi n'avons-nous pas craint de donner, dans le chapitre traitant du thermomètre, une analyse
très minutieuse du pouls : notre consciencieuse étude sera
peut-être trouvée trop prétentieuse ; elle sera considérée
comme trop médicale pour une vulgarisation. Je ne l'ai pas
envisagée de la sorte. Un homme étranger à notre profession, isolé, livré à ses seules ressources, à son unique initiative, se rendra assez facilement compte de la gravité de
l'état d'un malade par la *qualité* du pouls : il ne fera pas,
certes, ainsi un diagnostic fin et précis, mais, son bon sens
l'aidant, il portera un pronostic raisonnable. Peut-on lui
demander davantage ?

A notre point de vue spécial, les maladies du cœur se
classeront en affections aiguës ou chroniques.

Les affections aiguës, qu'elles frappent le muscle lui-même (le myocarde), les orifices (valvules, endocarde), ou
l'enveloppe (péricarde), sont presque toujours concomitantes à une infection généralisée. Si la lésion est grave
d'emblée et incompatible avec l'existence, le malade
succombe ; si elle permet un retour à la vie normale, il
y a guérison générale. Mais parfois la partie lésée reste
faible, insuffisante et, un jour, se déclare la véritable

maladie de cœur : endocardite ou péricardite chronique.

« Quelle que soit la lésion qui frappe le cœur, dit Dujardin-Beaumetz, les mêmes éventualités se produisent toujours ; pendant un temps plus ou moins long, le muscle cardiaque, par une énergie plus grande de ses contractions, supplée aux faiblesses résultant de la lésion ; puis, ses contractions plus énergiques finissent par fatiguer l'organe, la fatigue musculaire entraîne une altération grave de la fibre qui finit par ne plus se contracter. Il y a donc *deux périodes* : la première, période de compensation, pendant laquelle l'hypertrophie cardiaque favorise le fonctionnement régulier du cœur, c'est là *l'hypertrophie providentielle*, suivant l'expression de Beau (1) ; la seconde où le muscle est *insuffisant*, c'est l'asystolie, la mort par le cœur.

« Fernet et Huchard ont caractérisé ces périodes par d'heureuses expressions ; ils ont donné le nom d'*eusystolique* à la période pendant laquelle l'affection du cœur n'entraîne aucune altération du muscle cardiaque, celui d'*hypersystolique* lorsque l'hypertrophie vient à compenser les troubles dus à la lésion, celui d'*hyposystolique* lorsque l'équilibre est rompu et que la compensation devient insuffisante, enfin celui d'*asystolique* à celle où le cœur est atteint de dégénérescence. » (*Clin. thér.*, t. 1, p. 22.)

Les affections aiguës du cœur s'observent avec le rhumatisme articulaire aigu, la scarlatine, la rougeole, la diphtérie, la variole, la pneumonie. Au cours d'une de ces affections, si la surveillance et les visites du médecin ne peuvent pas être quotidiennes, on sera prévenu de complications du côté de cet organe par divers symptômes, au nombre desquels : l'accélération du pouls, modifications de

---

(1) Beau, médecin du milieu du xixe siècle.

qualité et de rythme, battements de cœur, choc du cœur
assez violent à la poitrine, les étouffements (dyspnée), ¹la
coloration violette des extrémités (cyanose), quand la circulation est insuffisante et que, la maladie faisant des pro-
.grès, la mort est imminente.

· Dans les affections chroniques, les symptômes s'accentuent : le rythme du cœur est modifié, l'essouflement revêt
¡des formes ¡paroxystiques, le gonflement des membres
²(l'œdème) indique que le cœur ne suffit plus à sa tâche
⁴(l'asystolie est proche) ; le malade a des vertiges, des
maux de tête, des congestions mécaniques des bronches et
des poumons, de la toux, de la gêne respiratoire: Le pouls
se transforme suivant ces modalités diverses du muscle
cardiaque. Je ne dirai·rien des bruits de souffle et autres
phénomènes physiques perceptibles à la seule auscultation.
Dans ces différents cas, la syncope est à craindre.

Quand le malade est proche de ces périodes d'asystolie,
l'affection du cœur trouble étrangement l'esprit de l'homme :
dans les crises d'étouffement ou de syncope ébauchée,
les malades perçoivent la sensation *de la vie qui s'en va*,
d'une pause de la vie. Ces phénomènes, sont désignés sous
la dénomination un peu trop élastique d'*angines de poitrine :* appellation mal comprise du public et d'une précision insuffisante pour les médecins eux-mêmes.

La véritable angine de poitrine est une névralgie cardiaque, une névrose du cœur qui peut se manifester chez
des gens dont le cœur ne porte aucune lésion d'orifices ou
de valvules : elle dépend d'une dégénérescence du muscle
cardiaque lui-même. Elle est caractérisée par des accès
paroxystiques, par des attaques de douleurs violentes à la
région du cœur, près du sternum, s'irradiant en divers
sens, surtout dans le bras gauche. Le mot *angine* qui a

été attribué à cette affection implique, au sens étymolo-
gique, l'idée d'angoisse poignante, étouffement, asphyxie :
il sert malheureusement à désigner des maladies très dis-
semblables, à localisations très différentes. A la gorge,
nous avons l'angine couenneuse, l'angine tonsillaire, l'angine diphtérique : ces diverses désignations tendent à rappeler le symptôme principal, l'angoisse, l'étouffement; la
sensation de constriction.

A vrai dire, beaucoup de cardiaques éprouvent des phénomènes de pseudo-angine de poitrine. Ils ont des pertes
de connaissance partielle ou complète, des syncopes ébau-
chées ou réelles. Ils sortent de ces crises brisés, harassés,
découragés, réclamant la mort pour remède dernier à leurs
maux ! Au milieu de ce désarroi organique ils gisent immo-
biles, aphones, sans perdre tout à fait la perception
de la vie ambiante. Pour les mêmes maladies, il y a toujours toute une échelle de gradations depuis la crise bénigne et légère jusqu'à la syncope qui exige la présence du
médecin.

Cette présence du médecin rassure et console : il use
d'une thérapeutique appropriée, son intervention est rapide
et énergique, et le soulagement est la règle dans la majorité des cas. Le cœur est un muscle très vaillant, il n'abandonne pas aisément sa tâche : condamné à battre et à se
contracter, il accomplit son devoir sans une seconde de
défaillance : tel le commandant de vaisseau, qui, au milieu
de la tempête, s'engloutit avec le bâtiment pour ne le quitter que le dernier, tel le cœur n'abandonne le corps humain
que lorsque tous les autres organes ont cessé de vivre, c'est,
nous répétons le mot, l'*ultimum moriens*, le dernier sur-
vivant.

Le rôle du médecin est donc de réconforter le courage

et le cœur des cardiaques. N'a-t-on pas dit très justement
que le cœur physique est doublé d'un cœur moral. L'un et
l'autre ont besoin des soins les plus empressés. Il faut
faire comprendre à ces malades que la lutte contre le mal
qui les étreint est possible et efficace : qu'ils cessent de
craindre le dénouement fatal, il s'éloignera d'autant plus ;
qu'ils acceptent docilement les médications prescrites, eux
aussi deviendront les éternels *candidats à la mort* que nous
sommes tous.

Depuis un certain temps, le grand public a appris à
connaître les découvertes récentes de la thérapeutique employée contre les lésions du cœur. Les gens du monde connaissent l'emploi du nitrite d'amyle, des injections sous-
cutanées de caféine, de trinitrine en solution très diluée ;
mais, en somme, il faut à ces substances, pour la plupart
terriblement toxiques, des indications précises que seul le
médecin peut donner. Quant au malade, au bout de peu
d'accès, il sait quels sont les remèdes prescrits par le médecin qui lui réussissent le mieux ; son entourage le dis-
cerne également, et il y a toujours recours judicieusement
dans les circonstances pressantes.

Quoi qu'il en soit, les cardiaques sont intéressants
dans leurs misères, et leur psychologie est à faire, réser-
vée au médecin assez philosophe pour noter correctement
ces phases, si poignantes et si tragiques, de lutte contre le
trépas. Le combat contre la mort constitue la vie, puisque
cesser de vivre, c'est plutôt cesser de mourir. Dans la
géhenne du mal se révèle excellemment la hauteur morale
du malade : c'est là suprême expérience psychologique
que de considérer l'homme qui geint, secoué par la douleur, tordu par les affres de la souffrance ; suivant que,
doué supérieurement de ressort pour combattre le décou-

ragement, ou privé de force réactionnelle contre la douleur, il se redressera ou s'abandonnera affaissé, on jugera de sa puissance d'âme !

Dans un cas pressant, la syncope absolue réclamerait le traitement suivant :

Tout d'abord, on s'empressera de desserrer les vêtements (délacer le corset chez les femmes) et d'étendre le malade dans la position horizontale, par terre si on n'a pas de lit à sa disposition ; il faut aérer la pièce où l'on se trouve en ouvrant largement les fenêtres, ou en écartant les importuns si on est sur la voie publique ou dehors, à la campagne ; on fait sur le visage des affusions froides, et on le fouette avec un coin de serviette mouillée ; on peut recourir aux inhalations d'éther, de vinaigre, de sels anglais, d'ammoniaque ; si le malade ne revient pas à lui, on procède à des injections sous-cutanées d'éther, de caféine, aux inhalations de nitrite d'amyle (ampoules brisées sur un mouchoir qu'on place à quelque distance de la bouche).

A la vérité, et en cela comme en toutes autres affections, prévoir vaut mieux que guérir. Quand, dans la syncope, le cœur s'arrête épuisé, certes les stimulants habituels de sa fibre font miracle et réveillent merveilleusement ses contractions alanguies ou éteintes : le traitement, en dehors des accès, doit surtout avoir pour objectif de soulager le travail du cœur.

Pour mieux me faire comprendre, je me servirai d'une comparaison familière, souvent employée par M. le professeur Dieulafoy : une charrette trop chargée est péniblement traînée par le cheval impuissant : un coup de fouet appliqué vigoureusement sur le dos de la bête lui fait donner un effort énergique qui, pour quelques pas encore, lance la voiture. Mais enlevez l'excès de poids qui arrête l'atte-

lage, et le cheval, tout à l'heure éreinté, continuera; allégé,
sa route pour un temps assez long. Ainsi du cœur :
fouetté par la caféine, il bondit pour s'affaisser bientôt, si
vous ne diminuez pas son travail, c'est-à-dire si vous ne
favorisez pas suffisamment la circulation générale dont les
stases viscérales affaiblissent le cœur, impuissant à surmonter l'obstacle qui siège dans les vaisseaux.

Mettre le cœur au niveau de sa tâche, reculer le plus
possible l'asystolie et la dégénérescence de cet organe,
tel est le but de toute thérapeutique rationnelle du cœur.

Pour relever le cœur, nous possédons les toni-cardiaques : digitale, caféine, camphre, éther, spartéine, stro-
phantus, etc. ; pour diminuer la résistance périphérique et
alléger son travail, nous employons le régime lacté, les
purgatifs, les diurétiques.

En présence d'une affection aiguë ou chronique du
cœur, présentant des symptômes graves, ralentissement ou
accélération du pouls, étouffements violents, syncopes,
œdème, etc., il faudra cesser toute nourriture, en attendant
la venue du médecin, imposer le régime lacté absolu, donner un diurétique (tisane de chiendent nitrée, queue de cerises, eau de Vittel), et même administrer un purgatif ; en
cas d'extrême urgence, injections sous-cutanées d'éther et
de caféine, ventouses scarifiées, sinapismes aux jambes,
inhalations de nitrite d'amyle. Enfin, sans tarder, envoyer
quérir le médecin.

Que les cardiaques se rassurent : on peut leur porter
secours en tout temps, et aussi les modifier avantageusement, sinon les guérir tout à fait. Une bonne thérapeutique
peut se proposer cet objectif, à condition que les malades
suivent une bonne hygiène, et physique, et morale.

Les excès de table seront sévèrement proscrits : pas de

poisson ni de coquillages, ni viande noire, ni gibier. Les
vins généreux ou les bières trop fortes seront défendues.
Le tabac et l'alcool, le thé et le café devront être sévèrement dosés, si on ne peut les interdire complètement. Pas
de surmenage physique : les ascensions, les professions
fatigantes, la course, les marches forcées ne sont pas à
recommander.

À côté de ces grands préceptes d'hygiène, il est indispensable de s'occuper de l'état psychique du malade :
évitez les passions, les émotions, le jeu, le théâtre, le casino ; que le cœur moral soit entouré de la triple cuirasse
d'airain dont parle Horace, qu'il ait toujours la jouissance
du plus grand calme et du plus complet repos.

Aux cardiaques, les colonies ne sont pas un séjour désirable. Les climats extrêmes ne leur conviennent pas :
dans les régions chaudes, les intoxications paludéennes,
les troubles intestinaux, diarrhée, dysenterie, etc., influencent défavorablement le cœur, et l'anémie consécutive
ajouterait encore à l'angoisse des troubles fonctionnels.
Que les cardiaques regagnent la métropole pour y trouver
le réconfort et l'apaisement des pays tempérés.

* *

Nous venons de montrer toute la gravité des lésions du
cœur, et, dès le début, nous avons fait comprendre l'importance égale des affections du rein : Si le pouls est un
précieux moyen de diagnostic pour les maladies du cœur,
l'examen de l'urine joue le même rôle par rapport au rein.
Dans la plupart des néphrites (affections du rein) aiguës
ou chroniques la composition et l'émission des urines sont
modifiées. La présence pathologique de l'albumine ou du
sang a une très grande valeur ; la quantité des urines

LEMANSKI. L'Hygiène du Colon.   28

émise en vingt-quatre heures a également une signifi
cation très catégorique.

Qu'il s'agisse de néphrite aigue constatée au cours de
la scarlatine, diphtérie, variole, dans les empoisonnements, ou qu'il s'agisse de néphrite chronique, on s'aper-
cevra toujours de la diminution de l'urine, de sa concen-
tration, de sa couleur rouge foncé, puis des œdèmes des
membres, des maux de tête, d'un affaissement général,
de somnolence, de vomissements, etc., on recherchera
l'albumine. Dans tous ces cas, il sera bon de savoir pratiquer une analyse d'urine sommaire. Mieux que tout autre
signe, elle indiquera la gravité de l'affection du rein et
les mesures thérapeutiques à instituer.

La *moyenne* de l'urine en vingt-quatre heures doit être
de 1 litre et demi environ.

Au-dessous d'un demi-litre, il y a *diminution de la quantité d'urine*: on l'observe dans la fièvre, le choléra, la
diarrhée, les maladies de cœur et du rein.

Au-dessus de 2 litres, il y a *augmentation*, ou polyurie
(diabète, polyurie nerveuse).

Pour rechercher rapidement la *présence* de l'albumine,
on emploie le procédé suivant :

Dans un tube en verre, on met une certaine quantité
d'urine, et on chauffe jusqu'à ébullition :

1° Il se forme un précipité :

De *phosphates* : il se redissout si on ajoute un peu d'acide
azotique ;

D'*albumine* : il ne se redissout pas si on ajoute de l'acide
azotique.

2° Il ne se forme pas de précipité :

Il n'y a pas d'albumine.

Le précipité d'albumine se dépose par le repos, au bout

de quelques heures, dans le fond du tube, et on peut alors
en connaître la quantité avec une approximation relative :

Albumine

Léger trouble (traces). . . . .   0:01 p. 100
Le précipité occupe à plat le fond du tube. . .   0.05   —
    —   ⩵   le 1/10ᵉ de la colⁿᵉ d'urine   0.1
    —   —   le 1/4   —   ⩵   . . .   0.25   —
    —   ⩵   le 1/3   —   ⩵   . . .   0.5   —
    ⩵   —   le 1/2   ⩵   —   . . .   1   ⩵
Toute la colonne d'urine est coagulée . . . . .   2 à 3   —

Toute présence ainsi vérifiée de l'albumine doit faire
penser à l'existence d'une néphrite et faire aussitôt, avant
l'arrivée du médecin, mettre le malade au régime lacté.
Quand le rein fonctionne mal, il faut employer tous ses
efforts à lui supprimer toute cause d'irritation d'origine alimentaire : on ne peut mieux faire qu'instituer le régime
lacté absolu. Le lait représente une nourriture fort substantielle sans présenter le danger de la viande et du vin :
De plus, il possède des vertus diurétiques, il fait uriner, il
augmente la quantité des urines. Le rein est ainsi lavé,
nettoyé, désinfecté : les poisons que contient le sang et
dont il a besoin d'être débarrassé pourront à nouveau être
expulsés à travers le filtre rénal. L'urée principalement,
qui est un si violent poison pour les milieux internes de
l'organisme, en sortira plus facilement.

On donnera au malade d'abondantes boissons : eau médicamenteuse, tisane légère (chiendent, réglisse, queue de
cerises, infusion d'uva ursi, de stigmates de maïs, solution
de lactose, etc.).

Tout autant que les affections du cœur, celles du rein
exigent la présence du médecin : la seule thérapeutique

d'urgence qu'on puisse se permettre est celle que nous venons d'indiquer.

On sait que le rein est chargé d'éliminer des principes toxiques contenus dans le sang et qui sont des produits de désassimilation. Si une cause quelconque (infection, intoxication ou lésion anatomique du rein) compromet le bon fonctionnement de l'organe, aussitôt éclatent des accidents graves ou mortels dont l'ensemble est désigné sous le nom d'*urémie* (présence de l'urée dans le sang).

L'urémie s'observe dans les néphrites aiguës ou chroniques.

Ses principaux symptômes sont :

A. — Troubles gastro-intestinaux (*urémie gastrique*), nausées, vomissements incoercibles.

B. — Troubles pulmonaires (*urémie dyspnéique*), essoufflement, dyspnée intense et foudroyante, asthme urémique.

C. — Troubles nerveux (*urémie nerveuse*), coma, convulsions, délire.

D. — Troubles visuels, abolition ou diminution de la vue.

A ces symptômes s'ajoute la présence, dans l'urine, de l'albumine ou du sang.

En présence d'un cas grave d'urémie (coma, convulsions, étouffements très violents, etc.), en l'absence du médecin il faudrait cependant porter secours au malade.

On instituera une thérapeutique symptomatique.

On sera autorisé à procéder à une émission sanguine. Le meilleur moyen est la ventouse scarifiée, appliquée sur la poitrine ou dans le dos. Avec la lame d'un rasoir, on fait une série de scarifications dans l'intérieur d'un cercle de la dimension d'un verre ordinaire : on répète ces scarifications en quatre ou cinq endroits différents. On applique aussitôt après dessus un.verre contenant un bout'de papier ou d'ouate enflammé. La ventouse se produit, et le sang sort des capillaires. On laisse cinq ou six minutes : en 'faisant rentrer l'air à l'aide du doigt déprimant la peau sur le bord du verre on l'enlève facilement. On lave les petites plaies avec un peu d'eau·bouillie alcoolisée. et·on applique de la ouate hydrophile.

En cas d'asphyxie imminente, vous faites les tractions rythmées de la langue, suivant la méthode de Laborde ; on pratique, si on'le peut, des inhalations d'oxygène, la respiration artificielle. (Voir 1ʳᵉ partie, chap. IX, les PROMPTS SECOURS.)

Si on possède du sérum artificiel et une seringue spéciale, on procède à des injections sous-cutanées. (Voir 2ᵉ partie, chap. PHARMACIE.)

L'urémie aiguë s'observe dans les *néphrites infectieuses* ou *médicamenteuses*.

Néphrites infectieuses se rencontrant dans. . {
Scarlatine
Variole
Rougeole
Pneumonie
Angine
Fièvre typhoïde
Choléra
Grippe
Appendicite
} Nécessité du régime lacté à titre prophylactique.

Néphrites par auto-intoxication { Etat défectueux du tube digestif ou de la nutrition.

Néphrites médicamenteuses {
Empoisonnement par le phosphore.
— — l'arsenic.
— — les cantharides.
— — les salicylates.

Toutes ces néphrites sont, en somme, des néphrites par

empoisonnement : dans les infections, ce sont les sécrétions des bacilles, les toxines, qui intoxiquent les humeurs
(sang, lymphe, liquide intercellulaire). Aussi comprend-on
dans les différentes affections que nous citions plus haut
l'importance, au cours de la maladie, du régime lacté et
des boissons abondantes, dont nous avons montré la valeur.

Le poison vient ainsi du dehors ou du dedans : il y a
hétéro ou auto-infection : empoisonnement exogène ou
endogène, provenant des éléments ambiants, ou de l'intimité même de nos tissus.

L'urémie chronique n'a pas la soudaineté de l'urémie
aiguë : elle n'est pas due à une néphrite aiguë, mais à une
néphrite chronique. Insensiblement, le rein, jadis touché
par l'infection, devient *insuffisant*. Avant que l urémie véritable éclate, divers symptômes secondaires annoncent l'arrivée et la production des symptômes principaux plus graves.

Petits accidents du brightisme (néphrite chronique) :

a. — Polyurie. — Abondante émission d'urine.

Pollakiurie. — Fréquente émission d'urine.

b. — Doigt mort. — Sensation analogue à celle d'un
doigt gelé ou fortement refroidi.

c. — Troubles auditifs. — Tintements, bourdonnements,
diminution de l'ouïe, vertiges d'origine auditive.

d. — Démangeaisons.

e. — Crampes diverses. — (Molet. membres, etc.)

f. — Épistaxis. — Saignements de nez.

g. — Cryesthésie. — Impressionnabilité spéciale au
froid : « froid à la peau et sous la peau ».

h. — Secousses électriques.

Grands accidents du brightisme :

a. — OEdème généralisé.

b — Albuminurie.

Ces différents symptômes sont les avant-coureurs de la grande urémie que nous avons décrite plus haut:

Dyspnée intense. Vomissements. Céphalée. Convulsions. Coma. Mort.

La constatation de quelques-uns de ces symptômes doit éveiller l'attention de l'entourage, et le médecin doit être appelé sans retard.

Présentons, en terminant cet article, un tableau récapitulatif des néphrites, avec leurs symptômes et leurs aboutissants :

NATURE des NÉPHRITES	SYMPTOMES	ORIGINE	ABOUTISSANTS
Néphrite aigue	Dyspnée. Essoufflement. Albuminurie. Urines rares. OEdème Douleurs lombaires.	Maladies infectieuses	Urémie convulsive. Urémie respiratoire.
Néphrite chronique	Petits accidents de Brightisme. Grands accidents de Brightisme.	Néphrite aiguë antérieure	Urémie gastro intestinale.

Dans les pays chauds, la néphrite paludéenne est fréquente, et on doit surveiller le rein très attentivement dans le paludisme chronique.

Nous pensons avoir suffisamment montré l importance des affections du cœur et du rein, et nous espérons qu'on saura, par une bonne hygiène et une prophylaxie sévère, éviter souvent de sérieux accidents.

CHAPITRE V

AFFECTIONS DE LA GORGE, DES BRONCHES ET DES POUMONS

SOMMAIRE. — Généralités. — Un peu de bactériologie. — La laryngite diphtéritique.— Le faux croup.— Bronches. — La grippe et son traitement. — La formule du Dʳ Borne. — Pneumonies. — Pleurésies. — La tuberculose. — Symptômes de la phtisie pulmonaire. — La mortalité par tuberculose. — Comment ne pas devenir tuberculeux. — La carte du Dʳ Landouzy. — Traitement de la tuberculose. — La cure médicamenteuse. — L'aniline. — La viande crue. — Les sanatoria.

Les voies aériennes comprennent le nez, les fosses nasales, le pharynx, le larynx, les bronches, les poumons et les enveloppes séreuses, les plèvres. Ces différents organes peuvent être malades isolément ou pris en masse : on connaît ainsi le coryza ou rhume de cerveau, les laryngites, les rhumes, les bronchites, les pneumonies, les pleurésies, la grippe, pour ne parler que des affections aiguës. A l'état chronique, on trouve les rhinites chroniques (coryzas chroniques), les bronchites chroniques, la tuberculose, la dilatation des bronches, l'emphysème, etc. Jadis on n'assignait d'autres causes à ces maladies si diverses que le *froid* et la *congestion*. Aujourd'hui, on est un peu revenu de l'importance accordée autrefois à ces facteurs étiologiques : on a compris que l'organisme était surtout exposé à l'infection et qu'il résistait d'autant plus à l'invasion microbienne qu'il était mieux disposé, moins affaibli, moins débilité. Quand on danse toute une nuit d'hiver au bal, et qu'on sort dans la rue, quittant la salle de fête encore tout en sueur, on est pris parfois de pneumonie ou de fluxion de poitrine : est-ce le froid qui a agi ? Est-ce le microbe qui est parvenu dans nos bronches ou nos poumons ? Le froid saisit également toutes les personnes qui quittent le bal, mais toutes n'attrapent pas le rhume, la grippe ou la bronchite. Si la maladie se déclare, c'est bien plutôt parce que l'organisme entier est mal disposé ; les germes qui existent *en nous*, dans la bouche, le nez, les bronches, et qui, à l'état normal, ne sont point nocifs, sont cependant prêts à se multiplier si la défense organique se ralentit un seul instant. Chez des gens mal disposés, le froid est la cause déterminante *indirectement*, parce que nos cellules n'étaient pas disposées à la lutte.

L'infection a donc un rôle considérable. Les bacilles sont nombreux qui peuvent engendrer des affections des voies respiratoires :

Staphylocoque, streptocoque Bacterium coli, pneumo-bacille	Rhume. Coryza. Bronchites aiguës. Pleurésies.
Pneumocoque.	Pneumonie.
Bacille de Pfeiffer	Bronchite grippale.
Bacille de Koch.	Tuberculose.

Deux conditions sont indispensables pour permettre l'éclosion d'une maladie :

1° La faiblesse de l'organisme ;

2° La virulence du microbe.

Un bon état général est le meilleur remède contre la

première, et une sévère antisepsie, celui de la seconde.
(V. 1re partie, chap. ANTISEPSIE ET DÉSINFECTION.)

L'influence bactériologique est surtout facile à démontrer dans la laryngite diphtéritique (croup). L'invasion de
l'organisme se fait habituellement par les amygdales, qui
sont la porte d'entrée la plus fréquente. Sur place se crée l'angine diphtéritique à fausses membranes, puis bientôt l'empoisonnement de l'organisme est général par la résorption
des *toxines*, produits des sécrétions des bactéries. Le croup
est une infection propagée, par voisinage, des amygdales
au larynx, où elle prend un caractère beaucoup plus grave.
Les fausses membranes qui obstruent le pharynx, conduit
assez large et vaste, ne peuvent pas déterminer l'asphyxie ;
la glotte est un orifice étroit qui se laisse aisément embarrasser chez l'enfant, en particulier, et des étouffements
soudains et terribles peuvent se produire : c'est le croup,
caractérisé par une toux spéciale rauque, *l'abolition de la
voix parlée ;* la respiration devient de plus en plus angois-
sante, l'inspiration est un sifflement aigu, la suffocation
est imminente.

Le croup n'est, au même titre que l'angine, qu'un accident local de la diphtérie : celle-ci est, je le répète, une infection généralisée, dont les principaux symptômes sont la
fièvre, l'accélération du pouls, l'albuminurie, les vomissements, l'abolition de la sensibilité, le collapsus.

Autrefois le croup avait une suprême ressource dans la
trachéotomie ; aujourd'hui, grâce à la merveilleuse découverte du Dr Roux, la mortalité de la diphtérie s'est considérablement amoindrie. Dans un cas de laryngite diphtéritique, il faudra s'empresser de faire appeler un médecin
pour pratiquer les injections de sérum ; quelquefois, si le
cas est extrêmement urgent, on procédera en même temps

à la trachéotomie ou au tubage du larynx (introduction dans cet organe d'un tube de différent calibre, suivant l'âge du malade, qui aplatit les fausses membranes et permet la respiration en laissant facilement passer l'air).

Les suites de la diphtérie doivent être observées minutieusement pour éviter les néphrites, les paralysies, les lésions cardiaques, etc.

Dans toute famille, on doit savoir établir un diagnostic entre la laryngite diphtéritique (le croup) et la laryngite striduleuse (faux croup). Voici un tableau qui facilitera la tâche.

CROUP (diphtérie).	FAUX CROUP.
Infection généralisée.	Pas d'infection.
Fièvre.	Pas de fièvre généralement.
Existence antérieure de l'angine.	Pas d'angine,
Présence de fausses membranes dans la gorge ou le nez.	Pas de fausses membranes.
Suffocation intense et croissante.	Étouffements survenant d'emblée, principalement la nuit, chez les enfants nerveux.
Phénomènes du tirage au creux de l'estomac.	Pas de tirage.
Voix parlée éteinte.	Voix parlée non modifiée.

J'ai raconté d'autre part l'anecdote suivante, qui montrera l'angoisse bien naturelle des parents en présence d'un cas de faux croup.

Dans une famille d'excellents amis dont je suis le médecin, j'étais appelé un soir, vers dix heures : subitement, un jeune garçon de six ans, qui, la nuit venue, s'était comme de coutume tranquillement endormi, le repas achevé, avait été pris d'un accès de violente oppression: L'enfant s'était agité dans son lit, rejetant en arrière et la tête et les bras, comme asphyxiant, pour prendre plus d'air et respirer plus librement. Une toux impérieuse, fréquente, bruyante, soulevait péniblement sa poitrine, dont les mouvements sont saccadés, haletants, rapides : la gorge semble serrée dans un carcan de fer, il s'en échappe un sifflement particulièrement strident. La voix est rauque dans les plaintes que jette l'enfant.

La physionomie profondément bouleversée exprime la plus excessive terreur, terreur qui gagne toutes les personnes qui suivent, angoissées, apeurées, les moindres mouvements de l'être qui leur est cher, redoutant un événement tragique, tremblant que le médecin qu'on est allé quérir en toute hâte, et qui va venir, ne déclare qu'il s'agit de la terrible diphtérie, du croup meurtrier (surtout il y a encore peu d'années, avant la découverte du Dr Roux).

L'homme dont on attend, dans un impatient effroi, la sentence de vie ou de mort, est arrivé: posément il examine le jeune garçon qui déjà s'est assoupi, semblant terminer sa crise dans un bon sommeil réparateur, mais qui, toutefois encore, respire difficilement; répond malaisément et de mauvaise humeur, d'une voix enrouée, rauque, *mais non pas éteinte.* Ce fait capital a déjà ramené le sourire sur les lèvres du praticien : déjà il rassure la maman secouée d'émotion et le papa aussi, auxquels le petit gredin vient de faire passer un mauvais quart d'heure.

— Ce ne sera rien, une attaque d'angine striduleuse, un accès de faux croup. Laissez dormir l'enfant. S'il se réveille, donnez-lui un peu de cette potion et demain matin, tout gai et tout dispos, votre enfant déjeunera de bon appétit et jouera comme de coutume.

.. — Mais. docteur, voyez donc la gorge, c'est sû·ement le croup ! Regardez, il doit y avoir des peaux dans la gorge.

·L'examen, difficilement pratiqué parce que l'enfant réa-, git de toute la force de sa musculature, ne laisse rien voir de particulier.

Quelques calmants et quelques bains sinapisés suffisent à tout faire rentrer dans l'ordre, et l'enfant s'endort.

Le rhume banal ou la bronchite ordinaire n'ont pas ¡la gravité des laryngites et n'effraient pas autant le malade ou son entourage. Avec de la fièvre apparaissent des quintes de toux impérieuses et fréquentes, une expectoration d'abord muqueuse, puis épaisse et purulente (le rhume tombe sur la poitrine, dit-on vulgairement), des douleurs des muscles thoraciques entretenues et augmentées par les efforts d'expectoration. Chez les grandes personnes, quelques tisanes pectorales chaudes, des sirops calmants, des eaux sulfureuses, .un peu de révulsion ·sur la poitrine (teinture d'iode, ·sinapismes, ventouses) suffisent .pour amener la guérison en quelques jours.

Le traitement semble opportun quand on attend partout, en temps d'épidémie et aux changements de saison, le bienheureux remède aux fâcheux coryzas, aux détestables influenzas, aux bronchites fastidieuses. Ce sont de tous côtés gens grincheux qui portent le nez dans leur mouchoir et grondent avec des voix éraillées et nasonnées. Il ne fait pas bon contredire un enrhumé.

Vous comprenez l'émoi des mamans quand bébé tousse ! Voici quelques conseils à propos de rhume, pour épargner un peu de surmenage aux médecins, que les affolées ne craignent pas de secouer cruellement et même d'arracher au sommeil, quand les petits chéris ou les gros gâtés ·toussent à ·fendre l'âme.

Ah ! si les mamans voulaient, ce seraient les êtres les moins enrhumés de la création, les enfants. Ils ont au moins, eux, les dorlotés, le temps de prendre un bain ou un tub quotidiens. La peau s'aguerrit, s'habitue aux variations de température et l'organisme lutte victorieux contre toutes les chances de refroidissement : à condition que nos mignons ne soient pas trop étouffés dans les vêtements et serrés dans la ouate, la finette et la flanelle ; à condition aussi qu'on les sorte régulièrement aux heures ensoleillées du jour et qu'on ouvre les fenêtres de l'appartement. Voilà pour la bonne prophylaxie : on sait mieux prévoir que guérir.

Si d'aventure bébé tousse, si la fièvre s'élève trop forte, faites en gens sensés : allez chercher un médecin, gardez-vous des conseils aussi nombreux que bizarres de la concierge, du charbonnier, du propriétaire, du porteur d'eau, du nègre cireur de bottes, ou du voisin. Chacun connaît un remède. Quand vous les aurez tous essayés, l'enfant ne sera plus qu'un cadavre. Je connais une dame qui, avant de consulter un confrère pour son petit garçon enrhumé, avait :

Mis un vésicatoire ;

Donné un vomitif ;

Administré contre les vers ;

Appliqué de la cendre chaude ;

Fait boire une émulsion souveraine ;

Rasé la tête pour une pommade infaillible.

Je n'exagère pas d'un iota. Après tout cela, on vint chez le médecin.

Le mieux, et cela sera de ma part peut-être une exagération d'exigence, c'est de recommander d'aller d'abord chez le médecin. Il ne faut pas négliger les petites bronchites chez les enfants : c'est la porte d'entrée pour les maladies graves et, quand les récidives se produisent, les petits bébés sont exposés aux pires complications. Un bon traitement peut éviter des catastrophes.

Rhumes, bronchites et grippe, malheureusement aussi, sévissent de temps à autre avec acharnement dans les colonies : l'influenza fait rage en Afrique ou en Chine tout comme à Paris ou à Londres. Les épidémies ne respectent pas le pays du soleil !

Cependant il eût été bien heureux que les malheureuses gens, vivant en été dans les pays chauds, pussent bénéficier de quelque immunité à cet égard. Tous les savants sont d'accord pour reconnaître au soleil les vertus microbicides, les plus remarquables. Elles sont, il faut l'avouer, incontestées : les germes des pires maladies craignent les ondes des rayons de l'astre du jour : ils affectionnent l'ombre, où leur pullulation ne rencontre aucun obstacle.

Tout récemment, un savant, persuadé de ce rôle tutélaire du soleil et frappé par le fait que la grippe était surtout fréquente dans les pays à brouillards et, tout particulièrement, aux époques brumeuses de l'année, a pensé à donner pour cause à cette maladie l'absence du soleil. Les temps couverts, d'après sa statistique, seraient propices aux attaques d'influenza ; au contraire, les périodes ensoleillées verraient rapidement disparaître les désagréables atteintes du mal ! Jusqu'à présent, on n'a pu vérifier la réalité de ces assertions, tout en reconnaissant qu'elles offrent une apparence de fondement rationnel. Malheureusement, l'influence des états climatériques sur l'éclosion des maladies infectieuses n'a pas été encore suffisamment élucidée. Nous ne savons que fort peu de choses sur les relations de l'humidité ou de la sécheresse, des brumes ou

de soleil, sur l'évolution des épidémies : ce sont des ques
tions encore complètement à l'étude.

Sans vouloir discuter le bien-fondé de la théorie que je
signale, je puis dire avec tous mes confrères des colonies
que la grippe, malgré le soleil, fait souvent de nombreuses victimes. Pour le moins, nous constatons une
exception à la règle.

Il ne faut pas craindre l'action incontestable et salutaire du soleil et de l'air pur, mais je crois que ce serait un
leurre de compter sur une immunité absolue pour la
grippe, dans un pays où la chaleur est excessive, où le
soleil envahit tout, sans laisser le moindre petit coin
d'ombre.

La grippe ou influenza est une infection fort désagréable
et pénible qui débute par une fièvre élevée, des douleurs
généralisées aux muscles de tout le corps, aux articulations
même. La toux, l'enchifrènement sont très intenses (forme
bronchitique) ; parfois l'infection se localise au tube digestif (grippe abdominale) et simule la fièvre typhoïde.

Au nombre des complications, citons : la pneumonie,
la broncho-pneumonie, la pleurésie, l'endocardite, la néphrite et les rechutes fréquentes.

Les médecins annoncent toujours avec un certain plaisir la guérison d'une des nombreuses maladies qui font le
désespoir de leurs clients... et le leur aussi, beaucoup,
quand il s'agit d'affections lentes et difficiles à traiter. La
grippe est certainement un de ces maux qui, tantôt, ne
constitue qu'une indisposition légère, tantôt affecte la
forme d'une redoutable infection. On peut dire qu'elle est
fort ennuyeuse dans l'un et l'autre cas.

« Mon cher Docteur, me disait une charmante jeune
femme, je devais aller au bal annuel de la Préfecture, et

mon mari vient de se mettre au lit ce soir. C'est stupide.
Il a l'influenza, c'est une bien sotte maladie. Vous ne serez
certainement pas capable de le remettre sur pied d'ici à
demain soir. La médecine a peu de puissance. vraiment ? »

Certes, mes regrets étaient grands devant cette désespérance d'une bien jolie personne sur le point d'être privée
d'une agréable soirée, d'un bal sensationnel dont on dit, à
l'avance, toujours grand bien. En tout autre temps, j'eusse
mis avec rage toute la thérapeutique à l'envers et à l'essai
pour terrasser l'influenza. Mais aujourd'hui j'ai triomphé
de toute la gloire nouvelle que vient d'acquérir la médecine
grâce à la récente découverte du Dr Borne, député de Mont-
béliard. Cet éminent confrère a eu l'heureuse inspiration
d'un homme de génie : il a trouvé la formule d'une potion
qui guérit sûrement et radicalement la grippe.

« Madame, ai-je pu répondre, monsieur votre mari ira au
bal de la Préfecture. il dansera, il soupera, il ne toussera
plus. Sur une feuille de papier blanc, je puis vous noter
une ordonnance dont le succès est certain. »

Et j'ai vu errer sur une très jolie bouche un' sourire de
reconnaissance... ou peut-être d'incrédulité. Mais mon intervention sera une victoire ; les cures merveilleuses faites
par le médecin député sont un garant trop sérieux de la
valeur de la recette. Et j'aurai à mon tour la joie d'avoir
guéri la grippe. Heureux à cette pensée, je descendais les
escaliers, rêveur un peu et aussi sceptique moi-même sur
l'efficacité si incontestable des remèdes prescrits. Avais-je
le droit de m'engouer ainsi d'une nouveauté ? Devais-je la
prescrire à un malade pour la seule raison que l'Académie
de médecine et le Palais-Bourbon, la cour et la ville reten-
tissaient encore du bruit des louanges des malades sauvés.

J'avoue que ces questions n'ont point trop longtemps

LEMANSKI. *L'Hygiène du Colon.*   29

embarrassé ma conscience : en me remémorant mon ordonnance, je constatai avec plaisir que je n'avais rien indiqué
de bien nouveau : C'était plutôt un assemblage original de
médicaments anciens, dont les effets étaient connus depuis
longtemps et placés les uns après les autres dans des proportions neuves. Je ne déméritais pas à mes propres yeux
de thérapeute et j'avais tenté de guérir un pauvre mari dont
la femme, sans cela, n'irait pas au bal tant désiré.

J'en étais là de mes réflexions quand j'eus la bonne fortune de tomber, au sortir de la maison, sur un de nos
doyens de la médecine tunisienne, homme fort aimable et
très spirituel, qui me plaisanta incontinent sur mon air
triste et ma physionomie sombre.

— Venez-vous de confesser *in extremis* quelque mori-
bond ? Vous me paraissez aussi gai qu'un candidat au collège sénatorial.

— Mon cher confrère, je vais vous demander une consultation... thérapeutique ! Croyez-vous au remède du Dr Borne ?

— Mon cher ami, vous savez bien qu'il existe mille et
mille bonnes formules capables de guérir parfaitement la
grippe et qui, toutes, ont eu leur moment de succès et leur
malheur à la façon d'un ministère.

La valeur d'une médication n'est jamais intrinsèque, si
on peut dire, mais tout relative ; sa principale qualité est
surtout d'être opportune ; tout le mérite réside en ceci. Je
ne dis ni bien ni mal de la nouvelle médication de la grippe ;
essayez-la, avec le consentement de vos malades. D'ailleurs
ils vous forceront la main... et vous devez, par ordre, vous
servir d'un remède que tout Paris a déjà essayé : soyez à
la mode et tâtez-en un peu aussi.

Sur ces quelques mots, nous nous séparâmes, et je con-
tinuai ma rêverie.

A vrai dire, la thérapeutique est faite d'à-propos, et, sauf une vingtaine de médicaments spécifiques de telle ou telle maladie, il faut souvent avoir recours aux associations des substances médicales pour obtenir quelques résultats dans l'art de guérir. Ainsi est faite l'ordonnance du Dr Borne, et, comme sur notre planète chacun est exposé à la grippe, ceci pourra peut-être rendre service à un infortuné dépourvu de médecins ou trop hostile à la médecine. Le traitement recommandé se compose de deux parties : une potion le premier jour, des cachets les jours suivants :

POTION		CACHETS	
Eau chloroformée saturée	60 gr.	Magnésie.	10 gr.
Eau	60 —		
Sirop de fleurs d'oranger.	35 —	Bétol.	5 —
		Salol.	2^{gr},50
Magnésie.	8 —	Terpine.	2^{gr},50
Bétol.	1 —	A diviser en vingt cachets :	
Antipyrine.	1	deux cachets au lever le	
A prendre par cuillerée à soupe toutes les quinze minutes.		matin, et deux cachets le soir.	

Je le répète, toutes les substances prescrites dans ces deux formules sont des médicaments déjà connus et dont les effets ne sont point ignorés. La politique, mêlée à cette thérapeutique, a donné des résultats merveilleux dont il faut être reconnaissant au Dr Borne. Dans la vie privée, nul doute que l'efficacité n'en soit aussi remarquable.

Je me permettrai cependant d'ajouter, sans trop vouloir ravaler le mérite du Dr Borne, que, déjà avant lui, nous nous permettions de guérir de temps à autre la grippe :

tout médecin avait un peu ses formules favorites pour
attaquer le fléau, et elles réussissaient. Toutefois, on peut
sans crainte essayer le nouveau traitement, et je vous
souhaite qu'il produise bon effet.

A la vérité, faites tout, en sorte d'éviter le mal... vous
vous en débarrasserez ainsi plus sûrement. Que faut-il
pour cela ? Savoir s'aguerrir contre le froid et prendre
quelques mesures prophylactiques. Elles vous seront volontiers indiquées par votre médecin.

Au fond, je me repens maintenant d'avoir médit de la
grippe et de la médication du Dr Borne: la tristesse qui
m'accablait au sortir de chez mon malade n'est peut-être
qu'un symptôme avant-coureur de l'influenza ? Il ne me
resterait plus qu'à essayer moi-même du remède de mon
confrère député... et je vous dirai si sa réputation est méritée.

D'autres affections pulmonaires, la pneumonie, la broncho-pneumonie, la pleurésie, sont des infections qui revêtent
des formes complexes et présentent des symptômes dont
la valeur respective ne peut être analysée que par le médecin seul!

La fièvre, la dyspnée violente, le début brusque avec
point de côté intolérable caractérisent ces maladies. L'expectoration sanguinolente est prédominante dans la pneumonie. Dans ces circonstances, il faut se hâter d'avoir recours au diagnostic médical : un traitement approprié
s'impose.

Il serait bon dans cette occurrence que le public se per-
suadât bien de l'opportunité et de l'efficacité de la balnéation froide, tiède, sinapisée, dans ces syndromes pulmonaires : chez les adultes, comme chez les enfants, ils
peuvent rendre les plus grands services ; c'est perdre

un temps précieux que de lutter contre les prescriptions médicales.

* * *

'Au nombre des maladies chroniques des poumons, la phtisie pulmonaire (une des manifestations les plus fréquentes de la tuberculose, qui est une infection généralisée, comme la diphtérie, la variole ou la fièvre typhoïde) occupe la place prépondérante.

Nous ne nous occuperons ici que rapidement des symptômes de cette affection, mais plutôt de sa prophylaxie : il importe surtout de savoir comment on peut ne pas devenir tuberculeux, quelle cure pratique on doit entreprendre quand on l'est devenu.

La tuberculose présente diverses périodes.

Stade prodromique (période prétuberculeuse). — Amaigrissement. Anémie. Accès fébriles. Toux sèche. Enrouement. Bronchite tuberculeuse. Matité à l'un des sommets [et autres signes de la compétence du médecin]. Recherche du bacille pour confirmer le diagnostic.

Stade d'infection confirmée. — Amaigrissement progressif. Expectoration fréquente. Crachements de sang. Sueurs nocturnes. Fièvre. [Signes spéciaux d'auscultation].

Stade terminal. — Expectoration encore plus abondante. Dépérissement complet. [Période des cavernes].

Même confirmée, la maladie est souvent encore curable. Mais il faudrait surtout s'efforcer d'éviter l'infection.

La mortalité par tuberculose représente généralement les plus fortes proportions des décès, qu'on en juge :

A la séance du 23 octobre 1900, à l'Académie de médecine, M. le professeur *Brouardel* a donné lecture d'un travail statistique fort important sur le chiffre des décès dus à la tuberculose. On est encore consterné de constater combien le terrible fléau fait des victimes nombreuses. Il suffit, pour s'en convaincre, de jeter les yeux sur le tableau suivant :

Ville de plus de 5o.ooo habitants 41,3 décès p. 10.000 hab.
— de 10.000 à 5o.000   —   3o,1
— de 5.000 à 10.000   —   26,7

Dans cette énumération ne figurent pas les agglomérations rurales comptant moins de 5.000 habitants ; cependant M. le professeur Brouardel a pu, au ministère de l'Intérieur, se procurer des statistiques concernant 89 villes de moins de 5.000 habitants ; d'après ce relevé, il semble que la mortalité par tuberculose s'élève, depuis 1890 jusqu'à 1897, dans les campagnes françaises.

Ces résultats ont été confirmés par M. le Dr Lesage, maître de conférences à la Faculté des sciences de Rennes, qui a entrepris des recherches pour 84 communes du département d'Ille-et-Vilaine, ayant toutes une population inférieure à 4.000 habitants. Ce savant est arrivé aux conclusions suivantes :

La mortalité moyenne par tuberculose atteint 22,56 pour 10.000 habitants dans la période 1890-1899, pour l'ensemble des 84 communes étudiées. Les agglomérations élevées au chef-lieu accroissent la moyenne des décès ; au contraire, les populations disséminées sur un vaste territoire communal sont moins atteintes.

Partout, dans les villes comme dans les campagnes, on a reconnu que la mortalité par tuberculose varie avec l'âge et le sexe, qu'elle est plus grande chez l'homme que chez la femme, que dans les deux sexes le maximum des décès se produit entre 20 et 3o ans.

Ces constatations désolantes se généralisent de plus en
plus : elles sont vraies également pour la France et pour
les autres pays ; la Tunisie ne jouit, il faut le dire, d'aucun
privilège sur ce point.

La vérité est bonne à dire, en pareille occurrence, au public qui, prévenu et conscient du danger, se trouve en
meilleure attitude pour se préserver d'un mal qui le guette
un peu partout, s'il n'y prend garde. La prophylaxie de la
tuberculose est la plus sérieuse garantie contre les atteintes de la maladie : elle doit être également considérée
comme la plus efficace médication. S'il est incontestable
qu'on guérit de la tuberculose, au début, il est encore plus
prudent de ne point contracter une affection dont la cure
est longue et dispendieuse.

Qu'on le sache bien, les progrès de la tuberculose ne
sont pas encore enrayés ; c'est une maladie contagieuse
qui fait plus de victimes que la peste ou le choléra. Suivant
le mot d'un médecin, il vaut mieux vivre dans une forêt
vierge, entouré de bêtes féroces, qu'au milieu de tuberculeux, inhabiles ou négligents pour les mesures d'hygiène
ou de prophylaxie.

Encore récemment, au Congrès pour la tuberculose, de
Londres, des savants de tous les pays se sont réunis pour se
communiquer les résultats des considérables travaux qui
prennent, chaque année, pour sujet la terrible maladie qui
décime l'humanité. Des hommes éminents consacrent toute
leur activité et tout leur temps à prouver la curabilité de
la tuberculose au début et, surtout, la possibilité, avec des
mesures rigoureuses d'hygiène, d'éviter la contagion. Le
professeur Brouardel, doyen de la Faculté de médecine de
Paris, est encore revenu cette année sur cette question de
la prophylaxie de la tuberculose. Il est, dit l'honorable ora-

leur; de toute nécessité d'apprendre à tout le monde que le manque d'air et de lumière, l'humidité des logements prédisposent les malheureux à l'infection tuberculeuse en diminuant la résistance de l'organisme. Quand un ouvrier en arrive à la période des cavernes, il se traîne encore, tant qu'il lui reste quelque force : il faut nourrir les siens ! A l'atelier, au cabaret, au logis, il contamine son entourage, les camarades, les passants ; et ainsi se dissémine l'irréparable mal.

Le professeur Brouardel a pu dire : « Le danger est dans les crachats ; qu'on cesse de cracher par terre, qu'on perde rapidement cette habitude dangereuse, et la tuberculose décroîtra rapidement. En Amérique, un millionnaire, qui crachait dans la rue, a été condamné à une amende ; il a récidivé, il a été mis en prison. »

D'autres moyens prophylactiques s'imposent d'une façon urgente : tels, l'inspection de la viande et du lait, les commissions de salubrité de logements d'ouvriers et la propagande antituberculeuse par les journaux, les brochures et les livres. Enfin, quand le mal est constitué, il y a encore chance de lutter, la tuberculose est curable. Une notion scientifique réconfortante est aujourd'hui acquise : elle a reçu encore une démonstration plus forte au Congrès de Londres, à la suite des belles recherches de laboratoire de MM. Lannelongue, Achard et Gaillard. La résistance individuelle aux infections varie suivant chaque homme, tout le monde n'offre pas le *même terrain propice* à toutes les contagions venues du dehors.

« Les chances de contamination tuberculeuse, disent ces Messieurs, sont, en effet, les mêmes à peu de chose près, pour un très grand nombre de sujets humains ; la porte d'entrée de l'infection est toujours aussi à peu près

la même. Or, il en est qui résistent ou qui n'ont qu'une infection minime qui reste entièrement méconnue et qui
avorte. »

Il faut donc savoir se défendre de la contagion par
toutes les mesures prophylactiques en notre pouvoir pour
éviter l'infection, l'assaillant ; mais il faut aussi fortifier
notre organisme, l'assiégé, lui assurer la somme la plus
considérable de résistance pour empêcher l'envahisseur de
s'établir en pays conquis, sur un terrain préparé au développement prospère de la graine.

« La tuberculose peut être évitée et peut être guérie,
a-t-on dit encore au Congrès de Londres. Une fois que le
monde civilisé tout entier prendra toutes les mesures nécessaires, que l'opinion publique sera bien convaincue,
alors disparaîtra le fléau le plus cruel qui décime nos enfants et nos amis, et menace l'avenir des nations. L'humanité tout entière peut se réjouir lorsqu'on peut inscrire
le nom de Jenner au commencement du siècle et celui de
Pasteur à la fin. »

Que chacun travaille dans sa sphère à cette unité de lutte
contre la tuberculose.

L'alimentation est quelquefois incriminée dans la propagation de la tuberculose : la qualité du lait a surtout
souvent été discutée.

Jusqu'à présent, nous étions tous persuadés que le lait ou
la viande d'une vache tuberculeuse était impropre à la
consommation, dangereux pour l'homme et source possible de contamination. Le professeur Koch célèbre dans
le monde entier par de nombreuses découvertes, bactériolo-
giste éminent, a récemment apporté au Congrès de Londres
une affirmation révolutionnaire.

« La tuberculose de l'homme, dit-il, n'est pas communicable à la vache, et la tuberculose de la vache n'est pas transmissible à l'homme. »

La première proposition semble réelle d'après de nombreuses expériences instituées et vérifiées par le savant allemand : des veaux nourris avec du fourrage arrosé de crachats ne sont pas devenus tuberculeux ! Je vous avouerai que de telles démonstrations me laissent absolument froid. Que de jeunes veaux deviennent ou non tuberculeux à la suite d'absorption répétée de bacilles, peu importe ! Cela évidemment prouverait que la tuberculose de l'homme n'est pas transmissible au bœuf. Mais la contre-partie est surtout intéressante pour le médecin. Oui ou non, une vache tuberculeuse peut-elle contaminer l'homme ? Malheureusement, il faudra encore de nombreux et patients travaux pour aller contre ces faits ou les interpréter dans le sens d'une théorie favorable. Les exemples indéniables de vétérinaires devenus tuberculeux à la suite de piqûres anatomiques au cours d'autopsie de vaches malades démontrent la possibilité, rare ou courante, de la tuberculose de l'animal transmise à l'homme.

Il est donc très bon d'user d'une grande et sage méfiance, et de se conformer aux règles prophylactiques habituelles. Toutefois on peut, dans l'état actuel de la science, affirmer que la propagation de la tuberculose par le lait ou la chair d'animaux tuberculeux est l'infime pour centage dans la propagation du terrible fléau.

Le professeur Koch, et avec lui presque l'unanimité des médecins du monde entier, pense que la contagion de la tuberculose se fait surtout par les crachats desséchés qui transportent, dans la poussière, les microbes à des distances, très grandes parfois. On comprend qu'on ne saurait, à ce sujet, prendre trop de précautions : défense de cracher par terre, obligation des crachoirs communs ou individuels. Si heureusement, suivant une opinion qui tend à s'accréditer, la tuberculose n'est pas absolument héréditaire, au contraire, la contagion est le puissant facteur de contamination, et elle guette surtout les gens débilités, surmenés et, en particulier, les intoxiqués par l'alcool.

Je ne puis pas résister au désir de transcrire un extrait d'un fort remarquable article récent du Dʳ Daremberg, du *Journal des Débats* :

« Aujourd'hui, je me contenterai de répéter ce que je disais déjà en 1889 à l'Académie de médecine : donnez des crachoirs de chambre et des crachoirs de poche à tous les tuberculeux, riches ou pauvres. Défendez ensuite de cracher à terre ou sur des linges. Puis j'ajouterai : soyez bien persuadés que la tuberculose augmente en France parce que l'alcoolisme fait dans notre pays des progrès constants. On a dit que la tuberculose cause d'autant plus de ravages que l'encombrement produit par les agglomérations augmente ; c'est inexact, car tous les médecins qui exercent dans les pays montagnards, où l'agglomération n'existe pas, ont constaté que la tuberculose y accroît constamment ses victimes. On a dit aussi que cette progression était due à l'insalubrité des logements. Au contraire, les logements deviennent de moins en moins insalubres. Autrefois, il y avait beaucoup moins d'air et de lumière dans ces habitations, et on observait beaucoup moins de tuberculose. C'est l'alcoolisme, et l'alcoolisme seul, qui est l'agent de multiplication des cas de tuberculose. La tuberculose est le signe de la dégénérescence de la race, de la diminution de la résistance ; c'est une maladie contemporaine des excès de la civilisation. »

L'originale *Carte de la tuberculose*, dressée par le

Dʳ Landouzy, et que nous avons empruntée au *Mouvement
thérapeutique et médical*, résume parfaitement les mesures
que nous avons énumérées :

De telles mesures pourraient enfin diminuer la fréquence
de la tuberculose: la plupart des médecins le pensent.

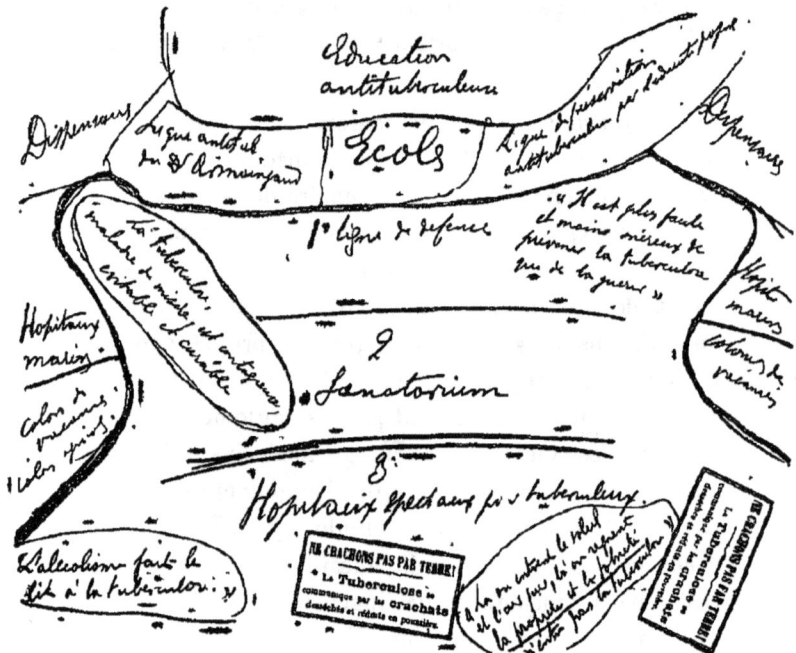

CARTE DE LA PROPHYLAXIE DE LA TUBERCULOSE PAR LE Dʳ LANDOUZY.

La fréquence de la tuberculose dans tous les pays du
monde représente un danger public menaçant la sécurité
de millions d'hommes : les pays chauds ne sont pas plus
à l'abri que la Métropole; dans les colonies, on doit s'en
protéger comme partout ailleurs. En France, les mêmes
affections préoccupent, par leur constante augmentation,
les pouvoirs publics et la sollicitude des sociétés savantes.

L'Académie de médecine, en particulier, a poussé le cri
d'alarme. A la séance du 27 mars 1900, MM. Landouzy
et Grancher ont émis le vœu suivant :

Nous prions la Commission permanente de la Tubercu-
lose de proposer à l'Académie de médecine d'inscrire la
tuberculose parmi les maladies à déclaration obligatoire.

Cette demande avait pour but d'obtenir la désinfection
quasi-obligatoire et, d'autre part, de donner au public une
véritable leçon de choses qui lui démontrera l'importance
des mesures préventives contre le plus terrible fléau qui
existe de nos jours.

Arrivera-t-on à décider le médecin et le malade à se
soumettre à de pareilles réglementations? Je sais bien
qu'on criera très haut à la violation du secret professionnel
et de la liberté individuelle. Mais, vraiment, la tranquillité
et l'inviolabilité des uns doivent-elles constituer pour tous
un danger permanent? Pour ne point déranger de sa
quiétude une partie de la population, devenue par contagion tuberculeuse, doit-on admettre que la collectivité soit
constamment exposée aux dangers de la contamination?
L'Académie de médecine, avec la majeure partie des médecins, ne le pense pas.

Faisons donc pour les autres ce que nous désirerions qu'il
fût fait pour nous : le précepte, excellent en philosophie,
est parfait en hygiène. Avec une sévère désinfection, les
maladies comme la tuberculose diminueraient singulièrement. Méfions-nous des crachats, des poussières, même
des timbres-poste.

Les timbres-poste! pour les philatélistes, ces petits carrés
de papier illustrés de portraits, d'allégories ou de vignettes,
sont des idoles adorées, délicieuses à satisfaire cette passion quelque peu maniaque de la collection. Les albums

grossissent, gonflés de spécimens polychromes de l'ingéniosité artistique des peuples du monde entier, variant à
l'infini la couleur, les dessins, le format de leurs timbres-
poste. Chez les amateurs, ils sont alignés sévèrement,
classés rigoureusement, soumis à une hiérarchie savante,
catalogués avec le plus grand soin pour le plaisir des yeux
et la satisfaction de la vanité. Chez les marchands, les individus rares sont entourés des égards dus à une pièce de
haute valeur, les moindres se heurtent pêle-mêle dans des
enveloppes vulgaires. Ici et là, les uns et les autres ont
passé dans bien des doigts, ont glissé sur bien des comp-
toirs avant d'arriver aux lèvres du philatéliste qui humecte souvent de sa salive la face gommée pour fixer
l'échantillon désiré sur la page de l'album.

Le collectionneur n'a, semble-t-il, qu'un cadavre de
timbre-poste déjà souillé des pires et des plus impurs
contacts. Il faut se défier même de ses meilleurs amis.
Toujours il serait préférable d'user d'un pinceau trempé
dans de la gomme, que de sa propre langue. Le baiser du
vieux timbre-poste peut être une caresse de la mort.

Sortant neufs des guichets de l'administration, doublés
d'une couche immaculée de gomme, prêts à être le secret
de la missive d'amour ou du prospectus commercial, du
faire-part de mariage ou de décès, de la lettre de crédit ou
de recouvrement, ils sont encore terribles et dangereux,
vecteurs possibles des microbes infectieux, de ceux de la
tuberculose, en particulier. Songe-t-on au péril qu'il y a à
porter à ses lèvres un timbre-poste manipulé par tant
d'employés, dont les mains en une journée reçoivent tant
d'or et d'argent; se souillent communément des plus re
doutables germes, au contact du public !

Récemment, en France, de parti pris on augmenta encore les dangers du timbre-poste ,pour le ,public qui les colle, de la manière que l'on sait, sur l'enveloppe : jusqu'à présent. l'envers du timbre était recouvert d'une couche de gomme; ce procédé a semblé trop coûteux à l'Administration· des postes. On l'a remplacé, par raison d'économie, par un produit dangereux, la dextrine. De gaîté de cœur on expose la santé publique pour diminuer les dépenses budgétaires !'

Ne serait-il pas temps d'exiger dans tous les bureaux de poste, aux guichets où' on vend les timbres, la présence d'un petit récipient où se trouverait constamment ,une éponge imbibée d'eau. Cela suffirait au collage du timbre. Et·le public désapprendrait sa manière habituelle de fixer ·le petit carré à vignette.

Le timbre-poste peut être un véhicule de contagion : qu'on y prenne garde.

Les traitements récents de la tuberculose. — Le IVᵉ Con·grès pour l'étude de la tuberculose a récemment tenu ses assises à Paris : les communications les plus intéressantes y ont été faites, et la lutte acharnée entreprise pour terras·ser ce terrible fléau n'est pas encore achevée, hélas! Ce qui touche ·le grand public, dans cette question si ·palpi·tante de la tuberculose, c'est le côté·thérapeutique exclu·sivement. Aux malades il importe peu que les bacilles de la tuberculose aviaire et·humaine soient identiques où dif·férents, il importe peu de savoir quelles sont les 'formes anatomiques et cliniques des scléroses pulmonaires : ils veulent, ces impatients, être guéris très vite et sûrement. Le journalisme, aujourd'hui; a·tellement accru sa puis·sance de diffusion qu'il n'est pas d'humble chaumière où· ne pénètre une feuille quelconque à un sou : les·lecteurs y sont. et souvent très bien, ,tenus au courant de toutes ·les découvertes scientifiques.

Depuis l'insuccès du sérum antituberculeux du médecin allemand Koch, depuis les annonces, peut-être un peu trop pompeuses, de l'Italien Marigliano, les savants se sont mis en garde contre les engouements trop précipités en faveur d'une thérapeutique infaillible de la tuberculose. On attend! Les médecins ne sont pas pressés, eux ! Mais les malades !

J'en connais qui parcourent fiévreusement chaque matin leur journal pour y trouver la nouvelle de la découverte, enfin réalisée, de celui dont il suffira de faire quelques injections sous la peau pour guérir les phtisies les plus avancées et les plus irrémédiables. Ce rêve, il faut malheureusement le dire, n'est pas encore près de se réaliser.

Dans certains milieux scientifiques, ces temps derniers, on se communiquait bien à l'oreille, mystérieusement, certaines expériences qui devaient donner les plus légitimes espérances : on avait même déjà obtenu des résultats nombreux et miraculeux. Cela était vrai ! Mais il a fallu, des régions du rêve et des beaux espoirs, retomber aux tristesses de la réalité. Des faits nouveaux ont démenti les observations antérieures. Il faudra se remettre encore au travail, chercher peut-être très longtemps. Le sérum antituberculeux, l'antitoxine du bacille de la tuberculose, n'est pas encore trouvé.

Mais faut-il en conclure que la thérapeutique de la tuberculose reste stationnaire et ne fait aucun progrès ? Non, certes. Le traitement de la tuberculose a suivi les tendances de la thérapeutique générale : discrétion et soin minutieux dans le choix des médicaments, vulgarisation des mesures hygiéniques et prophylactiques. Mais tout cela, disent les malades, c'est de l'histoire ancienne : les médecins tenaient le même langage, il y a déjà vingt ans, et les tuberculeux continuent à mourir.

Ce n'est là qu'une boutade de ces déprimés qui, souffrants ou bien portants, trouvent toujours l'univers et l'humanité mal faits, mal réglés, peu gracieux à leur égard : des gens qui sont disciples de Schopenhauer sans l'avoir lu. Notre rôle est d'essayer de combattre cette mauvaise opinion: Depuis ces vingt dernières années surtout, les statistiques sont là pour l'affirmer, nous arrivons à guérir beaucoup plus de phtisiques qu'autrefois, nous les prolongeons plus longtemps, quand leur état de fortune leur permet des soins assidus et constants, et peut leur éviter les soucis des affaires et de la lutte pour la vie.

L'inégalité sociale éclate encore même pour la curabilité de la tuberculose : riches et pauvres meurent phtisiques ; mais les uns vivent avec leur lésion dix ou quinze ans, jouissant encore de la vie, heureux et gais, dans les sanatoria d'altitude ou sur les côtes ensoleillées, les autres meurent vite, privés d'air et de confortable dans des logements malsains.

Justement, ce sera la gloire de notre époque d'avoir songé aux deshérités de la fortune : eux aussi, ils ont leurs hôpitaux et leurs sanatoria spéciaux ; leurs derniers mois d'existence sont moins cruels et moins lamentables.

Pour ceux qui ont la bonne chance d'être soignés énergiquement au début de la maladie, avant que les lésions ne soient trop avancées, le traitement par les sérums médicamenteux accomplit des merveilles.

M. Berlioz (de Grenoble), au dernier Congrès de Paris, partait de ce principe, proclamé par M. le professeur Grancher, que le bacille, d'un côté, et la déchéance organique, de l'autre, sont les deux facteurs actifs de la tuberculose. Le traitement doit donc avoir pour but de contrecarrer l'effet nocif de ces deux éléments pathologiques. A

LEMANSKI. *L'Hygiène du Colon.* 30

la faiblesse générale, on oppose les injections sous cutanées de sérum de bœuf ; à l'intoxication bacillaire tuberculeuse, on oppose le phosphate de gaïacol, dont l'action
bactéricide est très intense. A la sérothérapie, on ajoute
aussi l'aide de l'opothérapie, c'est-à-dire des injections
d'extraits d'organes divers : foie, poumons, rate, testicules,
cerveau. Rapidement, les malades soumis à ce traitement
voient l'appétit et leur poids augmenter.

Or, les tuberculeux qui mangent et engraissent sont des
malades éternels : ils peuvent mourir de vieillesse, ce qui
est l'idéal, même pour les valétudinaires et les gens bien
portants.

Dans ce même ordre d'idées, à titre de stimulant général
on emploie les injections de sérum de bouc : cela aussi
réussit très bien. La chèvre passe pour être réfractaire à la
tuberculose : l'hypothèse que son sérum serait immuni-
sant est, en somme, acceptable et plausible.

Quoi qu'il en soit, les malades qui suivent un pareil traitement pendant des mois en tirent de sérieux bénéfices.
N'allez pas croire, comme certain de mes malades qui fut
longtemps injecté de la sorte, qu'une douleur qu'il ressen-
tait au sommet de la tête n'était que le symptôme prémonitoire d'une prochaine pousse de cornes !

J'ajouterai, donnant, je crois, un bon conseil qui réunit
l'assentiment unanime des médecins, que c'est par l'hydrothérapie surtout que nombre de tuberculeux pourraient obtenir, et une amélioration sensible, et même des guérisons
inespérées et éclatantes.

On devrait le proclamer très haut, les phtisiques peuvent
se familiariser avec les divers modes d'emploi de l'hydrothérapie. Il faut savoir assurer la propreté méticuleuse du
corps (souvent compromise chez ces malades par des

sueurs profuses) à l'aide de bains tièdes. Pour amener à
la suite du bain une réaction salutaire, il faut le faire
suivre d'une courte ablution à l'eau froide. La méthode
suédoise, friction énergique au gant de crin suivie de projection sur le corps d'un broc d'eau froide ; les douches
froides, les draps mouillés, les lotions froides sont
autant de moyens précieux dont on use trop timidement
et trop parcimonieusement dans la pratique courante.

Mais il est souvent difficile de convertir à ces méthodes
nouvelles des malades qui se couvrent de la tête aux pieds,
(châles et foulards, gilets de flanelle, collets), et qui craignent, comme leur plus mortel ennemi, l'air et l'eau. Au
moindre courant d'air, à la moindre goutte d'eau, ils crient :
« Ah ! je sens que j'ai pris froid; je suis perdu ! »

·Peter, le grand clinicien, l'a dit depuis longtemps : « Il
n'est pas de spectacle plus navrant que la chambre à coucher d'un phtisique riche, soigneusement enfoui dans des
tentures somptueuses et de riches étoffes, sans air et sans
lumière. »,

A l'encontre de cela, nous serions bien forts aujourd'hui :
.peu de médicaments, une nourriture substantielle, de l'air
et de l'eau; en toutes saisons, et une sérothérapie capable
de reconstituer l'organisme pour l'aider dans sa lutte
contre le microbe et ses poisons.

Nous terminerons l'exposé des médicaments employés
contre la tuberculose par l'analyse d'un procédé thérapeutique tout récent, les inhalations d'aniline.

·On parle souvent, dans le grand public, de l'aniline et
de ses dérivés colorés sans trop savoir l'origine de cette
substance : l'attention de tous a été souvent appelée sur
les dangers, pour la santé publique, de l'usage d'objets
artificiellement teints par le noir d'aniline, la fuschine, la

rosaniline, etc. Qu'on nous permette un court historique
de ce corps fort intéressant au point de vue industriel et
hygiénique.

L'aniline, observée pour la première fois par Unverdor-
ber en 1826, est un liquide huileux, incolore, mais bru-
nissant à l'air, douée d'une odeur désagréable et d'une
saveur âcre : dans le commerce, elle est la base des matières colorantes artificielles.

En effet, le chlorure de chaux agit sur elle en produisant
une belle couleur bleue ; l'acide arsénieux détermine des
réactions vertes, rouges ou rosées (fuschine) suivant l'action de l'acide ; avec un acide, du chlorate de potasse et un
sel de cuivre, on obtient le noir d'aniline.

Le pouvoir colorant de ces diverses substances obtenues
à peu de frais est considérable ; aussi comprend-on que
l'usage s'en soit très répandu : on s'en sert dans la falsi-
fication des vins, pour la coloration des jouets, des bonbons,
pour les teintures diverses. Malheureusement l'aniline,
autant que ses dérivés, est très toxique et détermine des
accidents dont le système nerveux est le siège le plus habituel! Aussi s'explique-t-on qu'on ait eu souvent à déplorer des empoisonnements graves dus à ce corps.

A cette action néfaste il faut, paraît-il, ajouter un rôle
salutaire de l'aniline : ce sont les bienfaits de l'aniline. Un
jour, un médecin de Montpellier, Mlle le Dr Éva Abramovitch, envoya chercher un balsamique, pour l'employer en
inhalations, chez un pharmacien qui, au lieu de goudron
ou de toute autre substance analogue, donna un flacon
d'huile d'aniline brune, jaune foncé et souillée d'impuretés. Mlle Éva Abramovitch, qui souffrait de toux opiniâtre
que rien ne calmait, se servit pendant trois semaines de
l'aniline en inhalations : elle fut, au début, très incom-

modée, elle devint tour à tour jaune, bleue, verte ; elle eut des vertiges, des céphalées, *mais la toux cessa.*

Il n'en fallut pas plus pour éveiller la curiosité scientifique de Mlle le Dʳ Abramovitch : insensiblement, elle supprima les effets toxiques du médicament, en purifiant l'aniline, en la dosant convenablement dans des mélanges appropriés qu'elle fixa dans des formules thérapeutiques ; elle commença, après en avoir fait l'expérience souvent renouvelée sur elle-même, à l'employer chez les malades du service du professeur Grasset, à Montpellier. Les résultats furent très brillants : les inhalations d'aniline modifient très rapidement les tuberculoses les plus avancées, les patients cessent de cracher, l'appétit et l'embonpoint reviennent très vite ; l'amélioration est si rapide et grande qu'un examen superficiel ferait croire à une guérison miraculeuse. Voici le résumé de l'action thérapeutique de l'aniline, d'après Mlle Abramovitch elle-même :

« L'aniline est un antiseptique auquel le bacille de Koch ne résiste pas. Les vapeurs pénètrent dans le poumon malade, baignent les parois des cavernes, vont attaquer l'ennemi au sein même du parenchyme.

« Une hyperleucocytose active se produit (lutte des cellules vivantes contre le microbe) ; le microbe affaibli se laisse décimer, et la cicatrisation commence.

« Dès le début, la quantité des crachats se réduit brusquement, leur nature se modifie. On les porte sous le microscope : ces préparations montrent une diminution des bacilles. Si le traitement est prolongé, il arrive un jour où on les cherche vainement, il n'y en a plus. L'asepsie des voies respiratoires est réalisée. »

Voilà, certes, de très beaux résultats : je n'ai encore, vous le concevez, aucune expérience personnelle ; mais, en

somme, tuberculeux, j'essaierais volontiers de la médication qui, d'après la méthode de l'inventeur, n'offre aucun
danger, conduite avec toutes les précautions thérapeutiques
nécessaires.

L'aniline serait, du coup, par ses bienfaits incommensu-
rables dans le traitement de la tuberculose, réhabilitée de
ses crimes et méfaits dans l'ordre industriel. L'avenir en
décidera.

Ce qu'il faut surtout chercher à réaliser, c'est la *cure
pratique de la tuberculose*.

Tel est le titre d'un livre fort intéressant du Dr Pujade,
d'Amélie les-Bains, consacré à l'étude des moyens thérapeutiques modernes employés contre les diverses manifestations de ce fléau qui décime l'humanité. Après avoir
successivement passé en revue l'étiologie, la prophylaxie
et les symptômes de la maladie, après avoir envisagé la
possibilité de sa guérison, l'auteur en arrive au point capital pour le grand public, le *traitement de la tuberculose*.
Il y a là une centaine de pages que beaucoup de médecins
liraient avec fruit et que tous les phtisiques parcourront
avec profit. Il faut avec le Dr Pujade avoir le courage de
dire que la tuberculose est toujours une affection très
grave pour laquelle des soins minutieux et constants sont
absolument indispensables, pour laquelle toute la sagacité
du médecin doit être mise en jeu.

Dans le monde, on ajoute trop souvent créance aux pro-
messes des prospectus trop encourageants qui vantent un
médicament *spécifique contre la tuberculose*. Cette heureuse substance n'est pas encore trouvée et ne le sera sans
doute pas encore de longtemps. La sérothérapie n'a pas,
non plus, de nos jours, obtenu la solution du problème.
En un mot, la médecine actuelle ne possède pas une *for-

mule mathématique de cure de la tuberculose. La· tâche
dans ces conditions serait vraiment trop facile, et il n'en
va pas si aisément dans la pratique.

Le malade doit être minutieusement étudié par un médecin servi par un sens diagnostique exact et possédant toutes
les ressources de la clinique et de la thérapeutique : ses
investigations bien menées seront couronnées de succès, et
il obtiendra quelquefois la guérison, souvent la survie, toujours une amélioration appréciable. Le trépied thérapeutique, d'après la majorité des auteurs, c'est le *repos*, lè *grand
air* et la *suralimentation*. Encore faut-il que les termes de
cette trilogie soient d'une exécution intelligente et soumis
à la direction du médecin traitant. Lui seul, qui a la connaissance suffisante d'un malade longtemps observé, peut
établir des indications rationnelles et profitables à l'infortuné valétudinaire. On ne doit pas, à la vérité, le considérer
comme de la chair à sanatorium et l'expédier indifférem-
ment du sud au nord, du nord au sud, sans aucun discernement.

Mais cet inconvénient du sanatorium à outrance ne sera
encore rien à côté de la folie médicamenteuse. Combien
de médecins et de malades sont atteints de cette redoutable manie de *droguès* et de se *droguer!* Très heureusement, de nos jours, une réaction salutaire s'est faite contre
ces tendances détestables. *Toutes les exagérations sont
condamnables, parce que toutes aboutissent à l'erreur*, dit
sagement le D* Pujade. Il est bon de retenir quelques précieux médicaments capables d'obvier à des symptômes
alarmants, à des inconvénients gênants, mais il ne faut pas
systématiquement soumettre tous les cas au même traite
m'nt, sous prétexte que cette substance a guéri quelques
tuberculeux! A la décharge des médecins, il faut dire que

la confiance en certaine intervention part d'un bon sentiment : le désir extrême de soulager ou de guérir. Quand,
en médecine, il y a beaucoup de médicaments qui passent
pour souverains dans une maladie, il faut se méfier : le
vrai remède n'est pas encore trouvé.

« Il existe une loi médicale, dit le Dr Pujade, qui jusqu'ici
n'a pas supporté d'exception ; c'est que, dans une maladie
donnée, il faut mesurer l'impuissance des remèdes à leur
nombre et à leur variété. C'est de ces maladies que fait
partie la tuberculose. »

Je n'ai pas la place nécessaire pour dire tout le bien que
je pense du livre de mon confrère, le Dr Pujade ; j'engage
tout le monde à en faire l'achat. On y apprendra, bien portant, à ne pas devenir tuberculeux ; phtisique, on y saura
comment on se guérit.

CHAPITRE VI

BRÛLURES, INSOLATIONS, COUPS DE CHALEUR

SOMMAIRE. — Causes de brûlures. — Degrés et symptômes. Accidents généraux consécutifs. — La douleur. — Brûlures au pétrole. — Traitement. — Froidures, engelures. — Se méfier des coups de soleil. — Mort d'insolation. — Un ami imprudent. — Comment on prend un coup de soleil. — Symptômes. — Forme grave, forme mortelle. — Mesures préventives — Thérapeutique. — Traitement suivant le D' Combemale.

La chaleur et les caustiques chimiques produisent sur nos tissus des lésions plus ou moins graves auxquelles on donne le nom de *brûlures*.

Elles sont communément occasionnées par le feu, la vapeur, les métaux en fusion, l'eau ou l'huile bouillante, les explosions de tous genres, le pétrole enflammé des lampes, etc. La mort est bien souvent l'issue de ces redoutables accidents. Dans les grands incendies des théâtres ou des maisons, les victimes succombent autant à l'asphyxie par les gaz carbonique et oxyde de carbone que du fait de l'action directe des flammes. On distingue généralement, au point de vue de l'intensité des désordres produits, six degrés de brûlures, considérées bien plus quant à leur profondeur que quant à leur étendue.

Premier degré. — La' peau, au contact rapide de la flamme ou' d'une eau au-dessus de 100°, rougit, s'enflamme ou se tuméfie : il y a douleur vive, cuisante, parfois très violente pouvant provoquer déjà des phénomènes nerveux. C'est une sorte d'érythème qui apparaît aussitôt, semblable à la teinte bien connue du'*coup de soleil* sur la face. Si la brûlure au premier degré n'est pas trop étendue, l'hyperesthésie cutanée disparaît au bout de quelques heures, et l'épiderme, s'exfoliant et desquamant, est le dernier témoin de l'action de la chaleur : la perturbation a été insignifiante, et les symptômes très fugaces.

Second degré. — Caractérisé par un soulèvement de l'épiderme, avec les mêmes phénomènes généraux que précédemment. C'est la vésication produite par une toile cantharidée, par 'l'ammoniaque, par l'eau bouillante. Les « cloches » spéciales apparaissent : ce sont des bulles contenant un liquide citrin séreux, ambré, de forme et de grandeur diverses. Si l'épiderme n'est pas arraché, la douleur est moins vive : si, par un mouvement trop brusque on l'enlève avec une partie du vêtement ou du pansement auquel il adhère, le patient pousse des cris. Les plaies ainsi créées s'infectent parfois au contact de l'air et des poussières.

Troisième degré. — Déjà l'atteinte a été plus profonde, le contact de 'la flamme plus prolongé, la température du 'liquide dépassait 100°. Il y a désorganisation des cellules de la peau, elles sont *carbonisées* en partie ; sur une certaine étendue la'peau'résonne sous le choc, c'est l'*eschare*. Au bout de quelque 'temps, il se séparera des 'tissus sousjacents enflammés à'surface suppurante. Des bulles de forte dimension remplies d'un liquide épais, noirâtre et sanguinolent, se transforment en phlyctènes purulentes. Les

cicatrices sont longues à se produire et indélébiles : elles
ont l'aspect gaufré particulier qui fait reconnaître les traces
d'ancien vésicatoire

Quatrième degré. — La peau, complètement détruite et
désorganisée, laisse à nu les couches musculaires et graisseuses : la destruction a été fort intense. La douleur est,
chose paradoxale, quelquefois moins vive que dans les
degrés précédents, parce que les nerfs qui innervent le
derme et l'épiderme ont été détruits avec eux. Cependant,
des complications plus redoutables peuvent survenir :
érysipèle, suppuration, septicémie, tétanos. Si la brûlure
est vaste, c'est la mort certaine. La fièvre, l'agitation, le
délire même, sont au comble. La guérison, quand elle est
possible, est fort retardée par la réparation des tissus et les
cicatrices consécutives.

Cinquième degré. — Les ravages s'accroissent. La peau,
les muscles sont détruits : le squelette est atteint profondément, quelques paquets vasculo-nerveux sont conservés ;
un membre presque entier est détruit. L'amputation s'impose si les limites de la brûlure sont trop vastes. Il y a des
hémorrhagies qui peuvent être foudroyantes ; quand les
brûlures siègent au tronc, les viscères sont à découvert :
péritonites, pleurésies, pneumonies sont des complications imminentes. La mort vient généralement mettre fin à
ces supplices atroces.

Sixième degré. — Un membre est complètement détruit
dans la hauteur de ses différents plans. La mort est certaine si la brûlure est tant soit peu étendue.

Aux phénomènes locaux que nous venons de décrire,
s'ajoutent de nombreux symptômes généraux :

La congestion ;

La réaction inflammatoire ;

La douleur ;

La·fièvre ;

Les congestions viscérales (pneumonie, congestion·du cœur, du cerveau) ;

La suppuration ;.

Les phénomènes nerveux (choc traumatique).

Quelques-uns d'entre eux suffisent à déterminer une issue fatale, quand surtout les brûlures sont vastes et profondes. Le blessé tombe dans le coma, il perd connaissance, semble ne plus souffrir et s'éteint dans un calme trompeur. Le retentissement des lésions locales sur les centres nerveux, l'abolition de la fonction cutanée, point de départ de réflexes importants, doivent être cause d'une profonde perturbation organique, capable de déterminer la mort.

On sait en physiologie que les mouvements d'inspiration et d'expiration, qui constituent les deux temps de la respiration, sont dus à des impressions réflexes parties de la surface pulmonaire dans les alvéoles et transmises au nerf pneumogastrique qui innerve les principaux muscles respiratoires. En temps ordinaire, nous nous abstenons de diriger cette importante fonction : en d'autres termes, nous respirons sans le *vouloir*, sans y *penser*. Cependant, chacun sait qu'on peut *arrêter la respiration volontairement*. Or, on a remarqué que les gens dont la peau était atteinte de brûlures, même légères, mais très étendues, cessaient de respirer s'ils n'y faisaient attention. ·Leur respiration semble paresseuse, ils sont obligés de la stimuler. Le nerf pneumogastrique n'est donc pas le seul capable de faire ·dilater la cavité thoracique. La peau ·jouerait donc aussi dans cet acte physiologique un rôle très important : l'impression de l'air et de l'eau sur le tégument externe est le point de départ de réflexes spéciaux qui excitent les centres respiratoires. Dans les laboratoires, on démontre ce fait par une expérience curieuse, qui consiste à enduire complètement d'un vernis imperméable la peau d'un animal : bientôt les mouvements respiratoires diminuent, pour s'affaiblir insensiblement jusqu'à la mort, qui survient dans le refroidissement complet par défaut d'oxygénation du sang et ralentissement des échanges et des combustions.

Accidentellement on a constaté chez l'homme les mêmes phénomènes à la suite de grandes brûlures.

« Dans nos villes de grandes brasseries, écrit Mathias Duval, il n'arrive que trop souvent qu'un garçon brasseur tombe dans une des immenses chaudières de ces établissements. Retiré très vite, il ne présente pas moins une brûlure, parfois très légère, mais en tous cas très étendue, et qui a profondément modifié la peau au point de vue nerveux, comme cela arrive pour la sensibilité de toutes les surfaces dont l'épithélium est altéré. Dans quelques cas de ce genre nous avons pu observer que la respiration ne se continue avec son ampleur et son intensité normales que grâce à l'intervention de la *volonté*. Le patient respire alors parce qu'il veut respirer, et, le réflexe physiologique étant insuffisant par défaut dans les voies centripètes, les mouvements du thorax ne présentent plus ni leur force rythmique ni leur apparente spontanéité normale ; mais, si le malade *oublie de respirer*, les mouvements du thorax deviennent lents et faibles comme chez les animaux enduits d'un vernis ; la température du corps s'abaisse et n'est maintenue que par l'action de la volonté sur la respiration. Il est évident ici qu'une des sources, la *source cutanée*, si l'on peut ainsi s'exprimer, du réflexe respiratoire a été supprimée et que l'action du pneumogastrique seul est devenue insuffisante pour provoquer l'action du système nerveux central! La volonté supplée à ce manque d'impulsion extérieure, jusqu'à ce que les malheureux soumis à cet étrange supplice succombent enfin à la fatigue et s'endorment. La respiration devient alors assez faible pour amener un refroidissement considérable et, finalement, la mort. » (Mathias Duval, *Cours de Physiologie*, édit. 1897.)

On ne saurait trop se *garder du feu*, et cette recommandation est surtout opportune pour les parents dont les enfants indisciplinés sont souvent victimes de brûlures atroces.

Deux enfants, dont j'ai gardé le souvenir, succombèrent à leurs brûlures dues à des causes inhabituelles. L'un, un petit garçon de huit ans, avait la fâcheuse manie, chaque matin, à son lever en hiver, de se poser en chemise devant la cheminée pour se chauffer. Le hasard malencontreux voulut qu'un jour un coup de vent soufflant en tempête fit ouvrir derrière lui une porte mal close. Aussitôt un courant d'air s'établit, et, en un instant, la flamme du foyer, un clair et pétillant feu de bois, vint lécher la chemise de l'enfant qui s'enflamma aussitôt.

Malgré la prompte intervention des personnes accourues à ses cris déchirants, l'enfant eut le ventre et la poitrine affreusement brûlés, il mourait huit jours après. L'autre, une charmante gamine de douze ans, fille d'un chef de gare, se trouvait seule dans une chambre, le soir vers 9 heures : elle voulut, à un moment donné, atteindre un livre sur un rayon de bibliothèque trop élevé ; elle prit une chaise, se saisit de la lampe à pétrole pour s'éclairer et la posa par terre à côté de la chaise sur laquelle elle monta. Un pli de la robe vint frôler le verre et s'enflamma aussitôt.

Avant qu'on pût arriver, avant qu'on eût le temps de lui‑ arracher ses vêtements en feu, la fillette avait de vastes brûlures aux mains, à la face, à la poitrine, au ventre : en vingt-quatre heures, trop longues encore pour une si terrible agonie, elle mourait au milieu des souffrances les plus épouvantables!

Méfiez-vous des lampes à pétrole !

Quel traitement d'urgence peut-on opposer aux brûlures?

On doit donner aux brûlés des soins généraux et pratiquer des pansements locaux.

Soins généraux. — Injections de sérum artificiel ; inhalations d'oxygène ; injections de caféine ; régime lacté ; lavements purgatifs. Grands bains tièdes renouvelés aussi souvent que possible pour les grands brûlés.

Soins locaux. — Ils varient suivant les degrés des brûlures :

1er *degré.* — Désinfection avec une solution antiseptique légère ou, mieux encore, une solution alcoolique de savon : se servir de petits tampons d'ouate. Lavage de la région avoisinant la brûlure. Pansement avec de la ouate stérilisée. Application de vaseline cocaïnée.

2e *degré.* — Antisepsie de la région brûlée avec des solutions phéniquées à 1/100e. Application de compresses humides de tarlatane. Ponction très délicate des bulles pour les débarrasser de leur liquide : on se sert d'une épingle ou d'une aiguille flambée.

Si la douleur est violente, renouveler les pansements avant l'arrivée du médecin. Application de la pommade suivante :

Vaseline . . . . 100 grammes
Cocaïne. 1   —
Orthoforme. 5   —

Pansement avec de la gaze recouverte d'ouate et de bandes de tarlatane en faisant une légère compression. Bains locaux ou généraux antiseptiques, si la douleur est violente.

3e *degré.* = Il faut ouvrir les phlyctènes et les bulles contenant du pus, désinfecter soigneusement avec un liquide antiseptique léger et appliquer un pansement humide :

A. Compresses de gaze.

B. Ouate hydrophile.

C. Taffetas gommé ou gutta-percha.

D. Bandes de gaze suffisamment serrées.

En cas de suppuration ou de douleur trop violente, bain continu.

4e *degré et au delà.* — Présence du médecin urgente et absolument nécessaire ; en attendant, pansement humide et antiseptique.

Nous extrayons du formulaire Roux-Lemanski le texte suivant du traitement des brûlures, d'après Reclus :

« Calmer la douleur : irrigation d'eau froide, bains prolongés à une température un peu inférieure à celle du corps.

« Éviter d'arracher l'épiderme soulevé : si on ne pouvait éviter cet accident, envelopper les parties brûlées d'une épaisse couche d'ouate. Quand les brûlures sont plus profondes, et qu'il y a des escharres, application de *vaseline phéniquée.* Ou bien envelopper les parties avec des compresses de tarlatane imbibées d'une solution faible de *sublimé* ou d'une solution saturée d'*acide borique* et recouvertes d'une toile imperméable.

« Éviter les cicatrices difformes par la position. Éviter la syndactylie aux mains en séparant les doigts avec de l'ouate. »

Pansement avec

Iodoforme . . . .   1 gramme.

Acide borique.)
Antipyrine. . . } àâ. . . . .   5 $\equiv$

Vaseline. . . . . ,   50 $\equiv$

On a recommandé récemment un traitement des brûlures qui semble donner de très bons résultats : on se
sert de solution aqueuse ou éthérée saturée d'acide picrique.

M. le Dr Paul Thierry décrit ainsi ce traitement :

« Application sur les parties atteintes de compresses de
tarlatane imbibées d'une solution saturée (0,5/00 environ)
d'acide picrique. Si la plaie reste aseptique, le pansement
n'est renouvelé que rarement : d'abord, tous les trois jours,
puis tous les quatre, cinq ou six jours. On ne doit point
recouvrir ce pansement d'étoffes imperméables, on le laisse
simplement sécher sur les parties malades. »

L'impression prolongée du froid sur nos téguments détermine les engelures ou froidures. C'est un accident rare
ou ignoré dans les pays chauds. Toutefois, il peut se produire à la suite d'applications intempestives de glace sur la
tête ou encore plus souvent sur le ventre. Dans la fièvre
typhoïde, dans la péritonite, dans l'appendicite, les médecins prescrivent d'appliquer des vessies de glace sur le
ventre des malades. Si on n'a pas soin d'interposer entre
la peau et la vessie un double de flanelle, on risque de déterminer un érythème spécial dû à la gelure ou froidure,
par contact prolongé du froid. Notons encore les engelures,
connues aux colonies au temps de la saison des pluies,
quand l'humidité et le froid saisissent et incommodent les
habitants.

Nous recommandons le traitement suivant des engelures :

1° Baigner les mains matin et soir dans une décoction de feuilles de noyer ;

2° Frictionner ensuite avec de l'alcool camphré ;

3° Poudrer avec :

> Salicylate de bismuth. . . . . . .   10 grammes
> Amidon.   60   —

4° Le soir, avant de mettre cette poudre, on peut frictionner avec :

> Glycérine. . . . ⎫
>   ⎬ ââ. . . . .   50 grammes
> Eau de son. . . ⎭
> Tannin. .|.   1   —

5° Si les engelures sont ulcérées, les envelopper de feuilles de noyer ramollies dans l'eau chaude.

L'*insolation* et le *coup de chaleur* ne sont, comme nous le verrons plus loin, que des *brûlures* d'un genre particulier ou, du moins, le résultat d'influence nocive de la chaleur sur l'organisme. Aussi avons-nous pensé qu'il serait naturel de les étudier dans ce chapitre après les brûlures et les froidures. Les explications que nous avons données sur le rôle de la peau dans la respiration feront mieux comprendre encore les phénomènes si curieux de la respiration cutanée, de la sueur et du refroidissement consécutif à son évaporation:

Il semblerait que tous les Européens vivant dans les pays chauds, en été surtout, soient prévenus, par expérience ou connaissance des plus simples préceptes d'hygiène, des terribles dangers auxquels on s'expose en se promenant ou en travaillant au soleil, la tête et la nuque imparfaitement garanties. Cependant, chaque année. nous assistons à des accidents graves, parfois mortels, dus à l'insolation, au vulgaire coup de soleil. Il y a peu de temps, je constatais une imprudence de ce genre qui a coûté la vie à un malheureux ouvrier occupé à monter des wagons, travail qu'il est difficile de ne pas faire en pleine chaleur, au moment où le soleil est le plus dangereux. Cet homme, qui habite cependant l'Afrique depuis près de vingt ans, commettait souvent la grosse faute d'aller et venir tête nue. L'insolation, cette fois, a été foudroyante. Frappé comme d'un coup de massue, l'ouvrier s'écroulait sans force et roulait inanimé sur le sol, battant l'air de ses bras, secoué de convulsions : vers 2 heures il causait encore gaiement avec ses camarades ; à 3 heures, il tombait pour ne plus se relever.

Malgré toute la promptitude des soins, on ne put arriver à lui faire reprendre connaissance, on ne put l'arracher au coma dans lequel il était plongé. Transporté à l'hôpital avec toutes les précautions désirables, il succombait vers 7 heures, sans avoir proféré une parole, sans avoir repris le sentiment, même quelques minutes.

Ces faits, avec leur brutalité décevante, sont heureusement rares, mais ils sont pour nous une bonne occasion de revenir sur des conseils, donnés déjà, mais bons encore s'ils servent à éviter de pareils malheurs. Il suffit de quelques précautions sérieuses pour échapper au danger, sinon mortel, toujours grave. Si on veut en croire les chroniques de Froissart, la folie de Charles VI fut le résultat, direct ou éloigné, d'une insolation. Le vulgaire dit souvent, dans son langage violent et imagé, d'un infortuné mal équilibré : *Ah ! celui-là, il a eu un rude coup de soleil.* L'étiologie a pu reconnaître parfois le bien-fondé de cette apostrophe populaire. Il ne faudrait pas en déduire, malgré l'irritabilité bien connue des Européens dans les pays chauds, que le soleil doit tous nous rendre fous.

Il est rassurant de dire que la forme simple de l'insolation est plus fréquente, même aux colonies, que la forme
grave.

Mais déjà la première évolue vite avec un cortège de
symptômes alarmants : chaleur insupportable, soif vive,
mal de tête intense, grand accablement, nausées, vomissements, douleur extrêmement vive à l'épigastre ; si on
n'intervient pas à temps, il se produit de la fièvre, du délire,
des hallucinations, la perte de connaissance. C'est le coma,
c'est-à-dire la perte de connaissance foudroyante, qui constitue le pronostic si sombre de la seconde forme.

Tous les médecins ont vu de nombreux cas d'insolation
dans leur pratique, et chaque fois ils sont très réservés
dans leur appréciation, quant à la durée et l'issue de la
maladie. Dans certains cas, les malades restent au lit plusieurs semaines, entre la vie et la mort ; ils récupèrent
difficilement l'intégrité de leurs fonctions, tant la commo-
tion paraît avoir été profonde. Si la guérison se produit,
elle n'est que la suite d'une longue et pénible convalescence.

J'ai eu l'occasion d'observer un très curieux coup de soleil : cette insolation d'un genre particulier avait littéralement rôti les jambes d'un pêcheur enragé de mes amis.
Cet excellent amateur de lignes et de filets avait eu l'idée
un peu cocasse d'aller pêcher, en plein midi, au mois de
juin, dans un lac marécageux ; pour mieux barboter dans
l'eau boueuse, il eut la singulière inspiration de se déchaus-
ser et de relever culotte et caleçon au delà du genou. Mal
lui en prit. Ainsi accoutré, il poursuivait avec ardeur et véhé-
mence le poisson fuyant et agile. Plusieurs heures durant,
il pêcha ainsi, tout triomphant de son procédé nouveau
de déambulation aquatique. Le lendemain lui réservait un

triste réveil. Des écrevisses bien cuites, un homard suffisamment plongé dans l'eau bouillante, n'ont pas une plus belle couleur écarlate que les jambes de mon ami, déjà célèbre en Tunisie par mille prouesses, de toutes couleurs, cynégétiques ou autres. Le fer ardent et rouge, qui brûle en dévorant la peau, n'aiguillonne pas le patient d'une douleur plus vive que les atroces souffrances qui arrachaient des cris au pêcheur du lac. Il avait nié le coup de soleil ; il assimilait volontiers les timides, les craintifs ou même les prudents, au poulpe veule et apathique : il'était lui-même devenu le poulpe idéal, frappé d'infirmité passagère par cette innovation d'un nouveau genre qui d'ailleurs fut, elle aussi, très lente à guérir.

Cette lenteur de la guérison de l'insolation est due à l'insuffisance et à l'impuissance de notre thérapeutique en cette occurrence ; quand ce sont de légères attaques, le traitement se confond avec celui des brûlures ordinaires. Si déjà il se produit une congestion cérébrale, la situation est plus grave.

La présence du médecin est absolument indispensable dans la majorité des cas ; souvent même, l'homme de l'art ne peut qu'assister à une agonie.

Mais qu'il serait bien plus simple, pour éviter tout cela quand on doit séjourner au soleil, de toujours avoir la tête recouverte d'un bon casque !

Il serait même plus heureux d'échapper à toute action trop prolongée de la chaleur aux moments de la journée où, en été, il est imprudent de sortir ; malheureusement, les travaux des champs exigent souvent les longues stations en rase campagne, des courses prolongées, ou une surveillance des ouvriers qui s'attardent, sans souci de la température. Quand le thermomètre s'élève, il faut redou-

bler de prudence, s'efforcer de se protéger de son mieux
contre l'action directe du soleil et aussi contre la chaleur.

Les hautes températures, surtout quand l'air ambiant est
saturé d'humidité, entravent singulièrement les échanges
de l'organisme. Une des fonctions vitales les plus essentielles, qui nous aide puissamment à lutter contre l'exagération du calorique, la transpiration, est particulièrement
gênée. L'évaporation de la sueur, sur la superficie cutanée
entière, se fait mal dans une atmosphère chargée déjà de
vapeur d'eau. Ce phénomène physique de l'évaporation a
une importance considérable : il ralentit l'échauffement
progressif du corps et des humeurs ; s'il subit des modifications trop importantes, des désordres graves se produisent
aussitôt. Le coup de chaleur tue les ouvriers dans les
chambres de chauffe où le thermomètre marque 70 ou 75°
avec une saturation trop grande de vapeur d'eau. La traversée de la mer Rouge est particulièrement redoutée des
Européens : on les remplace généralement par des nègres
plus réfractaires à ce genre d'accidents. Dans les étuves
sèches, où l'air ne contient pas d'humidité, les hammams,
bains maures, bains turco-romains, des températures de
60, 70 ou 80° peuvent être supportées par l'homme sans
inconvénients. Au contraire, une élévation de 50 ou 60°
serait singulièrement dangereuse avec une atmosphère
chargée de vapeur d'eau. Les conditions physiques qui
favorisent l'insolation et le coup de chaleur sont :

L'élévation de la température ;

Le calme de l'atmosphère et l'absence de vents ;

Un air fortement chargé d'humidité.

Il ne faudrait donc pas croire qu'il soit nécessaire d'être
exposé directement au plein soleil pour être incommodé ; à
vrai dire, les symptômes pathologiques peuvent s'observer

à l'intérieur d'une maison ou d'un édifice quelconque, dont l'aération et les dimensions laisseraient à désirer. On comprend également le danger des lieux bas et marécageux, des vallées encaissées, mal ventilées, et, au contraire, l'avantage des lieux élevés et des plateaux constamment balayés par le vent. Même avec un soleil très ardent, la rafale fait office d'éventail, elle rafraîchit en aidant à l'évaporation rapide de la sueur qui, dans cette transformation, suivant une loi physique connue, absorbe de la chaleur et refroidit les corps avoisinants. Les vêtements trop serrés, les étoffes trop épaisses, les charges trop lourdes qui entravent la respiration et la transpiration, exposent aux accidents du coup de chaleur ; l'action directe des rayons solaires détermine l'insolation.

L'insolation est, en somme, une brûlure par exposition directe aux rayons solaires ; il y a modification anatomique des surfaces atteintes tout comme dans une brûlure par l'eau chaude. Le coup de soleil n'est qu'une variété du coup de chaleur : les hautes températures, quelles que soient leur source et leur origine, peuvent le déterminer. La vie physiologique de l'homme est incompatible avec les températures trop élevées : combien de syncopes, dans les théâtres, dans les salles trop encombrées, dues à la présence en excès de l'acide carbonique, mais aussi à l'accroissement de la chaleur.

L'insolation légère est caractérisée par des maux de tête plus ou moins violents, de la congestion de la face, des nausées ou des vomissements ; mais elle peut être aussi, dans certains cas, foudroyante.

Dans le coup de chaleur on distingue également deux formes ou, si on veut, deux périodes ; il est fréquent d'observer une forme à symptômes précurseurs, et une forme mortelle d'emblée, à phénomènes graves dès le début.

Les nausées, les vertiges, un malaise général, avec fatigue très grande, sécheresse de la peau, soif ardente, peuvent faire prévoir, quand l'individu a été exposé longtemps à une grande chaleur, un début de coup de chaleur ou un accès de fièvre intense. Bientôt les phénomènes s'accentuent: on note de la difficulté d'uriner, une chaleur croissante de la peau et enfin une douleur *particulièrement violente au creux de l'estomac*, une sorte de constriction à l'épigastre.

La seconde période, ou la forme grave du coup de chaleur, a pour caractères essentiels la syncope et le délire. La respiration prend un caractère spécial; il y a du ralentissement succédant à des inspirations bruyantes et rapides. Le thermomètre, placé dans l'aisselle ou le rectum, indique 41°, 42° et même 44° (1). Quand la mort est prochaine, quand le malade est dans la résolution générale, quand, aux convulsions violentes, ont succédé l'immobilité et l'insensibilité presque absolues, avec le *coma* en un mot, la chaleur centrale du corps s'abaisse (signe des plus dangereux; voir 1ʳᵉ partie, chap. LE THERMOMÈTRE). Enfin le pronostic devient encore plus fatal avec un ralentissement très accusé du pouls.

Comme nous le disions plus haut, on pourrait confondre les insolations ou les coups de chaleur graves, avec des affections cérébrales aiguës, des attaques de fièvre comateuse, convulsive ou pernicieuse, des hémorrhagies cérébrales, des désordres d'alcoolisme suraigu.

Les circonstances dans lesquelles se produiront les divers phénomènes que nous avons décrits éclaireront mieux

(1) Wood a observé une température de 45°.

que toute distinction clinique sur la nature de l'accident.
De toutes façons, les secours devront être extrêmement
prompts. La rapidité d'évolution des symptômes est, en
effet, très grande : la mort survient quelquefois en six
heures, en douze, en vingt-quatre heures en moyenne.

Si le malade reprend connaissance, si les battements de
cœur et les pulsations du pouls s'améliorent, si la température se rétablit, la guérison est possible dans un temps
variant entre 4 et 8 jours. Parfois, l'amélioration est apparente, et le malade reste longtemps sujet aux maux de tête,
à des faiblesses musculaires d'ordre divers, parfois à des
troubles psychiques qui affectent la forme de délire partiel ou généralisé, qui sont surtout fréquents chez les individus prédisposés par des abus de boissons aux désordres
cérébraux.

Les troubles anatomiques engendrés par le coup de chaleur sont dus surtout à l'action de la température élevée
sur la fibre même du muscle cardiaque : le cœur se ralentit
alors et la syncope se produit. Les fibrines dans l'intimité
de nos tissus commencent à se coaguler à 45 ou 50° : dans
la fièvre typhoïde, avec des températures de 40 ou 41°, on
observe les désordres de la myocardite qui sont le résultat
de l'influence néfaste de l'élévation thermique autant que
de l'action des toxines.

.*.

Pour éviter, autant que possible, l'insolation et le coup
de chaleur, nous avons déjà dit qu'il fallait abriter la tête
et se préserver soigneusement de la chaleur. Les cultivateurs feront bien, à la saison chaude, de ne point faire procéder par leurs ouvriers aux gros travaux de culture, de
10 heures du matin à 4 heures du soir. Je le répète encore,

es maisons, les ateliers doivent être aérés et ventilés suffisamment bien : les chambres seront à l'abri du soleil et on
fera en·sorte de se garder également de la réverbération
solaire tout aussi néfaste. Enfin, on reverra, dans le chapitre consacré au Vêtement (1ʳᵉ partie, chapitre ii)·la coiffure qu'il est prudent d'adopter pour ne point être frappé
de coup de soleil sur la tête.

De la rapidité des soins et des secours dépend·l'atténuation des symptômes dans le coup de soleil· léger et la guérison dans les cas de coups de chaleur graves.

Les affusions froides, les frictions, l'allongement· complet sur le sol à l'ombre ou dans un endroit frais, la tête
plus élevée, l'application de compresses mouillées ou glacées
sur la tête, l'administration d'eau fraîche, la respiration
artificielle ou les tractions rythmées de la langue en cas de
menace d'asphyxie sont les moyens d'intervention rapide ;
on y joindra, si on peut, les émissions sanguines (sangsues
.derrière les oreilles ou ventouses scarifiées).

En plusieurs circonstances, je me suis bien trouvé, dans
·les cas moyens, quand les phénomènes congestifs cérébraux et les maux de tête dominent, de·la médication bromurée. On donne trois ou quatre cuillerées à soupe de la
solution ainsi formulée :

        Bromure de potassium . . . .   20 grammes
        Eau   150   —

M. le professeur Combemale, de Lille, dans l'*Écho médical du Nord* du 21 juillet 1901, a consacré au traitement du
coup de chaleur un très intéressant article dont nous
extrayons les passages suivants:

« *A. Traitement d'urgence.* — L'homme peut être
considéré comme sauvé, si l'état comateux disparaît. Tous

les efforts doivent donc tendre à faire cesser le coma, et
voici ce que l'on doit d'abord tenter.

« Dès qu'un piéton tombe dans la foule, dès qu'un soldat
s'abat dans les rangs, le premier soin doit être de le
soustraire à la chaleur ambiante. Avec un ou plusieurs
aides, on va déboutonner ses vêtements, on le déshabille
même, on lui découvre la tête, on le porte à l'ombre, on le
tient étendu, on lui donne de l'air, en écartant les ba-
dauds. Pendant que l'un des assistants essaie de rappeler le sujet à lui, suivant les circonstances et le lieu, en
appliquant des compresses d'eau froide sur la tête, ou bien
en promenant de l'ammoniaqué, de l'éther sous ses narines
jusqu'à ce que la sensibilité olfactive soit réveillée, un
autre aide frictionne et masse à sec les bras et les jambes
pour entretenir la circulation périphérique.

« *Cas légers.* — Les seuls moyens ci-dessus suffisent souvent pour faire cesser le coma superficiel. Une fois la connaissance revenue, il convient d'entretenir le réflexe vital
par une boisson stimulante, par exemple par la potion :

> Teinture de cannelle. . . . .   10 , grammes
> Infusion de thé.   200   —

ou, si l'on est loin de toute officine, par une tasse de café
froid ou par une cuillerée de chartreuse dans un verre
d'eau. Le transport en voiture, dans le décubitus, peut
alors être tenté, la surveillance devant être continuelle et
prolongée, en prévision de défaillances cardiaque ou respiratoire nouvelles.

« *Cas graves.* — Mais aussi l'état syncopal peut se prolonger : le malade respire de moins en moins, son pouls
file, les réactions sensitives diminuent ; la température du
malade avoisine ou dépasse 40°.

« Le sujet toujours étendu et dévêtu, jetez-lui au visage quelques verres d'eau froide, flagellez-le aux membres et au visage, pincez-le sur les côtes aux insertions diaphragmatiques. Pratiquez, en cas d'insuccès de ces nouveaux moyens, la respiration artificielle, mieux les tractions rythmées de la langue ; avec une pince à forcipressure, comme pour une chloroformisation, pincez la langue à la pointe et tirez-la en cadence toutes les trois secondes environ. les réflexes d'origine bulbaire en seront rapidement influencés favorablement. Ne négligez pas, d'autre part, l'injection sous-cutanée d'éther ; il ne faut, à aucun prix, que le coma se prolonge, car la mort est prochaine.

« Dès que le malade reprend un peu conscience, la stimulation interne doit remplacer la stimulation externe ; les infusions de thé, le café sans alcool, une potion à l'acétate d'ammoniaque sont à recommander :

Liqueur d'Hoffmann	4	grammes
Acétate d'ammoniaque.	4	—
Teinture de cannelle.	5	--
Hydrolat de mélisse	40	
Sirop de menthe	30	
Eau.	40	

par cuillerées à bouche toutes les heures.

« Le transport sous un abri doit être retardé.

« *Cas très graves.* — Dans l'occurrence, ou le sujet a été trouvé en état comateux ou qu'il retombe dans cet état après qu'il avait paru en sortir, il reste un moyen héroïque, qui a réussi souvent. Les malades sont congestionnés du visage, état d'apoplexie en quelque sorte. On doit faire alors une saignée de 200, 300 grammes. A la suite de cette saignée, la reprise de connaissance ne se fait pas attendre ;

mais l'excitation périphérique et la stimulation interne doivent intervenir sans retard, et la surveillance ne doit pas se relâcher, de crainte de rechute.

« *B. Traitement consécutif.* — Durant les quelques heures qui suivent l'accident, c'est avec une grande attention qu'il faut surveiller le cœur et la respiration ; les émonctoires rénal et cutané doivent être incités à fonctionner d'autre part ; car les déchets résultant de l'usure musculaire risquent d'entraver l'énergie du centre bulbaire. Aussitôt les sudorifiques, mais surtout les diurétiques, et le lait entre tous les moyens, seront prescrits et donnés.

« Dans les jours qui suivent, tout en continuant cette épuration organique, on parviendra à trouver la tare organique méconnue, qui a permis la manifestation du coup de chaleur, et l'on préviendra le sujet qu'il en est porteur, de façon à commencer œuvre prophylactique. »

Tel est le traitement de l'insolation et du coup de chaleur. La soudaineté des accidents est si grande parfois qu'on est empêché d'obtenir du médecin des secours assez rapides, s'il ne se trouve pas à proximité du malade.

Nous nous sommes efforcé de donner les détails les plus complets pour faciliter la tâche des colons appelés à donner les premiers soins.

CHAPITRE VII

LES GRANDES ÉPIDÉMIES

(Peste, choléra, fièvre jaune)

SOMMAIRE. — Nature de ces maladies. — D'où viennent-elles ? — Leur propagation par voie de terre ou de mer. — Mesures de police sanitaire. — Les quarantaines. — Prophylaxie générale — Piqûres de mouches et de moustiques. — Destruction des animaux. — La peste. — Les rats et les puces. — Sérothérapie. — Le choléra. — Son berceau dans l'Inde. — La fièvre jaune. — Les moustiques de la fièvre jaune. — Lèpres et cytotoxines.

La peste, le choléra, la fièvre jaune sont des maladies qui se répandent à certains moments avec une violence extrême, se propageant de ville en ville, d'individu à individu, frappant toute une maison, tout un quartier et gagnant de proche en proche les frontières les plus éloignées. Elles sont épidémiques et contagieuses : épidémiques (ἐπί, sur, δῆμος, le peuple), parce que leur infection frappe en même temps et dans la même place un grand nombre de personnes soumises à des conditions sociales et à des influences identiques contagieuses (cum, avec, tangere, toucher) parce qu'elles peuvent se communique r par contact. Une affection peut être contagieuse sans être épidémique, par exemple la gale.

La peste et le choléra, depuis vingt ans, ont fait des

apparitions fréquentes en Europe et dans quelques-unes de
nos colonies : toujours ces maladies se sont répandues des
Indes, qui semblent leur foyer séculaire, jusqu'aux pays
les plus éloignés. Elles suivent deux voies principales : la
route de terre et la route de mer. A notre époque de tran-
sactions commerciales si actives, quand un paquebot quitte
un port d'Orient infecté, pour une destination lointaine, il
est bien difficile d'affirmer qu'un des passagers n'est pas,
pour une affection déterminée, dans une période d'incubation : le vaisseau porte son malade à son bord, et, au·bout
de quelques jours de traversée, éclatent un·ou plusieurs
cas. A son arrivée, le bateau reçoit la visite des médecins du
service sanitaire, et, si l'existence d'une maladie contagieuse et épidémique est reconnue, on consigne les passa·
gers : aucune communication ne leur est accordée pendant
quelques jours, jusqu'à ce qu'on soit assuré que rien n'est
à redouter, c'est la *quarantaine* classique : rien n'est débarqué avant son expiration complète. Ces mesures de police
sanitaire ont fait l'objet de conventions internationales,
dont le but est de protéger la santé publique de la façon la
plus rigoureuse. Encore récemment, l'histoire du *Sénégal*, mis en observation au Frioul, a démontré l'importance de ces déterminations qui sont capables d'enrayer de
terribles fléaux. Non seulement, dans cette surveillance
sévère, on s'occupe des personnes, mais encore on désin-
fecte avec beaucoup de soin les marchandises qui pourraient être contaminées.

La route de mer semble donc être particulièrement
l'objet de l'attention des médecins et des hygiénistes, et
chaque bateau de provenance douteuse est visité de la cale
aux mâts.

Malheureusement, on ne fait pas toujours aussi·bonne

garde du côté des frontières, et les caravanes et les agglomérations de pèlerins franchissent des distances considérables traînant avec elles de redoutables contagions. Le danger semble s'amoindrir avec la vigilance plus grande dès pouvoirs publics et aussi des services de santé qui sont installés dans tous les pays et dans toutes les colonies.

Récemment, on a reconnu l'importance, de plus en plus grande, de la transmission des maladies épidémiques par les piqûres de mouches, de moustiques ou de puces. Ce qui était théorie autrefois est devenu aujourd'hui certitude, grâce au progrès de la bactériologie.

Un médecin de la province de Constantine, M. Laforgue, de Tamerna-Djedeïda, au cours d'une épidémie de variole, a eu l'occasion d'observer que les personnes de l'entourage des enfants ayant contracté la maladie habitaient en majeure partie le côté sud-ouest du village, tandis que les quartiers nord restaient indemnes.

Or, il put établir un rapport entre la dissémination de la variole et la direction dominante des vents qui soufflent dans ce pays, surtout en mars et avril. En même temps, il notait que les mouches et les moucherons apparaissent très nombreux également à cette époque de l'année, se déplacent toujours dans le sens des vents, impuissants qu'ils sont, sans doute, à leur résister.

Se rappelant l'influence néfaste de ces mêmes insectes sur le développement de la conjonctivite granuleuse, M. Laforgue s'est cru autorisé à émettre l'hypothèse que ces mouches et moucherons servent souvent de propagation à la variole. En se posant sur des malades couverts de pustules en voie de suppuration, les bestioles s'infectent et vont porter sur les individus sains les terribles germes des maladies les plus redoutables.

•Pour la variole, le mal n'est pas encore trop grand; et il nous est loisible de nous défendre avantageusement à l'aide de la pratique de la vaccine et de la revaccination. Nous répéterons volontiers qu'aujourd'hui on n'a plus le droit de contracter la variole : cette affection devient honteuse, puisqu'elle marque la négligence des principes élémentaires de la plus saine et de la plus rigoureuse des prophylaxies : la vaccine.

En raisonnant par analogie, on est autorisé à croire que ces mêmes mouches et moucherons sont réellement des bêtes redoutables. Il y a un puissant intérêt, pour notre santé, à leur faire la chasse et à les détruire par tous les moyens possibles. Il faut surtout recommander aux enfants de ne pas jouer avec ces bêtes : il est prudent d'éviter de se porter les mains aux yeux, à la face, à la bouche après avoir touché des mouches. Les chances de contagion sont trop grandes. Dans les appartements, il sera nécessaire de surveiller ces hôtes désagréables, et de ne pas en laisser augmenter considérablement le nombre.

La précaution des garde-manger est également de mise . les viandes deviennent particulièrement un but de promenade et de gîte, en même temps qu'un buffet toujours agréable pour les mouches.

Décidément, la fable de La Fontaine a du vrai : le plus, terrible ennemi du lion est la désagréable petite mouche.

Les plus à craindre sont souvent les plus petits.

Encore avons-nous beaucoup plus à redouter les microscopiques ennemis qui s'acharnent constamment à notre perte. Mais, rassurons-nous, la lutte est possible, et possible souvent la victoire : la prophylaxie et l'hygiène sont nos meilleurs maîtres, sachons les écouter.

La prophylaxie générale, dans un pays quelconque, doit considérer la défense contre les provenances du dehors et l'amélioration de l'hygiène locale. Qu'on me permette de prendre un exemple. On sait aujourd'hui, comme nous le verrons plus loin, que le rat transmet la peste aux hommes après l'avoir reçue de ceux-ci. Les puces qui vivent sur les rats pestiférés, à leur mort, abandonnent le cadavre et, si d'aventure peuvent se fixer sur l'homme, sont capables de lui transmettre l'infection. La destruction des rats s'impose, il est vrai, à bord des vaisseaux, mais elle s'impose aussi dans les grandes villes, où des milliers de ces bêtes vivent dans les docks et les égouts. La propreté des maisons et des rues, des mesures de voirie bien exécutées sont d'excellents auxiliaires pour la prophylaxie générale. Les soins minutieux du corps et la destruction de tous les parasites aident encore puissamment à la lutte contre les épidémies.

Au cours de la description des trois principales maladies contagieuses et épidémiques, nous reviendrons avec plus de détails sur l'opportunité et la nécessité de la destruction des animaux soupçonnés à juste titre de véhiculer la peste en particulier.

**
* **

La peste. — Question d'actualité s'il en fut qui écarte l'esprit public des discordes politiques et des querelles personnelles, sur laquelle il est permis de discuter jusqu'à son arrivée. L'aurons-nous? Échapperons-nous au fléau? se demandent les habitants de chaque pays. Tout porte à croire qu'on fait bonne garde et que l'épidémie ne gagnera pas les colonies françaises, bien défendues jusqu'ici. Mais doit-on envisager avec terreur une pareille éventualité?

Sommes-nous donc désarmés contre la peste, et doit-elle faire des ravages si terribles dans une population munie des moyens modernes communément employés contre cette infection ? La peur, en règle générale, paralyse la résistance de l'organisme, le *trac* désorganise, au sein de l'économie comme dans un corps d'armée, toutes les mesures de défense. Il n'est aucunement prouvé qu'on aura la visite de ce mal

> ..... qui répand la terreur,
> Que le Ciel en sa fureur
> ＜ Inventa pour punir les crimes de la te. re.

Et, si quelque pays est atteint, un peu partout on est prêt à engager la lutte. Je désire vous montrer que *c'est avec calme qu'il faut attendre la peste.*

Vous partagerez sans doute ma conviction· après avoir lu quelques sommaires considérations sur les symptômes, la prophylaxie et le traitement de cette affection, qui autrefois, au moyen âge, ravagea le monde entier.

Contagieuse, épidémique, transmissible ·des animaux à l'homme, d'origine microbienne, elle débute par quelques prodromes banals, vomissements, diarrhée, fatigue générale, maux de tête, puis éclatent des frissons avec fièvre élevée qui s'accompagne de tuméfaction à la région de l'aine où se produiront les bubons. Parfois, ·l'agitation et le délire sont extrêmes, parfois, au contraire, à la faiblesse et à la somnolence du début succède le collapsus. Le corps se couvre alors d'éruptions qui prennent quelquefois la forme de pustules sanguinolentes et noirâtres : c'est la peste noire des anciens auteurs. Enfin la période des suppurations buboniques abondantes annonce, avec la tombée de la fièvre, du cinquième au septième jour, la convalescence prochaine.

Quand les bubons n'apparaissent pas, la peste se manifeste par de la pneumonie, une infection généralisée, ou
encore par une sorte de peste abdominale. Ces trois modalités sont toujours très graves et risquent d'être méconnues par le diagnostic, surtout au commencement des
épidémies.

De pareilles localisations, pour être dépistées, exigent
presque toujours que l'observation clinique se double des
recherches et des examens bactériologiques, qui décèlent la
présence du bacille de Yersin et Kitasato, spécifique de la
peste.

Quand la maladie est déclarée et sûrement diagnostiquée,
sans perdre de temps il faut recourir à l'injection de sérum
antipesteux, qui est le seul remède sûr, rapide et efficace.
C'est là affaire du médecin : sa tâche est aisée, à condition
que les provisions de sérum, comme les munitions du soldat, ne lui manquent pas.

A titre préventif, au cours d'une épidémie, on s'adresse
également aux sérums (au nombre de deux) qui donnent :
l'un, une immunité immédiate mais de courte durée ; l'autre,
une sauvegarde plus longue, mais aussi plus lente à se
produire.

Les sérums de Yersin ou d'Haffkine ont fait leurs
preuves : ils sont curatifs ; ils peuvent guérir ; ils sont vaccinateurs, ils peuvent pour un temps préserver les sujets
inoculés des atteintes de la maladie. N'est-ce point assez
pour rassurer les plus craintifs ? Encore des médecins ont
pris à tâche de rendre plus parfaites les méthodes de traitement par la sérothérapie : ainsi seront préservées des milliers d'existences. Hélas ! ces dévouements à la science ne
sont pas sans quelques issues tragiques. Le Dr Pestana,
directeur de l'Institut bactériologique de Lisbonne, qui

avait contracté la peste à Oporto, en se piquant au cours de l'autopsie d'un pestiféré, a succombé. Il est mort en pleine connaissance, prévoyant le terme de ses souffrances, sûr que le trépas était la suprême et dernière récompense de son ardeur de savant, simple stoïcisme de ceux qui font bon marché de leur personne pour la sauvegarde de l'humanité !

Quoi qu'il en soit de la perfection des traitements séro-thérapiques employés, il vaudrait mieux, cela va de soi, mettre tous ses efforts à éviter des épidémies de peste.

On sait aujourd'hui que les rats, et surtout les puces dont ils sont dévorés, propagent avec une intensité incroyable l'infection pesteuse : quand les rats contaminés meurent en grand nombre, les puces qui les ont sucés jusqu'à la mort abandonnent les cadavres et se jettent sur d'autres rats ou sur l'homme et lui transmettent la maladie. On s'est donc ingénié à détruire les terribles rongeurs à bord des bateaux suspects et dans les villes infectées.

Tous les médecins ont insisté sur la nécessité, en cas d'épidémie, de détruire aussi radicalement et énergique-ment que possible, dans toutes les maisons, contaminées ou non, la race néfaste des rongeurs, rats et souris, qui sont les véhicules les plus fréquents de la maladie. Ces bêtes immondes sont les victimes coutumières de la mala-die : quand elles succombent, les innombrables puces dont elles sont couvertes abandonnent aussitôt leurs cadavres. Malheur alors aux premiers hôtes dont elles deviennent les parasites ! Leur piqûre est la vraie porte ouverte au tom-beau.

On a pu, en certains cas, retrouver, à la suite de mor-sures de ces puces, dans le tissu légèrement œdématié, le bacille de la peste. C'est au Dr Simond, médecin des colonies,' que nous devons la connaissance de ce mode de propagation.

Il est donc absolument indispensable de détruire ces animaux, rats, souris, puces, désagréables en tout temps, particulièrement dangereux quand pareille épidémie s'abat sur une région.

Il me semble que la peste, ainsi envisagée, n'est pas plus redoutable que le typhus, la fièvre typhoïde ou la tuberculose, contre lesquels nous n'avons pas d'aussi bonnes armes que les sérums de Yersin et d'Haffkine.

Choléra. — Il est resté longtemps aux Indes, son véritable berceau, ne faisant que de rares incursions dans les pays éloignés: en 1818, retentissait la nouvelle d'épidémies importantes dans les villes asiatiques, puis, en 1832, 1849 et 1853, la France eut sa triste visite qui fit des ravages considérables dans la population. Depuis, le choléra a fait de nombreuses apparitions un peu partout, à des intervalles de temps plus ou moins rapprochés, créant des épidémies locales plus ou moins violentes.

Le choléra dit asiatique, celui qui nous vient de l'Inde, caractérisé microscopiquement par la présence du *bacille virgule*, est plus redoutable que le *choléra nostras*, plus atténué, plus bénin, engendré par le *coli bacille*. Toutefois, dans certaines circonstances, le second peut être aussi meurtrier que le premier.

Les bacilles du choléra, provenant des déjections de cholériques, des linges, du sol ou des eaux, pénètrent dans les voies digestives avec les aliments et les boissons, et pullulent sur l'épithélium de l'estomac et de l'intestin. Ils sécrètent bientôt leurs redoutables toxines, qui parviennent dans le sang et déterminent un empoisonnement général.

Le choléra présente une incubation de quelques jours.

Bientôt, la *diarrhée dite prémonitoire* s'installe : les selles sont au nombre de 3o ou 4o par jour, avec évacuations de matières blanchâtres, riziformes, accompagnées de vomissements, de soif intense et de tendance à la prostration générale : le collapsus.

La température s'abaisse, c'est la *période algide*. La résistance du rein et du cœur diminue, et le sang s'épaissit rendant les phénomènes de circulation générale très difficiles. Des complications urémiques, cardiaques ou pulmonaires emportent généralement le malade, quand l'intoxication n'a pas été trop foudroyante dès le début. La guérison, cependant, est possible.

On recommande le calomel, l'opium, les enveloppements chauds, les injections de sérum artificiel, les excitants : alcool, café, thé, etc.

« Les mesures prophylactiques, dit Dieulafoy, prises pour s'opposer à l'importation et à la dissémination du choléra, doivent être rigoureusement observées. Les quarantaines n'ont pas la même efficacité pour le choléra que pour la fièvre jaune qui, vu son origine, ne peut être importée que par voie de mer ; le choléra avait suivi la voie de terre lors des deux premières épidémies qui ont ravagé l'Europe. L'utilité des cordons sanitaires est incontestable : malheureusement ces mesures sont d'une exécution difficile : il faudrait pouvoir s'opposer aux grands mouvements de populatio ns qui favorisent et transportent l'épidémie. »

Pour restreindre les foyers épidémiques, on doit procéder à une désinfection rigoureuse des selles, des locaux et des vêtements contaminés: la plupart du temps, l'isolement des malades s'impose. Le personnel des infirmiers, gardes, religieuses, sera astreint à une propreté et à une antisepsie sévèrement surveillées.

On devra se garder, en temps d'épidémie, de tout excès de table, de surmenage ou physique ou moral, et surveiller toute indisposition intestinale.

La fièvre jaune. — Appelée aussi *vomito negro*, nom donné d'après un des symptômes fréquents, le vomissement de sang noir, est une maladie endémique dans le golfe du Mexique, aux Antilles, au Brésil; de ces divers pays, elle a été plusieurs fois importée en Europe.

Ses principaux symptômes sont:

Début brusque avec température élevée;

Vomissements, quelquefois hémorrhagiques (*vomito negro*);

Hémorrhagies gastro-intestinales;

Apparition d'un ictère intense (fièvre jaune) au bout de trois ou quatre jours;

Douleurs dans les membres;

· Albuminurie. Néphrite.

Mortalité, 15 à 50 pour 100:

La maladie, dans ses diverses complications, présente les formes suivantes:

F. j. adynamique, avec prédominance des symptômes d'abattement, de collapsus, etc.

F. j. typhique, avec prédominance des symptômes intestinaux.

F. j. délirante, avec prédominance des symptômes cérébraux.

Le traitement se réduit à l'emploi du calomel, des lotions ou des bains froids aromatiques.

La prophylaxie serait toute-puissante, si on savait détruire les moustiques qui, d'après des travaux récents, seraient les principaux vecteurs de la fièvre jaune.

Nous empruntons à un article du Dr H. de Gouvéa;

paru dans le *Bulletin médical* du 12 octobre 1901, les intéressantes conclusions de cet article que nous reproduisons
in extenso:

« De tout ce qui précède, nous croyons pouvoir tirer les
conclusions suivantes :

« 1° La fièvre jaune ne se transmet ni par contagion
directe, ni par contagion indirecte ;

« 2° Le germe encore inconnu de la maladie doit se trouver dans le sang de l'homme malade ;

« 3° Elle est propagée par certains, moustiques (*culex
lœnialus Meigen* et, peut-être, d'autres espèces), infectés
quelques jours auparavant par la succion du sang de malades de fièvre jaune ;

« 4° La prophylaxie de cette maladie est la même que
celle du paludisme et des filarioses ;

« 5° Cette prophylaxie, d'une importance capitale, peut
être exprimée par cette formule :

« *Vitandi culices ;*
« *Delendi culices.* »

A. — POUR ÉVITER LES MOUSTIQUES

a) Protection des individus sains par les moustiquaires
contre les moustiques infectants ;

b) Isolement par le même procédé, le seul qui offre
toute sécurité, des individus atteints, afin de préserver les
individus sains ;

c) Séjour, aux heures de nocivité des moustiques, sur
les hauteurs à l'abri de ces insectes ;

d) Dans les milieux dangereux, habiter les étages les
plus élevés des maisons et aérer largement ;

e) Recouvrir avec des toiles métalliques inaccessibles

aux moustiques tous les réservoirs d'eau, même les plus petits (vases de fleurs, etc.) dans les habitations et dans leur voisinage ;

j) Éviter, dans les pays à fièvre jaune, que les navires mouillent à proximité de la terre et soient placés sous le vent des ports infectés.

B. — Pour détruire les moustiques :

a) Emploi, contre leurs larves, des substances reconnues efficaces : goudron, pétrole, et même le sel de cuisine à dose forte (pour les marais et autres grandes stagnations d'eau), mais se rappeler que l'emploi de ces substances doit être renouvelé toutes les semaines au moins.

b) Quand l'emploi de ces moyens est rendu impossible par la nécessité d'utiliser les réservoirs d'eaux stagnantes comme boisson pour l'homme ou les animaux, peupler ces réservoirs de poissons — qui suffisent à détruire les larves des moustiques — ou les recouvrir de toiles métalliques à mailles serrées ;

c) *Drainage et régularisation du sol*, pour éviter les stagnations d'eau et, par conséquent, empêcher la procréation des moustiques ;

d) Sur les navires, à leur sortie des ports infectés, introduire dans la cale, sous pression, des vapeurs d'acide sulfureux qui tuent les moustiques sans détériorer la cargaison.

Le jour où ces mesures de protection individuelle et collective seront prises, on verra sûrement se réaliser, dans n'importe quel pays à fièvre jaune, le vœu que Pasteur exprimait ainsi :

« N'est-il pas permis de croire qu'un jour viendra où *des mesures préventives d'une application facile* arrêteront ces

'fléaux qui tout, à coup, désolent et terrifient les populations ;
telle l'effroyable maladie (fièvre jaune) qui a envahi récemment le Sénégal et la vallée du Mississipi. » (Lettre de Pasteur, dans *la Vie de Pasteur*, par Vallery-Radot, p. 412.)

C'est le devoir rigoureux des pouvoirs civils, dans tous les pays du monde, de prendre ces mesures. Nous voulons croire qu'ils n'y failliront pas, d'autant qu'elles sont de nature à supprimer le paludisme, les filarioses et, peut-être même, le béribéri et la lèpre.

La lèpre. — Elle est une des maladies qui, au moyen âge, au temps des Croisades, causèrent les plus grandes hécatombes d'hommes ; l'isolement dans les léproseries sauva peut-être des milliers de victimes. Encore aujourd'hui, des foyers importants de lèpre existent en Turquie, en Suède, en Norvège, en Perse, aux Indes, en Chine, au Tonkin, aux Antilles, au Brésil. La contagion est le mode le plus fréquent de propagation.

La maladie est caractérisée par la présence de nodules avec dégénérescence secondaire qu'on observe à la figure, au thorax, aux extrémités, donnant un aspect spécial à la peau sur ces différentes régions. Il se forme des macules, des ulcères sur les membres lépreux et, consécutivement, se produisent la gangrène et la chute des doigts. On note une anesthésie spéciale, une absence de douleur qui fait que le malade assiste sans souffrir aux pires mutilations.

La marche chronique de la lèpre est de longue durée, et le malade succombe à la déchéance et à la cachexie générales.

Jusqu'ici la lèpre n'avait pas de traitement. Recemment, une sérothérapie spéciale par les cytotoxines a été préconisée. Ce procédé thérapeutique curieux mérite quelques développements.

La connaissance des cytotoxines, ou poisons cellulaires, date à peine de deux ans: elle est due aux travaux de cette remarquable pléiade de savants de l'Institut Pasteur, dont un des plus brillants représentants est M. Metchnikoff. A ce dernier maître viennent se joindre des élèves comme MM. Bordet, Delezenne, Besredka et Cantacuzène.

Une expérience fort curieuse de M. Bordet, en France, fixa l'attention, en 1898, sur cette question nouvelle des cytotoxines: *si l'on injecte à un cobaye du sang de lapin, le sérum du cobaye jouit de la propriété de dissoudre les globules rouges du lapin* ; en d'autres termes, le sang d'un animal passant dans le corps d'un sujet d'une autre espèce transforme le sang du second animal en poison violent pour le premier. Et cette action toxique est élective : elle frappera les globules sanguins, elle détruira les éléments figurés semblables à ceux injectés à l'animal intermédiaire ; à ce poison particulier on donnera le nom d'*hémotoxine* (poison du sang).

Déjà, on savait autrefois, au moment où la transfusion du sang de l'animal à l'homme avait été préconisée, que les accidents les plus graves, parfois mortels, étaient la conséquence de cette pratique. Le sang du mouton injecté à l'homme était donc un violent poison pour ce dernier. Ce fait d'expérience fit abandonner la transfusion du sang des mammifères à l'homme, mais aucune donnée scientifique nouvelle ne s'en dégagea.

Bien longtemps plus tard, des constatations expérimentales identiques furent obtenues par MM. Hayem, Metchnikoff, Daremberg, Büchner: on comprit qu'il s'agissait là de poisons cellulaires, élaborés sans aucune préparation par l'organisme.

L'expérience de M. Bordet, en France, fut faite presque

simultanément, en Italie, par MM. Belfanti et Carbone :
elle servit de point de départ à de nombreuses tentatives qui
aboutirent à la découverte de plusieurs poisons cellulaires,
entre autres : l'*hépatotoxine*, la *néphrotoxine*, la *tricho-
toxine*, la *leucotoxine*, semblables à l'*hémotoxine* dont nous
parlions plus haut.

Si on fait dans le péritoine du canard des injections
répétées d'une émulsion de foie de chien, le sang ou le
sérum du canard devient toxique pour la cellule hépatique
du chien; ce dernier animal meurt bientôt en présentant
tous les phénomènes d'une désorganisation rapide et aiguë
du foie. Le sérum du canard a une action élective : il ne
s'attaque qu'aux cellules du foie, c'est l'*hépatotoxine*.

Des cobayes traités par des injections intrapéritonéales
d'émulsions de reins de lapins, fournissent un sérum qui
aura une action toxique puissante pour le rein du lapin.
Cette action est élective, elle ne frappe que le rein de l'animal, c'est la *néphrotoxine*.

M. Metchnikoff peut se procurer ainsi une *névrotoxine*.

La question intéressante que les médecins pouvaient se
poser devant ces importantes et si curieuses découvertes
de laboratoire était de savoir si elles deviendraient susceptibles d'une application thérapeutique. De si terribles
poisons seraient-ils jamais maniables, et devrait-on se risquer à les employer à titre curatif ?

Les tentatives faites dans ce sens depuis quelque temps
semblent vouloir donner une réponse favorable. M. Metchnikoff a prouvé qu'il serait possible d'employer dans l'anémie des doses très faibles d'*hémotoxine*, supposant que
cette substance *infiniment toxique* à dose élevée pourrait
devenir un excitant puissant de la formation et de la régé-
nération des globules rouges, à petites doses.

Ainsi M. Besredka prouva que, si on injecte à un cobaye une émulsion des ganglions mésentériques du lapin, le sérum du cobaye devient toxique pour tous les ganglions et les cellules lymphatiques du lapin ; mais il remarqua que ce même sérum *employé à petites doses* fortifiait, au contraire, le système lymphatique.

Conduit par ces vues de l'esprit et ces données de l'expérience, M. Metchnikoff employa l'*hémotoxine* dans le traitement de la lèpre : et c'est aujourd'hui la thérapeutique qui donne les meilleurs résultats.

Je m'empresse de vous dire que ces méthodes seront encore confinées longtemps dans les laboratoires ; elles ne sont nullement fixées, et bien du temps se passera avant qu'elles ne soient du domaine public, comme le sérum de Roux contre la diphtérie.

Mais on s'accorde à reconnaître à l'étude des poisons cellulaires, des cytotoxines, le plus puissant intérêt scientifique ; si de pareilles découvertes se confirmaient, et surtout si l'emploi thérapeutique était la conséquence de la théorie du laboratoire, il faudrait s'attendre à un bouleversement complet des connaissances médicales et espérer l'avènement de la plus féconde des thérapeutiques connues jusqu'à nos jours.

CHAPITRE VIII

LE PALUDISME

Le paludisme, appelé aussi malaria, est une infection
maremmatique, due à la présence dans le sang d'un parasite
spécial, l'hématozoaire de Laveran. C'est la maladie infectieuse la plus répandue sur le globe, dont elle occupe d'immenses territoires. Peu de pays chauds lui échappent dans
les cinq parties du monde : elle augmente de virulence à
mesure qu'on arrive plus près de l'Équateur. L'empoisonnement malarique se produit surtout au printemps et à
l'automne, dans les lieux chauds et humides, près des
marais où les eaux douces et salées se mélangent ; les canalisations, les constructions, les fouilles et les fondations,
les défrichements, tous ouvrages qui occasionnent de grands
mouvements de terre, sont particulièrement propices au
développement du germe pathogène du paludisme.

L'air, les vents, les eaux et surtout les moustiques (1), par leurs piqûres, sont les véhicules les plus communs de l'hématozoaire.

Une première atteinte prédispose l'organisme aux récidives et ne lui confère donc pas l'immunité, qui est seulement l'apanage de la race noire. Les Européens, dès les premières attaques, doivent se soigner énergiquement pour éviter les rechutes et l'anémie ou la cachexie palustres consécutives, qui peuvent devenir mortelles.

Les principales manifestations du paludisme sont :

1° Les fièvres intermittentes (dont le type est variable) ;

2° Les fièvres pernicieuses ;

3° La cachexie palustre ;

4° Les manifestations larvées.

La fièvre intermittente est, comme son nom l'indique, celle qui éclate à des intervalles plus ou moins fréquents, intervalles pendant lesquels il n'y a pas d'élévation thermométrique, période apyrétique.

L'accès de fièvre palustre présente trois états ou stades principaux et classiques :

Stade de froid ;

—   — chaleur ;

—   — sueur.

Dans la pratique, ces trois phases n'ont pas toujours une succession rigoureuse : le froid manque parfois, et tout se borne à une élévation thermométrique (la fièvre) de plus ou moins longue durée, suivie de sueurs abondantes.

Quand l'accès est au complet, il débute par un frisson cutané, avec sensation de froid considérable, avec claquement de dents, sursauts de tout le corps ébranlant le

_____

(1) Voir plus loin, p. 538.

lit, avec pouls fréquent et bientôt élévation du thermomètre, qui ne tarde pas à marquer 40° ou 40°,5. L'agitation
du malade est alors fort grande : la peau devient sèche,
brûlante, la respiration est accélérée ; la soif est ardente,
et parfois un délire aigu, bruyant, peut porter le malade à
des actes inconscients. Bientôt les sueurs apparaissent, et
le fébricitant renaît à la vie avec une sensation générale
de bien-être qui s'accompagne de fraîcheur de la peau.
L'accès a duré environ cinq ou six heures. Parfois l'attaque
est unique, et de cette infection passagère le paludéen ne
conservera que de la courbature, de la lassitude générale,
une certaine inappétence, phénomènes qui se prolongeront
pendant la période d'apyrexie si les accès sont fréquents.

On observe aussi, c'est la règle la plus commune, des
symptômes très nets d'embarras gastrique : douleur ou
pesanteur au creux de l'estomac, langue sèche, pâteuse,
saburrale, bouche amère, perte de l'appétit, constipation,
gonflement du ventre et sensations douloureuses dans les
hypochondres (région du foie et de la rate).

Bien souvent ces divers phénomènes précèdent de
quelques jours l'accès de fièvre : c'est une sorte de période
d'incubation de quatre, six ou huit jours de durée ; le
malaise, des frissons passagers, le mal de tête sont autant
d'avertissements non équivoques pour ceux qui ont eu déjà
du paludisme.

La fièvre intermittente présente généralement trois types
principaux :

a) La fièvre quotidienne ;

b) La fièvre tierce ;

c) La fièvre quarte.

a) Un accès de fièvre revenant chaque jour à une heure
déterminée constitue la fièvre quotidienne.

b) Un accès apparaissant le lundi à midi et revenant le mercredi à midi constitue la fièvre tierce : un jour de

TRACÉ DE FIÈVRE QUOTIDIENNE

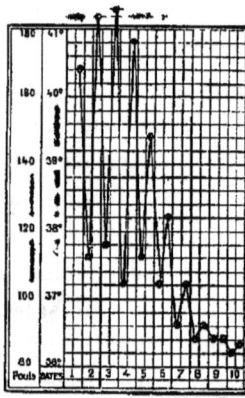

fièvre, le lundi ; un jour d'apyrexie, le mardi ; un autre jour de fièvre, le mercredi.

TRACÉ DE FIÈVRE TIERCE

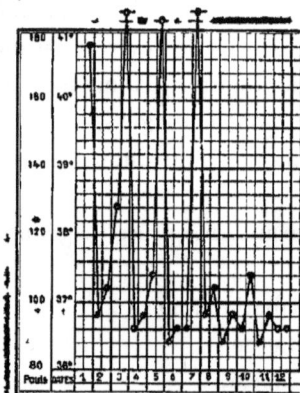

c) Un accès de fièvre apparaissant le lundi à midi et revenant le jeudi à midi constitue la fièvre quarte. Ce sont des accès revenant tous les trois jours avec *deux jours complets* d'apyrexie.

Le thermomètre est donc indispensable pour caractériser la fièvre d'une façon bien nette : aussi son importance est-elle capitale. Généralement dans le paludisme, il suffit de mettre le thermomètre sous l'aisselle du malade au moment du stade de chaleur ; quelquefois, quand la fièvre

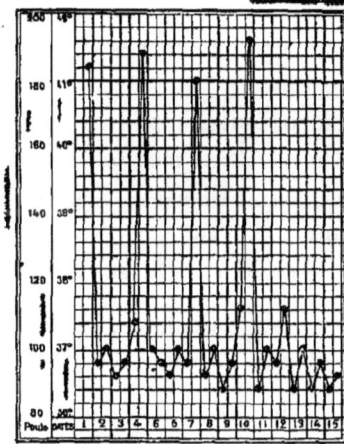

est légère, il est nécessaire de prendre plusieurs températures par jour pour fixer le maximum d'élévation thermique.

Telles sont les manifestations les plus fréquentes du paludisme dans les contrées prétropicales (Algérie, Tunisie, Syrie, etc.) ; dans les régions tropicales proprement dites, à certaines époques de l'année, l'infection paludéenne a une virulence plus grande et exagérée, l'organisme a moins de résistance, l'attaque prend la forme pernicieuse ; un ou plusieurs symptômes sont, pour ainsi dire, renforcés et atteignent un apogée qui met rapidement la vie du malade en danger. On observe ainsi, au cours de l'accès fébrile, le coma, l'hémiplégie, des hémorrhagies méningées, des convulsions dans la pernicieuse cérébro-spinale ; tantôt c'est la syncope, la diarrhée, des selles cholériformes, l'hémoglobinurie, une algidité terrible, une diaphorèse considérable qui constituent autant de types différents.

Quand la fièvre paludéenne est de moyenne intensité, le colon isolé pourra toujours la traiter lui-même sans faire appel au médecin ; au contraire, la présence de ce dernier s'impose quand les phénomènes sont graves malgré le traitement employé.

Quel traitement faut-il appliquer au paludisme ?

Règle générale. — DANS TOUT ACCÈS DE FIÈVRE PALUDÉENNE, ON PROCÉDERA, SOIT DE PRÉFÉRENCE AU COMMENCEMENT DE L'ATTAQUE, SOIT MÊME EN PLEIN ACCÈS, A DEUX INJECTIONS INTRAMUSCULAIRES DE QUININE AVEC LA SOLUTION SUIVANTE :

Bichlorhydrate de quinine. . . . .   3 grammes
Eau bouillie   6

Dans les cas simples, cette médication suffit : dans les cas graves, elle est encore la seule qu'on soit autorisé à employer avant la venue du médecin, qui jugera de l'opportunité d'injections nouvelles ou d'une médication adjuvante et symptomatique.

Les cas ne sont pas rares, dans la pratique courante aux colonies, où le traitement classique de l'accès de fièvre (vomitif, purgatif, administration d'un sel de quinine, conformément aux règles classiques) ne donne que des résultats imparfaits et peu satisfaisants. Le malade continue à avoir la fièvre, il perd l'appétit, il maigrit, toutes ses forces s'en vont, il tombe dans cet état de marasme particulier, la cachexie paludéenne, dont il est alors bien difficile de

le sortir. Les sels de quinine, le quinquina, l'arsenic, l'hydrothérapie sont lents à donner une amélioration sensible.

L'entourage et les médecins, embarrassés, se trouvent en
présence des malades, impatientés et mécontents, cherchant dans tout l'arsenal thérapeutique le médicament
sauveur qui rétablira la santé précaire du paludéen chronique. On use ainsi de tous les succédanés de la quinine
(bleu de méthylène, pambotano, sulfate de cinchonidine,
calaya, chlorhydrate de phénocolle, etc.) préconisés en
grand nombre et qui, d'ailleurs, ne sont pas supérieurs à
la quinine.

Ce n'est pas, à notre avis, cet agent précieux qu'il faut
incriminer, ce n'est pas lui qui doit être rendu responsable
des insuccès du médecin. Il faut simplement accuser le
choix défectueux de la voie d'absorption du médicament
spécifique. Qu'il s'agisse de cachets ou de suppositoires,
on est forcé de reconnaître que les muqueuses stomacale
ou rectale n'offrent pas toujours une porte d'entrée suffisamment sûre pour l'assimilation de la quinine. Avec
leurs accès de fièvre les malades présentent toujours de
l'embarras gastrique, de la gastro-entérite; le tube digestif
se trouve naturellement dans un mauvais état pour permettre une absorption intégrale du médicament. Presque
tous les ouvrages classiques, pour le traitement du paludisme aigu ou chronique, ne se préoccupent que du choix
du sel de quinine à employer en cachets et du moment
opportun où il convient d'administrer la quinine. Chaque
auteur préconise une façon particulière d'administrer la
quinine, système qui exige une stricte minutie dans les
prescriptions.

*
* *

Je crois pouvoir dire que j'ai réussi à substituer aux anciennes règles compliquées, et d'une difficile application dans la pratique, une méthode très simple qui, jusqu'ici, m'a donné les meilleurs résultats.

A tous les malades atteints de paludisme, aigu ou chronique, on peut pratiquer des injections intramusculaires de quinine avec les plus grandes chances de succès et de prompte guérison, l'absorption étant infiniment plus rapide et plus absolue par la voie intramusculaire que par toute autre voie.

Voici en quelques mots le *modus faciendi* que nous avons adopté dans notre service de médecine de l'Hôpital civil français de Tunis. Tout malade présentant de la fièvre, à son entrée, est immédiatement couché et, si possible, purgé, puis aussitôt, avec toutes les précautions antiseptiques d'usage, on lui fait dans la fesse une injection intramusculaire de quinine. La formule de cette solution a été donnée plus haut.

Cette solution est limpide et se conserve bien. Ces injections ne sont presque pas douloureuses et sont bien supportées par les malades. Nous n'avons jamais eu, à l'Hôpital, d'accidents consécutifs : abcès, érysipèle, phlegmons, etc. Généralement, trois ou quatre injections suffisent pour faire cesser les accès de fièvre les plus violents : rarement nous avons dû dépasser six ou huit injections. De plus, mieux qu'avec toute autre médication, nous avons pu guérir des malades qui présentaient depuis longtemps des symptômes de paludisme aigu et chez lesquels les accès se renouvelaient avec une désespérante persistance.

L'injection, c'est là encore son grand avantage, peut

être faite en pleine période fébrile sans aucun inconvénient ;
elle jugule pour ainsi dire la fièvre, qui va aussitôt en diminuant pour cesser complètement, environ deux ou trois
heures après l'injection:

Nous possédons ainsi de précieux avantages, qu'il serait
vraiment malheureux de négliger : rapidité et sécurité
d'absorption sans crainte de la douleur ou des accidents
consécutifs. Ce sont là généralement les arguments qu'on
oppose à la méthode que nous préconisons.

Pour conclure, nous dirons que les injections intramusculaires de quinine sont un excellent moyen thérapeutique
pour agir, sans crainte d'échec, dans *tout accès de fièvre
paludéenne.*

Comme j'ai déjà eu l'occasion de l'écrire autre part (1),
la voie intramusculaire, pour l'administration des sels de
quinine, paraît encore peu employée dans la pratique
courante : ce procédé si précieux d'administration des
médicaments est négligé dans les cas simples et réservé aux
seuls malades chez lesquels on désire agir vite et sûrement. Les auteurs ne recommandent les injections intramusculaires de quinine que dans les cas d'accès paludéen
pernicieux, là où l'absorption par la voie stomacale ou rectale serait, ou trop lente, ou trop aléatoire.

Il faut user, à notre avis, des injections intramusculaires le plus souvent possible et avec toute sécurité, puisqu'on peut constater, dans la pratique, la rareté des accidents et le peu de douleur qu'elles occasionnent. La
solution dont nous nous servons permet une parfaite solubilité du sel employé. Ainsi tombent les objections des médecins hostiles à ce mode d'intervention.

(1) Les indications des injections hypodermiques de quinine,
Bulletin médical de l'Hôpital civil français de Tunis, 25 avril 1899.

* *

Même chez les enfants qui sont très sujets aux accès paludéens et à leurs complications, on peut employer la même
thérapeutique. Avec un peu de persévérance on vient à
bout de leur résistance du début, et les petits malades,
aussi bien que les adultes, se laissent faire les injections
intramusculaires de quinine dans la fesse.

Ces petits malades deviennent facilement cachectiques,
si la médication n'est pas rapide et énergique ; quand les
accès fébriles éclatent, il semble que déjà ce soit le terme
ultime d'un empoisonnement général latent et fruste, sans
symptômes spéciaux appréciables. Il suffit alors de quelques
jours d'hyperthermie pour faire d'un enfant, qui passait
pour chlorotique, un cachectique paludéen manifeste.
L'importance du traitement est donc capitale, et, je le répète, il doit être aussi précoce qu'énergique.

La médication chez l'enfant est naturellement la même
que chez l'adulte; sauf les différences posologiques ; ses
bases essentielles sont la quinine, l'arsenic (sous ses diverses formes), l'iodure de potassium, l'hydrothérapie, etc.
Et on peut encore ajouter à cette liste une grande partie
des médicaments reconstituants, tels que les glycérophos-
phates de chaux, les sels de fer, le coca, le kola, etc., agents
thérapeutiques qui conviennent aussi très bien aux paludéens affaiblis et débiles, quoique ne présentant plus de
fièvre.

La question la plus délicate est celle du mode d'absorption des sels de quinine. A notre avis, et nous l'avons marqué nettement dans ce qui précède, le traitement idéal est
l'injection intramusculaire de quinine ; toutefois, il nous

a paru convenable d'exposer la thérapeutique classique recommandée par d'autres auteurs. On y aura recours si la
résistance de l'enfant ou la pusillanimité de parents empê-
chaient la réalisation de notre méthode.

Les auteurs ont pour la plupart préconisé, chez les
enfants à la mamelle, la voie rectale. Le nourrisson, en
effet, rejette toute potion amère, et il est impossible de lui
faire absorber ni pilules ni cachets. L'application intra-
leptique de la quinine chez l'enfant conseillée autrefois
est, à mon sens, tout à fait illusoire. Ces frictions aux pommades contenant de la quinine sont aussi insuffisantes que
les *cataplasmes* de quinquina ou les *chemises* à quinine,
vantées jadis et que Fonssagrives rappelle pour mémoire.
Mieux vaudrait donner de la quinine à la nourrice. M. Oui,
de Bordeaux, a montré que le lait contenait un peu de
quinine quand on en administre 1 gramme ou 0^{gr},75 à la
nourrice.

M. Jules Simon donne le sulfate de quinine à la dose de
5 à 15 centigrammes dans un lavement additionné d'une
goutte de laudanum. M. Comby prescrit un lavement à
peu près analogue :

> Sulfate de quinine . . . . . . 0^{gr},25
> Eau de Rabel. . . . . q. s. (le moins possible).
> Infusion de camomille tiède   100 grammes
> Laudanum de Sydenham . .   1 goutte.

Faire précéder ce lavement médicamenteux d'un lavement évacuant.

A partir de deux ans, M. Jules Simon a recours à la
voie stomacale : il administre le médicament dans du café,
dans de la glycérine sucrée avec du sirop tartrique, ou dans
du sirop de Tolu. Si l'enfant oppose de la résistance à ces

différents moyens, M. Jules Simon a recours à de petites pilules (1 centigramme d'un sel de quinine quelconque) argentées et noyées dans de petits amas de confitures de groseilles. Fonssagrives recommandait l'emploi du café : « Le café, dit-il, permet d'administrer directement la poudre de sulfate de quinine, et il est bien rare que je voie des enfants repousser ce mélange. » Le café a malheureusement l'inconvénient de précipiter du tannate de quinine insoluble ; ce qui force à doubler la dose du sel de quinine. Petzold conseillait de donner la quinine dans du miel, après l'avoir fait dissoudre dans un peu d'eau acidulée.

Sulfate de quinine.	0^{gr},75
Eau acidulée	4 grammes
Miel blanc.	40 grammes

Une cuillerée à café de ce mélange toutes les deux ou trois heures. Les enfants ne répugnent pas trop à cette préparation. Le Dr Créquy a trouvé que 'le jus de réglisse masquait assez bien l'amertume de la quinine. D'après ce principe, on peut également employer l'extrait de réglisse et prescrire :

Eau distillée	40 grammes
Extrait de réglisse.	3 grammes
Bichlorhydrate de quinine.	0^{gr},30

L'enfant généralement ne fait pas trop de difficultés pour avaler le tout en une fois. Le Klin; Thérap, Woch, donnaient récemment la formule suivante, qui permettrait d'obtenir un mode d'administration agréable :

Sulfate de quinine	4 grammes
Acide citrique	
Sirop simple . . . . } àà 10 —
Sirop d'écorce oranges amères	
Eau distillée.	20 cc.

On donne dix gouttes de cette mixture dans 5o grammes
d'eau qu'on additionne ensuite de 3 grammes de bicarbonate de soude, et l'on absorbe ce mélange pendant l'effer-
vescence du liquide.

La saccharine passe également pour masquer complètement le goût de la quinine : on pourra l'employer avec
avantage.

J'avoue n'avoir que très rarement tenté ces divers procédés : systématiquement j'ai recours aux injections
intramusculaires. J'use de la voie rectale, des suppositoires, chez les très jeunes enfants. Même les nouveau-nés
les supportent très bien, et l'absorption est sûre. J'ai à ce
sujet entrepris quelques expériences, qui m'ont prouvé que
les sels de quinine s'absorbent plus vite par le rectum que
par la muqueuse du tube digestif.

Le suppositoire, mieux toléré que le lavement, ne détermine pas de cuisson, moins d'envie de défécation, et son
application dans le rectum est à la portée de tout le
monde. Je formule généralement de la façon suivante :

Sel de quinine . . . . $0^{gr},10$ à $0^{gr},5o$ (suivant l'âge).
Beurre de cacao . . .   1 à 3 grammes
Cire vierge . . . . . .   q. s.

En certaines circonstances, on peut remplacer le beurre
de cacao par la glycérine solidifiée (par adjonction de gé-
latine) ou par le miel cuit, confectionné suivant la méthode de Laborde. On administre à l'enfant deux
suppositoires par jour, sans se préoccuper des exacer-
bations thermométriques : l'essentiel étant, pour combattre le paludisme, de saturer l'économie du médicament
pendant un temps assez long. A partir de quatre ou
cinq ans, on peut recourir à la voie intramusculaire.

Dans certains cas, l'euquinine, succédané de la quinine, ne possédant aucune amertume, récemment introduite dans la pratique thérapeutique, peut rendre les plus grands services. Elle représente un éthylcarbonate de quinine : c'est une substance cristalline peu soluble dans l'eau : elle a sur les autres sels de quinine l'avantage d'être complètement insipide, ce qui rend son administration précieuse chez les enfants : elle aurait aussi le mérite de ne produire ni troubles dyspeptiques, ni tintements d'oreilles. Aux enfants, on pourrait l'administrer dans du lait, du café, du bouillon, du chocolat, du potage.

L'euquinine a été recommandée par Tichomicoff, von Noordez, Panegrossi et Conti.

M. Bianchi (*Rivista veneta*, 31 octobre) a traité cent paludéens par cette substance, qui a toujours produit d'excellents effets.

En général, elle ne détermine, dit cet auteur, ni troubles gastriques ou intestinaux, ni bourdonnements d'oreilles, ni surdité. Elle n'a aucune action toxique sur le sang et elle pénètre dans l'organisme dès qu'elle est introduite dans l'estomac ; en effet, elle s'élimine aussitôt par les reins ; cette élimination n'a été complète que quarante-deux heures après l'absorption.

Malgré tout, je le répète, dans les cas graves (accès pernicieux, accès algides, choléra infantile paludéen), on devrait avoir recours aux injections intramusculaires, aussi bien supportées par l'enfant que par l'adulte.

Baginsky, dans cette occurrence, recommande le tannate de quinine ou, mieux encore, le carbonate de quinine. Nous nous sommes très bien trouvés du bichlorhydrate de quinine.

M: le Dr Gaglio, professeur de matière médicale à la Faculté de Messine. préconise un mélange de 1 gramme de chlorhydrate ou de bromhydrate de quinine avec 0^{gr},50 d'uréthane ; en dissolvant le mélange à chaud dans un centimètre cube d'eau, on obtient deux centimètres cubes d'une solution stable qui se conserve même à froid et qui, étant de réaction neutre et nullement irritante, convient parfaitement pour les injections intramusculaires ou intraveineuses de quinine.

A cette médication interne par les sels de quinine chez les adultes comme chez les enfants, je joins la balnéation tiède ou froide. Le petit malade prend, suivant les circonstances et suivant l'intensité de la fièvre, deux ou trois. bains à 35 ou 30° progressivement refroidis : médication, en somme, analogue à celle employée contre l'hyperthermie de la fièvre typhoïde, et dont l'indication rationnelle n'est plus à démontrer.

« Toutes les fois, écrit M. Comby (l'Eau froide en médecine infantile, *Médecine moderne*, 3 janvier 1897), qu'il y aura hyperthermie avec ou sans délire, agitation, ataxo-adynamie, on emploiera l'eau froide, qu'il s'agisse d'une fièvre éruptive, d'une fièvre typhoïde, d'une diphtérie, d'une septicémie hyperthermisante quelconque. J'ai employé le bain froid avec succès dans la scarlatine, dans la rougeole, dans la variole, dans la grippe, dans la diphtérie, dans la diarrhée infectieuse, dans l'érysipèle.

« Aucune maladie générale infectieuse ne contre-indique le bain froid. Toutes les pneumonies et les broncho-pneumonies, même chez les enfants les plus jeunes, peuvent être traitées par les bains froids. »

La puissance antithermique du bain vient joindre ses effets précieux à l'action antipyrétique et antimalarienne des sels de quinine ; l'enfant supporte mieux son infection, et la fièvre m'a toujours paru diminuer en durée et en intensité. La balnéation évite très souvent chez les jeunes sujets les accès de convulsions qui, pour eux, sont la complication banale de toute intoxication.

Grâce à elle la peau vicarie plus facilement le rein, si par hasard cet émonctoire ne fonctionne plus régulièrement.

Dans certains cas, la quinine et la balnéation ont rapidement raison des manifestations fébriles, mais le malade conserve une gêne et un embarras très désagréables du tube digestif : les nourrissons vomissent le lait, les enfants plus âgés ont de l'inappétence. Il convient alors, avant de poursuivre le traitement par la quinine ou les reconstituants, d'administrer un purgatif léger ou même un vomitif. Quelques médecins conseillent de débuter par le purgatif avant toute administration de quinine. Malgré la mauvaise réputation du calomel dans le public, je n'hésite pas à avoir recours très souvent à ce médicament, que je persiste à considérer comme très précieux dans la médecine infantile Je prescris depuis longtemps (sans avoir jamais observé aucun accident) le calomel, à la dose de o^{gr},10 à o^{gr},40 suivant l'âge. Chez les tout jeunes enfants, quand les vomissements ou la diarrhée persistent, on se trouve très bien de la diète hydrique, à laquelle on joint l'alimentation rectale, qui parfois accomplit des merveilles.

Dès que les accès fébriles ont complètement disparu, il faut s'adresser au quinquina, à l'arsenic, aux iodures, aux sels de chaux, aux sels de fer, aux bains sinapisés, à l'hydrothérapie froide. On aura recours quand il s'agira des adultes, pour l'administration du quinquina, aux poudres ou aux teintures, mais on proscrira d'une façon rigoureuse tous les vins médicamenteux plus dangereux qu'efficaces. D'une façon générale, il faut être discret et très circonspect dans l'administration du quinquina aux enfants : son action irritante sur 'les voies digestives est loin d'être compensée par son efficacité. Pendant tout l'allaitement et même assez longtemps après le sevrage, il faut se garder du quinquina. Mon excellent collègue, le Dr Schoull, dans son très savant article sur la Prophylaxie de la méningite (voir *Bulletin de l'Hôpital civil de Tunis*, n°s 1 et 2), préconise un mélange reconstituant qui contient du quinquina et qui me semble très recommandable aux petits paludéens :

Sirop d'iodure de fer. . . .,. . . . . .
— de lactophosphate de chaux.
— de quinquina. . . . .   P. E.
— de raifort iodé. . . . .

A donner une à quatre cuillerées à potage par jour. M. Schoull y ajoute dans certains cas une goutte de liqueur de Fowler par cuillerée à soupe de sirop. Cela devient une excellente médication à opposer à l'anémie paludéenne.

Les médecins doivent surtout s'armer de courage pour résister aux sollicitations des parents qui, poussés par de vieux préjugés, réclament toujours pour les enfants faibles et débiles, et surtout impaludés, du *vin de quinquina*, panacée universelle. Comby et Jules Simon se sont élevés d'une façon véhémente contre cette débauche injustifiée de préparations alcooliques au quinquina.

Je recommande les deux préparations suivantes prescrites par ces auteurs :

Poudre de quinquina jaune. . . } ââ 10 grammes
Craie préparée. . . . . }
Rhubarbe.   5   —
Sous-carbonate de fer   4   —
Une pincée après chaque repas.

Ou bien :

Teinture de quinquina		20 grammes
— de gentiane	ää .	
— de cascarille		5 —
— de benjoin		2 —
— de noix vomique		1 —

Vingt gouttes avant chaque repas dans un peu d'eau de camomille.

L'acide arsénieux, l'arséniate de soude, la liqueur de Fowler, la liqueur de Pearson, les iodures, le glycérophosphate de chaux ou de fer, le coca ou le kola granulés réussissent également bien, et on n'a que l'embarras du choix.

Je préfère insister sur le bain chaud sinapisé et sur l'hydrothérapie froide.

Le bain sinapisé à 38° d'une durée d'environ trois à cinq minutes, suivant l'âge de l'enfant, est un stimulant très précieux; sous son action, la circulation, les échanges divers se font mieux, et l'organisme du bébé récupère rapidement ses forces. L'appétit revient vite, et l'embonpoint réapparaît. Cette médication peut être suivie plusieurs jours.

Enfin, je ne saurais trop recommander les pratiques hydrothérapiques froides; non seulement c'est le meilleur moyen pour guérir définitivement l'impaludisme et ses manifestations fébriles ou larvées, mais encore c'est la seule façon d'éviter les rechutes toutes les fois qu'on habite dans un pays où le paludisme est endémique.

Aux enfants d'un an et au-dessous, les immersions dans l'eau tiède ou légèrement froide conviennent très bien. A partir de deux ans, on peut déjà donner le *tub*, et, à trois ans, l'enfant supporte parfaitement bien une douche en pluie de dix à quinze secondes.

Pour donner de bons résultats, cette médication doit être suivie *hiver comme été;* je puis affirmer que certains petits malades que j'ai observés depuis deux ou trois ans, ne présentent plus aucune manifestation fébrile depuis qu'ils suivent ce traitement.

Enfin, j'aurai terminé après avoir recommandé de s'abstenir de prescrire aux enfants paludéens la viande et le vin. Le lait, les soupes, les farineux, les féculents conviennent très bien à ces estomacs délicats : dans les pays chauds, plus que partout ailleurs, il faut craindre l'irritation intestinale due à l'abus de la viande, et il faut éviter l'alcoolisme, bien plus fréquent qu'on ne croie, chez l'enfant qui abuse des vins toniques et même de l'eau rougie.

Il m'a paru indispensable de donner quelques détails sur le paludisme de l'enfant et son traitement ; on a pu constater que, chez nos petits malades comme chez l'adulte, la quinine peut très bien être employée par la voie intramusculaire. La seule faiblesse des parents pourrait arrêter la bonne volonté du médecin.

Aussi- serait-il désirable qu'on recourût, d'une façon presque constante, aux injections intramusculaires, qui sont, avec les injections intraveineuses (ces dernières d'une technique plus délicate), le moyen le plus rigoureusement certain au point de vue de la pénétration dans la circulation des substances employées.

∗∗

Aux avantages que nous venons d'énumérer, nous ajouterons encore aux bénéfices de notre méthode le précieux bienfait d'éviter l'*orgie quinique.* Volontiers le public en usait trop facilement avec la quinine. Chacun savait qu'à la fièvre paludéenne on oppose ce médicament, et sans

LEMANSKI. *L'Hygiène du Colon.*   34

méthode comme sans discernement on prenait de 2 à
3 grammes d'un sel quelconque de quinine pendant plusieurs jours. On absorbe cet alcaloïde sans consulter personne, on se l'administre pour le moindre malaise, on l'avale
avant, pendant et après le repas. Cette habitude cependant
est funeste et ne va pas sans quelque danger sérieux.

Remarquable et incomparable spécifique des fièvres intermittentes vraies d'origine paludéenne, le quinquina et
les sels de quinine doivent être judicieusement dosés et
employés par les médecins. Leur action est sûre et énergique à condition qu'ils soient maniés par des mains habiles
et expertes : le mode d'administration joue surtout un rôle
des plus importants. Les fièvres les plus rebelles ne nécessitent généralement pas plus de 6 à 8 grammes de quinine
pour être bien guéries si la quinine est donnée en injections. Ceci est bien fait pour étonner les personnes qui font
abus de ces médicaments, sans notion juste, et n'en obtiennent d'ailleurs aucun résultat satisfaisant. Dans l'intervalle
des accès la quinine est inutile, sauf encore de temps à aut e
en injection à titre préventif. Presque partout et dans tous
les cas, on est porté aujourd'hui à abandonner l'usage de
la quinine par la voie stomacale.

En cachets, en paquets ou en pilules, la quinine s'absorbe mal, elle fatigue l'estomac, détermine les fâcheux
inconvénients de l'ivresse quinique avec vertiges et bourdonnements, et, en fin de compte, il faut arriver aux injections si l'on veut obtenir des effets certains et durables.

Il est nécessaire d'avoir recours aux injections : sinon je
crois préférable de ne pas prendre de quinine du tout. Le
médicament guérit toujours le paludisme quand on s'en
sert convenablement : les rechutes sont plus ou moins fréquentes, mais le résultat définitif est certain.

Dans ces conditions il serait puéril d'ingérer une substance qui, mal tolérée parfois, amène des troubles sérieux.

Dans le public les injections médicamenteuses ont
mauvaise réputation : elles passent pour amener couramment des abcès à suppuration longue et difficile à guérir.
Qu'on revienne de ces préjugés ; le. médecin soucieux des
précautions d'usage ne craint rien à cet égard ; il supprime
tous ces inconvénients et même la douleur.

Méfiez-vous donc de l'abus de la quinine, comme de
l'usage inconsidéré de la morphine ou de l'alcool.

Le traitement du paludisme, comme nous le voyons, est
considérablement simplifié grâce aux principes de la méthode que je préconise (1) ; mais elle n'empêche pas d'envisager la possibilité d'éviter le paludisme.

Nous ne craindrons pas de trop nous étendre sur l'hygiène et la prophylaxie du paludisme.

Il'est presque banal aujourd'hui de parler de l'importance considérable des eaux potables dans l'alimentation :
assurer une consommation suffisante d'eau potable paraît
être la base la plus précieuse de l'hygiène privée et publique.
De tout temps d'ailleurs, les populations urbaines se sont
préoccupées d'obtenir des eaux de source pures et inoffen-
sives pour la santé. Les Romains nous ont donné, chacun
le sait, l'exemple de cette saine prévoyance, et la civilisation
de ces conquérants du monde, en s'abîmant au milieu de
l'invasion des barbares, a cependant laissé des vestiges

(1) Cette méthode a un avantage précieux, c'est d'être indiquée
également dans le traitement de la cachexie paludéenne ou des
manifestations larvées du paludisme.

impérissables et grandioses de cette sollicitude pour l'hygiène publique.

En Europe, elles sont nombreuses encore, ces ruines d'aqueducs, aux proportions monumentales.

Dans un pays à malaria, consommer de la bonne eau, c'est se donner 5o p. 100 de chances d'obtenir l'immunité. Je citerai seulement un exemple personnel à l'appui de cette thèse, exemple tellement typique qu'il me paraît absolument concluant. Pendant la construction de la ligne de Bizerte à Tunis, la voie ferrée, traversant près de 5o kilomètres de marais, sur 70 kilomètres de longueur effective de tracé, les terrassements furent très pénibles et les conditions de ravitaillement des ouvriers furent souvent très défectueuses. On eut, particulièrement, beaucoup de peine à distribuer de l'eau potable aux différents chantiers de terrassiers : ces ouvriers pour la plupart durent boire de l'eau saumâtre, croupissante, très souvent chlorurée ou magnésienne. On comprend les terribles effets d'un pareil état de chose : fièvre, diarrhée, dysenterie, anémie. Malgré tous les efforts faits par la Société de construction des Batignolles, on ne put que très imparfaitement remédier à ce mauvais état de choses.

Les distributions préventives de quinine, de quinquina ne diminuaient que très peu les nombreux cas de maladie. Dans le courant de la campagne de construction, qui dura un peu plus de deux ans, j'ai pu établir à 6o p. 100 de l'effectif total les ouvriers qui furent soignés dans les chantiers, sur place, ou envoyés à l'hôpital de Tunis. L'état sanitaire ne redevint meilleur que lorsque la voie, une fois posée, permit de faire des distributions de tonneaux d'eau de Zaghouan, prise à Tunis.

Tout au contraire, pendant la durée de la construction des

lignes de Tunis-Nabeul, Tunis-Sousse, Tunis-Zaghouan,
les ouvriers eurent la bonne fortune de boire de l'eau potable, et à peine eûmes-nous 10 p. 100 des ouvriers atteints
de fièvre paludéenne ou de toute autre indisposition. Cette
comparaison impose la conviction que tous les médecins
ont aujourd'hui : l'importance physiologique de l'eau de
provenance douteuse contaminée par les bactéries innombrables et les hématozoaires non moins nombreux en pays
marécageux. La contamination par l'eau de boisson
aussi fréquente pour le paludisme que pour la fièvre typhoïde ; la théorie hydrique ne peut pas être combattue
avec des arguments sérieux. Jointe aux autres causes dé-
primantes de l'organisme, elle prépare le terrain organique
qui permet l'éclosion des différents germes pathogènes (1):

(1) On a constaté à plusieurs reprises, écrit M. Laveran, que dans
une même localité des individus, vivant dans des conditions identiques, mais faisant usage pour la boisson d'eaux de provenances
différentes, étaient les uns atteints dans une forte proportion, les
autres épargnés par les fièvres palustres.

Dans certaines localités autrefois insalubres, il a suffi de mettre
à la disposition des habitants une eau pure a la place de l'eau sta-
gnante qui servait primitivement à la boisson pour voir les fièvres
palustres disparaître.

Les voyageurs qui parcourent des contrées malsaines réussissent souvent à se préserver des fièvres en ne buvant que de l'eau
bouillie, tandis que les personnes qui ne prennent pas cette précaution sont atteintes dans une forte proportion.

Salomoné Marino a fait ingérer à vingt-cinq individus qui se
trouvaient dans une localité saine de l'eau puisée dans des localités palustres. Chez les individus sains et robustes, cette ingestion n'a provoqué que quelques nausées : chez les individus plus
délicats, on a observé des troubles gastro-intestinaux; les individus
atteints de maladies chroniques ont eu de la fièvre qui disparaissait avec la cessation de l'emploi de l'eau suspecte : enfin les malades qui avaient eu antérieurement la fièvre accusèrent des rechutes, et on vit les hématozoaires réapparaître dans le sang. (LA-
VERAN, *Paludisme.*)

Si l'on a pu s'assurer une alimentation convenable, saine, assez abondante; si l'on sait réagir contre la tentation des alcools, on aura fait beaucoup pour la prophylaxie du paludisme. Qu'on apprenne à éviter les fatigues, les excès et toutes les causes de débilitation de l'organisme. Nous verrons plus loin que le corps humain est d'autant plus apte à échapper aux diverses maladies infectieuses que l'état général se maintient plus favorable.

Le germe pathogène demande un terrain approprié. L'organisme déprimé par les souffrances morales comme par les fatigues physiques constitue un excellent *milieu de culture*. Aussi se trouve-t-on bien de ne jamais se livrer à aucun exercice ou travail physique le matin à jeun ou au soleil pendant les heures chaudes de la journée. Il faut également supprimer les sports violents qui amènent aisément un certain degré de surmenage; les plus minutieuses précautions doivent être prises à cet égard. Les expéditions coloniales militaires ont toujours démontré la vérité de ces théories médicales. Toutes les fois que les circonstances ont forcé les chefs de corps à les violer ou à les enfreindre, la mortalité a été très élevée. Les marches au soleil sont particulièrement dangereuses, et, autant que possible, on doit faire les longues étapes dès le matin ou après 5 ou 6 heures du soir. Les attaques d'épilepsie, les insolations, les coups de chaleur, les congestions mortelles sont trop souvent la suite d'imprudences même légères.

Les sorties du soir et du matin ne sont dangereuses qu'autant qu'on néglige la précaution de se couvrir suffisamment pour ne pas être saisi par la fraîcheur du matin ou la brume du soir. D'où le précepte d'être chaudement vêtu de flanelle aussi bien le matin de bonne heure que le soir tard.

* *

Je ne veux pas terminer ce chapitre sans parler de la prophylaxie médicamenteuse du paludisme, cette question encore à l'ordre du jour. Les règles de cette prophylaxie ont été établies d'une façon magistrale par des auteurs comme Trousseau, Dutrouleau, Dujardin-Beaumetz, Laveran et Dieulafoy. Tout récemment, Noel, Longuet, Dubergé ont longuement discuté la valeur des documents fournis par les médecins des colonies et de la marine ayant pu observer sous les tropiques. Je ne puis que résumer les travaux de ces auteurs, auxquels je vais emprunter les éléments de cette courte analyse.

Les médicaments le plus fréquemment employés à titre prophylactique ont été :

L'arsenic ;

La caféine ;

La noix vomique ;

Les quinquinas ;

Les sels de quinine.

Stokes (1), Tomasi Crudeli (2), Boudin, Fernand Roux (3) ont vanté, d'après des expériences personnelles, nombreuses et très concluantes, l'efficacité des préparations d'arsenic (acide arsénieux, liqueur de Fowler, liqueur de Pearson) et de caféine à titre de médication préventive du paludisme dans les pays à malaria.

(1) STOKES. *Leçons de clinique médicale*, Dublin.

(2) TOMASI CRUDELI, *Rapport au Ministre de l'Agriculture*, 18 mai 1883, Rome.

(3) FERNAND ROUX, *Traité des maladies des Européens dans les pays chauds*, t. I.

Pearson, Nash et Colin ont préconisé la noix vomique.

Gonzalès, Lind, Bryson faisaient prendre aux soldats des décoctions ou la teinture de quinquina.

Enfin, des auteurs tels que Fonssagrives, Bizardel, Nielly, Laveran, Longuet, Thorel, Wilson, Hamelin, Warren, Samuel Logan, Swift, Morani, Grœser, Kaiser, Besson, Barthélémy, Brassac, etc., ont, grâce à des observations rigoureuses prises au cours des campagnes coloniales ou recueillies d'après des travaux originaux des médecins de la marine, définitivement constaté la valeur prophylactique des sels de quinine.

Personnellement, j'ai pu très souvent vérifier que les ouvriers qui, sur nos chantiers de construction, sont exposés aux miasmes que dégagent toujours les terrassements, échappent à la fièvre quand ils consentent à prendre journellement des doses de quinine variant de 15 à 20 centigrammes. Ces doses ne me paraissent offrir aucun danger pour la santé et sont très efficaces.

On peut dire qu'aujourd'hui la question est définitivement jugée et que tous les Européens qui, par nécessité professionnelle, sont forcés de vivre dans les régions malsaines où le paludisme règne à l'état endémique doivent prendre des doses journalières de quinine ; il ne sera plus permis aujourd'hui de lancer les soldats dans les expéditions coloniales lointaines sans leur assurer une large et constante consommation de sels de quinine, qui leur sont aussi nécessaires que les vivres et les munitions (*Bull. méd.* 95). Je ne pourrai mieux terminer ce chapitre qu'en citant quelques passages d'un très savant et très documenté article du D¹ Noël (1).

(1) *Bulletin médical*, 1895, p. 337.

« Cette pratique, écrit M. Noel, tend à se généraliser dans l'armée d'Afrique, où la prophylaxie quinique du palu- disme a été tentée dans les postes les plus malsains. On en a retiré les meilleurs effets. Bien que les garnisons, fréquem- ment renouvelées par le passage d'un poste à un autre, se prêtent mal à des recherches statistiques absolument pré- cises, les rapports des médecins s'accordent pour recon- naître la moindre gravité des accès, la moindre proportion des décès par accès pernicieux et des atteintes des soldats européens... »

« Le principe de la méthode étant admis, dit encore plus loin M. le Dr Noel, il reste à considérer le choix du médi- cament, la forme médicamenteuse, les doses et le mode d'emploi. Lind employait la poudre de quinquina, et sa méthode a été primitivement adoptée par les médecins de la marine anglaise. Ultérieurement, sur la proposition de Bryson, le sulfate de quinine a été substitué à l'écorce de quinquina. C'est avec ce sel qu'on a obtenu les bril- lants résultats que nous avons signalés. Des essais récents ayant démontré que le chlorhydrate de quinine était moins irritant que le sulfate pour les voies digestives, la Société de thérapeutique a pensé qu'on devrait préférer le premier de ces sels pour la méthode prophylactique. A cette occa- sion, le Comité de santé a fait connaître qu'il avait décidé l'adoption du chlorhydrate basique pour l'ingestion par la voie stomacale.

« Dans la marine anglaise, le véhicule du médicament fut d'abord l'eau-de-vie, puis le vin rouge. La même évo- lution se produisit dans la pratique des Américains. Græser employa le genièvre. A Ouargla, la forme pilulaire fut adoptée. Au Dahomey, le sulfate de quinine fut pris en poudre, en solution, en pilules.

«Les résultats satisfaisants obtenus avec ces divers procédés indiquent que la préparation pharmaceutique n'a qu'une importance secondaire dans la question. A la Société de thérapeutique, en 1894, Dujardin-Beaumetz préconise les comprimés discoïdes, qui furent écartés par la commission chargée d'étudier les formes à préférer dans la médication préventive. D'un commun accord on proposa de réserver les solutions pour le traitement des accès. La forme pilulaire fut prônée comme la préparation de choix. »

Enfin, récemment, l'attention a été attirée sur le rôle des moustiques, des vulgaires cousins, dans la propagation de la fièvre paludéenne. Il a été démontré que les piqûres de ces insectes peuvent communiquer le paludisme : ce sont ces animaux vivant aux bord des marais, où pullulent les hématozoaires, qui servent de véhicules des germes pathogènes.

A la séance du 19 mai 1900, à l'Académie de médecine, M. le professeur Laveran a lu, au nom de la Commission du paludisme chargée d'étudier la prophylaxie du paludisme, une instruction détaillée énumérant les précautions à prendre pour l'assainissement des marais et la prophylaxie individuelle.

Le micro organisme du paludisme se développant dans le corps des moustiques, les germes passent aisément dans la sécrétion salivaire, et, quand des moustiques piquent des individus sains, ils leur inoculent le paludisme.

D'où la nécessité de détruire, aussi énergiquement que possible, les moustiques et de se préserver soigneusement de leurs piqûres.

La destruction de ces bestioles est plus aisée quand elles sont à l'état de larves aquatiques dans le marais. On a préconisé dans ce but le pétrole, le permanganate de potasse, etc., répandus dans certaines proportions à la surface des marais.

De plus, pour notre protection personnelle, nous nous trouverons toujours très bien de l'usage de la moustiquaire.

L'Académie de médecine, sous l'instigation de M. Blanchard, s'est encore occupée, dans sa séance du 30 juillet 1901, de l'infection paludéenne due à l'intervention des moustiques néfastes. Nous savons tous ici le rôle nocif de ces bestioles désagréables, mais à Paris on néglige souvent les précautions que nous prenons ici, et les savants de notre Académie de médecine ont voulu appeler l'attention des habitants sur l'importance de cette prophylaxie spéciale. Les moustiques sont les véhicules de bien des maladies, mais surtout du paludisme, de la filariose, de l'éléphantiasis et même de la lèpre dans les pays où règne cette maladie. On comprend l'intérêt que chacun peut avoir de se mettre à l'abri de ces piqûres, aussi cuisantes que dangereuses.

Les divers moyens qu'on emploie pour se préserver de ces animaux sont les moustiquaires et la destruction des larves.

Les moustiquaires doivent être hermétiquement fermées et peuvent donner ainsi une protection absolue : de plus, elles entoureront absolument tout le lit et descendront jusqu'au sol : la gaze doit en être très fine pour intercepter complètement le passage. On ne se glissera dans le lit qu'une fois les lumières éteintes. Contre les piqûres on emploie les pansements à la teinture d'iode ; on se sert

aussi de la poudre de pyrèthre ou de chrysanthème, des
pommades de menthol ou de naphtol ; mais il est bien illusoire de compter sur cette thérapeutique pour diminuer
les souffrances et l'œdème causés par ces horribles morsures.

Une des mesures les plus efficaces contre les moustiques,
c'est certainement la destruction des larves, qui élisent
domicile à la surface des eaux stagnantes des lacs, des marais, des pièces d'eau, des bassins des jardins. A l'aide
du pétrole, ou mieux encore avec un mélange de pétrole et de goudron à parties égales, on fait un vrai ba-
digeonnage de la surface de l'eau au moyen d'un linge
imbibé de ces substances. On se sert habituellement de
doses variant entre 10 ou 15 centimètres cubes du mélange
par mètre carré d'eau.

Tous les quinze jours on doit recommencer la même
opération pour que la destruction des larves soit complète.
Enfin on peut avoir recours à la collaboration des poissons,
qui se chargent de détruire assez vite dans une petite
pièce d'eau les larves nocives.

Il n'est pas superflu d'insister sur ce sujet, qui intéresse
à un si haut point la santé publique.

Ainsi en a jugé sans doute l'Académie de médecine, qui
a voté les résolutions suivantes :

1° L'Académie invitera les pouvoirs publics à publier
les mesures de protection individuelle à prendre dans les
habitations ;

2° Les pouvoirs publics seront invités à faire exécuter
les mesures de désinfection indiquées par la Commission
sur les réservoirs et pièces d'eau de Paris.

Voilà des conseils à méditer pour tous

Dans le public, on cite quelquefois des exemples de personnes habitant les pays chauds depuis longtemps et n'ayant jamais eu d'accès de fièvres paludéennes, ni même aucune manifestation de paludisme larvé. Les uns attribuent leur santé à *l'habitude de prendre l'apéritif*, les autres à un tempérament spécial. Ces dernières paraissent plutôt dans le vrai. Il est exact que quelques individus jouissent d'un heureux privilège vis-à-vis de la malaria; non seulement de la malaria qu'on contracte dans les régions où règne cette terrible infection, mais aussi du paludisme expérimental. Un médecin allemand, le Dʳ Celli, a fait à ce sujet des recherches très intéressantes, qu'il a consignées dans un journal de Berlin, où il tend à démontrer que l'hérédité joue un grand rôle dans cette disposition naturelle à ne pas contracter la maladie.

Quoi qu'il en soit, la sérumthérapie, si avancée dans les autres branches de la médecine, n'a pas donné jusqu'ici des résultats positifs pour les fièvres de marais : nous ne connaissons ni toxine ni antitoxine paludéennes.

Toutefois M. Celli croit qu'on peut obtenir une immunité thérapeutique : les doses répétées et élevées de bleu de méthylène et d'euquinine amèneraient une résistance considérable, sinon absolue, contre les miasmes malariques. On sait que le bleu de méthylène et l'euquinine ont, en Allemagne, une grande vogue comme médicaments antipaludéens. En France, la clinique a prouvé que le bleu de méthylène est un succédané de la quinine qui ne lui est pas, en somme, bien supérieur; quant à l'euquinine, c'est un sel de quinine, *sans saveur amère*, tout aussi énergique que les autres sels, comme le sulfate, le bromhydrate ou le chlorhydrate.

Sauf l'immunité naturelle, excessivement rare, la seule qui puisse intéresser l'hygiéniste est justement facile à acquérir par une médication appropriée et spécifique : la médication quinique. Tous les thérapeutes sont aujourd'hui d'accord sur ce point : avec des mesures de ce genre, les ravages du paludisme seraient bien diminués. Et, chose remarquable, de très petites doses de quinine prises journellement suffisent à conférer l'immunité.

Ne serait-on pas coupable de ne pas recourir à une hygiène et à une prophylaxie aussi précieuses ?

‘CHAPITRE IX

BOUTONS ET ULCÈRES DANS LES PAYS CHAUDS
PARASITES DE LA· PEAU

SOMMAIRE. — Dermatoses des pays chauds. — Le bouton d'Orient.
— Clou tunisien. — Son étiologie. — Les moustiques. — Bactériologie. — Description du bouton d'Orient. — Siège de cette
affection. — Le clou de Nabeul. — Cicatrices, — Diagnostic
avec la furonculose. — Traitement. — Ulcères des pays chauds.
— Traitement par l'eau chaude. — Furonculose et levure de
bière. — La gale et son traitement. — Inflammation et maladies
parasitaires diverses de la peau dans les pays chauds.

L'affection cutanée que nous nous proposons d'étudier
est une dermatose, déjà très anciennement connue et décrite par plusieurs auteurs observant dans différentes
régions d'Orient : cela explique la très riche synonymie de
cette maladie. Il faut d'ailleurs noter que, par de nombreux
symptômes de détail, chaque pays donne au bouton d'Orient·
une physionomie locale tellement accentuée que les médecins exerçant dans les colonies n'ont pas hésité à varier
·l'appellation de cette maladie suivant le lieu où elle sévis-
sait. Tous nos .traités classiques (1) passent en revue les
dénominations diverses qu'a reçues le bouton d'Orient :

(1) DUPLAY et RECLUS, *Traité de chirurgie*, t. I, p. 551 et suiv. Le
·bouton d'Orient

herpès du Nil, bouton de Dehli; clou de Biskra; bouton
d'Alep, clou de Gafsa; bouton des pays chauds, maladie
des dattes (suivant les Arabes), bouton d'un an, bouton de
Nabeul (1).

Je n'ai pas la prétention de refaire une étude pathologique du bouton d'Orient : d'excellents ouvrages nous fournissent déjà les renseignements les plus minutieux sur ces
dermatoses si répan lues dans les pays chauds (en Afrique,
en Asie) et particulièrement sur les côtes méridionales du
bassin méditerranéen. Il serait indispensable pour présenter
une vue d'ensemble d'avoir parcouru les différentes régions
où règne la maladie; je n'ai pu observer que dans le Nord
de la Tunisie, et ce sont surtout des documents cliniques
que j'ai recueillis, après avoir soigné des cas nombreux
de bouton auquel je me permets d'ajouter l'étiquette de
tunisien, épithète qui me semble justifiée, comme on le
verra plus loin. J'ai voulu insister principalement sur les
caractères qui diffèrent de ceux indiqués par la majorité
des auteurs.

En général, disent la plupart des traités, la mauvaise
qualité des eaux de boisson constitue la cause étiologique
la plus fréquente du bouton d'Orient. Mais, comme le fait
remarquer M. de Brun (2), le bouton d'Orient frappe tout
aussi bien les personnes qui boivent de l'eau de citerne, de
l'eau de puits, de l'eau filtrée, que celles qui consomment
des eaux minérales. Cette origine de la maladie, à mon
sens, est très vague : elle ne doit pas plus nous arrêter que

(1) Dʳ KADDOUR, *Nabeul et son climat*, Alger, 1894.
2) DE BRUN, *Maladies des pays chauds*, 2 vol.

l'opinion de quelques médecins attribuant à l'absorption des dattes la raison de cette affection.

Il vaudrait mieux accepter les idées de M. Laveran, qui prétend que toute plaie dans les pays chauds (si petite soit-elle), exposée à l'air, peut être contaminée par l'apport, sur l'épiderme dénudé, des germes pathogènes que le vent, les mouches, les fruits ou tout autre agent de transmission peuvent apporter de très loin, d'ailleurs. En dehors de cette étiologie, l'inoculation directe a été observée bien souvent et montre la grande puissance de contagion du bouton d'Orient.

Dans la majorité des cas, j'ai pu noter, comme causes étiologiques certaines, les piqûres de moustiques, si nombreux et si dangereux dans les régions tropicales et même en Tunisie. Les Européens récemment débarqués sont martyrisés par ces insectes; et ce sont justement les nouveaux arrivés de France qui paient ici le plus lourd tribut à la dermatose qui nous occupe. Les piqûres de moustiques si douloureuses sont souvent excoriées par le grattage; de petites ulcérations se forment et s'enveniment avec rapidité, car on conçoit que le moustique serve de véhicule aux germes pathogènes les plus divers. La peau des Européens, dans les pays chauds, est, comme nous l'avons dit, souvent la première victime du climat : les moindres plaies ont une tendance funeste et très marquée à la suppuration : on peut invoquer, pour confirmer cette assertion, l'exemple des ulcères annamites, qui ne sont que des formes particulières du bouton d'Orient.

On comprendra facilement, d'après cela, que les bactériologistes aient trouvé de nombreux germes dans le pus du bouton d'Orient. Tous les éléments de la suppuration peuvent y figurer, les plus fréquents sont, sans conteste, le staphylocoque, le streptocoque, le ·bacille pyogène et aussi, très souvent, un coccus de o μ 5 à 1 μ, isolé par Heidenreich et Duclaux, puis par Chantemesse, se présentant seul ou réuni, soit en diplocoque, soit en zooglées.

M. Veillon, à la suite d'une communication de M. Brocq, dont nous parlerons plus loin, a examiné les lésions occasionnées sur la peau de la face par une éruption de boutons d'Alep : il a rencontré un champignon très analogue à l'*actinomyces vulgaris* (1).

Mon excellent confrère et ami, le Dr Cuénod, dans sa thèse (2), s'exprime ainsi au sujet du clou de Biskra :

« Personne ne doute aujourd'hui, parmi les médecins des colonies, de la nature contagieuse et parasitaire de l'affection, mais on n'est pas encore fixé absolument sur le parasite lui même,

« Michel hésitait entre une lésion furonculeuse et un tubercule lupique. Riehl (3), après des examens microscopiques nombreux, avait pensé au rhinosclérome.

« Les auteurs anglais de l'Inde décrivent des *psorospermies*.

« En France, les recherches de Duclaux (4) (sur un malade du service de Fournier), de Chantemesse (5), de Poncet, de Bouquet, de Loustalot (6), concluent toutes à l'existence et au rôle pathogène d'un microbe spécial : il s'agirait

(1) *Communication à la Société française de Dermatologie et de Syphiligraphie de Paris*, 18 mai 1897. — Voir *Bull. méd.*, 1897, p. 482.

(2) CUÉNOD, *Bactériologie et parasitologie cliniques des paupières*, thèse de doctorat. Paris, 1894. Steinheil, éditeur.

(3) RIEHL, *Vierteljahreschrit*, F. Dumat, u. sy., 1888.

(4) DUCLAUX, *Bull. Acad. de Méd.*, juin 1894.

DUCLAUX. *Arch. de physiologie*, 1884.

(5) CHANTEMESSE, Note sur le bouton du Nil. *Annal. de l'Inst. Pasteur*, 1887.

(6) LOUSTALOT. *le Bouton de Biskra*. thèse de Nancy, 1888.

d'un microcoque se présentant sous la forme de diplocoque bien étudié par Duclaux, qui obtint des cultures et fit des inoculations.

« D'après Chantemesse, le diplocoque de Duclaux possède une spécificité certaine, il est distinct des autres microbes pathogènes connus. »

Loustalot aurait retrouvé constamment dans les eaux de Biskra un microcoque analogue.

Le Dr Moty a fait, en avril 1893, une communication à la Société de dermatologie et de syphiligraphie sur l'inoculabilité du clou de Biskra. L'inoculation, d'après cet auteur, fut négative quand on se servit du liquide séreux qui s'écoule du clou, et positive constamment quand on la fit avec une parcelle de la croûte qui recouvre le bouton. Ce résultat positif est en faveur de la nature microbienne de l'affection. Le Dr Moty ajoute que toutes les tentatives faites sur lui-même avec des cultures de parasite restèrent infructueuses. Il n'apparut au point d'inoculation qu'un léger degré d'inflammation : mais jamais le clou caractéristique ne se produisit.

Personnellement, les recherches que j'ai faites en Tunisie m'ont surtout démontré la présence des streptocoques. Mais je ne veux tirer aucune conclusion rigoureuse de ces recherches insuffisantes en nombre. Les eaux de consommation à Tunis (source Zaghouan) ne contiennent pas le microcoque qu'on a trouvé dans les eaux de Biskra.

*
* *

Les traités de pathologie décrivent pour le bouton d'Orient trois phases symptomatiques principales.

M. Broca, dans le tome I du *Traité de Chirurgie*, de Duplay et Reclus, page 553, reconnaît :

1° La période de début :

2°   —   d'ulcération ;

3°   —   de cicatrisation.

Tout d'abord une petite élevure se produit, comparable, si l'on veut, à un bouton d'acné au début, avec son auréole d'inflammation, mais ne suppurant pas si vite (*période papulo-tuberculeuse*) ; ou bien cette papule initiale s'arrête dans son évolution et passe à la dessiccation, ou bien elle poursuit son cours jusqu'à la suppuration avec des symptômes prurigineux assez accusés. Alors se forment des croûtes nombreuses cachant une sorte d'ulcération anfractueuse formée de plusieurs godets (*période d'ulcération*) qui se sont réunis pour former une ulcération polycyclique. La croûte qui recouvre l'ulcération est d'un blanc jaunâtre assez caractéristique. Quand la suppuration du bouton est abondante, la croûte tombe et se renouvelle plusieurs fois. Quand la guérison est proche, la croûte tombe définitivement (*période de cicatrisation*), et la suppuration s'arrête. La cicatrice se forme alors indélébile, d'abord rose, puis blanche, criblée de dépressions, vestiges des ulcérations primitives.

Pour M. de Brun (*op. cit.*), on doit décrire aussi trois périodes :

1° Période d'induration ;

2°   —   d'ulcération ;

3°   —   de cicatrisation.

La description de M. de Brun ressemble beaucoup, dans ses grandes lignes, à celle donnée par M. Broca. Toutefois il me semble que, dans ces deux classifications, la première période n'a pas été suffisamment caractérisée ; son étiquette est trop banale. On a surtout laissé dans l'ombre un trait dominant qui a une grande valeur. En

14

effet, si l'ulcération et la cicatrisation sont bien les symptômes dominants des deux dernières périodes, le prurit m'a paru, en Tunisie du moins, l'incident capital, avec l'inflammation, pendant la période de début; je propose donc de l'appeler *période de début ou d'inflammation prurigineuse*. Cette façon de voir me semble d'autant plus justifiée que quelques médecins, en Afrique, donnant au prurit une importance symptomatique erronée, attribuent injustement à la gale les accidents ulcéreux du bouton d'Orient, qu'ils confondent avec une complication papulo-ulcéreuse due à la présence de l'acarus.

Les boutons que nous avons maintes fois observés en Tunisie évoluent généralement de la façon suivante :

1° Phase inflammatoire prurigineuse;

2°   —   d'ulcération (pseudo-furonculeuse) ;

3°   —   chronique (ou d'ulcération).

En pratique, cette évolution est naturellement moins bien accusée et plus variable.

⁂

Généralement, l'affection débute par la présence sur la peau de quelques petites élevures coniques, rosées ou rouges, qui bientôt prennent l'aspect de furoncles sans importance, ou de manifestations acnéiques légèrement pustuleuses. Toutefois on remarque dès les premiers temps une tendance marquée à l'ulcération et à la propagation rapide. Les boutons très prurigineux se groupent d'abord sur un point et gagnent ensuite toutes les régions avoisinantes, de proche en proche : ils se multiplient et suppurent alors très vite. Les pustules se réunissent en plaques, qui atteignent les plus grandes dimensions : des plaies à bords découpés à l'emporte-pièce sont alors cons-

tit uées, et il devient malaisé d'arrêter leur développement,
en nombre et en dimension. Quelquefois, quand l'ulcération a atteint son maximum, le prurit semble cesser.

L'affection, ainsi bien installée, mettra plusièurs mois à
évoluer : elle ne paraît pas devoir aboutir à la guérison
spontanée ; les mêmes sujets peuvent présenter en quelques
semaines des centaines de boutons. M. Laveran, signalant
sur le même sujet la présence de trente ou quarante boutons, avait été, très à tort, taxé d'exagération:

Avant que la suppuration ne s'établisse, la douleur est
parfois très violente, et seul le débridement y apporte
quelque soulagement. Il s'échappe alors de la pustule un
pus très épais, très fétide : elle ne marche alors que très
lentement vers la cicatrisation. Sur toute la surface d'ulcération, dont la largeur dépasse quelquefois 5 ou 6 centimètres, se continue un suintement puriforme, peu
abondant d'ailleurs, qui permet la production temporaire de
c roûtelles peu épaisses. Ces croûtelles sont, petit à petit, à
n ouveau soulevées par le pus. Le pus du bouton d'Orient,
soit redit en passant, est inoculable et auto-inoculable, ce
qui explique son degré de virulence et la facilité de la contagion et de la propagation sur le même individu.

Comme siège de prédilection du bouton d'Orient, on a
signalé les parties découvertes du corps: en première ligne
viennent les mains et les avant-bras, les pieds et les jambes,
puis la face et le cou. Quoique les autres localisations aient
été jugées rares, je puis affirmer que j'en ai vu sur la totalité du tégument externe. Chez une de mes malades, l'affection débutait quinze jours après un curettage utérin, à la
partie supérieure et interne des cuisses : de là, en se multi-
pliant, les boutons envahirent un peu tout le corps ; l'éruption dura six mois et la malade eut jusqu'à 130 *boutons*.

Plusieurs furent ouverts au bistouri et profondément cau-
térisés au thermocautère.

A Nabeul, ville située sur la côte, à une soixantaine de
kilomètres de Tunis, les boutons d'Orient sont si fréquents
que les nouveaux arrivés sont presque tous atteints.

Dans une très intéressante brochure (1) mon très regretté confrère le Dr Kaddour décrivait ainsi cette affection qu'il appelait *clou de Nabeul*.

« Il est une affection cutanée spéciale à Nabeul sur la
quelle j'insisterai: les nouveaux venus en sont surtout
éprouvés. Voici le début :

« Démangeaisons. Apparition d'une ou de plusieurs vésicules. La base rougit, s'indure, augmente de volume ; là
où les vésicules prennent la forme de furoncles, la région
atteinte (de préférence les extrémités des membres, mains,
poignets, coude, cou-de-pied, jambes) est chaude, rouge,
sensible et très douloureuse à la pression ; souvent même
il y a de la fièvre.

« Enfin un débridement, naturel ou opératoire, favorise
la sortie d'un pus louable de bonne qualité ; les phénomènes
douloureux disparaissent, et le premier furoncle guérit.
Mais tout autour de ce point contaminé, et souvent à distance, s'élèvent de petits boutons identiques, suivant la
même évolution, présentant les mêmes phénomènes et la
même terminaison. La durée de ce bouton douloureux,
spécial à Nabeul, est assez longue et varie entre un, quatre
ou cinq mois. Je l'ai surtout observé de juillet à janvier ;
les dépuratifs et surtout les antiseptiques m'ont donné
d'excellents résultats. »

Avec le Dr Kaddour, à Nabeul, nous eûmes l'occasion de
voir en consultation, plusieurs fois, M. P., receveur muni-

(1) Dr KADDOUR, *Nabeul et son Climat*, Alger, 1894.

cipal dans cette ville. Ce fonctionnaire, nouvellement installé dans cette ville, présente une éruption si violente de
boutons tunisiens que plusieurs d'entre eux nécessitèrent
de véritables petites opérations. Les ganglions, ceux de
l'aine particulièrement, se congestionnèrent, et deux ou trois
bubons durent, eux aussi, être ouverts au bistouri. La résolution et la guérison furent très lentes. La disparition
complète de l'éruption ne se produisit qu'au bout de huit
mois : M. P... (homme cependant très vigoureux et de très
haute taille) resta deux mois au lit; très débilité et très
anémié, il eut une convalescence fort longue.

J'ai gardé personnellement plusieurs semaines une éruption de boutons tunisiens, qui évoluaient exclusivement sur
le front. Cette localisation est rare. En Tunisie, très heureusement d'après ce que j'ai pu voir jusqu'à présent, la
maladie épargne la face chez la majeure partie des gens
atteints; si quelques boutons apparaissent sur le front et
les joues, leur évolution est plus discrète et la guérison
plus rapide que sur le reste du corps. Dans le cuir chevelu, au contraire, j'ai souvent remarqué la présence du
bouton et la chute consécutive des cheveux.

Sur le même individu, il est très curieux de voir, à un
âge plus ou moins avancé de la maladie, des boutons présentant les différents stades de leur évolution : boutons furonculeux, plaques érythémateuses, surfaces ulcérées ou
cicatrices toutes récentes.

Une large zone érythémateuse rose, ou rouge vineux, entoure les cratères en suppuration. Très souvent aussi à
côté des boutons en formation, ressemblant à des furoncles
ou à des boutons d'acné, on trouve des bulles analogues à
celles du pemphigus, contenant une sérosité jaunâtre;
quand cette bulle se rompt, il se forme, aussitôt après

l'écoulement du liquide, une plaque suppurative. J'ai traité
une jeune fille qui, pendant trois mois, eut ainsi un grand
nombre de boutons passant par les différentes phases de
l'affection et un non moins grand nombre de bulles pem-
phigoïdes.

Quant au bourbillon que certains auteurs auraient trouvé
dans les pustules, je ne l'ai personnellement jamais rencontré et je pense, au contraire, que cette absence de
bourbillon constitue une des différences diagnostiques les
plus nettes entre le bouton d'Orient et le furoncle ordinaire.

La suppuration n'exclut pas toujours la douleur et le
prurit, qui deviennent parfois intolérables, au point que
certains malades arrachent leur pansement, pour se gratter plus à leur aise ; leurs ongles s'imprègnent des sécrétions séro-purulentes du bouton et vont porter au loin le
germe de la maladie, disséminant ainsi sur toute l'étendue
de la peau les microorganismes qui profitent, pour s'installer, de la moindre éraillure de la peau.

Si un traitement approprié ne vient pas enrayer la
marche progressive de l'affection, au bout d'un certain
temps la suppuration du bouton semble s'arrêter, et il
se recouvre de petites croûtes, sous l'épaisseur desquelles,
d'ailleurs, le pus continue à se collecter jusqu'à ce que,
par son abondance même, il cherche une issue vers
l'extérieur. Les malades, à ce moment, pressent d'eux-
mêmes sur les bords de la pustule, font saillir le pus,
et de nouveau elle se recouvre de croûtelles. Cela peut
durer indéfiniment : car, je le répète, le bouton tunisien
ne guérit spontanément qu'avec beaucoup de difficulté.

Quand la guérison doit se produire définitivement, les
croûtes tombent insensiblement : le pus se reforme avec
moins d'abondance, l'ulcération se dessèche de plus en

plus, et la cicatrice apparaît après la chute des dernières
croûtelles. Cette cicatrice est généralement très apparente ;
souvent très large, si les dimensions de l'ulcération étaient
grandes. Sa couleur est caractéristique : violacée ou brune,
unie ou irrégulière, elle reste *presque indélébile.* Pour des
yeux exercés elle dénote très aisément la trace de la maladie : elle ne peut pas être confondue avec les cicatrices
syphilitiques dont l'apparence cuivrée est pathognomonique. La trace du bouton d'Orient est surtout remarquable par la profonde destruction du derme que l'ulcération a produite : dans le cuir chevelu, dans la barbe
ou la moustache, il détermine la chute des poils ou des
cheveux qui ne repoussent plus. Ceci s'observe surtout
chez les enfants vivant dans des conditions d'hygiène
défectueuses (comme cela est fréquent dans les nombreuses familles siciliennes établies dans le Nord de la
Tunisie), et dont le cuir chevelu est mal entretenu et mal
soigné. Les boutons laissent après eux des plaques d'alopécie.

Les femmes sont surtout préoccupées des traces et des
cicatrices, surtout quand elles siègent sur les mains, les
bras, les épaules ou sur la face, ce qui, heureusement, est
rare en Tunisie, je le répète.

Telle est l'évolution clinique la plus fréquente que j'ai
pu observer : toutefois, il n'est pas rare de noter des différences dans l'aspect extérieur de la dermatose ; ainsi, on
rencontre des formes ulcéreuses, qui peuvent faire penser
aux ulcères syphilitiques, des abcès d'un volume assez
inquiétant accompagnés de lymphangite, des érysipèles
qui réclament les soins les plus minutieux, des adénites
qui doivent être traitées avec toutes les précautions antiseptiques d'usage (1).

(1) Le 18 mai 1897, M. Brocq présentait à la *Société française de*

•D'une façon générale, ces complications présentant une
certaine gravité sont l'exception : là maladie n'est surtout
redoutable que par sa très longue durée et l'incertitude du
traitement qui, n'amenant pas d'amélioration assez rapide
et assez marquée, jettent le malade dans un état de dépression psychique quelquefois alarmant.

**

Les caractères cliniques ,très nets du ·bouton d'Orient
(bouton tunisien) rendent généralement son diagnostic facile : on ne le confondra pas avec le furoncle, dont le bourbillon est pathognomonique ; l'anthrax, comme le furoncle,
suit une marche aigue plus rapide, et la·douleur violente,
qui en est le symptôme dominant, ne peut pas être comparée au prurit ou aux élancements beaucoup moins douloureux de la dermatose qui nous occupe. L'ecthyma, dont
quelques caractères sont communs à certaines formes du¹
bouton d'Orient, a cependant une évolution différente. Dans
les auteurs spéciaux on trouvera décrits les caractères qui
séparent le bouton d'Orient du rupia syphilitique ou du
lupus.

Pour certains médecins exerçant′ en Tunisie depuis de
longues années, il faut souvent tenir compte de la possi-

dermatologie et de syphiligraphie un homme portant à la face
(joues, nez) des cicatrices encore violacées de l'éruption connue
sous le nom de bouton d'Alep : çà et là existaient encore quelques îlots de la lésion primitive. Sur la face·dorsale de la main
droite l'on observe un bouton en voie d'amélioration. Sur le côté
gauche de la face les cicatrices ont amené un ectropion considérable de la paupière inférieure gauche. Le malade, qui vivait à·
Alep, a été atteint pour la première fois, à l'âge de deux ans, et
l'affection a duré jusqu'à quatorze ans. A vingt-six ans, deuxième
atteinte. La lésion a été très améliorée par l'application de
l'emplâtre rouge de Vidal. (*Bulletin médical*, 1897, p. 482.)

tbilité de la gale dans le diagnostic de ces boutons et de
ces ulcérations spéciales aux pays chauds. Chez les indigènes (arabes ou juifs) pauvres, vivant misérablement dans
la plus infecte promiscuité des gourbis ou des maisons en
terre des *douars*, où la vermine règne sans partage, la gale
est très répandue. Inutile de dire que les indigènes négli-
gent absolument tous soins ou toute mesure d'hygiène.
L'affection acarienne persiste ainsi presque indéfiniment.
Les grattages violents et fréquents amènent des excoriations et des ulcérations, qui souvent s'enveniment et s'ab-
cèdent. Tant que la véritable cause de la maladie, l'acarus,
n'a pas disparu, les boutons, les pseudo-furoncles, les
ulcérations suivent une marche continue que rien ne vient
arrêter.

La plupart du temps on ne trouve pas l'acarus dans le
pus ou même le voisinage du bouton ou de l'abcès : il faut
pour ainsi dire être prévenu de la possibilité de la gale
et rechercher le parasite dans les sillons des lieux d'élection de la maladie.

A mon avis, croire que le bouton d'Orient n'existe que
chez des gens atteints de la gale, est une grosse erreur, et
ce serait méconnaître complètement la symptomatologie
spéciale de cette affection. Il est toutefois très admissible
que les deux maladies puissent coexister et suivre une
marche parallèle. D'autre part, on peut admettre que, chez
les anciens galeux, le manque de propreté et la déchéance
physiologique créent un terrain et une prédisposition spéciale, aidant singulièrement à l'infection.

Le diagnostic, dans ces conditions, est donc toujours
facile entre le bouton d'Orient et ces accidents qui compli-
quent la gale : il n'en est pas de même de la différenciation
entre les syphilides ulcéreuses et le bouton des pays

chauds. Je ne puis m'empêcher, à ce sujet, de relater le
cas d'un malade qui présenta au premier abord une certaine difficulté de diagnostic.

M. X..., âgé d'une quarantaine d'années environ et habitant la Tunisie depuis quinze ans, était venu me consulter
pour un large bouton qui s'était produit sur la joue. Malgré mon interrogatoire minutieux et pressant, M. X...
n'avouait aucun autre accident. Malgré toute l'énergie du
traitement employé, le bouton gagnait rapidement en largeur et en profondeur. A l'encontre des affirmations du
malade, j'avais soupçonné une plaie spécifique phagédénique, comme il n'est pas trop rare d'en rencontrer chez
des Européens ayant été contaminés par des Arabes. En
Afrique, en effet, soit dit en passant, la tendance au phagédénisme des manifestations spécifiques est très fréquente. Au bout de quelque temps, devant mes instances
réitérées, M. X... avouait l'existence d'un accident ayant
précédé de deux mois l'éclosion du bouton pour lequel il
était venu réclamer mes soins. Je pus donc rectifier mon
diagnostic. Il s'agissait vraisemblablement d'une ulcération secondaire que le traitement spécifique put d'ailleurs
guérir, mais non sans peine. L'évolution de cet accident
présenta longtemps des caractères identiques à ceux du
bouton d'Orient.

*
* *

Quoi qu'il en soit, le diagnostic est loin d'offrir les difficultés du traitement. Comme pour toutes les affections
rebelles à nos agents thérapeutiques, on a essayé contre
le bouton d'Orient beaucoup de moyens curatifs.

Les uns ont préconisé les cautérisations au nitrate

d'argent, au nitrate acide de mercure, au chlorure de zinc, au perchlorure de fer, à la teinture d'iode, etc. Les autres s'abstiennent de caustiques chimiques et recommandent des pansements fréquents avec les différentes ·poudres antiseptiques (dont' l'usage est d'ailleurs très rationnel), comme l'iodoforme, l'airol; l'aristol, le salol, le dermatol (1).

J'ai tour à tour employé ces différentes méthodes de traitement qui m'ont donné beaucoup de déboires. Après bien des tâtonnements, je suis arrivé à adopter une intervention thérapeutique qui suit la maladie dans ses diverses phases cliniques.

Au début, quand les boutons sont de petit volume, les ·pulvérisations faites avec un liquide antiseptique chaud ·réussissent généralement très bien. Quand le bouton suppure, il faut au plus vite évacuer le pus au bistouri : une fois le pus évacué, il est nécessaire de cautériser profondément et largement le bouton avec la pointe du thermocautère. La plaie sera ensuite recouverte d'une poudre antiseptique composée. Je recommande ·le mélange suivant :

Poudre de dermatol	10 grammes
Calomel	4 —
Poudre de quinquina.	5· —
Antipyrine	2 —

M. et pulvérisez finement

On peut se servir de même d'une pommade ainsi formulée :

(1) Le Dr Gemayel, de Bicfaya, cité par M. Brun, aurait obtenu des résultats rapides et durables avec une pommade composée de 5 centigrammes de sublimé pour 30 grammes d'axonge.

Cérat de Gallien . . . . ⎫
Lanoline. . . . . ⎬ ââ.   P. E.
Vaseline . . . . ⎭
Dermatol'. . .   . .   10 grammes
M. s. a.

Les cautérisations au fer rouge doivent être renouvelées, si le pus a une tendance à se reproduire. Après les cautérisations, la cicatrisation se fait très bien et laisse relativement peu de traces.

Pour les lymphangites ou les ulcères très larges, le traitement peut varier, mais il est surtout symptomatique et réussit habituellement fort bien. Les complications sont moins difficiles à guérir que le bouton lui-même.

Quand le prurit est extrême, les malades se trouvent soulagés par de larges applications de la poudre suivante :

Talc. . . . . ⎫
Amidon. . . . . ⎬ ââ   3o grammes
Sous-nitrate de bismuth   20   —
Acide salicylique   6   —
Bicarbonate de soude.   25   —
Acide borique   20   —
Chlorhydrate de morphine. . ⎫ ââ   1   —
   — de cocaïne . . . ⎭
Poudre d'iris.   20   —
M.

Dans tous les cas il est bon de recommander les soins les plus minutieux de propreté : les grands bains tièdes d'amidon, prolongés pendant une heure, donnent les meilleurs résultats. On recommandera au malade de se gratter le moins possible pour éviter l'auto-inoculation.

Dans les pays chauds, la prophylaxie doit être sévère et on veillera aux soins de toute plaie, même de petites dimensions. On·évitera ainsi une maladie pénible et de longue durée, dont'le traitement, en somme, est également long et douloureux.

* *

L'ulcère des pays chauds est une plaie avec tendance phagédénique (φαγεῖν, manger, ἄδην, abondamment), qui creuse la peau'et gagne de proche en proche si on ne lui ·oppose un traitement approprié.¹On l'observe de préférence dans les plaines basses et marécageuses, sur la·côte occidentale et orientale d'Afrique, en Arabie, en Cochinchine, à la Guyane, aux Indes, aux Antilles. Il se développe à la suite des légères ulcérations ou des petites plaies consécutives aux piqûres de moustiques ou autres bêtes et aux grattages, plus souvent' chez les indigènes marchant nu-pieds, affaiblis par la dysenterie ou le paludisme, prédisposés aux infections par la mauvaise nourriture ou l'absence des soins de propreté.

Presque toujours, l'ulcère des pays chauds siège aux jambes ; il suppure et présente la forme circulaire avec bords saillants et indurés ; le fond est rouge lie de vin, exhalant une odeur repoussante de décomposition organique ; la durée de la maladie est quelquefois de plusieurs mois. Dans les formes graves, il y a destruction des tissus en largeur et en profondeur, c'est le véritable phagédénisme ; les muscles, les paquets vasculo-nerveux, les os, les articulations peuvent être à découvert, et cette marche envahissante des tissus s'accompagne de *douleurs extrêmement vives*. Au bout de plusieurs mois, de deux ou trois ans, le malade peut succomber à l'infection généralisée ou à la cachexie.

Bien des traitements ont été préconisés, quelquefois

sans résultats très nets : les solutions de sulfate de cuivre, l'acide chlorhydrique dilué, les irrigations continues, le jus de citron ont été tour à tour vantés.

M. le D' Roux, médecin major, a recommandé dans le *Caducée* du 21 septembre 1901, journal de médecine militaire, une thérapeutique très simple, le traitement de *l'ulcère tropical par l'eau chaude.*

« La fréquence de la maladie, sa résistance à la plupart des agents thérapeutiques usuellement employés nous engagèrent à essayer un traitement simple, peu coûteux, à la portée de tous, qui nous avait donné en France de très bon succès dans les cas de plaies atoniques des membres inférieurs : c'était l'emploi de l'eau chaude à 55 ou 60°.

« On employait de l'eau de source que l'on avait fait bouillir un bon quart d'heure ; on en prélevait dans une cuvette à pansement la quantité nécessaire et on laissait refroidir jusque vers 55°, ce qui est atteint pratiquement lorsque l'opérateur peut y tenir l'extrémité de son index un instant sans douleur trop vive. On commence d'abord par bien imbiber la plaie en faisant tomber de l'eau chaude avec un tampon que l'on exprime et en ayant soin de ne pas atteindre les parties voisines de l'ulcère ; à cette condition, le traitement est presque complètement indolore. Cette imbibition, ce premier lavage doivent être suivis de l'application sur l'ulcère d'un tampon imprégné d'eau chaude et maintenu quelques instants ; comme il se refroidit rapidement, on effectue plusieurs fois la même manœuvre. Puis on met sur la plaie une compresse de gaze trempée dans l'eau chaude enduite de vaseline, recouverte d'une épaisseur de coton hydrophile fixé par une bande. Ce pansement doit être renouvelé tous les jours et associé au repos du membre. La plaie prend très rapidement bon aspect :

la suppuration cesse, le bourgeonnement est rapide, et la cicatrisation d'ulcères considérables se fait avec une grande rapidité.

« Comment expliquer maintenant les succès du traitement simpliste dont nous avons parlé ? Toute la question revient à considérer quels sont les phénomènes morbides qui se passent au niveau de l'ulcère et comment ils sont influencés par le traitement qui est dirigé contre eux. Il est probable que des microbes nombreux végètent dans la plaie et que l'organisme lutte sans succès contre leur invasion, ce qui explique le phagédénisme. Dans ces conditions, l'eau chaude agit à la fois sur les microbes, dont elle atténue la virulence, et sur l'organisme, dont elle augmente la résistance. Sous l'influence du traitement et immédiatement après son application, on constate, en effet, que le fond de la plaie rougit : c'est-à-dire qu'il y a eu un réflexe vaso-dilatateur, très favorable à la phagocytose ; le bourgeonnement ultérieur de la plaie démontre que les cellules elles-mêmes, au fur et à mesure qu'elles sont débarrassées de l'invasion microbienne, subissent une excitation réflexe qui augmente leur vitalité et favorise leur multiplication. Il faut noter aussi que le pansement que nous préconisons est un pansement aseptique, incapable d'avoir une action sur la plaie, mais se laissant, par contre, très facilement pénétrer par les sécrétions qui en proviennent. Ce sont les qualités exigées d'un bon pansement par Lejars pour les plaies infectées (Congrès de médecine, 7 août 1900). »

Outre le bouton d'Orient et l'ulcère tropical, on observe encore dans les pays chauds des poussées fréquentes et intenses de furonculose. Ces « clous » atteignent toutes les parties du corps et s'éternisent quelquefois péniblement malgré les traitements les plus minutieux, se transformant parfois même en anthrax, qui exigent des interventions chirurgicales d'une certaine importance.

Le D' Brocq, médecin des hôpitaux de Paris, a été un des premiers à employer la levure de bière dans la furonculose. L'auteur a obtenu sur lui-même et sur nombre de malades de très bons résultats de cette médication. Elle semble actuellement la plus efficace qu'on puisse employer à l'intérieur ; elle paraît supérieure à toutes celles qui ont été vantées jusqu'à présent : benzonaphtol, acide borique, goudron camphré, hyposulfite de soude, etc.

On emploie la levure de bière à la dose d'une cuiller à café dans un verre d'eau : la levure sèche des boulangers (gros comme une noisette délayé dans de l'eau à chaque repas), ou d'autres préparations spécialisées.

Les effets de la levure de bière sont les suivants, d'après le D' Brocq :

1° Quand on l'administre, alors qu'un furoncle ou un anthrax a déjà paru, elle en empêche le développement, la suppuration, les complications (œdème, lymphangites, abcès) et le réduit à un petit noyau induré ; elle ne le supprime pas totalement, elle en abrège la durée.

2° Elle semble prévenir et empêcher, dans une mesure très notable, la production de furoncles nouveaux, et est arrivée ainsi à guérir certaines furonculoses rebelles.

Bien différente est la gale due à un parasite spécial, le sarcopte, insecte de la famille des Acariens, qui s'introduit sous l'épiderme, où il creuse des sillons déterminant des démangeaisons fort vives, surtout la nuit.

« Examiné au microscope, dit le Dictionnaire des sciences médicales, de Dechambre et Mathias Duval, il se présente (sarcopte femelle) avec un corps ovale en forme de tortue, dentelée sur ses bords latéraux, le dos recouvert

d'appendices coniques ressemblant assez bien à des écailles
munies de soies, la peau sillonnée de duplicatures diverses.
La tête de l'acare a quatre paires de mâchoires et deux
forts palpes placés près des mâchoires et de même longueur. Les pattes sont au nombre de huit, elles sont
grosses, courtes ; chez la femelle, les deux dernières
paires, celles qui sont postérieures, sont munies de longs
poils et ne présentent pas ces suçoirs pédonculés que
l'on remarque aux pattes antérieures. Le *sarcopte mâle*
est beaucoup plus petit que la femelle. Il a deux suçoirs
de plus à la quatrième paire de pattes ; la troisième seule
est munie de poils. Entre les pattes de derrière, à la partie
inférieure de l'abdomen, il présente des organes génitaux
visibles. Les œufs des acares sont ovoïdes, les larves sont
plus courtes et plus étroites que les œufs. Le sarcopte
mâle se loge dans les petites papules ou vésicules qui
avoisinent les sillons que creuse le sarcopte femelle. »

La démangeaison, le prurit est le symptôme principal,
comme nous le disions plus haut, de la présence des sarcoptes : on remarque aussi les sillons qu'ils tracent en
s'enfonçant dans l'épiderme ; ils s'observent principalement au poignet, du côté de la flexion, sur les plis interdi-
gitaux et sur les surfaces latérales des doigts, à la paume
des mains, aux plis des aisselles, des bras, de l'aine, etc.

A la suite ou au cours de cette affection, on s'aperçoit
très souvent sur la peau de l'éclosion d'éruptions diverses,
polymorphes, affectant des aspects différents rappelant les
pustules, les papules, les érythèmes, les vésicules. (Voir
deuxième partie, chap. III, LES FIÈVRES ÉRUPTIVES). L'érythème galeux est la conséquence des grattages, des excoriations dues aux lacérations des ongles et qui s'infectent
au contact de l'air et des poussières.

La gale est éminemment contagieuse, mais il faut que le contact avec un galeux soit assez prolongé : la contamination se fait par le port de vêtements, ou le séjour dans un lit dont les draps contiennent des acariens. On peut examiner ou même toucher un galeux sans s'exposer beaucoup.

Dans les colonies, les indigènes sont souvent la proie de cette maladie : l'apathie, la négligence, le fatalisme leur font abandonner tous soins corporels, et ils n'ont jamais recours à un traitement quelconque pour la gale. Ils peuvent facilement et souvent contagionner les Européens : il est bon et prudent d'avoir quelque méfiance à l'égard des ouvriers ou des serviteurs indigènes porteurs de plaies suspectes ou d'excoriations dues manifestement au grattage.

Jadis, même au commencement du siècle, le traitement de la gale était fort insuffisant et inefficace. Le cas de Napoléon Ier est resté historique. Les soldats d'Italie chantaient le quatrain suivant :

Le petit caporal s'est occupé de moi ;
En générosité nul autre ne l'égale,
Il m'a serré la main, m'a promis un emploi :
Sur-le-champ, j'attrapai la gale (1).

Plus tard, dans la Garde Impériale, on fredonnait :

Par une faveur sans égale,
L'Empereur, me serrant la main,
Dit : « Vous aurez quelque chose demain. »
Le lendemain, j'avais la gale (2).

(1) Cité par Georges Banut dans la *Chronique médicale* du 1er juillet 1900.
(2) Cité par le Dr G. Levet dans la *Chronique médicale* du 15 juin 1900.

Napoléon contracta, dit-on, cette maladie au siège de Toulon, consulta sans succès plusieurs médecins, entre autres Desgenette. Corvisart le guérit, assure-t-on, vers 1798, à l'aide de vésicatoires et d'onguents.

Le traitement moderne de la gale comporte plusieurs interventions :

1° Lotions sur tout le corps avec du savon de toilette, poudre de savon, avec ou sans parfum ;

2° Un bain d'eau de son immédiatement après ;

3° Frictionner avec la pommade suivante :

Glycérine . . . . 200 grammes
Gomme adragante.   1   ⎯
Fleur de soufre . . . . 100 ⎯
Carbonate de soude. . . . .   50 ⎯
Parfum *ad libitum*.

4° Prendre un second bain ;

5° Changer son linge de corps, ses draps de lit et brûler ses gants. Les jours suivants prendre quelques bains émollients et se servir de poudre d'amidon ou de glycérolé d'amidon.

Frictions pendant vingt minutes avec de l'eau chaude, du savon vert et une brosse sur les points où il y a des lésions de gale. Savonnage rapide sur les autres régions. Pendant vingt autres minutes, bain tiède et frictions à la brosse et au savon. Mettre ensuite avec une brosse :

Soufre. . . . . 50 grammes
Carbonate de potasse 25   ⎯
Axonge . . . . 300 ⎯

Frictionner énergiquement les points malades, légèrement ailleurs. Laisser la pommade pendant vingt-quatre heures.

Quand il faut ménager la peau ou quand les frictions produisent une irritation fâcheuse, on peut faire une onction sur tout le corps avec :

Salol. . . . .   5 grammes
Huile d'amandes douces   95

Et recouvrir la surface ainsi huilée avec de la *fleur de soufre*.

Ce pansement est pratiqué tous les soirs, pendant plusieurs jours, avant de se mettre au lit.

Dans les pays chauds, bien d'autres affections inflammatoires ou parasitaires, peuvent atteindre la peau ; nous mentionnerons, pour les passer rapidement en revue :

Maladies de la peau
- Le pian, ou frambœsia.
- La verruga.
- L'herpès tropical.
- Le pied de Madura.
- Le pinta.
- L'aïnhum.

Parasites extérieurs
- La filaire de Médine.
- La chique.
- Le ver du Cayol.
- Le ver macaque.
- La larve de l'œstre cutéribre nuisible.
- Lucile.

Pian ou frambœsia. — Sorte de fièvre éruptive, fréquente surtout chez les noirs, à Madagascar, à la Guyane, au Brésil, à la Nouvelle-Calédonie. Contagieuse et épidémique, véhiculée par les moustiques, par l'eau. Caractérisée par une période d'incubation avec les phénomènes habituels des infections générales, et l'apparition de pustules avec

démangeaisons violentes sur diverses parties du corps ; la
pustule a un aspect' *framboisé*. A la fin de la maladie, on
observe une pustule spéciale à la plante des pieds. Traitement : antisepsie, 'bains fréquents, poudres cicatrisantes.

Ferruga. Bouton des Andes. — Maladie locale, observée
en Amérique dans la région occidentale de cette chaîne de
montagnes (les Andes). Sévit chez les gens débilités, d'origine infectieuse, avec fièvre et symptômes d'incubation,
caractérisée par les vésicules miliaires (Ferruga miliaire).
Se rapproche en beaucoup de points du bouton d'Orient.
La prophylaxie consiste à abandonner les lieux élevés.

Herpès tropicaux. — Sont de deux sortes :

Ringworm tropical. S'observe dans les endroits humides
et'bas aux Indes et en Chine, provoqué par l'affaiblissement et la misère physiologique, caractérisé par des vésicules groupées en plaques érythémateuses au pli de l'aine,
'pli interfessier, partie supérieure des cuisses, avec démangeaisons très violentes : maladie sans gravité, mais tenace
et rebelle au traitement.

Herpès imbriqué. Plaque de papules succédant à une
période d'incubation fébrile, grandes démangeaisons et
grande résistance à la'thérapeutique.

Pied de Madura. — Affection due à la présence d'un
cryptogame spécial qui s'installe au milieu des tissus du
pied. S'observe seulement aux Indes, dans le district de
Madura.

Pinta. — Maladie observée au Pérou, en Colombie, au
Mexique, et caractérisée par des taches de différentes couleurs (blanches, bleues, noires, rouges), fréquente dans la
classe pauvre où elle est contagieuse. Bénigne.

Aïnhum. — Affection caractérisée par la production d'un

étranglement annulaire ayant pour siège l'orteil et pro
gressant lentement jusqu'à la chute du doigt du pied :
constatée en Afrique, aux Indes, dans l'Amérique du Sud,
à la Guyane. *Se produit exclusivement chez les noirs.*

« Indépendamment des parasites qui existent dans les
climats froids ou tempérés, dit de Brun, moustiques, puces,
pediculi, sarcoptes de la gale, etc., qu'on observe avec
plus d'abondance encore dans les régions chaudes, les
zones tropicales possèdent en propre un certain nombre de
parasites extérieurs, dont quelques-uns (tique, rouget,,
pou d'Agouti) envahissent la surface cutanée à la façon
des pediculi, vivant sur la peau, dans l'épaisseur de laquelle
ils enfoncent leur rostre, et provoquant ainsi des démangeaisons parfois insupportables et des lésions de grattage
qui, chez les individus prédisposés, peuvent devenir le
point de départ de suppuration du derme, de lymphangite,
d'érysipèle et d'ulcères des pays chauds. » Les plus importants sont :

Filaire de Médine ou dragonneau. — Se trouve en
Afrique (côte occidentale), aux Indes (sur les bords du
Gange), dans les endroits marécageux ; occupe les parties
découvertes : pieds, jambes, cuisses, tronc, scrotum,
membres supérieurs. L'affection est caractérisée par une
tumeur contenant un ver qui à l'apparence d'une corde de
violon, de 0^m,50 à 3 mètres de long. Si on peut saisir
une des extrémités du ver, et qu'on ait la patience de l'en-
rouler doucement autour d'un léger bâton, on peut
l'extraire en entier.

Chique ou puce pénétrante. — S'enfonce dans les téguments au niveau des plis articulaires des orteils, chez les
gens qui marchent nu-pieds. Démangeaisons vives. Il se
forme un kyste de la dimension d'un pois chiche où s'en-

ferme le parasite ; la douleur devient insupportable ; complications inflammatoires graves.

Ver du Cayol. — Se rencontre au Sénégal. Larve d'une mouche qui s'installe dans la peau au niveau des régions postérieures du tronc et y produit un bouton furonculeux prurigineux.

Ver macaque. — (Amérique centrale). Analogue au précédent.

Larve de l'œstre cutéribre nuisible. — A peu près semblable aux deux autres.

Lucile ou mouche hominivore. — Mouche qui dépose ses larves sur les plaies ou les ulcères, ou encore dans les cavités naturelles, bouche, fosses nasales, conduit auditif externe, surtout chez les individus endormis. Quand les larves se développent suivant la région occupée, les accidents les plus graves peuvent se produire entraînant même la mort. Lavages antiseptiques. Injections légèrement caustiques.

CHAPITRE X

NEURASTHÉNIE DES PAYS CHAUDS

Avec les chaleurs intenses prolongées, continues, la force nerveuse, se dépensant vite, s'alanguit et s'épuise, et les muscles, privés de leur excitant indispensable, se contractent mollement dans une lassitude et une paresse complètes du mouvement. C'est la triste et regrettable dépression estivale, avant-goût amer de l'irrémédiable décrépitude sénile, qui jette l'homme dans la faillite sensorielle d'où il ne sort que lamentable loque : à peine quelques organes indisciplinés, obéissant mal à la volition. Et si encore, dans la triste liquidation physiologique, le désir n'a pas disparu, c'est une volonté indignement trahie par des organes lâches et fuyants.

Avec le thermomètre qui s'élève diminue le ressort humain, tant physique que psychique. L'hésitation constamment précède l'effort atrocement pénible : dans la bienfaisante inconscience de l'instinct, l'homme renâcle à l'effort comme l'avare grimace à la coulée de l'or, parce que la dépense est trop forte. L'effort vide l'organisme de sa puissance nerveuse plus sûrement que les folies des prodigues ouvrent la grande trouée de la ruine. Ainsi s'affirme cette neurasthénie estivale à laquelle peu de nous échappent : fatale indolence des Orientaux qui guette le plus courageux Européen quand le temps a détruit l'énergie de la réaction.

L'horreur du travail physique s'ajoute à la ten lance de l'anéantissement de la pensée. L'influx nerveux s'échappe hors de nous de toutes parts au moindre labeur et prive les rouages de l'organisme de la force qui les anime. Cette faiblesse générale, cette asthénie envahissante au cours des mois d'été est banale : connue de tous ici, on essaie de fuir par l'exode annuel aux contrées de fraîcheur, où l'air et l'eau ne semblent pas caressés par la fournaise ardente.

Aussi lutte-t on d'âme joyeuse pour diminuer cette molle déconvenue des sens alanguis : l'hydrothérapie intervient ,pour sa part largement bienfaisante donnant encore de la vigueur à ceux qui, même avec le sirocco, continuent dans les colonies la bataille de la vie; les boissons glacées, même abondamment prises, redonnent un regain d'appétence aux aliments et flattent délicieusement la volupté des gourmets. Vaillamment la peau, en ce perpétuel travail, sans plainte de surmenage (si ce n'est la gale bedouine), enveloppe d'une buée de froide évaporation tout le corps humide de l'excrétion sudorale. Ceci, redirai-je volontiers, est banal! et la volonté, tant qu'elle demeure, redresse encore nos fonctions chancelantes.

Mais, hélas! la dépression rapide (je l'entends dans l'acception de la vie végétative) des phénomènes physiolo-

giques inconscients n'est pas la seule à s'installer en nous ;
le cerveau lui-même, dans son psychisme normal, se
trouve déréglé, vicié, troublé, devient véritablement pathologique.

Pour dire très simplement cette neurasthénie sans prétention et recherche d'expressions médicales, il suffit de
décrire l'impatience, la nervosité, l'inconstance, la susceptibilité d'actions et d'idées de tous ceux qui passent l'été
dans les pays chauds. Le soleil semble de ses rayons péné-
trants se faire un jeu de traverser notre crâne pour désa-
gréger la substance cérébrale : elle devient déliquescente
pour aboutir à cet état psychique peu enviable des désor-
bités de la littérature, les décadents. La décadence est
byzantine presque toujours dans l'histoire des peuples ;
la description du développement de la civilisation peut
marquer l'origine et le berceau de l'art et de la philosophie
vers l'Orient, mais de l'Orient nous vinrent aussi les mœurs
efféminées du Bas-Empire.

Il semble que l'homme, à lui seul, refasse une minuscule décadence dans les pays à températures trop élevées.
Il devient inquiet, faible, soupçonneux, jaloux, hâbleur
pour cacher sa faiblesse. Les moins querelleurs deviennent agressifs, et, si l'épée pendait encore au côté, elle
sortirait violemment du fourreau bien des fois. C'est
l'époque des duels, des cris plus furieux de la rue, des polé-
miques, sinon acerbes, aiguës et amères ; on se plaint de
tout, on ne trouve rien de bon. C'est le blasphème contre
le soleil, la perpétuelle vocifération contre la chaleur.

La marque encore de cette faiblesse générale, c'est la
jalousie qui sévit en mille formes et dont les manifestations, d'ailleurs, en grande partie, appartiennent aux médecins aliénistes.

L'activité humaine ne s'exerce presque plus au grand
jour : il faut la demi-fraîcheur du soir pour redonner
quelque velléité d'énergie passagère ; aux carrefours, les
tables des cafés et des brasseries s'alignent et, dans des
postures fatiguées avec la parole lente et le geste rare, on
boit longuement, pour redonner au sang qui s'épaissit l'eau
indispensable. Mais l'alcool est nocif : plus dangereux ici
que dans les pays froids, où le poison s'élimine peut-être
plus facilement.

La dyspepsie qu'entraîne fatalement l'abus des liqueurs
fermentées augmente encore la neurasthénie : aussi voit-
on des quantités de nerveux, percevant plus facilement et
plus fortement les sensations, réagissant sans mesure, et
jetés dans un perpétuel mécontentement de soi et des
autres. C'est l'extrême et maladive mobilité de la physionomie et des idées ; aucune stabilité dans la façon d'être et
de se déterminer ; ces nerveux ne se ressemblent pas
entre eux, tant sont variables les modifications de caractère qu'entraîne la neurasthénie ; ils se ne ressemblent pas
à eux-mêmes à deux heures d'intervalle.

Enfin c'est la mélancolie qui découle irrémédiablement
de cette surexcitabilité : les déprimés ne sont' pas aptes à
la folichonnerie, ce sont de tristes compagnons ; la verve
primesautière s'éloigne des cerveaux embrumés. Pour
achever, la bile du corps fait le fiel de l'âme : on se sent
une tendance désespérante à médire du prochain ; dauber
sur le camarade absent est la seule force que l'esprit conserve longtemps, la méchanceté reste l'*ultimum moriens*.
Pour dire du mal d'un ami, pour faire de l'esprit sur son
dos, on retrouve encore quelque fonds de virilité morale,
tant les trésors de calomnie sont inépuisables.

Pessimisme, misanthropie, misogynie animent la cri-

lique du nerveux, qui s'en prend au monde entier de sa fai-
•blesse ; les lois humaines et physiques sont détestables,
les idées morales sont subversives, la vie n'a qu'une solution possible, le suicide. Le nerveux est sévère à l'excès
pour les moindres peccadilles du voisin ; triste présage
enfin, la grâce féminine ne trouve même pas pardon devant
lui.

Telle se manifeste cette neurasthénie estivale chez les
gens défectueusement équilibrés, pendant les mois de
sirocco, tant est grande l'influence du monde extérieur, des
conditions physiques et météorologiques ambiantes sur
notre corps et notre esprit, quand nous sommes prédisposés par tempérament à l'instabilité psychique.

Comment donc apporter du soulagement à cette détresse ?

Le médecin ne doit pas soigner seulement des organes:
foie, cœur, reins, estomac, etc. Il doit aussi apporter son
tribut de réconfort au cerveau même et lui refaire un fonctionnement normal quand les impressions du dehors ont
rompu l'équilibre.

Logiquement, il est nécessaire de s'adresser à une hygiène
cérébrale rigoureuse, pour traverser et vaincre les défaillances des chaudes périodes de l'année. Cette règle physiologique, votre médecin vous l'indiquera. Par des moyens
appropriés, il parviendra à vous rétablir un esprit sain,
parce qu'il aura, par des habitudes corporelles intelligentes,
restauré votre organisme délabré.

La santé ne me paraît pas incompatible avec les climats
chauds, mais l'hygiène doit y être rigoureuse.

·Une des ambitions les plus chères à l'École physiologique
moderne, c'est de rattacher à l'étude des fonctions du corps
humain la connaissance du mécanisme intime des rouages

cérébraux ; la psychologie qui, pour l'ancienne philosophie,
était l'étude de l'âme, devient ainsi un chapitre particulier,
en même temps que d'un intérêt très captivant, de la physiologie. Son importance considérable lui a mérité le nom
de psycho-physiologie, dénomination qui est une étiquette
constituant une véritable déclaration de principes. Il y a
encore quelque vingt ans, nos professeurs de philosophie
eussent bondi à la seule prétention des médecins d'étudier
le cerveau à la façon de l'estomac et du poumon : rechercher, d'après une anatomie très exacte, la façon d'être d'un
organe paraissait impossible quand il s'agissait du cerveau.
Ce temps cependant est venu tout comme l'avènement de
la sérothérapie.

L'anatomie et la physiologie d'un organe ne sont, pour
ainsi parler, qu'une sorte de préface et d'introduction à
une pathologie qui examinera les maladies, les états anor-
maux du même organe primitivement envisagé dans ses
manifestations régulières. S'étonnera-t-on que la mémoire,
la personnalité, la volonté, ces trois grandes modalités de
l'activité psychique, aient eu à leur tour leurs affections
spéciales ? Pour les médecins friands des choses de la philosophie moderne, la lecture des ouvrages de M. le professeur Ribot est un vrai régal et des plus délicats. Le savant
maître du Collège de France a publié les *Maladies de la
Mémoire*, les *Maladies de la Volonté*, les *Maladies de la
Personnalité*. C'est une lecture que je recommande à ceux
qui aiment penser, à tous ceux qui désirent connaître la
nouvelle orientation de la psychologie. La consécration
officielle a été accordée à cette science nouvelle : on a créé,
il y a seulement quelques années, une chaire spéciale de
psychologie expérimentale au Collège de France.

M. Ribot, qui n'est pas un médecin, appartient à l'Uni-

versité, et cependant son œuvre se rattache à la médecine
par mille côtés curieux. Les affaiblissements de la volonté,
en particulier, sont excessivement fréquents dans grand
nombre de maladies nerveuses dont ils sont, d'ailleurs, des
symptômes toujours intéressants. C'est un sujet d'étude et
de méditation fort captivant pour les coloniaux, dont la
volonté chancelle si souvent.

Dans l'*aboulie*, qui est l'affaiblissement partiel ou même
la destruction complète de la volonté, il existe toute une
série d'états plus ou moins graves. Certes, on se trompe-
rait étrangement en croyant que les anciens philosophes
ne connaissaient pas les différents phénomènes de la volonté : ils n'ignoraient pas que certains hommes énergiques
sont capables des plus violentes impulsions volontaires,
comme d'autres individus sont impuissants à se déterminer
au milieu des mille désirs qui travaillent en tous sens leur
conscience. Confucius, un des meilleurs philosophes connus, vantait la *force d'âme*, bien avant l'École stoïcienne,
bien avant Épictète et Marc-Aurèle. Ces grands génies ne
s'étaient pas suffisamment astreints à l'étude du mécanisme intime de la volonté : ils n'en avaient pas complètement séparé et distingué les éléments constitutifs. Enfin ils
étudiaient peu les manifestations pathologiques de l'âme,
c'est à-dire les maladies nerveuses, et les psychoses, ces
véritables maladies aiguës ou chroniques du cerveau.

M. le Dʳ Raymond, professeur de clinique des maladies
du système nerveux, successeur à la Salpêtrière du célèbre
maître Charcot, a présenté récemment à ses élèves deux
cas typiques d'*abouliques*.

Il s'agit tout d'abord d'une femme d'une quarantaine
d'années qui avait toujours joui d'une bonne santé générale, et qui, à la suite de chagrins domestiques, avait eu

seulement un ou'deux accès de mélancolie, ne présentant
'd'ailleurs aucun· des symptômes alarmants des grandes
névroses héréditaires ou acquises.

A 'la suite d'affaires commerciales ,peu' brillantes, le
mari de cette malheureuse femme s'était·laissé aller à
boire, à jouer et à fréquenter de mauvais lieux. Un soir,
sa femme l'attendit en vain toute la· nuit : il ne rentra
point.'Furieuse, elle se promettait'de lui faire une scène
violente : mais au moment où, dans la matinée, le coupable
réintégrait le domicile conjugal, penaud, harassé et repen-
tant, l'infortunée, qui tenait par la main son petit garçon,
par pudeur et par respect' pour l'enfant, se contint et ne
fit pas la·rude réprimande qu'elle projetait. Elle ressentit
alors une émotion poignante : sa colère ne put trouver de
,sortie suffisante. Comme le fait remarquer le Dr Raymond.
une exaltation profonde que nous maîtrisons peut provoquer, par une sorte de choc en retour, ·l'explosion· d'accidents nerveux divers.

Tout d'un coup, à la suite de cet événement, cette
femme perdait la faculté de vouloir, de faire aucun effort,
de fixer son attention ; de plus, presque tous les sentiments
affectueux étaient abolis : son mari et son enfant même
lui étaient devenus indifférents. Elle se sentait incapable de
prendre une détermination quelconque. ·L'activité psychique paraît' impuissante à faire naître aucune impul-
,sion.

Le second malade présenté par M. Raymond est un
charron, homme vigoureux qui, à la suite d'une fièvre
typhoïde, ressentit une inaptitude physique générale pour
tout travail. Cependant, au bout de quelque temps, il sem-
bla récupérer l'intégrité de ses forces. Ce n'est que dix ans
après qu'il fut' repris d'une impossibilité complète de tra-

vailler. Jusqu'alors il ne s'était pas trop alarmé de l'insuffisance d'énergie morale et musculaire dont il avait souffert après sa fièvre typhoïde, s'imaginant, d'après les
racontars de son entourage que souvent il en était ainsi
à la suite d'une pareille maladie. Mais vint le moment où
tout effort, intellectuel ou physique, tout acte de volition,
toute manifestation d'affectivité ou de passion lui furent
absolument impossibles. Il y avait perte entière et anéantissement de la volonté, de l'attention, des sentiments
affectueux. Le malade devint morose, sombre, et sentait
la vie à charge : il songea bientôt au suicide.

Tous ces infortunés abouliques, quand la suggestion,
l'isolement ou un traitement approprié ne parvient à les
guérir et à leur redonner l'intégrité de leurs facultés.
pensent à en finir avec une existence qui est un si terrible
martyre. De même que, pour les ataxiques, certains médecins essaient de refaire l'éducation des différents mouvements incoordonnés qui empêchent la marche, de même
on doit essayer de rééduquer la volonté par un entraînement méthodique spécial. L'aboulie n'est donc pas toujours
définitive.

C'est là une bien triste décomposition de la volonté
dans tous ses éléments essentiels, dont les rouages compliqués paraissent arrêtés par un obstacle imprévu. Les
deux cas cités par le D' Raymond sont des entités morbides bien définies qui n'ont aucun rapport avec la neurasthénie et l'hystérie, où l'aboulie peut se rencontrer à titre de
phénomène surajouté (1). Très souvent, ces maladies sont
curables.

(1) La grande différence qui sépare l'aboulie hystérique, neuras-
thénique, de l'aboulie vraie, c'est le fait que, dans le premier cas,
les sujets n'ont pas conscience de leur situation, tandis que, dans le
second. les malades sont malheureux de leur état.

Elles constituent pour le médecin, comme pour le philosophe, les plus intéressants documents pour l'étude des
fonctions du cerveau.

A une séance récente de la Société d'Hypnologie et de
Psychologie, M. le Docteur Voisin a repris encore cette
question de l'hypnotisme, si intéressante pour tous ceux qui
croient à l'amélioration de l'esprit humain, qui pensent
que les êtres vicieux et pervers peuvent quelquefois revenir au bien. Grâce à l'hypnotisme, certains médecins sont
parvenus à réformer, au point de vue mental et moral, des
individus voués aux pires déchéances et dont l'avenir était
sans espoir.

M. Voisin cite, entre autres, le cas d'une jeune fille adoptée par un ménage sans enfants, se montrant, dans cette
nouvelle famille, fort ingrate et vicieuse : elle mentait, elle
volait, elle avait la singulière manie de couper les robes de
soie. Soumise aux pratiques hypnotiques, elle redevint
une jeune fille affectueuse, franche et honnête ; quelque
temps après, elle se mariait et se montrait une épouse et
une mère de famille sans reproche.

Le culte que M. Voisin voua à l'hypnotisme date de 1886,
époque à laquelle il eut le plaisir d'accomplir sa première
cure morale. Il avait dans son service une femme malpropre, voleuse, colère, vicieuse, ordurière : une fort co-
quette collection de péchés roses et mignons ! Elle fut traitée
par l'hypnotisme et ramenée à de meilleurs sentiments.
Elle devenait, au bout de peu de temps, le modèle des sur-
veillantes du même hôpital où elle s'était montrée dépravée.

Ces cures d'orthopéd.e morale ne sont-elles pas vraiment
miraculeuses ? Il faut toute l'autorité des savants comme
Voisin, Bérillon, Bernheim et autres médecins célèbres

par leurs travaux d'hypnologie, pour ne pas mettre en
doute la réalité de pareils résultats. Ils font d'ailleurs le
plus grand honneur à l'hypnotisme.

Mais j'incline à penser que ces procédés resteront
encore longtemps des moyens d'exception.

Des tares, trop profondes souvent, et presque toujours
irrémédiables, constituent l'anéantissement du sens moral
et l'abolition de la volonté pour le bien : l'hypnotisme, dans
la majorité des cas, sera impuissant à substituer là vertu
au vice enraciné. Tous les cerveaux humains ne sont pas
aptes à recevoir la suggestion, même dans l'hypnose, dans
le sommeil provoqué.

J'en dirai autant de ce que Bérillon appelle l'orthopédie
mentale et morale, remarquable, à son dire, dans l'éducation
des enfants. La pédagogie suggestive compte de nombreux
partisans et de fervents adeptes. Elle aussi possède à son
actif d'éclatantes transformations : des écoliers paresseux,
inattentifs, indisciplinés, menteurs, débraillés deviennent,
après quelques pratiques hypnotiques, travailleurs, dociles,
réguliers, propres et honnêtes !

De tels changements si rapidement obtenus méritent
toute l'attention des médecins, des philosophes et des
pédagogues. Même ces exemples seraient-ils très rares,
qu'il faudrait justement les admirer et rechercher en eux une
ultime guérison dans des cas désespérés. Encore faut-il confier de si délicats traitements à des hommes de grande
expérience et d'autorité incontestée, et ne pas croire que
ces exceptions constituent, pour le moment, une règle
d'éducation courante.

D'autre part, il ne faut pas nier que la suggestion, je
parle de la suggestion à l'état de veille, c'est-à-dire les
exhortations au bien adressées à l'enfant par ses maîtres
ou ses parents, n'aient pas sur son avenir moral la plus

grande puissance et la plus salutaire influence. De tout temps, les bons conseils et les exemples édifiants ont été le principe de l'éducation et le fondement des religions.

Un philosophe de génie, qu'une mort prématurée a arraché à l'admiration de ses contemporains, M. Guyau, a, dans un livre remarquable, *Éducation et Hérédité*, étudié la valeur et les ressources de la suggestion dans l'art pédagogique. Sa conclusion est conforme à celle de beaucoup de psychologues, qui croient que le mal est une maladie curable.

Nous croyons que, dans les colonies, de bons conseils, des lectures instructives peuvent mettre à l'abri de bien des fautes.

La neurasthénie, la volonté chancelante ou déprimée peuvent y trouver aussi de précieux remèdes.

Dans ce cas, le rôle du médecin est aussi élevé que délicat, mais il mérite bien la confiance qu'on lui accorde : le but à atteindre est digne de son caractère et de sa profession. Il sera toujours le meilleur ami et le meilleur *mentor* du nouveau venu nouvellement débarqué dans la colonie ou fixé depuis longtemps dans ce pays d'adoption, mais fatigué par le climat. Je crois fermement, dans cette occurrence, à l'orthopédie morale.

Les hommes faits sont souvent des neurasthéniques dans les colonies, fatigués par les fortes chaleurs ; les caractères se modifient, les volontés s'affaiblissent, pour quelquefois disparaître complètement. Les enfants et les jeunes gens sont également frappés, moins gravement, parce qu'ils fréquentent moins les brasseries et les estaminets, mais d'autre façon ; les programmes veulent qu'ils travaillent dans les

colonies tout comme dans la métropole. C'est l'uniformité
dans l'Université. De même qu'un troupier passe la revue
du 14 juillet, à Alger, Tunis ou Saïgon, en culotte rouge,
comme ses camarades de Paris, Lille ou Rennes, de même
un collégien « d'outre-mer » travaille comme ses *copains*
des lycées de la métropole.

- Ceci n'est pas une question nouvelle. Bien plutôt une
suggestion d'actualité, se renouvelant chaque fin juin, con-
sacrée ici, dans les temples locaux des Lettres, à assommer
des candidats, quelquefois très ignorants, avec toute la
science professorale de ces excellents examinateurs dont
l'esprit brille d'autant plus que l'intelligence du patient,
dans cette géhenne spéciale, l'examen oral, s'éteint davantage. Puis, déjà homme *très fait*, le souvenir de personnelles tortures ravive pour moi les malédictions *ab irato* du
retoqué (que plus ou moins on a toujours été) contre ce
monsieur (le monsieur de l'autre côté de la table) qui, avec
une désinvolture souriante, éventail en main, dans ce pays
de chaleurs intenses, laisse tomber de sa bouche dédai-
gneuse, où se joue délicatement un cure-dents gastronomique, les rébus et devinettes que le candidat doit subrep-
ticement et inopinément deviner sous peine de mort
d'admissibilité. Ah ! ces hommes ! qu'ils sont donc aimables
et gentils tortionnaires ! Encore si, après vous avoir embêté,
passez-moi le mot — il est la preuve de la douceur de mon
idiosyncrasie psychique — il déclarait les solutions de la
charade satisfaisantes et acceptables. Mais vous ne con-
naissez donc point nos normaliens, produits de cette gé-
niale École de la rue d'Ulm, pépinière par destination de
professeurs éminents, où surtout a poussé, après germination trisannuelle, la graine de journalistes et de conféren-
ciers aimés des femmes. Les About, les Sarcey, les J. Le-

maître, sont des écrivains de talent, pour lesquels la quotidienne tâche d'enseignement lycéen devait être le supplice
du gagne-pain ! Je trouve ce supplice chez tous les universitaires, à jeun ou en travail de digestion, faisant passer
des examens. C'est surtout la hâte d'en avoir fini avec cette
audition, désespérante de monotonie, accablante de faiblesse
cérébrale, des clichés hurlant de banalité où sont encas-
trées les réponses des *forts en thème*.

Quant aux résultats définitifs du *bachot*, c'est l'éternelle
Fortune aveugle qui donne la main aux cancres veinards,
pour leur faire gravir l'escalier d'honneur qui conduit au
petit cabinet où on délivre la tant inutile, mais désirée
peau d'âne, ainsi nommée parce qu'elle cache la supériorité trop éclatante des timides adolescents devenus bacheliers. Timides adolescents souvent pour cacher l'insuffisance. Pour les vrais potasseurs (selon la formule
SKO = souffre et potasse = souffre et travaille), ceux-
là, consciencieux, mais parfois trop craintifs, perdent le
peu de cervelle qui leur reste et se réveillent recalés. Pour
ceux-là, j'estime qu'il y a de la faute des examinateurs et
des programmes.

Les victimes de ces messieurs de l'Université nous reviennent exténuées, anémiées, éreintées, vidées, fourbues.
Notre rôle professionnel et notre devoir d'homme — qui a
passé par ces affres — sont de les refaire, de les retaper, de
les remonter et de les consoler par la contemplation de
notre propre état. Bacheliers, nous le sommes... mais nous
ne l'avons pas toujours été.

Blackboulés, nous le fûmes... et cependant les heures
actuelles nous trouvent bedonnants, vivants quand même
après l'échec d'antan. Foin du surmenage, mes amis ! Tra-
vaillez suivant les conseils de vos professeurs, intelligem-

ment, en veillant surtout à la bonne digestion des aliments
que doivent s'assimiler vos circonvolutions cérébrales.
Certes, la mémoire règne en maîtresse souveraine pour
tous ceux qui se jettent dans ce stupide bourbier des examens et des concours ; mais il est aussi une autre maîtresse non moins belle, délicate et désirable, l'Attention,
qui contribue à la compréhension rapide et à la fixation définitive des matériaux qui aident à bâtir un bachelier.

Que les parents ne s'exagèrent pas les fatigues excédentes
de la préparation du *bachot* : à quelques rares exceptions,
à quelques natures d'élite seulement, dont l'appétit d'apprendre est insatiable, dont le désir d'arriver aiguillonne
sans cesse les impulsions à faire davantage, à courir sus
aux bouquins même la nuit, il faudra le repos absolu et les
soins d'une hygiène cérébrale particulière après le succès
ou l'échec de l'examen. Mais, de grâce, réservez les symptômes inquiétants du vrai surmenage intellectuel à ces
grands jeunes gens qui, hantés par la contagion du geste
des anciens, préparent les traditionnelles écoles Normale,
Polytechnique ou Saint-Cyr. Ceux-là se surmèneront pour
entrer, se surmèneront pour sortir de l'École, vidés, fous,
abrutis, finis ! Ceci ressort des implacables statistiques.

Les réformes (j'en parle au simple point de vue de l'hygiène) des examens et des concours s'imposent : comme
pour le désarmement européen, tous sont du même avis,
nul oncques ne veut débuter en jetant lances et fusils ! Les
programmes ont beaucoup changé, ils renouvellent l'éternelle bêtise des encyclopédies exigées : le hasard d'une préparation récente fait le succès de la réponse. Supprimez
donc le bachot énergiquement, et n'en laissez subsister que
les ruines, dont on ne pourra faire que du très mauvais bal-
last ; le service des Antiquités ne revendiquera pas le droit

de faire des procès si on l'emploie ! Modifiez les examens et
concours, pour hommes et enfants, pour femmes et fillettes.
En cela, le plus pur nihilisme anarchique a du bon. Ce
qu'on mettra à la place de ces comédies cruelles vaudra
toujours mieux que ce qui existe. Exigez davantage du
raisonnement, du bon sens, de la culture intellectuelle
vraie, et moins de la mémoire brutale, emmagasinage de
faits sans liens et sans commentaires.

Tous ces neurasthéniques, déprimés, surmenés, sont de
piètre résistance : ils deviennent, si leurs cellules nerveuses
le permettent, des pathophobes, par crainte de la maladie,
ou des toxicomanes, par désir exagéré de la guérir ou de
s'en préserver.

Trop souvent, on ne trouvera dans cet ouvrage qu'allu-
sions tristes aux pires incommodités ou faiblesses humaines,
aux misères nombreuses de cette pérégrination fertile en
événements inattendus et déconcevants qui s'appelle la
vie : j'essaierai cependant de vous entretenir de choses
moins tristes. Les considérations de toute nature sur les
maladies et leur traitement se ressentent toujours fatalement de l'horreur qu'inspire à l'homme bien portant l'idée
de perdre d'aventure, ne serait-ce que pour quelques jours,
ce bien précieux qu'est la santé. Certes beaucoup d'esprits
très forts méprisent, de tout leur dédain et de toute leur
morgue hautaine de gens bien portants. ces pauvres
diables de médecins, abominables charlatans : mais, qu'arrive la maladie avec son cortège hallucinant de souffrances,
et il n'est de courrier assez diligent pour aller quérir le
médicastre, le charlatan hâbleur. Que voulez-vous ! nous
savons nous montrer bons enfants dans la victoire ; nous
ne profitons pas trop de la situation précaire du malade
que l'énergie a abandonné, nous lui redonnerons généreu-

sement toutes ses forces pour que, bien rétabli, il nous
attaque à son aise de nouveau. Cela n'empêche pas beaucoup de médecins d'engraisser. Les médecins maigres
sont des bilieux auxquels je ne vous conseille pas de vous
adresser : ils sont grincheux. L'homme gras est gai : j'en
appelle à l'esprit de feu l'excellent maître Armand Sylvestre
qui n'était pas précisément splecnopathe.

Malgré toutes les noirceurs d'âme dont on nous charge
parfois, je vous avouerai que quelques-uns d'entre nous
sont bons vivants et excellents compagnons, au point de
dépister même la fausse maladie, au point de dire à leur
client : Vous avez, non pas telle affection, mais la peur de
telle affection ; vous n'êtes pas tant malade qu'affolé de
l'idée d'être malade. Les pathophobies (crainte exagérée
de la maladie) sont très fréquentes, et cette persécution est
des plus pénibles ; avec beaucoup d'énergie de la part du
médecin et de docilité de la part du malade, la guérison
est maintes fois possible.

Les maîtres les plus éminents de la médecine française
ont prémuni les praticiens contre les erreurs désastreuses
qui pourraient résulter de l'absence de diagnostic, de la
véritable cause des souffrances des faux malades : le professeur Guyon a donné une célèbre description de « faux
urinaires », ces victimes des réclames éhontées des guéris-
seurs de vespasiennes ; le professeur Huchard a signalé
la *cardiophobie*, l'*anginophobie*, etc.

Détail très piquant et bien fait pour amuser le malade,
à son tour, aux dépens du médecin, c'est la fréquence de
ces pathophobies chez les médecins eux-mêmes. On ne
saurait être parfait. Quand le malheur vient à tomber sur
le familier de l'art de guérir, chacun a dû constater combien, de médecin énergique, il devenait déprimé et geigneur.

La syphilophobie est le travers de maints jeunes étudiants que la psychologie comparée et décadente des états d'âme féministe attire plus que l'amphithéâtre d'anatomie et la salle d'hôpital! C'est la revanche des gens vertueux : n'ayant pas de tentations, ils ne succombent jamais, et ceux-là font foin de la syphilophobie.

Je n'en finirais pas si je voulais vous citer toutes les pathophobies : elles sont innombrables et sont le triomphe des exagérations naturelles aux névropathies. Mais il y a aussi de très respectables pathophobies : telle est la diphtérophobie des mamans qui, avant la découverte de Roux, craignaient toujours pour leurs pauvres bébés.

Encore donc un avantage de la nouvelle médecine qui, progressant sans cesse, saura empêcher la crainte exagérée de la maladie en assurant mieux la santé par une bonne hygiène et en combattant plus avantageusement la maladie par des armes mieux appropriées.

Nous enseignons à tous la crainte des poisons.

Vulgairement on connaît les alcooliques, les morphinomanes, les éthéromanes ; ce qu'on sait moins, c'est qu'on peut classer ces divers malades sous le nom générique de toxicomanes (ceux qui ont la manie des poisons). Il est inutile de beaucoup insister sur le danger de l'abus des substances médicamenteuses : les doses les plus considérables sont atteintes par les habituels toxicomanes, neurasthéniques et déprimés ; l'accoutumance s'établissant, ils les augmentent de jour en jour jusqu'au moment de la ruine finale, et physique et morale. Une question se pose plus intéressante, pour le grand public, que le détail des symptômes de ces aberrations et de leurs suites désastreuses. Peut-on guérir un toxicomane, est-il possible de le débarrasser de son vice, de cette tare qui paraît indélébile ?

Je répondrai sans hésiter : oui. Mais encore faut-il que le malade et son entourage aient le désir de cette guérison. Il faut faire abandon des sentiments de fausse sensibilité et se livrer tout entier au médecin.

Prenons, si vous le voulez, des exemples. L'alcoolomane, celui que l'absinthe ou le vermouth biquotidiens séduisent si fort, dans la majeure partie des cas, arrive avec quelques efforts à modérer son vice : toutefois, il subit déjà la fatalité de l'impulsion, il lui serait bien difficile de s'abstenir, ne serait-ce qu'un ou deux jours, de sa station journalière au café ; c'est déjà un malade.

Le buveur qui absorbe par jour trois ou quatre absinthes et plusieurs petits verres, qui voit sa santé s'altérer, qui souffre de l'estomac, qui a des cauchemars, des tremblements, est lui aussi un alcoolomane, arrivé à un degré plus avancé. Peut-on le guérir ? On a parlé dans la presse médicale et politique d'un fameux sérum anti-alcoolique qui, en quelques heures, pourrait dégoûter à jamais un incontinent de ses liqueurs favorites et le transformerait radicalement. La chose est admissible. Toutefois, ce traitement n'est pas encore devenu courant. Le serait-il qu'il faudrait aussi ajouter un autre élément thérapeutique, le plus puissant, à mon avis, dans cet ordre d'idées, je veux parler de l'*isolement*.

Assurément, cette intervention médicale soulève de grosses objections : la famille du malade lui est, à priori, toujours hostile. Cette mesure rigoureuse lui répugne : c'est le déshonneur, semble-t-il, d'isoler quelqu'un, même pour le guérir d'une passion qui le mènera à une déchéance complète, à un état moral et physique qui fera de lui une loque humaine. On refuse, on tergiverse... et le mal continue à faire des progrès. C'est surtout en France où cette

pusillanimité existe le plus, il est triste de l'avouer. En
Amérique, en Angleterre, en Allemagne existaient déjà de
nombreux établissements de ce genre avant qu'il n'en fût
créé chez nous.

A l'étranger, on est plus radical en la matière Le buveur
est mis dans une maison spéciale : il s'engage lui-même
à faire abandon de sa liberté, à ne sortir que guéri. Des
médecins spéciaux dirigent la cure : les résultats sont généralement excellents ; les buveurs d'habitude les plus invétérés ont perdu la déplorable coutume des abus alcooliques.

A la morphinomanie on a appliqué les mêmes méthodes
thérapeutiques : ce sont les seuls moyens rationnels de
traitement. On procède sans heurts comme sans hésitation.
Du jour au lendemain, ou d'autres fois en une semaine, on
supprime complètement la morphine, prêt à parer aux accidents qui se manifestent presque toujours, mais qui ne
sont point extrêmement dangereux et auxquels on peut
remédier presque toujours avec succès.

Le malade reste au lit, les seuls médecin et garde pénètrent auprès de lui, il est l'objet d'une surveillance de
chaque instant ; la rapidité de la démorphinisation varie
avec les sujets, elle dépend de l'ancienneté de l'habitude
et des doses dont on a usé.

Quand le résultat recherché est obtenu, pendant la convalescence, le malade est soumis aux pratiques hydrothérapiques, aux massages ; il vit au grand air, on lui donne
quelquefois de petites doses de fer ou de quinquina. La
durée habituelle de ce traitement est de deux à trois mois :
il est bon, après ce laps de temps, que le malade ne reprenne pas de suite ses occupations, qu'il se repose à la
campagne ou qu'il fasse un voyage.

On ne doit considérer le morphinomane comme définitivement guéri que lorsque le sommeil et l'appétit sont complètement revenus, que le travail intellectuel est facile, que
le besoin de l'excitant habituel ne se fait plus ressentir.
Alors seulement, la transformation est absolue et durable.
L'homme, si honteux de son impuissance à lutter contre
l'impulsion, reconquiert la fierté de caractère et la conscience de sa force psychique : il sent en lui des provisions
d'énergie pour continuer la lutte, et la sensation de la santé
constitue cet état de bien-être, difficile à définir quand on
n'a jamais été malade, mais que les convalescents connaissent bien, qu'ils ont surtout reconnu au sortir de la
maladie.

Souvent, dans le public, le médecin est sollicité pour
indiquer une médication contre la morphinomanie ; le
malade a toujours le désir de se débarrasser même d'une
manie, parce qu'il en connaît les périls, mais à condition
qu'il ne soit utile de faire aucun effort personnel.

— Voyons, Docteur, me disait récemment M. X..., excellent homme que je surprends souvent, dans une maison où
je fréquente, la seringue de Pravaz à la main, tout prêt à
se faire l'indispensable piqûre, donnez-moi donc un médicament pour me débarrasser de cette fatale manie ? On
parle d'une substance qui corrige de la morphinomanie !

A vrai dire, je n'ai encore rien donné à M. X... A quoi
bon remplacer une toxicomanie par une autre toxicomanie ?
M. X... ne prendra plus de morphine, mais il s'habituera à
la cocaïne qui l'aura guéri du premier vice. Est-ce rendre
service à un malade ? Quant à diminuer chaque jour les
doses injectées, c'est encore bien illusoire. Au moindre
besoin un peu impérieux, au premier caprice, les doses anciennes seront reprises, et tout le bénéfice d'un long effort

sera perdu. Les meilleures intentions s'usent ainsi sans profit.

Il est bon d'envisager une situation sans leurre et d'analyser toutes les chances de succès, tous les risques d'échec. L'isolement exige, il est vrai, un sacrifice important d'argent, mais généralement ce n'est pas là le plus gros argument qu'on lui oppose. C'est plutôt une susceptibilité déplacée de la famille : on croit que les seuls aliénés sont justiciables de l'isolement. Vraiment, je préférerais sortir d'une maison médicale quelconque où on m'aurait guéri d'une toxicomanie que de traîner des jours misérables sans idée de délivrance.

Ainsi, l'usage immodéré de l'alcool, l'abus des poisons, comme la cocaïne, l'éther, la morphine, l'opium, ne constituent pas des maladies incurables. Ceci est aujourd'hui vérité médicale acquise. Ce qui est plus incurable, c'est notre disposition d'esprit, c'est l'invincible entêtement de nos préjugés. Des caractères indépendants, seuls, s'affranchissent des règles communes et banales, si sottes et si mesquines ; mais encore cela occasionne-t-il une révolution importante et grave dans une famille. Si un père, ou un mari prend une décision de ce genre, on ne manque pas de le montrer au doigt, de le mettre à l'index ; quelques-uns reculent. Il ne faut pas trop les blâmer.

Que ceux qui ont le souci vrai de leur santé n'hésitent ni pour eux, ni pour les leurs.

CHAPITRE XI

LES YEUX AUX COLONIES

Sommaire. — Délicatesse de ces organes. — Prenez garde à vos yeux. — Méfiez-vous des empiriques. — Ayez recours à une véritable hygiène prophylactique. — Précautions édictées par l'Académie de médecine. — La prophylaxie de l'ophtalmie chez les nouveau-nés. — Bactériologie oculaire. — Les yeux aux colonies. — Fréquence de la cécité chez les indigènes. — Méfaits de la variole. — Les maux d'yeux. — Traitement d'urgence. — Ménagez votre vue. — Les lunettes bleues. — Pas de surmenage — Amblyopie alcoolique. — Corps étrangers. — Kératites des moissonneurs.

Peu d'organes sont aussi précieux, peu sont aussi délicats et aussi susceptibles : la vision parfaite exige l'intégrité de tous les éléments constituant cet appareil si fragile qu'est l'œil. La moindre modification des surfaces épithéliales ou des milieux réfringents (cornée, cristallin, liquides internes), et aussitôt la vue baisse et diminue progressivement, la douleur est violente, et la lumière devient insupportable, c'est la photophobie. Une affection oculaire, même légère, transforme un ouvrier, un employé, un artisan, en invalide incapable de tout travail pour gagner sa vie. Nous sommes perpétuellement exposés aux accidents de toutes sortes, mais nos yeux semblent encore

particulièrement frappés par les traumatismes de diverses
espèces (corps étrangers, plaies, contusions) et envahis
par les agents infectieux, qui trouvent sur la conjonctive
un terrain de culture admirablement préparé : chaleur suffisante, humidité réalisée à souhait. Aussi la germination
des microorganismes qui atteignent l'œil est-elle aussi
rapide qu'abondante. Si l'art n'intervient pas, la suppuration survient, s'installe, et la désorganisation n'a pas besoin d'être bien considérable pour produire la perte définitive de l'œil. En effet, les réparations cellulaires n'y sont
pas aussi aisées et aussi rapides que pour les autres tissus
de l'organisme. Les plaies y déterminent des cicatrices facilement vicieuses, et leur résultat habituel est souvent
une opacité (surtout quand il s'agit de la cornée) incompatible avec l'intégrité de la vision.

Les soins à donner aux yeux réclament des hommes
exercés minutieusement à cette spécialité, dont l'habileté
et l'expérience viennent à bout des cas hérissés des plus
extrêmes difficultés. La plupart des praticiens se reconnaissent incompétents dans bien des circonstances et
adressent leurs clients à leurs confrères oculistes, dès que
les moyens de première urgence n'ont pas assuré une amélioration très notable. Que le public sache bien qu'il est
dangereux de s'attarder aux palliatifs vulgaires et, sauf
des pratiques simples d'antisepsie et d'asepsie, il est préférable de s'adresser immédiatement aux médecins ordinaires qui jugeront de l'opportunité de confier la direction
du traitement à un spécialiste.

Jadis, il y a quelque vingt ans, Francisque Sarcey devint presque aveugle, et subitement il fut obligé de cesser
un labeur quotidien qui était toute sa vie : la plume tombait de ses doigts désormais inhabiles sans le secours de

deux bons yeux. Sarcey avait la cataracte : il traversa
alors une période de désespérance et d'angoisse, durant
laquelle il ne fut soutenu que par sa puissante philosophie
et la rare élévation de son esprit. Toutefois l'idée l'accablait de rester aveugle. Il songea au suicide. Un de ses
bons amis, le chirurgien Perrin, du Val-de-Grâce, fut
mandé auprès de lui et lui promit la guérison. L'opération
fut faite seulement à un œil aux Frères Saint-Jean de
Dieu : elle réussit et on ne la tenta pas au second œil! Sarcey voua au Dr Perrin une reconnaissance qui ne se dé-
mentit point jusqu'à sa mort : aux premières retentissan-
tes, l'éminent critique réservait toujours un fauteuil à
côté du sien à son oculiste. Il écrivit une fort jolie pla-
quette *Prenez garde à vos yeux*, où il montrait les torts
qu'ont bien des hommes de négliger leur vue jusqu'au
jour où on devient presque aveugle. On traduisit l'opus-
cule en anglais : *Minds your eyes* eut un énorme succès
de l'autre côté du détroit.

Un proverbe courant démontre que l'expérience séculaire reconnut quels trésors sont de bons yeux. Le biblio-
phile tient à un livre rare *comme à la prunelle de ses yeux*.
Le pire des maux qu'on craigne généralement, c'est de
devenir aveugle. La sagesse des peuples semble bien en
défaut quand il s'agit de conserver ou de sauvegarder la
vue. Les pratiques les plus inconcevables et les plus dé-
concertantes sont, aussi bien en Europe que dans les colonies, mises en pratique par le vulgaire pour tenter la
guérison des maux d'yeux, hors l'intervention médicale.

Mon ami et excellent confrère, le Dr Cuénod, oculiste
fort distingué, dans de remarquables articles de vulgarisation écrivait récemment :

« Certains malades, pour adoucir l'œil soi-disant, n'appliquent-ils pas sur des paupières des compresses et des cataplasmes formés des ingrédients les plus bizarres, du pain trempé dans du lait le plus souvent, parfois du blanc d'œuf, ou encore un morceau de viande crue, quand ce n'est pas pis encore ! Ah ! la bonne fraîcheur que cela procure aussitôt ! Oui, peut-être, mais le malheur, c'est que suc de viande, blanc d'œuf et laitage sont un menu fort apprécié de messieurs les microbes, et qu'en filtrant à travers les cils sur la muqueuse oculaire qui, du reste, n'est point faite pour eux, ces aliments décuplent les forces microbiennes et souvent leur apportent de nouvelles recrues. Une levée en masse de phagocytes se produit en retour et, dès le lendemain, l'inflammation est telle que toutes les ressources de l'art sont désormais impuissantes. »

Bien heureux si on ne vous conseille pas de l'urine humaine, du crottin de cheval ou, pour vos enfants, des irrigations énergiques avec le lait du sein de la nourrice.

Quoi qu'il arrive, sachez résister aux conseils de votre entourage et luttez avec la dernière énergie pour votre immuable principe :

Pour le moindre mal d'yeux, qu'on aille chercher le médecin.

Cette ligne de conduite vous sauvera peut-être, un jour, la vue, et vous n'aurez, en tout cas, jamais à la regretter.

La véritable façon d'éviter les maux d'yeux, ophtalmies et conjonctivites d'origine infectieuse, c'est de se conformer strictement aux règles d'une sévère hygiène prophylactique.

Évitez le contact des malades atteints d'affections oculaires.

Dans votre entourage, faites soigner immédiatement toute personne souffrant des yeux.

Ne jamais porter la main sale aux yeux (doigts couverts
de poussière, ou souillés de pus, d'humeurs, de sécrétions
de tous genres).

Propreté rigoureuse des yeux réalisée avec quelques
lavages quotidiens à l'eau boriquée saturée.

Vaccination et revaccination aussi fréquentes que possible pour éviter les maladies et la cécité, si souvent conséquences de la variole.

Surveiller les yeux des enfants nouveau-nés et ne point
négliger, dès la naissance, de leur instiller quelques
gouttes de jus de citron ou d'un collyre approprié.

A la séance du 16 juillet 1901, l'Académie de médecine,
à l'instigation du Dr Pinard, professeur de clinique d'accouchement à la Faculté de médecine de Paris, s'est occupée de la prophylaxie de la cécité, surtout en ce qui concerne les jeunes enfants. Le Dr Pédebidou a soutenu au
Sénat une proposition tendant à imposer aux sages-femmes
l'obligation de laver les yeux de tout nouveau-né avec une
solution de permanganate de potasse, dans le but d'éviter
ces nombreux cas d'ophtalmie purulente qui entraînent trop
souvent des cécités irrémédiables. Aux Quinze-Vingts, à
Paris, sur 100 malades, 33, paraît-il, doivent leur infortune
à l'ophtalmie purulente de leurs premiers mois.

Le Gouvernement, à la suite de la demande du Dr Pédebidou, avait prié l'Académie de médecine de fournir son
avis sur la proposition du sénateur-médecin.

A la suite d'importantes discussions, l'Académie de
médecine, dans le but d'éviter la cécité, a cru qu'il serait
bon d'envoyer aux sages-femmes une circulaire recommandant un traitement prophylactique sévère et rigoureux, et
elle demanda aux pouvoirs publics :

1° De faire distribuer dans toutes les mairies, en même

temps que le livret de naissance, une notice indiquant les
causes, les symptômes et les dangers de l'ophtalmie des
nouveau-nés;

2° De prendre des mesures pour que la déclaration des
ophtalmies purulentes comme maladies transmissibles soit
régulièrement faite par les médecins et les sages-femmes;

3° Qu'à toutes les maisons d'accouchement, cliniques et
maternités, soit attaché un ophtalmologiste chargé de
traiter les ophtalmies purulentes et d'en enseigner le traitement aux étudiants et aux sages-femmes.

On ne saurait trop faire remarquer que l'infection est le
pire danger pour les yeux : l'antisepsie ou l'asepsie des
muqueuses oculaires doivent donc être aussi parfaites que
possible ; pour éviter les maux d'yeux, il faut surtout se
garder des microbes de tous genres qui peuvent vivre et
pulluler sur les muqueuses conjonctivales.

Les microbes ordinaires de la suppuration se trouvent
fort à l'aise dans l'œil; on les y rencontre fréquemment ;
on cite :

Le staphylocoque (avec ses diverses variétés) ;

Le streptocoque, le pneumocoque ;

Le gonocoque, le pneumobacille.

Sur les paupières, on peut reconnaître également la présence de nombreuses bactéries.

Les mouches paraissent être les principaux vecteurs des
microbes infectant l'œil.

« En ce qui concerne la conjonctivite aiguë, écrit le
Dr Cuénod, le rôle des mouches, des simples et vulgaires
mouches domestiques, paraît indéniable. N'a-t-on pas
constaté depuis longtemps, et ne pouvons-nous pas voir
journellement dans les rues, sur le seuil des maisons, dans
les tramways même, de jeunes enfants aux paupières suin-

tantes, et tellement habitués au contact et au piétinement des mouches sur leur visage, qu'ils ne songent même pas à les chasser ?

- « Examinez sous le microscope une gouttelette de cette sérosité qui baigne l'œil malade, vous la trouverez remplie de myriades de bactéries et, en particulier, d'une espèce dont un oculiste américain, le Dʳ Wecks, a bien établi la constance et le rôle dans la conjonctivite aiguë.

« Mouches et moucherons qui se promènent au voisinage, butinant et plongeant à qui mieux mieux leur trompe dans le précieux liquide, ne peuvent pas ne pas se charger les pattes, sinon l'estomac, d'une bonne provision de *bacilles de Wecks*.

« Nous avons fait, du reste, à plusieurs reprises, il y a déjà quelques années, l'expérience suivante : après avoir capturé des mouches que nous avions de bonnes raisons de croire avoir été antérieurement en contact avec des yeux malades, nous les emprisonnions pour quelques minutes dans un de ces petits tubes clos qui servent couramment à la culture des bactéries et qui sont partiellement remplis d'une sorte de matière gélatineuse. Les tubes où les mouches se débattirent pendant quelques instants donnèrent, en même temps que d'autres cultures, de belles colonies de bacilles de Wecks. Si ces mouches se fussent posées au coin d'un œil sain, même seulement pendant quelques secondes, elles auraient provoqué sans aucun doute l'éclosion d'une conjonctivite aiguë.

« Les mouches vont-elles toujours chercher les germes de la maladie sur un œil déjà atteint ? C'est probable. Quant à savoir d'où est venu le premier bacille de Wecks, c'est l'éternel problème de l'œuf et de la poule.

« Il n'est point impossible, du reste, qu'il y ait quelque

autre source, quelque autre foyer de production de *bacilles de Wecks* ; en réalité, dans la pratique, la chose est moins importante qu'il ne semble, l'essentiel est d'éteindre le plus de foyers oculaires, ce à quoi nous nous attachons personnellement de tout notre pouvoir. Quant à la destruction des mouches, c'est un problème que ce siècle permettra de résoudre mieux que le précédent, espérons-le. »

Les yeux aux colonies sont particulièrement exposés aux infections. On vient de voir le rôle néfaste des mouches ; on y ajoutera encore l'irritation produite par la poussière et le vent, si fréquents au moment des fortes chaleurs, et aussi l'action du rayonnement solaire. Le contact avec les indigènes est également des plus dangereux. Les défauts de soins d'hygiène, la malpropreté, la présence de la vermine, l'entassement et la promiscuité de leurs cases et de leurs gourbis où des milliers de mouches se posent sur toutes les plaies suppurantes, les matières en décomposition, les déjections, les pourritures, aident puissamment à la propagation des conjonctivites infectieuses.

J'ai vu bien souvent dans des fermes françaises des domestiques indigènes, aux yeux sanieux et suppurants, même vivant dans la maison, servant à table, portant les enfants et jouant avec eux, quelquefois embrassant les petits bébés. Il est superflu d'insister pour démontrer le danger.

Le devoir d'un colon est d'éloigner ces malades ou d'apporter quelque remède à leur état en exigeant d'eux qu'ils se soignent sous peine de renvoi. Dans les cas simples, quelques mesures d'hygiène suffiront à amener la guérison. (Voir *infrà* traitement des maux d'yeux.) S'ils continuaient, dans leur négligence coupable, à s'abstenir de toute médication, on n'hésiterait pas à agir vis-à-vis

d'eux avec rigueur pour éviter des épidémies regrettables
et surtout redoutables, parfois ;

Les indigènes sont généralement atteints de cécité dans
des proportions considérables : les ophtalmies déterminant
la perte de l'œil se rencontrent à chaque instant ; leur fata
lisme s'accommode de cette cruelle issue, et cela ne les fait
point sortir de leur constante apathie. Les mesures de prophylaxie qu'on leur impose sont plus faites pour nous protéger nous-mêmes que pour les arracher à leur ignorance
et à leur haine de ce qui est la civilisation et l'hygiène.

La variole ne compte plus ses méfaits contre les yeux :
ils vont par milliers les pauvres êtres que la terrible mala
die ou la variolisation ont rendus aveugles à jamais. Leur
visage tout marqué de cicatrices indélébiles est figé dans
cette expression vague et immobile où les yeux n'ont plus
aucune part : c'est la marque terrible de celui qui ne voit
plus ! Aussi ne saurait-on prendre des mesures trop sévères
contre la variole et la variolisation, trop vulgariser et répandre la pratique de la vaccination.

Les diverses affections oculaires sont englobées par le
public sous le nom synthétique de *maux d'yeux ;* nous dis-
tinguerons, pour la commodité de notre description, les
maladies suivant la dénomination médicale souvent employée : nous n'envisagerons ici que les affections traumatiques ou inflammatoires.

Globe oculaire.   Lésions traumatiques (contusions, etc.).

Conjonctive ...   Conjonctivite aiguë.
                      —   catarrhale.
                      —   diphtéritique.
                      —   purulente des nouveau-nés.

Cornée........ { Kératite phlycténulaire.
             —   puriforme.
             —   suppurative.

Paupières..... { Lésion traumatique.
             —   inflammatoire.

Nous ne pourrions, dans un livre de ce genre, qu'effleurer la description de chacune de ces maladies ; il nous semble préférable de parler des principaux symptômes des affections oculaires en général, au début, qui réclament un traitement d'urgence.

Douleur..........)
Rougeur .... } Symptômes de début, infection légère.
Larmoiement.....)

Suppuration......)
Photophobie...... } Symptômes d'état, infection plus grave.
Blépharospasme..)

Douleur. Rougeur. Larmoiement. — Ils s'observent dans toutes les contusions de l'œil, dans les cas de présence de corps étrangers sous la paupière, ou de fragments de verre, de métal, de bois fixés par une extrémité pointue dans la cornée ou la conjonctive. Le malade a la sensation de grains de sable dans l'œil. Les larmes coulent, plus ou moins abondamment, des paupières sur les joues, ou, par les conduits lacrymaux, dans le nez.

Suppuration. Blépharospasme. Photophobie. — Quand l'infection de l'œil prend un caractère grave, la suppuration s'établit ; sous les paupières closes et adhérentes par les bords ciliaires, le pus se collecte ; si on ouvre l'œil de force, le pus peut être projeté au loin avec violence (se méfier de cet accident quand on examine un enfant atteint de conjonctivite purulente, extrêmement contagieuse).

La photophobie est la crainte de la lumière : elle indique que la cornée et les divers milieux transparents de l'œil sont très irrités et très sensibles.

Le blépharospasme est une sorte de contraction des paupières avec occlusion presque complète de celles-ci.

Ces divers phénomènes exigent un traitement d'urgence qu'il sera bon d'employer en l'absence ou avant la venue du médecin : si au bout de quarante-huit heures une amélioration très sensible ne s'est pas produite, il faudra immédiatement prévenir le médecin ou se rendre chez lui.

Symptômes de début. — On leur oppose les applications antiseptiques émollientes : compresses d'eau de roses, d'eau de pavots, ou d'eau boriquée saturée chaude ou tiède. On ne se servira que d'ouate hydrophile très propre.

Si la douleur est très vive, on la calmera par l'instillation dans l'œil de quelques gouttes du mélange suivant :

Eau distillée. . . . .   20 grammes
Chlorhydrate de cocaïne. . . . . .   0^{gr},50

A la suite de l'emploi de la cocaïne, la pupille se dilate.

On combattra l'inflammation et l'infection à l'aide du collyre suivant :

Sulfate de zinc. . . . .   0^{gr},05
Eau distillée. . . . . }
Eau de lavande. . . . . } ââ 10 grammes

A l'aide d'un compte-gouttes, trois ou quatre fois par jour, trois ou quatre gouttes (1).

La nuit on appliquera un peu de la pommade suivante

(1) On peut encore employer le collyre suivant :
Nitrate d'argent. . . . .   0^{gr},10
Eau distillée. . . . .   30 grammes

sur le bord des paupières :

> •Dermatol finement pulvérisé. . . .   4 grammes
> Lanoline . . . . }
>   àà   5 grammes
> Vaseline . . . . }
> •Extrait de belladone . . . . $0^{gr},20$

Symptômes d'état. — Même traitement que ci-dessus et, en plus, lavage des yeux avec la solution suivante :

> Sublimé . . . . $0^{gr},10$
> Eau bouillie et filtrée. . . . .   1 litre (1).

•Nous le répétons, si, au bout de quarante-huit heures, le traitement d'urgence ne suffisait pas, il faudrait immédiatement avoir recours au médecin.

* *

Si vous avez la bonne fortune d'éviter les tristes contaminations, qui transforment le plus noble organe de l'homme en clapier purulent il vous restera encore à ménager vos yeux pour ne pas fatiguer la vue. Évitez le froid et l'humidité, comme la lumière naturelle ou artificielle trop vive, de même que les poussières irritantes de tous genres.

Il est bien des fois recommandable de porter des lunettes à verres fumés pour éviter l'action fâcheuse de la réverbération, dont souffrent beaucoup les personnes aux yeux délicats. On ne peut, à ce sujet, établir de règle fixe, ni aucune mesure ne comportant pas d'exception ; toutefois, on doit surtout s'inspirer de la fatigue et de la susceptibilité

---

(1) On fera également des lotions avec :
> Naphtol . . . . $0^{gr},20$
> Eau bouillie. . . . .   1 litre

particulière des yeux en plein air, aux chaudes périodes de l'été. Qu'on se serve de lunettes ou de lorgnons, bleus ou verts, il est bon de les acheter chez un opticien consciencieux fournissant des verres à surfaces bien polies et régulières : sans cela, on fatiguerait la vue plus qu'on ne la protégerait. Le port des verres fumés rend particulièrement des services aux personnes blondes, dont l'iris bleu ou vert clair est faiblement *pigmenté* ; les personnes brunes, au contraire, ont des yeux noirs ou marron foncé beaucoup moins susceptibles. Ce *pigment*, qui existe en proportion considérable dans la peau des nègres, protège aussi assez bien de la chaleur que de la lumière : il absorbe, au sens strict du mot, les rayons solaires et conserve d'une façon très efficace la profondeur de l'œil.

Sachez doser convenablement le travail intellectuel, la lecture, les écritures à la lumière de la lampe ou du gaz. Devant votre table ou votre pupitre, tenez-vous convenablement dans une attitude bien naturelle : cela est surtout important pour les enfants dans les écoles, que des positions vicieuses dans les actes d'écrire ou de lire rendent souvent myopes par un défaut acquis d'accommodation.

Enfin, il ne faut pas ignorer que l'abus de l'alcool amène des désordres graves du côté des yeux : c'est l'*amblyopie* et l'*amaurose* alcoolique.

L'amblyopie est l'affaiblissement de la vue, et l'amaurose en est la perte complète.

Le tabac, mais surtout l'alcool peuvent être très souvent incriminés : dans l'amblyopie, la guérison peut encore être obtenue à condition de cesser complètement et définitivement l'usage du poison qui a déterminé les accidents.

« Les troubles oculaires, dit Dieulafoy, consécutifs à l'intoxication chronique par l'alcool, sont très fréquents.

Ils consistent en une amblyopie (amblyopie toxique) qui peut se développer assez rapidement et occuper les deux yeux. Cette amblyopie est caractérisée par une diminution plus ou moins considérable de l'acuité visuelle centrale (scotome central), tandis que la périphérie du champ visuel reste intacte. Avant d'être absolu, le scotome n'existe que pour les couleurs, c'est-à-dire que l'examen du champ visuel avec un objet blanc ne provoque aucune interruption, tandis que la couleur cesse d'être perçue dans toute l'étendue du scotome, si l'on fait usage pour l'examen d'un index vert ou rouge. Les malades voient mieux à la chute du jour (nyctalopie), parce que la sensation de l'éblouissement disparaît. »

**
*

Nous aurons terminé quand nous aurons parlé d'un accident fréquent qui frappe les yeux, nous voulons dire l'introduction de corps étrangers, grains de sable, poussière, etc., sous la paupière, ou d'éclats de bois ou de métal fixés sur la cornée. Ces corps étrangers déterminent parfois des douleurs et une irritation fort vive, et on cherche par tous les moyens possibles à s'en débarrasser : généralement on se frotte les yeux, on passe des bagues, des coupe-papier en os et divers autres objets entre les paupières et la conjonctive. Toutes ces manœuvres sont dangereuses et peuvent infecter l'épithélium si délicat de la conjonctive.

Mieux vaut s'adresser à l'un des deux procédés suivants :

1° On soulève délicatement la paupière supérieure, et on la reporte sur la paupière inférieure après avoir préalablement lavé soigneusement l'œil avec un tampon d'ouate hydrophile imbibé dans la solution saturée d'acide borique.

2º On renverse le bord libre de la paupière supérieure sur une bande de papier pliée en plusieurs doubles placée au-dessus des cils au milieu de la paupière. La paupière renversée permet d'apercevoir le corps étranger : on le retire avec un petit tampon d'ouate, humecté comme précédemment.

Pour parer à l'irritation, à la douleur, etc., on instille quelques gouttes de collyre à la cocaïne, et on fait plusieurs lavages soigneux de l'œil à l'eau boriquée saturée.

Si le corps étranger (éclat de métal ou de bois, barbe d'épis, fragment d'épine) était aperçu fixé sur la cornée, on opérerait de la façon suivante :

Laver soigneusement l'œil à l'eau boriquée saturée ;

Instiller quelques gouttes de collyre à la cocaïne.

A l'aide d'un fil d'argent recourbé en anse (fil qu'on trouve dans les boîtes de seringues de Pravaz, à injections hypodermiques), préalablement flambé à la lampe à alcool et refroidi, on cherchera doucement à détacher le corps étranger.

En cas d'insuccès, dans l'un ou l'autre cas, il faudrait, si la douleur persistait, avoir recours au médecin.

Certaines *kératites* (inflammation de la cornée) sont la conséquence de l'action irritante de corps étrangers spéciaux.

On connaît la *kératite des moissonneurs*.

J'emprunte encore au Dr Cuénod (on n'emprunte qu'aux riches !) la très fine et fort jolie description suivante. Je la donne sans y modifier un mot :

« ..... La moisson bat son plein ; près de la ferme passent et repassent les lourds véhicules chargés d'épis dorés, les moissonneurs se hâtent, les gerbes s'empilent sur les bords de l'aire bien battue, les meules gigantesques

s'édifient au milieu d'activité joyeuse et de tourbillonne-
ment des pailles, des glumes et des épis soulevés par la
brise...

« ... Mais, pourquoi ce travailleur s'est-il mis à l'écart
et paraît-il souffrir ? — « Une paille dans l'œil! » disent, en
se moquant un peu, ses camarades qui prétendent, eux
aussi, avoir tous quelque paille au coin des yeux

« Examiné avec sollicitude, le pauvre diable a bien réellement de quoi se plaindre : il ne s'agit pas, en effet, d'une
vulgaire poussière qu'un clignement des paupières balaie
et fait sortir ; une barbe d'épi, aux fines dents acérées,
s'est fixée, tel un dard d'abeille, au beau milieu de la cornée
transparente.

« Tous les efforts du blessé n'ont abouti qu'à l'implanter
davantage.

« Vite un peu de collyre calmant, une pince et le petit
bistouri ad hoc, et notre homme est délivré de son supplice.
Qu'il ne reprenne pas le travail tout de suite cependant :
un petit bandeau protecteur est nécessaire pendant quelques heures pour permettre à la petite plaie de se cica-
triser sans encombre ; demain tout sera fini...

« Bien rarement, hélas! les choses se passent aussi simplement !

« N'ayant généralement aucun secours immédiat sous la
main, plein de courage et d'oubli de soi, le moissonneur
prend son mal en patience : un jour, deux jours, trois
jours s'écoulent ; enfin, n'y tenant plus, exaspéré par la
douleur croissante, l'œil en feu, la pupille déjà terne, il se
décide à querir quelque soulagement à la ville prochaine ou
lointaine.

« Mais il est déjà bien tard ; comme une flèche empoisonnée, le petit dard minuscule a déjà produit son œuvre

destructive : un abcès s'est formé, vous avez affaire à une inflammation grave de l'œil, à la bien connue et redoutable *kératite des moissonneurs.*

« La petite barbille joue bien, en effet, le rôle de flèche empoisonnée, elle arrive dans l'œil toute chargée de poussières vivantes qui s'inoculent dans la petite plaie et, y trouvant un milieu propice, y pullulent avec une extraordinaire rapidité.

« Bien moins graves sont les petits éclats d'acier ou de limaille dont se blessent journellement les travailleurs de fer. La température élevée qu'ils traversent, momentanément, a rendu ces petits corps absolument aseptiques ; mettez-les dans une goutte d'eau pure entre deux verres de montre, par exemple : l'eau restera limpide indéfiniment. Répétez la même expérience avec des brindilles d'épilets : au bout de quelques heures déjà, le microscope vous révélera dans l'eau troublée une multiplication inouïe de bactéries et de microbes les plus divers.

« De là l'innocuité relative des blessures des aiguiseurs de métaux et la gravité extrême de la *kératite des moissonneurs.* »

L'antisepsie ou l'asepsie les plus rigoureuses doivent être instituées immédiatement après l'introduction des corps étrangers dans l'œil et continuées après leur extraction.

'CHAPITRE XII

PLAIES DIVERSES ET LEURS COMPLICATIONS

Le corps humain est constamment exposé, dans la vie
de chaque jour, aux traumatismes divers (chocs, explosions, plaies, écrasements, etc.) dont la gravité dépend de
l'intensité de la violence dont nous recevons le contact.

I. — La contusion est la conséquence de chute sur des
surfaces unies ou de chocs d'objets arrondis, contondants,
ne pouvant point déterminer de ruptures ou de solution de
continuité de la peau. Elle est cause, presque toujours, de
ruptures superficielles ou profondes de vaisseaux capillaires, de veinules, de veines ou d'artères, dont le résultat
est l'extravasation sanguine, dont la marque apparente est
l'ecchymose, le *bleu* vulgaire. La gravité de la contusion
dépend de son étendue, des désordres organiques (vais-

seaux ou muscles rompus), et de son siège particulier. Les contusions de l'abdomen, de la poitrine, de la région des reins sont d'un pronostic particulièrement sévère. Les coups de pied de cheval, de limon, de tête, les tamponnements dans les diverses parties du corps amènent souvent la mort par l'importance des lésions internes intéressant des viscères importants ou de gros vaisseaux.

TRAUMATISMES			
Choc avec rupture vasculaire.	I. Contusions	graves......	Contusions viscérales.
		légères	Contusions superficielles.
Solutions de continuité de la peau.	II. Plaies	par armes à feu. — — blanches. surfaces tranchantes diverses.	
Solutions de continuité des os.	III. Fractures.	simples.....	sans déplacement osseux.
		compliquées ..	avec déplacement osseux et plaie extérieure.
Déplacement des os.	IV. Luxations.		
Déchirement des ligaments.	V. Entorses.		

Dans les cas légers, il suffit de faire des applications de compresses résolutives : eau salée froide, alcool camphré, eau blanche, teinture d'arnica mélangée d'eau. Dans les cas plus sérieux, avant l'arrivée du médecin, on se contentera encore d'ouate imbibée de solution antiseptique et maintenue en place par un pansement approprié (Voir 1re partie, chap. x, ANTISEPSIE ET DÉSINFECTION, Pansement humide). On maintiendra le membre dans le repos absolu.

Les contusions dans l'abdomen, dans la poitrine, dans la région des reins suivies de l'apparition de symptômes graves ou d'hémorrhagie exigent impérieusement la présence du médecin. En attendant sa venue, on fera coucher le malade en lui recommandant l'immobilité la plus complète, la tête basse dans les lésions de l'abdomen ; en cas d'affaiblissement, de tendance au refroidissement et à la syncope, frictions alcoolisées, boules d'eau chaude, enveloppements ouatés, injections sous-cutanées de caféine ou d'éther. Les lésions pulmonaires exigent également une grande surveillance : le malade serait maintenu dans le lit dans la position mi-assise à l'aide d'oreillers, dans le cas où la respiration deviendrait haletante, suffocante ; on se trouverait également bien, dans ce cas, d'inhalations d'oxygène et d'injections sous-cutanées, comme nous le disions plus haut.

II. — Les plaies diffèrent des contusions par la solution de continuité (écrasement, mâchurement, trous, ou section franche par coupure) de la peau ou des muqueuses. Elles sont produites par des surfaces tranchantes (couteaux, rasoirs, fragments de verre, poignards, sabres, épées), ou par des armes à feu (balles de revolver. de fusils de guerre ou de chasse, etc.).

Blessures par instruments piquants ou tranchants.	Plaie régulière .	Couteau, sabre, épée, poignard.
	— irrégulière.	Scie, éclats de verre. pointes de clou.
Blessures par armes à feu.	Plaie régulière..	Revolver, fusil à balles.
	— irrégulière.	Eclat d'obus, de bombe, fusil à plomb.
Blessures par arrachement.	Plaie irrégulière.	Fractures, tamponnements, écrasements.

Les principaux symptômes des plaies sont :

La solution de continuité de la peau ;

La douleur ;

L'inflammation.

Les complications à redouter :

La fièvre . . . .
La suppuration . . . .
Les accidents nerveux.
Le tétanos . . . .

} Moyen prophylactique : *antisepsie.*

Les hémorrhagies . . } Hémostase par compression ou liga ture.

Toute plaie, quelle qu'elle soit, doit être sévèrement soignée par la méthode antiseptique, sur laquelle nous nous sommes longuement étendu : elle seule .permet d'éviter les complications redoutables qui peuvent entraîner la mort. La suppuration et surtout le tétanos sont la conséquence de plaies septiques en contact avec des germes infectieux (bacilles divers : streptocoque, staphylocoque, bacille du tétanos, etc.). Le pansement antiseptique est la meilleure sauvegarde contre ces accidents de haute gravité, et en même temps il assure la guérison rapide et parfaite.

Les deux lèvres d'une plaie se réunissent par *première* ou *seconde intention*, suivant qu'elles s'appliquent régulièrement ou irrégulièrement avec une cicatrice légère, à peine visible, ou large et profonde. Dans le premier cas, le contact est assuré par des bandelettes agglutinatives ou des fils de sutures : les deux lèvres maintenues accolées du côté des surfaces saignantes reprennent grâce aux coagulations, aux néoformations cellulaires, aux sécrétions qui permettent l'organisation de nouveaux éléments histologiques ; le tissu se cicatrise. Dans le second cas, avec une légère irritation des cellules se produit un peu de suppuration ; puis la formation de bourgeons charnus qui comblent plus ou moins lentement les vides existants.

Les petites plaies, sans grande béance, sans écartement considérable des lèvres, peuvent être abandonnées à la cicatrisation sous un pansement antiseptique approprié ; les autres doivent *rapidement* être suturées par les soins du médecin.

Toujours avant le pansement, les plaies doivent être soigneusement lavées, désinfectées et surtout débarrassées des corps étrangers : fragments de verre, sable, terre, débris de vêtements, etc.

III. — Les fractures caractérisées, par une solution de continuité d'un os sont importantes à diagnostiquer pour le traitement d'urgence à instituer ; leurs principaux symptômes sont :

La douleur, le gonflement ;

La déformation ;

La mobilité contre nature et l'impotence fonctionnelle ;

La crépitation.

a) Douleur. — Elle est plus ou moins vive suivant l'importance de la fracture et de son siège, mais elle n'est pas particulière aux fractures : elle se rencontre également dans les contusions, les luxations, les entorses, etc. Elle est surtout violente au point exact de la fracture : tout mouvement du membre la rappelle au même point exactement.

b) Déformation. — Elle est surtout apparente sur les os uniques du bras et de la cuisse : si un membre fracturé est soulevé légèrement par l'observateur, l'os cassé s'infléchit et s'incurve. Aux avant-bras et à la jambe la déformation n'existe pas quand un des deux os seulement est fracturé. A la main, une dépression spéciale, en dos de fourchette, est l'indice d'une fracture de l'extrémité inférieure du radius.

c) *Mobilité anormale et impotence fonctionnelle.* — Sont justement les conséquences immédiates et logiques de la fracture ; les deux fragments osseux se déplacent au moindre mouvement provoqué et passif ; au contraire, on conçoit facilement que la contraction musculaire soit impuissante à soulever normalement un membre dont l'os, appareil de soutien et d'initiative musculaire, est brisé. L'individu atteint de fracture de la cuisse ne peut pas relever la jambe ; le bras tombe inerte le long du corps dans la fracture de l'humérus, ou doit être soutenu par l'autre bras.

d) *Crépitation.* — Sensation particulière qu'on éprouve quand on fait frotter l'un contre l'autre les deux fragments d'un os fracturé : sa recherche exige de la prudence, de l'expérience et beaucoup de discrétion ; c'est, cependant, un signe précieux et caractéristique de la fracture.

IV. — Les luxations résultent d'un traumatisme ayant pour conséquence le déplacement plus ou moins complet des surfaces articulaires.

Leurs principaux symptômes se rapprochent de ceux des fractures :

Douleur et gonflement ;

Déformation ;

Mobilité ou immobilité anormale. Impotence articulaire ;

Bruit de frottement.

Elles se distinguent assez facilement des fractures par la *déformation* caractéristique des régions articulaires.

On sait que la plupart des articulations se composent d'une tête et d'une cavité pour recevoir cette tête ; si cette dernière abandonne sa place, on la retrouve autour de l'articulation dans une situation anormale, et on peut quelquefois sentir la cavité vide ou la tête de l'os.

Nous représentons ci-après : 1° une épaule normale et
la même luxée ; 2° une hanche normale et la même luxée.

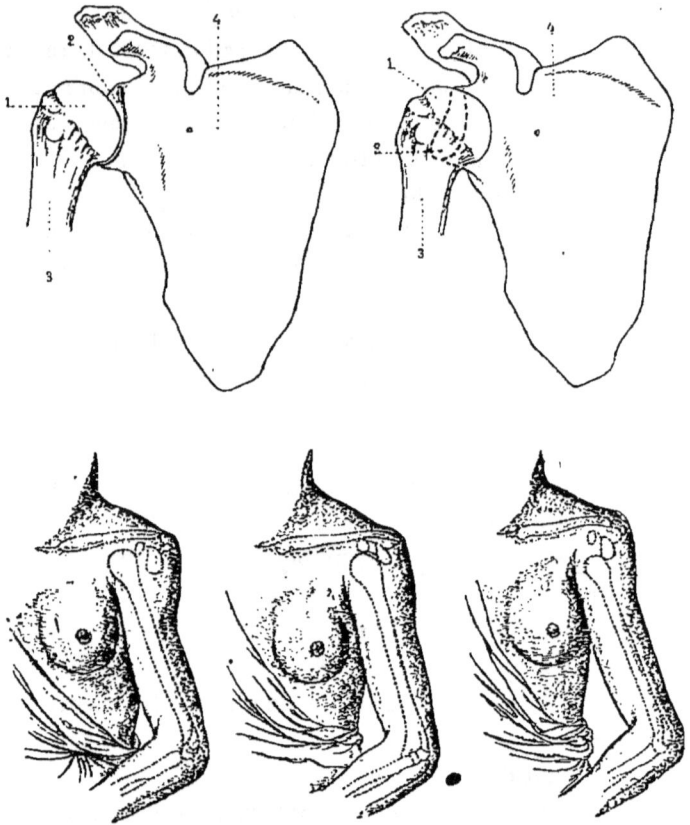

Cette déformation s'accompagne de douleurs toujours
très vives au moment des mouvements provoqués ou spontanés.

L'attitude du membre est aussi très souvent caractéristique.

'Le traitement véritable de la luxation est la réduction ou remise en place des surfaces articulaires : elle ne peut être pratiquée que par le médecin.

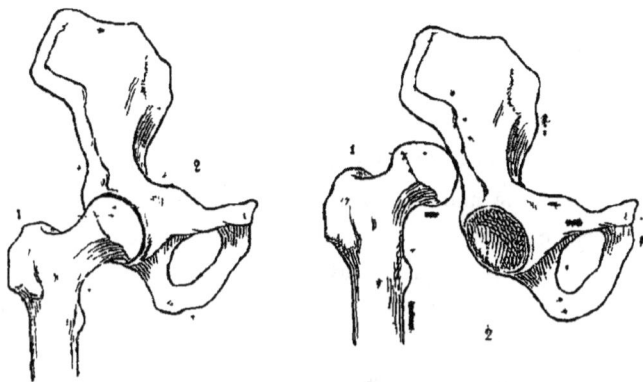

V. — Les *entorses* sont la conséquence de traumatismes portant sur les articulations, mais insuffisants pour séparer les surfaces articulaires : elles sont caractérisées anatomiquement par des déchirures plus ou moins étendues ou complètes des ligaments articulaires : elles s'accompagnent de douleurs, de gonflement, de gêne ou d'impotence fonctionnelle plus ou moins complète.

Le *traitement d'urgence* des fractures et des luxations est à peu près identique. Avant l'arrivée du médecin, seul autorisé à pratiquer la *réduction,* c'est-à-dire la remise en place des surfaces osseuses déplacées, et l'application d'un appareil de contention et de maintien prolongé, on doit se contenter d'immobiliser le membre blessé.

Le mieux est de 'le placer dans une gouttière garnie d'ouate en le fixant le plus commodément possible : à défaut de gouttière métallique, on en improviserait une soit avec des planchettes, soit avec du carton.

Si on doit déplacer ou transporter un malade atteint de fracture de jambe ou de cuisse, on procède de la façon suivante : trois personnes sont nécessaires, l'une pour soulever le tronc, la seconde pour soutenir le membre blessé et la troisième pour prendre le membre valide. Le chemin à franchir est-il long ? On aura recours à un brancard, ou, à défaut, on improvisera une civière avec une planche assez large, une persienne, un volet, une porte légère. Dans le cas où le médecin peut venir, on se contentera de placer le malade sur un lit en lui recommandant le repos ; au contraire, si on doit transporter le malade à l'hôpital ou chez le médecin, il faut avoir soin de ne lui faire entreprendre ce voyage qu'en usant des moyens appropriés destinés à éviter le plus possible la douleur et un plus grand déplacement des fragments fracturés.

Le membre fracturé sera fixé dans une gouttière ou dans un pansement ouaté avec attelles en bois léger pour éviter tous mouvements. Dans bien des cas, le malade ne peut être transporté dans un brancard ou sur une civière : si on doit lui faire faire un trajet assez long en voiture, ce sera toujours au pas, le blessé étant confortablement installé sur un matelas sous lequel on aura glissé une planche assez résistante. La voiture sera de toute nécessité à quatre roues, pour éviter les heurts et les cahots trop violents.

Le traitement des entorses et foulures est généralement assez simple pour se passer d'intervention médicale : on appliquera aussitôt après l'accident, s'il s'agit d'une entorse du pied, une bande suffisamment élastique depuis les orteils jusqu'au-dessus de l'articulation au milieu de la jambe. Il ne faut que serrer très légèrement, juste assez pour que la bande ne glisse pas. Dans le cas d'entorse

légère, le malade peut continuer à aller et venir. La bande
est enlevée deux fois par jour.

Si la douleur est violente, on fait prendre, deux ou trois
fois par jour, des·bains locaux chauds de 10 à 15 minutes,
pendant lesquels la température de l'eau·est élevée progressivement de 45 à 55°. On,procède ensuite à des massages fréquents, pétrissage de l'articulation, par séances
de 10 à 15 minutes renouvelées trois ou quatre fois par
jour ; dans l'intervalle, on place la bande élastique.

*·.

Les piqûres venimeuses dans les pays chauds ont souvent une gravité particulière, et il est bon de se méfier
de leurs suites. Elles sont caractérisées par la douleur, la
formation d'une papule (piqûres de puces, ·punaises,
mouches, moustiques), d'une traînée de lymphangite, avec
rougeur particulière et gonflement du membre. A notre
avis, il n'est pas toujours indifférent d'avoir recours aux
cautérisations chimiques violentes, aux débridements faits
avec des instruments d'une propreté douteuse. Mieux
vaut se servir d'une pointe de fer rougie au feu (ou mieux
du thermocautère), et appliquer des compresses d'eau vinaigrée, d'eau de Cologne, d'ammoniaque étendue, et
ensuite un pansement antiseptique.

Dans ·les cas graves, on aurait recours à l'emploi d'un·
sérum antivenimeux du Dʳ Calmette : son emploi est surtout impérieusement indiqué dans les cas de piqûres de
scorpions ou de serpents (naja, crotale, vipère cornue, etc.),
ce qui n'empêcherait pas de soigner attentivement la plaie
localement, particulièrement par des lavages à la solution
d'hypochlorite de chaux à 5o p. 1000 et des applications de
compresses de la même solution. C'est au Congrès de Car-

lisle, à la *British medical Association*, en 1896, que le
D' A. Calmette, directeur de l'Institut Pasteur de Lille, fit
sa plus importante communication concernant ses recherches sur le venin des serpents, sur l'immunisation des
animaux contre ce venin et sur l'obtention d'un sérum antivenimeux. Comme pour la diphtérie, le cheval sert d'animal immunisé par des doses successivement croissantes
de venin et production de sérum antitoxique. Pour les
morsures les plus venimeuses, cinq centimètres cubes du
sérum de Calmette suffisent en général pour obtenir la guérison. Dans certains cas, l'injection a été faite une heure
ou une heure et demie après la morsure de serpents donnant, en temps ordinaire, la mort en deux ou trois heures.

Une grosse difficulté de laboratoire, c'est de posséder
assez de serpents et de venin pour injecter de grands animaux comme le cheval : le D' Calmette a surmonté tous
les obstacles, et le laboratoire de Lille peut fournir toujours,
dans des cas pressants, du sérum offrant toutes les garanties
de pureté et d'activité désirables.

Dans certaines colonies, le chiffre des morts par morsures venimeuses est très élevé : il y aurait un grand intérêt d'humanité à créer dans les centres suffisamment peu-
plés, dans les postes militaires, dans les fermes éloignées,
des dépôts de sérum antivenimeux, avec boîtes de secours
comportant seringues, antiseptiques, etc., pour parer au
premier danger. Tout individu mordu pourrait s'y rendre
rapidement, sûr de trouver quelqu'un préparé à lui faire
l'injection libératrice.

L'accident arrivé au D'-Calmette montre la gravité de
ces morsures et l'opportunité d'une rapide inoculation.

Récemment, on pouvait lire dans le *Bulletin médical*
(16 octobre 1901) la *nouvelle* suivante :

« Tous ceux qui comme nous ont vu, à l'Institut Pasteur de Lille, le Dʳ Calmette manier les serpents les plus dangereux, ne pouvaient s'empêcher, malgré la maestria extraordinaire dont il faisait preuve dans ces manœuvres, d'être un peu effrayés pour lui... et pour eux ! Le fait est qu'il y avait de quoi. J'entends encore un savant éminent, et qui a fait maintes fois ses preuves de courage, lui dire un jour où il tenait entre ses doigts un de ces reptiles peu commodes : « Sapristi, ne le lâchez pas ! »

« Or, il y a quelques semaines, un cobra, dont la piqûre est presque infailliblement mortelle, mordait le Dʳ Calmette à l'index droit. Il se fit immédiatement injecter une dose forte de son sérum antivenimeux, et tout semblait heureusement terminé. Quelques complications secondaires se sont produites récemment, et on a dû amputer le doigt à notre confrère. »

Nous avons encore, dans ce fait regrettable, une preuve nouvelle de la valeur curative du sérum du Dʳ Calmette, sans lequel lui même eût encore sans doute payé de sa vie son imprudence.

Vipère, cobra et autres bêtes analogues sont des animaux dont les piqûres doivent être soigneusement surveillées pour éviter l'éclosion des phénomènes les plus graves.

Le Dʳ Pommerol (de Gerzot) a publié récemment le cas fort curieux d'une femme de quarante-cinq ans habitant Château-Gaz (Puy-de-Dôme) qui, souffrant depuis longtemps d'une sciatique chronique rebelle à tous les traitements, fut guérie un beau jour par une vipère. Voici la circonstance curieuse de cette cure inattendue :

La malheureuse femme, depuis qu'elle souffrait de son infirmité bien incommode, avait consulté maints méde-

cins et suivi maints traitements ; même les stations thermales les plus réputées n'avaient apporté à son état qu'une
amélioration insignifiante et de courte durée. Elle était
désespérée et renonçait à toutes choses thérapeutiques. Une
après-midi, elle voulut absolument se rendre aux champs
pour assister à la fenaison : en marchant dans un pré, elle
ressentit tout à coup au niveau de la malléole externe
gauche (au-dessus du pied) une douleur vive, et elle aperçut aussitôt, filant prestement dans l'herbe, un petit serpent de couleur noirâtre. La sensation de brûlure au niveau de la plaie persista et, de plus, un gonflement considérable ne tarda pas à envahir toute la jambe. On dut
transporter la malade chez elle.

Le Dr Pommerol, appelé quatre ou cinq heures après
l'accident, trouva la malade couchée, le visage très pâle,
le pouls et le cœur faibles, avec des nausées et des défaillances fréquentes. La situation était grave, aussi le médecin fit-il tout son possible pour réconforter de son mieux la
malade : alcool et café à hautes doses, enveloppement du
membre blessé, etc. Le gonflement considérable de la
jambe et les phénomènes graves d'empoisonnement ne
laissèrent aucun doute sur la nature de la piqûre. Aussi
l'inquiétude du Dr Pommerol était-elle grande. Fort heureusement, tout alla bien : au bout de quelques jours, les
symptômes généraux si alarmants s'atténuèrent et disparurent même tout à fait, le gonflement de la jambe dimi-
nua. Un mois après l'accident, la malade put être considérée comme tirée d'affaire. Les résultats dépassèrent
même les espérances du Dr Pommerol. Depuis la piqûre,
la malade n'avait plus ressenti aucune douleur sciatique, et
le médecin avait émis l'hypothèse d'une guérison possible
de cette affection à la suite de la révulsion violente pro-

duite par le venin. Quand la brave femme commença de marcher, elle constata, avec une joie toute mêlée d'étonnement, que les raideurs musculaires anciennes avaient disparu et qu'aucune douleur n'entraverait plus sa marche.

Ainsi, une sciatique chronique très douloureuse et datant de cinq ans avait cédé, comme par enchantement, au *traitement par la piqûre d'une vipère*.

Ce n'est certes pas là un moyen à recommander, puisque les risques seraient plus grands que les chances d'amélioration. Toutefois, cela remet en esprit les pratiques des Anciens, qui ne craignaient pas de faire figurer la vipère au nombre des médicaments constituant une formule. Que le venin de cet animal ait quelque valeur thérapeutique, cela ne sera pas absurde ; atténué par des séries d'inoculation chez les animaux, il deviendrait certainement apte à créer l'immunité pour l'homme. C'est un peu la nature du sérum de Calmette contre les morsures des scorpions et les piqûres des serpents. Jadis, la thériaque, panacée universelle, contenait, entre autres, mille ingrédients de toutes sortes dus aux animaux venimeux.

Il n'y a rien de nouveau sous le soleil, semble-t-on dire ; encore faut-il que la science, dans ses incessants progrès, défriche constamment le champ si vaste des découvertes thérapeutiques ; il faut, dans des efforts continus, séparer l'ivraie des bonnes pousses pour faire une récolte fructueuse. Le dernier mot assurément n'est pas dit dans cet ordre d'idées : la sérothérapie nous réserve encore bien des surprises.

Certaines mouches par leurs piqûres peuvent transmettre, en se portant des animaux atteints de *charbon* sur l'homme, la bactéridie spéciale à cette maladie : à la région piquée se développe la *pustule maligne*, qui commence par

une vésicule entourée d'une large auréole inflammatoire,
avec œdème, lymphangite, gonflement considérable, et
bientôt prend un aspect gangréneux et noirâtre de mauvaise nature. L'inoculation détermine des phénomènes
généraux d'intoxication septique très grave suivis souvent
de mort.

Dès le début, il faut cautériser profondément au thermocautère toute la surface de la pustule maligne et appliquer des compresses phéniquées en permanence à l'aide
d'une solution à 50 p. 1.000.

Cette affection, transmissible des animaux à l'homme,
diminuera de jour en jour grâce à des mesures prophylactiques sérieuses dont les principales consistent dans la
vaccination anticharbonneuse et l'enfouissement très profond des cadavres des animaux malades abattus. Les
bêtes le plus communément atteintes sont le mouton, la
chèvre, la vache et le cheval. Le fermier et les bergers qui
les approchent à chaque instant sont les plus exposés en
temps d'épidémie : les équarrisseurs et les bouchers sont
également bien des fois victimes du charbon.

Nous avons mentionné plus haut les complications des
plaies à redouter, quand des précautions antiseptiques rigoureuses et sévères ne sont pas prises ; nous citerons :
les suppurations et plus rarement, heureusement, le tétanos. Ce dernier accident est le plus redoutable qu'on
puisse avoir à constater à la suite d'un traumatisme ; quelquefois, les plus petites écorchures ont servi de porte
d'entrée au terrible bacille de cette infection chirurgicale.

Jusqu'à présent, grâce aux découvertes merveilleuses

des savants de l'Institut Pasteur, on guérissait sûrement
la rage et la diphtérie par des injections antitoxiques sous-
cutanées : c'était déjà très hardi de combattre l'empoisonnement envahissant de l'économie par un autre poison destiné à anéantir le premier. On était en droit de se demander ce que devenaient, dans ce bon combat pour la vie
entre deux terribles adversaires, les cellules humaines,
véritable champ de bataille.

Devant les succès de jour en jour plus nombreux, la
confiance est entrée dans tous les esprits : actuellement,
tout individu mordu par un chien enragé, tout enfant
atteint du terrible croup est aussitôt, avec l'entier assentiment de l'entourage, traité par les méthodes nouvelles
de sérums antitoxiques. Et la guérison est la règle. La
pratique des injections cutanées à doses élevées est devenue une habitude thérapeutique courante acceptée du public, mis au courant des découvertes modernes médicales
par la grande publicité des journaux politiques... où heureusement il n'est pas seulement question de l'Affaire.

De nos jours, les découvertes vont vite : ce qui était folle
hardiesse et tentative insensée la veille devient réalité le
lendemain. Le monde savant n'a pas été peu surpris d'apprendre que tout récemment, à l'hôpital Necker, M. Roux,
le célèbre vulgarisateur du traitement du croup par le sérum antidiphtérique, venait de guérir un tout jeune homme
atteint du tétanos, en pratiquant des injections de sérum
antitétanique *dans la substance cérébrale elle-même.*

Le tétanos est une complication déconcertante des plaies,
grandes ou petites, que toutes les précautions antiseptiques actuellement en usage dans le traitement des blessures n'ont pas encore fait complètement disparaître.
C'est une terrible maladie, dont la mort est l'issue presque

fatale. Tout à coup le blessé est pris de raideur des muscles :
ceux de la mâchoire, de la nuque, de la tête, du cou, sont
pris les premiers. Ils deviennent durs comme du bois, faisant grimacer la face, empêchant le jeu normal des mâchoires. Puis, successivement, les uns après les autres,
tous les muscles de l'économie se prennent ; ils sont agités
de spasmes violents, et la mort arrive au milieu de douleurs
atroces.

Le tétanos, comme autrefois la gangrène, faisait le désespoir des chirurgiens, qui devaient se résigner à compter
la partie perdue quand ces accidents se produisaient : ils
étaient obligés d'assister impuissants à l'agonie de l'infortuné malade: agonie heureusement rapide. Depuis quelque
temps, on parlait bien d'un sérum antitétanique injecté
sous la peau suivant les méthodes d'hier, mais l'action thérapeutique paraissait trop lente et incapable d'enrayer le
mal, on n'avait aucun succès à enregistrer.

Récemment, MM. Roux, Borrel, Marmorek, déjà célèbres
dans la science pour l'impulsion donnée à la bactériologie
française, purent, à la suite de nombreuses et minutieuses
expériences de laboratoire, acquérir la conviction que le
sérum antitétanique, pour être efficace et rapidement utile,
devait être injecté dans les circonvolutions cérébrales elles-
mêmes.

Le hasard voulut que, justement dans un des quartiers
de Paris, à Vaugirard, un médecin eût la bonne fortune
de poser un diagnostic très précoce de tétanos chez un
jeune homme d'une quinzaine d'années, atteint à la main
d'un coup de revolver et chez lequel les accidents tétaniques
s'étaient subitement déclarés. Le jeune praticien, enthousiaste de son art et au courant des découvertes récentes,
n'hésita pas à décider les parents du blessé à accepter le

bénéfice du traitement nouveau, sans l'intervention duquel le jeune homme était fatalement perdu. On transporta le blessé à l'hôpital Necker, et là, en présence de plusieurs chirurgiens, on se mit en devoir de pratiquer l'opération préalable du trépan, pour être à même ensuite de faire les injections de sérum antitétanique dans le cerveau.

A l'aide d'un instrument spécial, on enlève dans le crâne une petite rondelle d'os de la dimension d'une pièce de cinquante centimes environ, qui met alors les circonvolutions cérébrales à nu.

Dans une région déterminée, M. Roux fit procéder à cette opération et injecta lui-même 6 centimètres cubes du précieux liquide dans la substance pensante du patient qui, endormi au chloroforme, ne sentait ni ne pensait. Concurremment, d'ailleurs, on injecta le même liquide sous la peau pour aider l'action cérébrale.

Ainsi introduit en pleines cellules cérébrales, douées de la plus intense vie nerveuse, le contre-poison doit pénétrer toute l'économie avec une extrême rapidité.

Au bout d'une quinzaine de jours, le malade, voué à une mort certaine, sortait complètement guéri. Aussitôt après les injections intracérébrales, les accidents tétaniques s'étaient rapidement amoindris pour disparaître bientôt complètement. A peine avait-il eu à souffrir de quelques-uns des minces accidents occasionnés par les injections sous-cutanées habituelles de sérum animal.

Une voie nouvelle vient donc de s'ouvrir d'une façon éclatante, où va sans doute s'engager, avec hardiesse et confiance, toute cette pléiade de savants que notre illustre Pasteur a si brillamment lancés vers la gloire, dans cette perpétuelle lutte contre la mort, lutte dans laquelle ces très modestes hommes de laboratoire remportent les plus beaux triomphes de l'humanité, sans intérêt et sans puffisme, dédaignant même la fortune. Si le cerveau de l'homme se montre si hospitalier aux sérums qu'on voudra bien lui confier, l'avenir peut nous réserver les plus sublimes surprises ; qui sait où on s'arrêtera si on peut de là sorte *injecter l'âme elle-même.*

La thérapeutique antitoxique ne saura-t-elle pas trouver un jour le contrepoison du crime, du mensonge et de la méchanceté, ce trépied des mauvaises actions humaines ? On peut donc, sans trop espérer de ces méthodes nouvelles, prévoir des merveilles ! Et voilà encore un de ces terribles fléaux, le tétanos, terrassé à son tour, domestiqué comme la rage ou la diphtérie. Certes, l'action du médecin, pour être sûre et efficace, devra être aussi rapide que possible. Le sort du malade dépendra d'un diagnostic précoce fait au lit du blessé ; aussi les médecins intelligents et sachant leur métier resteront toujours les précieux praticiens qui sauvent la vie qui leur est confiée.

Je le répète encore une fois : il fait bon vivre dans un siècle comme le nôtre ; la science marche, malgré la déliquescence qui désagrège les consciences dans certains milieux sociaux. Qu'on ne nous dise plus que la médecine est une science stérile et inféconde qui ne progresse pas. La faillite de la science n'est pas encore proche.

∗ ∗

Nous terminons par un exposé sommaire des mesures à prendre dans le cas de morsure d'un chien enragé.

Quand une personne est mordue par un chien suspect, il est urgent de rechercher aussitôt le chien soupçonné.

Chez le chien, la rage se manifeste par une incubation parfois assez longue, puis se produisent les symptômes sui-

vants : changement de caractère, d'habitudes, de manière
d'être générale, voix rabique (sorte de hurlement étranglé),
puis viennent, quelques jours avant la mort, les phénomènes paralytiques (du côté du gosier, des membres, etc.),,
ou les symptômes de fureur avec tendance à tout avaler
(débris de bois, d'éponge, pierres, etc.), ou tout mordre.
La salivation devient intense, et la morsure est très viru-
lente à cette période de la maladie.

L'animal enragé continue souvent à boire et à manger :
l'hydrophobie n'est, à proprement parler, que l'impossibilité de boire quand le malade est arrivé à la période para-
lytique avec paralysie spéciale du larynx et du pharynx.

Si on peut arriver à capturer le chien, on le met aussitôt
en observation. Si, au bout de dix jours, il n'est pas mort,
on sera absolument tranquille, *le chien n'était pas enragé*.
Dans le cas contraire, il faudrait sans tarder diriger le malade sur le plus proche institut antirabique. La République
française entretient des établissements spéciaux à Paris,
Bordeaux, Lille, Lyon, Marseille, Montpellier, Alger, Tunis,
Madagascar, Saigon.

Toute personne mordue devra, en partant pour l'Institut
Pasteur, se munir des renseignements suivants :

Nom et prénoms ;

Age et profession ;

Date des morsures ;

Nombre et sièges ;

Habits déchirés ;

Cautérisation au fer rouge :

Cautérisation par les agents chimiques :

Époque de la cautérisation.

Renseignements vétérinaires :

Nom et adresse du vétérinaire ;

Certificat ;

Examen du chien avant la mort ;

Examen du chien après la mort.

Renseignements particuliers :

A qui appartient le chien ?

Qu'est-il devenu ?

Avait-il été mordu par un autre chien ?

Combien de temps avant sa maladie ?

Changement de la voix ?

Changement du caractère ?

Le chien a-t-il mordu d'autres personnes ?

Le chien a-t-il mordu d'autres animaux ?

De suite après la morsure, on peut avoir recours à une cautérisation profonde au fer rouge ou avec des agents chimiques variés (ammoniaque, nitrate d'argent, acides forts, eau phéniquée forte, vinaigre, alcool camphré, teinture d'iode, eau sédative, etc.)

Cette intervention immédiate ne dispense jamais, dans aucun cas, du traitement antirabique par les inoculations suivant la méthode Pasteur.

On doit savoir que le traitement de la rage est *préventif* ; lorsque la rage est déclarée, la mort est inévitable.

C'est dire l'importance d'un recours rapide aux inoculations antirabiques.

La prophylaxie générale de la rage gagne beaucoup à la surveillance des chiens et surtout des chiens errants, et aux inoculations rapides pratiquées dans les cas suspects.

CHAPITRE XIII

NÉVROSES ET PRINCIPALES AFFECTIONS CÉRÉBRALES

Sommaire. — Qu'est-ce qu'une névrose ? — Leur classification sommaire. — Neurasthénie et neurosthénie. — Le mot et la chose. — Hystérie et épilepsie. — Les attaques et les crises. — Traitement d'urgence. — Prophylaxie. — Convulsions des jeunes enfants. — Leurs symptômes. — Médication immédiate. — Leurs causes. — Manière de les éviter. — Les cerises à l'eau-de-vie. — La méningite. — Symptômes. — Traitement et prophylaxie. — L'hémorrhagie cérébrale. — Aphasie et hémiplégie. — Myélites.

Nous ne pensons pas qu'il soit nécessaire dans un livre de ce genre de nous étendre beaucoup sur l'étude des affections du système nerveux d'un diagnostic, généralement fort malaisé, même pour des médecins. Les névroses proprement dites sont des maladies sans localisations anatomiques déterminées, ne produisant aucune lésion connue jusqu'ici. Seul, un ensemble particulier de symptômes les révèle à l'observation clinique. Le cerveau, la moelle épinière, avec les nerfs sensitifs et moteurs, constituent ce qu'on est convenu d'appeler le système nerveux ; dans l'épilepsie, l'hystérie, la neurasthénie qui sont des névroses, les troubles morbides peuvent porter sur l'intelligence, la sensibilité ou la motricité, mais ils s'étendent fréquemment

aux divers appareils qui constituent l'organisme humain,
sans occasionner habituellement de réactions fébriles. Tandis qu'aucune *infection* n'envahit les milieux vivants sans
faire naître une réaction thermométrique, preuve de la
lutte cellulaire intime ; au contraire, toutes les névroses
sont *apyrétiques*.

Nous adopterons volontiers la classification la plus répandue (*Dictionnaire usuel des sciences médicales*, par Dechambre, Mathias Duval et Lereboullet) :

1° Névroses de la sensibilité générale.	Névralgies.	générales.	Migraine. Vertiges. Angine de poitrine.
		particulières.	Gastralgie. Sciatique. Entéralgie.
	Anesthésies.		Cutanées. Musculaires. Nerveuses.
2° Névroses de la motilité.	Crampes. Convulsions. Tremblements. Paralysies.		
3° Névroses complexes.	Hystérie. Epilepsie. Chorée. Catalepsie.		

Il n'entre pas dans notre cadre, nous le répétons, d'énon-
cer même sommairement les caractères de chacune de ces
perturbations de l'équilibre nerveux : mieux vaut indiquer
les caractères généraux qui les font reconnaître. Ainsi,
fidèle à notre programme, nous leur opposerons la médication d'urgence avant l'arrivée du médecin.

* *

Nous avons consacré un chapitre spécial à la neurasthénie des pays chauds, nous ne reviendrons donc pas sur cette
question. Nous ajouterons seulement quelques considérations nouvelles au sujet de la *neurasthénie* en général.

Depuis bientôt quinze ans peu de personnes ignorent la
valeur du vocable « neurasthénie », communément employé dans le langage courant, dans les confidences
usuelles des valétudinaires, égrotants, déprimés, hypocondriaques ou simples « snobs », heureux tous d'être frappés
d'un mal à la mode. Les plus lettrés, ceux hantés encore
de bons souvenirs du *Jardin des racines grecques*, savaient
d'après l'étymologie la signification exacte du terme médical : c'était la *privation de la force nerveuse*. Les symptômes ne manquaient pas de complexité et ainsi se retrouvaient, déguisées quelque peu, ou mises à la mode du jour,
les « vapeurs » des jolies marquises de l'ancien régime ;
jadis, il est vrai, privilège exclusif des femmes, auxquelles
tous les hommes et les médecins eux-mêmes pardonnent
tout et bien d'autres choses encore, tant il leur est permis
d'user de la patience de chacun. Aujourd'hui les plus spirituels écrivains, les artistes du meilleur talent, les avocats
d'éloquence rare, même les médecins illustres, les ingé-
nieurs ou manufacturiers célèbres s'offrent aisément une
« neurasthénie sans égale ». Tous déprimés, tous des
ataxiques de la volonté, des affolés de l'effort, des désespérés de l'énergie, « neurasthéniques » enfin.

Parfois cependant, des malades d'une douce candeur
ou d'une naïve ironie interrogeaient d'aventure le médecin. — Que signifiait cette appellation si répandue ; pour-

quoi privation de la force nerveuse chez des gens vibrant au
moindre contact, grinçant au plus petit des bruits, s'exas-
pérant à grands gestes quand l'harmonie de leurs désirs
se trouve quelque peu troublée ? L'influx nerveux semblait,
au contraire, bien considérablement augmenté, tout paraissait véritable prétexte à décharge électrique ; la pile sursa-
turée s'exonérait par le canal le plus banal de cette pléthore
vibratoire qui fatiguait singulièrement la cellule vivante
jusqu'à l'épuiser complètement, surmenée, harassée, n'en
pouvant plus, comme un cheval éreinté, claqué, ne répondant plus aux attaques folles et réitérées de l'éperon. Un
de nos confrères, un médecin de Paris, a trouvé une fort
heureuse manière de caractériser cet état original. A la
dépression correspondra dorénavant la *neurasthénie*, déjà
vieillie sans doute, mais pas encore jalouse de la *neurosthénie*. Saisissez toute l'importance de cette légère transformation : un *o* s'est glissé à la place de l'*a*. Mais ceci est
toute une révolution. Une lettre peut être un microcosme.
Le mot caractérise la chose, et celle-ci a besoin d'être infiniment précisée, même par un second mot identique au
premier, sauf un caractère typographique lapidaire (pour
les générations éloignées). Paraîtrai-je trop pédant de vous
dire qu'*a* privatif notait très bien le manque de force nerveuse, tandis que neuro-sthénie, c'est la tempête dans la
physiologie particulière ou générale, dans l'équation individuelle de réaction.

Le mot est donc bien adapté à la chose ; il y aura désormais la neurasthénie et son contraire la neurosthénie.
Abondance de mots ne nuit pas au médecin... qui en vit.
Et ainsi toutes catégories de maladies se trouveront bien
cataloguées, sans anomalie, sans paradoxale contradiction
apparente, avec un souci de précision toute scientifique et,

en somme, ce qui justifie le néologisme amplement aux
yeux des praticiens, un ensemble de symptômes nets, sans
distinctions .vagues, imprécises, indéterminées. Les malades se diviseront d'eux-mêmes en deux camps, des spécialistes surgiront, et aussi·une thérapeutique nouvelle :
qui doutera des belles réclames·conçues en *modern style !*
Guérison des pires neurosthénies par la méthode substrac-
tive du potentiel organique.

Et après tout, qu'importent les théories jeunes et les mots
nouveaux à ceux que la thérapeutique quelconque guérit
absolument?

Ainsi le mot et la chose se confondent en une issue heureuse.

* *

Après la neurasthénie et la neurosthénie qui représentent des névroses chroniques, sans dangers immédiats,
sans crises suraiguës, l'hystérie et l'épilepsie comptent au
nombre de celles auxquelles on peut être forcé d'adapter un
traitement immédiat et d'urgence. Les attaques convulsives
sont fréquentes dans ces maladies·terribles : le malheureux hystérique ou épileptique est frappé en pleine santé,
dans toute son activité physique ou psychique, en un mot,
au milieu de sa vie habituelle. Il roule par·terre, sans connaissance, se tordant dans des mouvements violents qui·
secouent tout son corps, insensible à tous les réactifs ordinaires, incapable de réagir, la langue serrée entre les dents,
les yeux déviés, etc. C'est l'attaque épileptique, ou la crise
de grande hystérie.

Ces deux maladies se confondent souvent dans des manifestations pathologiques identiques (1), et leur distinction

(1) L'hystérie est généralement caractérisée par les modalités
suivantes : elle est une affection psychique qui consiste en ce que

n'est pas toujours commode même aux gens du métier. Un
traitement général doit être institué par le médecin, et le
malade soumis à un régime sévère et rigoureux.

Que doit-on faire en présence d'un hystérique ou d'un
épileptique en état de crise ou d'attaque ?

Aussitôt il faut dévêtir le malade, l'étendre par terre, la
tête basse, et le débarrasser de tous les liens qui peuvent entraver le jeu régulier de la respiration ; on aérera
la chambre, on évitera le groupement de plusieurs specta-
teurs, des aspersions ou des flagellations d'eau froide seront
pratiquées sur la figure, à l'aide de compresses, de serviettes ou d'éponges humides ou fortement imbibées d'eau
très fraîche. En cas de menace de syncope, on pratique-
rait la respiration artificielle (1re partie, chapitre IX, LES
PROMPTS SECOURS). On maintiendra les membres en cas
d'agitation extrême pour éviter quelquefois des blessures
graves ; on éloignera le malade du feu (cheminées, four-

le sujet qui en est atteint est susceptible de s'autosuggestionner ou
d'être suggestionné.

Elle se manifeste principalement par des troubles primitifs et
accessoirement par des troubles secondaires. .

Les troubles primitifs sont caractérisés par la possibilité qu'ils
présentent d'être reproduits avec une exactitude rigoureuse chez
certains sujets et de disparaître sous l'influence exclusive de la persuasion.

(Définition du Dr J. Babinski, à la *Société de neurologie*, séance
du 4 novembre 1901.)

L'épilepsie est surtout représentée par des attaques convulsives
généralisées débutant dans l'enfance chez des sujets prédisposés
héréditairement, avec perte de connaissance, ou par des vertiges
ou des absences. ═ Les premières manifestations constituent l'état
de *grand mal*, les secondes l'état de *petit mal*. Dans l'intervalle des
attaques, la santé peut rester très bonne. — Les épileptiques
sont exposés à certains désordres psychiques : manie, impulsions,
kleptomanie (manie du vol), etc.

neaux, lampes), des endroits exposant aux chutes, etc. Une
fois la crise terminée, on le couchera dans un lit, où il
sera surveillé pendant quelque temps. La médication hydrothérapique trouvera ici son emploi, pour éviter le retour
des accès : enveloppements dans le drap mouillé, immersions dans la baignoire d'eau froide, frictions, douches, etc.
On se trouvera également fort bien de l'administration de
la préparation suivante :

Bromure de potassium	10 grammes	
Hydrate de chloral.	1	—
Sirop d'écorces d'oranges amères.	100	—
Eau	150	—

à mélanger. Administrer une cuiller à soupe toutes les deux
heures dans une tasse à thé d'infusion de tilleul ou de
camomille. Jusqu'à l'arrivée du médecin, on ne donnera
au malade que du lait, du bouillon et de l'eau minérale :
pas de vin, pas d'alcool, pas d'autre nourriture. Le repos
sera absolu, et l'entourage s'efforcera d'empêcher toute
manifestation bruyante, toute médication intempestive : en
un mot, laisser le malade au milieu du calme moral et
physique le plus absolu.

La prophylaxie des grandes névroses, épilepsie, hystérie ou neurasthénie, consiste surtout dans l'isolement mo-
mentané ou définitif des sujets atteints : la contagion
nerveuse existe et détermine souvent de véritables épidémies. Il est absolument nécessaire de soustraire aux yeux
des personnes prédisposées, des femmes et des enfants, le
spectacle lamentable de gens frappés d'attaques convulsives. La vie au grand air, l'exercice, l'abstention d'alcool
ou de vin, le régime végétarien sont autant de mesures et
de précautions favorables pour améliorer une névrose et
diminuer le retour des accès paroxystiques. Toutefois je

ne conseillerais pas le séjour prolongé dans les pays chauds quand, surtout, la maladie n'a pas de tendances évidentes à la guérison. Les températures élevées influencent défavorablement le système nerveux chez certains individus mal équilibrés et pourraient causer des troubles sérieux.

* *

Les attaques d'hystérie et d'épilepsie s'observent à tous les âges, mais les *convulsions* indépendantes des névroses ou des intoxications sont un malheureux privilège de l'enfance. Les mamans le savent bien, elles redoutent ces terribles accidents qui, en quelques heures, font parfois passer de vie à trépas un joli bébé plein de santé. Subitement, au milieu de ses jeux, dans son sommeil, il est pris de mouvements incoordonnés, heurtés ; il se tord sur lui-même, se roule de tous côtés, la face grimaçante, la bouche déviée, les yeux fixés au coin de l'orbite, sans plus aucune connaissance. Il semble que la mort doive seule terminer ce drame physiologique si émouvant. Quelquefois le calme se rétablit, l'apaisement se produit, et tout rentre dans l'ordre : mais bientôt une autre crise aussi violente éclate, et ainsi de suite avec seulement quelques instants d'accalmie. La situation devient ainsi rapidement très grave. Les soins les plus rapides sont les plus efficaces : aussi vite que possible, débarrassez l'enfant de tous ses vêtements, desserrez tous les liens et plongez-le dans une baignoire à demi remplie d'eau froide (l'immersion sera courte). A défaut, enveloppez votre petit malade dans un drap mouillé et tordu dans lequel il restera, roulé dans une couverture, 20 ou 3o minutes, jusqu'à réaction complète. Entre temps, vous exprimez sur la figure un mouchoir fortement imbibé d'eau fraîche. Une compresse

froide demeure en permanence sur la tête. Si cela ne suffit pas à arrêter et à diminuer les attaques de convulsions,
ayez recours à la médication bromurée. Le Dr J. Simon
recommande la médication suivante :

Bromure de potassium	1 à 2 grammes
Musc.	0^{gr},10
Eau de laurier-cerise.	15 grammes
Sirop de codéine. . . . . , . . .	5
Sirop.	Q. s. pour sucrer
Eau de tilleul.	100

chez les jeunes enfants.

Évacuer l'intestin avec un lavement purgatif. Si la con-
vulsion cesse et qu'on puisse faire ingérer des liquides,
donner un vomitif. Si les attaques persistent, donner un
lavement avec :

Chloral	0^{gr},50
Camphre	1 gramme
Teinture de musc.	XX gouttes

Si les accès se reproduisent au bout de quelques heures,
bain sinapisé, seulement quand il n'y a pas de fièvre. Si les
convulsions persistent, mettre à la nuque, pendant trois
heures, un *vésicatoire* qu'on remplacera par un cataplasme.
Dans les convulsions d'origine albuminurique, urémique,
émissions sanguines. A un enfant de trois à cinq ans, on
peut mettre trois à quatre sangsues derrière les oreilles,
ou appliquer des ventouses scarifiées sur les reins, de manière à enlever 50 à 60 grammes de sang. On emploie en
même temps la médication ci-dessus. Comme prophylaxie,
chez les enfants nerveux, donner, pendant trois à quatre
jours, de temps en temps, 0^{gr},20 à 0^{gr},30 de bromure de potassium.

Il est bon de connaître les causes principales des convulsions chez les enfants :

Convulsions
{
pendant la dentition ;
dues à la présence d'helminthes ;
occasionnées par des affections cérébrales (méningites) ;
résultant d'un mauvais état du tube digestif.
}

Dans tous les cas on sera autorisé à administrer un léger purgatif et on se trouvera bien de mettre l'enfant au lait exclusivement : tout cela en attendant l'arrivée du médecin. Au point de vue prophylactique, on devra surveiller attentivement l'alimentation et l'état des garde-robes. Il faut proscrire absolument l'alcool ou le vin du régime des enfants. J'ai eu l'occasion d'être appelé d'urgence auprès d'un bébé de deux ans qui présentait depuis quelques jours des attaques inquiétantes de convulsions violentes : j'examinai soigneusement mon petit malade et je ne trouvai pas une explication satisfaisante à son état. A ma troisième visite, par hasard, je vis dans le berceau deux ou trois noyaux de cerises : intrigué, je demandai d'où ils provenaient.

— Oh ! ce n'est rien, me dit la maman ; notre pauvre chéri est habitué à sucer des cerises à l'eau-de-vie, presque chaque jour ; aujourd'hui, pour calmer ses cris, je lui en ai donné quelques-unes.

Je fus stupéfait, et j'eus toutes les peines du monde à faire comprendre que là était la cause de ces crises violentes : le bébé était alcoolisé, l'empoisonnement déterminait déjà des désordres nerveux graves. Convertis à ma façon de penser, les parents cessèrent leur régime meurtrier ; les convulsions disparurent, et le pauvre petit fut définitivement guéri.

Les convulsions sont encore parfois le symptôme d'une affection presque sûrement mortelle, la méningite tuberculeuse : avec la constipation opiniâtre, le changement d'humeur, l'indifférence aux jeux habituels, vomissements incoercibles, fièvre élevée, pouls irrégulier, cris aigus lancés de temps à autre, ventre rétracté en forme de bateau, raie méningitique (l'ongle du doigt laisse, promené sur la peau, une trace rouge persistante), l'impossibilité d'étendre les jambes complètement dans la station assise, le relâchement du sphincter; elles constituent le syndrome méningitique. La mort survient dans le coma, avec la perte complète de l'intelligence et de la sensibilité.

Un de mes plus respectés maîtres, mort il y a quelque temps, le professeur Dujardin-Beaumetz, dans un remarquable ouvrage, avait laissé aux praticiens l'espoir de guérir la méningite tuberculeuse, cette affection terrible qui fait de grands ravages dans les rangs de cette armée si intéressante des babies, partout si choyés malgré toutes les peines dont ils sont les causes continuelles. La curabilité de la méningite tuberculeuse scientifiquement et rigoureusement diagnostiquée a été soutenue à grand'peine, et il n'en existe que des cas très rares. Dujardin-Beaumetz, malgré tout son talent, défendait une cause difficile dont profita seul le charlatanisme de certains médiocres praticiens.

J'écris surtout pour mettre les parents en garde contre le trop prompt affolement qui les saisit aux moindres indispositions de leur bébé qui évoqueraient l'idée de méningite, affolement qui redouble si l'enfant présente quelques-unes de ces convulsions assez fréquentes dans le premier âge. Qu'ils se méfient d'un diagnostic porté trop hâtivement : j'espère qu'il n'existe pas de médecin assez dépourvu de conscience professionnelle pour profiter d'une erreur de diagnostic et s'attribuer ensuite le mérite d'une guérison inespérée.

Pour résumer notre pensée, nous disons qu'il faut qu'on sache que les méningites, sauf quelques cas isolés, sont des affections redoutables et dont l'issue est rapide et fatale.

Un médecin consciencieux ne doit pas se hâter dans le diagnostic de cette maladie, diagnostic d'ailleurs hérissé des plus grandes difficultés.

De leur côté, les parents ne doivent pas se laisser aller au désespoir pour la moindre indisposition dont la tournure pourrait faire penser à cette affection ; alors le médecin interviendra pour les rassurer en praticien éclairé, non en sauveur ou faiseur de miracles.

Le traitement est presque toujours impuissant dans les cas bien avérés des méningites. C'est bien plutôt l'hygiène et la prophylaxie qui sauveront tous ces enfants à tares tuberculeuses, prédestinés à la mort, si on n'y prend bien garde. Les efforts des familles et des médecins doivent donc faire le possible et l'impossible pour éviter la contagion tuberculeuse à l'enfant, pour le placer dans les meilleures conditions de santé générale afin d'y résister.

* *

Chez les grandes personnes, la méningite tuberculeuse, sans être absolument rare, est cependant moins fréquente : elle est souvent l'aboutissant de tuberculoses pulmonaires arrivées au dernier degré.

Les adultes sont exposés à d'autres affections des centres nerveux : telles sont principalement l'hémorrhagie cérébrale (apoplexie), l'ataxie locomotrice (tabes), la sclérose en plaques, les myélites en général. Nous passerons rapidement en revue ces diverses affections.

L'hémorrhagie cérébrale est caractérisée anatomiquement par la rupture d'un vaisseau au milieu des cellules du cerveau ; elle est immédiatement suivie (attaque d'apoplexie) de désordres fort graves qui se manifestent *cliniquement*, suivant l'importance des lésions, par une chute complète sans connaissance, par une déviation de la langue caractéristique avec embarras de la parole, ou perte absolue de la faculté du langage (aphasie, agraphie, etc.) ; il y a *cécité verbale* quand le malade lit un mot *machinalement*, mais sans plus en connaître la valeur ; il y a *surdité verbale* quand le malade entend bien le mot prononcé à côté de lui, mais n'en distingue plus la signification. Enfin, la moitié du corps, de haut en bas, est frappée de paralysie, c'est l'*hémiplégie*.

Dans les cas légers, un traitement approprié peut amener une amélioration très sensible, mais la guérison n'est jamais définitive, en ce sens que, généralement, une seconde attaque suit la première à plus ou moins longue échéance. L'hémorrhagie cérébrale est, en effet, due à la rupture de très petits vaisseaux, rendus aussi cassants que du verre, par une lésion anatomique spéciale et généralisée, l'*artério-sclérose* ou incrustations calcaires de la paroi des vaisseaux.

L'artério-sclérose est le triste apanage de l'âge avancé : aussi la fin naturelle des vieillards est-elle bien des fois l'attaque d'apoplexie légère, grave ou foudroyante.

Le traitement est extrêmement réduit : sangsues derrière les oreilles, purgatifs énergiques, repos au lit, alimentation lactée.

L'ataxie locomotrice, la sclérose ou les myélites sont des affections dont les localisations anatomiques siègent dans la moelle épinière : elles frappent diverses parties des conducteurs nerveux et parfois sont absolument systématisées ; elles donnent lieu à des perturbations graves de la sensibilité, de la motricité et de la coordination de mouvements volontaires.

Je n'insisterai pas davantage.

CHAPITRE XIV

PHARMACIE DU COLON, USAGE DE QUELQUES MÉDICAMENTS

Il arrive communément que le médecin appelé à la campagne pour un cas grave, pour un accident, ne trouve dans une ferme aucun des médicaments de première nécessité. Parfois, il est vrai, on lui dit bien, en venant le chercher, qu'il se munisse des choses indispensables; mais, faite à la hâte, l'ordonnance est toujours incomplète et, avec la meilleure volonté du monde, on oublie quelquefois l'indispensable.

D'autre part, les compositions des *boîtes de secours* ou des pharmacies de poche ou de campagne, vendues par les drogueries, les grands bazars ou les magasins de nouveautés, sont à la vérité bien vieillottes et surannées. On y

trouve encore de la charpie, du diachylon, des taffetas
variés, du cérat, du perchlorure de fer et autres substances
d'une utilité problématique, et croyez bien que la boîte
luxueuse doublée de velours est encore d'un luxe dangereux et beaucoup trop coûteux.

Qu'y a-t-il donc de vraiment pratique pour constituer
une pharmacie de campagne?

J'avoue avoir à ce sujet une idée toute personnelle (c'est
déjà quelque chose!). Tout simplement faites faire ou ache-
tez deux de ces grandes boîtes en fer-blanc, carrées, dont
les ménagères se servent pour mettre leur café ou leur
sucre. Dimensions : 3o centimètres de longueur, 15 de
largeur et 12 ou 15 de hauteur. Dans la première, vous con-
serverez à l'abri de l'air et de la poussière des paquets
d'ouate, de la gaze stérilisée, des bandes en tarlatane, du
taffetas gommé, des fils à suture en soie ou en catgut
contenus dans des flacons.

Ces différents objets seront réservés au médecin ; toutefois, s'il vous était nécessaire de faire un pansement
urgent, en cas d'hémorrhagie, par exemple, il faudrait,
avant d'ouvrir la boîte, vous savonner les mains, vous
brosser les ongles et faire un rinçage à l'alcool. Tout paquet ouvert et entamé ne doit plus être remis dans la boîte
qui le contenait préalablement. Dans la seconde boîte, se
trouveront quelques flacons renfermant des antiseptiques,
des solutions pour injections hypodermiques et quelques
autres médicaments de première nécessité.

Le tout doit se résumer à dix ou quinze substances
dont l'emploi devra toujours être rigoureusement indiqué
par le médecin seul. Il faut éviter le travers de bien des
gens qui supposent connaître les indications ou les contre-
indications d'un médicament quand ils l'ont contemplé un

certain temps dans un flacon recouvert d'une étiquette rouge, blanche ou bleue. Surtout il faut se méfier — comme du feu — des antiseptiques et, principalement, de l'acide phénique.

Voici les principaux médicaments dont nous conseillons l'achat :

Une boîte de comprimés de sublimé dosés à 1 gramme ;

Un flacon d'élixir parégorique :

Un flacon d'éther sulfurique ;

Une solution de bichlorhydrate de quinine pour injections hypodermiques ;

Une solution de morphine ;

Une boîte de dermatol ;

Un flacon de collodion ;

Un flacon de baume de Fioravanti ;

Paquets d'ipéca et d'émétique ;

Un flacon d'alcool ;

Une solution d'ergotine ;

Une solution d'acide phénique ou de phéno-salyl ;

Une boîte d'acide borique ;

Une boîte de sinapismes.

S'il y avait absolue nécessité à faire un *pansement propre*, on pourrait se servir d'une solution de sublimé au millième. Après avoir fait bouillir 1 litre d'eau, on y ferait dissoudre un des comprimés dont nous venons de parler.

Nos deux boîtes doivent être fermées par un cadenas, mises en lieu sûr et toujours à la disposition d'une seule et même personne.

Ainsi on évitera bien des accidents, bien des ennuis ou des déboires, et le médecin aura, le cas échéant, sous la main, des médicaments de première nécessité.

Si on peut établir dans une ferme ou dans une maison

particulière une pièce spéciale pour installer une petite pharmacie (V. 1re partie, chap. i, HABITATION), il sera encore plus commode d'avoir une grande armoire où tous les médicaments seront convenablement arrangés et classés. On se servira néanmoins de la boîte en fer-blanc pour les objets de pansement. On devra posséder une balance, des bocaux, des verres à ventouses, des spatules, des bocks à irrigation, une boîte à électricité, des canules, des seringues hypodermiques, etc., une boîte à faire les cachets, des flacons de diverses grandeurs.

* *

Nous donnons dans le tableau suivant, pour servir à l'installation d'une pharmacie plus complète, une liste contenant un plus grand nombre de médicaments avec leurs indications, leur mode d'emploi et leurs doses. En cas d'embarras on pourra toujours s'y reporter.

INDICATIONS	MÉDICAMENTS	MODE D'ADMINISTRATION	DOSES
Antithermique et tonique.	1. Quinine.....	Cachets, injection.	1 à 3 gr.
	2. Quinquina ..	Cachets, poudre, vin	2 à 4 gr.
Hypnotique, calmant, antispasmodique, antinervin.	3. Chloral'	Potion	1 à 4 gr.
	4. Opium......	Pilules, potion....	$0^{gr},01$ à $0^{gr},10$
	5. Bromures...	Solution	4 à 8 gr.
	6. Morphine ...	Injection hypodermique..........	$0^{gr},01$ à $0^{gr},05$
Vomitif-expectorant, antidysentérique.	7. Ipéca	Poudre........... .	$0^{gr},25$ à 3 gr.
		Potion.	" "
		Sirop.	30 gr.
Analgésique et antithermique.	8. Antipyrine ..	Cachets	1 à 3 gr.
	9. Phénacétine.	Cachets.....	1 à 2 gr.

Cardiaque, diurétique .	10. Digitale..... Potion............. 0ᵍʳ,50 à 1ᵍʳ,20

Cardiaque, diurétique .
- 10. Digitale..... Potion............ 0ᵍʳ,50 à 1ᵍʳ,20
- 11. Caféine ..... Injection hypodermique.......... 1 à 2 gr.

Purgatif, cholagogue, antiseptique vermifuge .
- 12. Calomel .... Cachets, pilules... 0ᵍʳ,05 à 1 gr.

Vaso-constricteur (utérin).
- 13. Ergotine .... Injection hypodermique, potion... 1 à 2 gr.

Antiscrofuleux et antisyphilitique.
- 14. Iodure ......'Solution........... 4 à 12 gr.
- 15. Mercuriaux . Pilules , injection (proto-iodure hypodermique... 0ᵍʳ,05 à 0ᵍʳ,1 ou bi-iodure). » »

Activant de la nutrition.
- 16. Glycérophos- Cachets.....'...'. 0ᵍʳ,50 à 1ᵍʳ,2 phates .... Injection hypodermique.
- 17. Kola .... Cachets........... » »

Antiseptique (externe).
- 18. Phénol...... Usage externe.
- 19. Sublimé..... Usage externe.

Antiseptique (interne).
- 20. Naphtol..... Cachets .... 1 à 2 gr.
- 21. Salol........ Cachets .... » »

Antidiarrhéique.
- 22. Sels de bismuth...... Cachets........... 2 à 6 gr. Opiacés (déjà 0ᵍʳ,05 (extrait) indiqué). 30 gr. (sirop).

Antispasmodique.
- 23. Belladone... Sirop, pilules. 3ogr. (sp) o.05 (pil.)
- 24. Cyanure .... (eau de laurier-cerise)............ 4 à 10 gr. Bromure....'(déjà indiqué).
- 25. Aconit...... Teinture .... x à xxx gout.

Expectorants
- 29. Antimoniaux Potion............ 1'à 3 gr.

Balsamique.
- 27. Créosote.... Capsules... ...... 1'à 3 gr.
- 28. Térébenthine Capsules.......... » »

Eupeptique et
antidyspep-
tique, anti-
rhumatis-
maux.

29. Pepsine..... Cachets........ ...	1 à 2 gr.
3o. Alcalins..... Cachets......	2 à 10 gr.
31. Salicylates.. Cachets....	2 à 8 gr.

Nous compléterons les données de ce tableau par l'étude plus approfondie d'une dizaine de médicaments qui pourront servir dans les cas les plus urgents.

Sels de quinine. — Antithermiques et surtout antipaludéens par excellence. Doivent être surtout employés par la voie intramusculaire. La solution est la suivante :

> Bichlorhydrate de quinine . . . . .   3 grammes
> Eau bouillie   6   —

Quand on parle d'usage intramusculaire de la quinine, il est banal d'en rappeler l'utilité dans le paludisme aigu ou chronique, larvé ou fruste ; il est d'autres indications moins communes, sur le développement desquelles nous désirons particulièrement insister.

Nous envisagerons tout d'abord la valeur de cette médication dans la *fièvre typhoïde :* tout en posant ce principe, *à priori*, que la balnéation froide est supérieure à toutes les autres médications dans ces grandes pyrexies, nous sommes cependant d'avis que l'emploi des médicaments antithermiques trouve parfois son indication très formelle et très rationnelle dans la dothiénentérie. Nous partageons en cela l'avis des médecins qui, à l'exemple de Jaccoud, réservent les antithermiques pour les cas qui présentent un ou plusieurs des caractères suivants :

1° Continuité de la fièvre et faiblesse de la rémission matinale ;

2° Séries non interrompues de températures vespérales dépassant 40° ;

3º Défaut d'abaissement de la courbe thermique après trois jours consécutifs ?

4º Une certaine défaillance du cœur jugée par le pouls et l'examen de l'organe.

Dans ces différents cas, nous employons volontiers les doses de 25 à 50 centigrammes de quinine, par la voie intramusculaire : une injection pratiquée une fois par jour, ou une fois tous les deux jours. De cette façon l'action de la quinine est lente, mais régulière ; elle n'est pas soudaine et éphémère comme celle de certains antithermiques plus énergiques dans la fièvre typhoïde, comme l'acétanilide, la phénacétine, l'antipyrine ; partant elle est moins dangereuse et plus constante. D'un dosage et d'un maniement plus aisé, la quinine employée sous cette forme peut rendre les plus grands services. L'examen du tracé thermométrique et l'état du cœur en prescriront surtout l'emploi.

Il n'est pas jusqu'à la grippe et l'influenza dans le traitement desquelles les injections de quinine ne donnent de très bons résultats. Beaucoup d'auteurs, entre autres Moutard-Martin, avaient préconisé les sels de quinine dans certaines formes de ces maladies, affectant quelques symptômes de périodicité. J'ai eu l'occasion de remarquer ces intermittences très nettes dans les accès fébriles de la grippe ou influenza, et il y a lieu de se demander si le retour à date fixe de l'élévation thermique est dû en propre à cette infection particulière, ou ne serait pas plutôt attribuable au paludisme latent des malades vivant dans les pays chauds. Quoi qu'il en soit, dans ces cas spéciaux, les injections de quinine mieux encore que les sels absorbés par la bouche arrivent à supprimer les accès.

Les deux sels qui méritent d'être retenus pour cet emploi sont le bichlorhydrate et chlorhydrosulfate de quinine.

On peut juger de leur solubilité et de leur richesse en quinine d'après le tableau suivant dressé d'après Carron de la Carrière (*Journal des Praticiens*, 1898, n° 31) :

1 GRAMME		SOLUBLE DANS		CONTIENT		
Chlorhydrosulfate de quinine		1 gramme d'eau		74,2	% de quinine	
Bichlorhydrate	—	2	—	89,9	%	—
Monochlorhydrate	—	25	—	81,71	%	—
Bromhydrate	—	60	—	76,61	%	—
Valérianate	—	110	—	76,06	%	—
Sulfate	—	750	—	71	%	—

Quinquinas. — Leur valeur tonique et reconstituante est incontestable : leur usage doit être complètement séparé de celui de l'alcool; en d'autres termes, il faut renoncer aux teintures et vins de quinquina, grâce auxquels on saturait l'économie de principes nocifs et qui déterminaient souvent des gastrites chroniques. Le médecin doit être seul juge de l'opportunité de l'adjonction à une potion du rhum ou du vin suivant les nécessités du moment. Nous recommandons les préparations à base de glycérine et d'extrait aqueux de quinquina.

Aux propriétés fébrifuges des quinquinas nous ajouterons leur action astringente et réconfortante. Dans les colonies, on doit en faire un usage fréquent, sans exagération cependant.

Les meilleures préparations sont les décoctions de quinquinas gris, les poudres de quinquinas, les extraits aqueux.

La poudre de quinquina est avantageusement employée pour le pansement des plaies d'une cicatrisation et d'une guérison trop lentes, pour les boutons et les ulcères des pays chauds.

Bromures. Chloral. Opium. Antipyrine. Chloroforme. — Un des problèmes courants, dans la vie ordinaire, quand

survient brusquement une maladie ou ,une indisposition
subite, c'est de savoir *comment calmer la douleur avant la
venue du médecin.*

Nous avons à notre disposition, dans l'arsenal thérapeutique, quelques bons médicaments, d'action sûre dont on
usera en toute sécurité. Tels sont :

   ·L'antipyrine (cachets, potion, injections) ;
   Les bromures (en potion) ;
   L'opium (pilules, potion, frictions) ;
   L'éther (inhalations, potion) ;
   Le chloroforme (potion, frictions) ;
   ·La cocaïne (potion, badigeonnages) ;
   ·Chlorure d'éthyle } vaporisations sur la surface cutanée.
   Menthol   ·}

On se trouvera bien de l'association· médicamenteuse
suivante :

Antipyrine	4 grammes
Extrait d'opium	0^{gr},05
Eau chloroformée saturée	150 grammes
Cocaïne	0^{gr},05
Sirop d'éther.	50 grammes
Eau de fleurs d'oranger.	100 —

·Une cuillerée à soupe d'heure en heure.

Dans·les cas extrêmement douloureux, quand la souffrance devient intolérable, comme dans·les coliques néphrétiques ou hépatiques, il est quelquefois urgent avant
la venue du médecin, de pratiquer une injection sous-
cutanée de morphine (alcaloïde de l'opium). La solution
classique à employer est la suivante :

Chlorhydrate de morphine.	0^{gr},10
·Sulfate neutre d'atropine.	0^{gr},01
Eau de laurier-cerise	10 grammes

On ne dépassera pas la dose d'une seringue de Pravaz ordinaire.

*Technique de l'injection sous-cutanée de morphine : Faire au préalable bouillir aiguille et seringue au bain-marie. Faire également bouillir la solution de morphine au bain-marie. Laissez refroidir le tout. Avec un tampon d'ouate imbibé d'une solution de sublimé au millième, frottez la peau de l'avant-bras, partie externe du côté du dos de la main ; saisir la peau entre le pouce et l'index et enfoncer l'aiguille parallèlement au bras, pousser l'injection doucement. Retirer ensuite l'aiguille d'un coup. Avec les doigts, masser légèrement la petite tumeur produite.

Ipéca (Vomitifs). — Excellent émétique, se prescrit à la dose de 0gr,25 à 1gr,50 on 2 grammes en poudre maintenue en suspension dans du sirop d'ipéca. On donne la potion par cuillerées à soupe ou à café, suivant l'âge, de cinq en cinq minutes, jusqu'à effet vomitif suffisant. Il est bon d'administrer dans l'intervalle des tasses d'eau chaude pour faciliter les vomissements.

La dose du sirop d'ipéca varie de 15 à 40 grammes ; c'est un bon médicament à employer dans les cas d'embarras gastrique, de gastrite, d'empoisonnement, pour vider l'estomac des substances toxiques ingérées.

*L'infusion de racines d'ipéca s'emploie en lavement, associée ou non à l'opium (vingt à trente gouttes de laudanum), dans les cas de diarrhée infantile ou de dysenterie.

L'émétique, tartrate double d'antimoine et de potasse. tartre stibié, employé comme vomitif ne doit être manié que par le médecin. Nous mentionnons comme substances analogues, succédanés de l'ipéca ou de l'émétique :

Le sulfate de cuivre (doses : 0gr,10 à 0gr,40 chez l'adulte, et 0gr,05 à 0gr,10 chez l'enfant) ;

*La farine de moutarde (doses : 1 à 2 cuillerées à soupe).

Calomel. — Nous avons déjà eu l'occasion de parler de ce médicament si précieux, surtout en médecine infantile. Nous ne signalerons ici que ses principales indications et son mode d'emploi.

Purgatif sûr, on l'administrera chaque fois qu'il sera nécessaire d'obtenir un effet purgatif doux, mais assez énergique cependant : il est un excellent antiseptique pour l'intestin, active la fonction du foie et, en même temps, est un bon vermifuge, surtout quand il est associé à la santonine.

Chez les enfants, on peut donner environ 0ᵍʳ,05 de calomel par année d'âge. Chez les adultes, les doses varieront entre 0ᵍʳ,75 et 1 gramme.

On l'administrera suivant les nécessités et les personnes, dissous dans un peu de lait, en paquets, en cachets, dans de la confiture, du miel, ou simplement dans de l'eau.

Iodures. — Excellents médicaments qui réclament en général la prescription médicale : à titre de modification générale de l'économie, on l'emploie chez les enfants lymphatiques surtout sous la forme de sirop d'iodure de fer.

Antiseptiques intestinaux. — Dans les cas de diarrhée, avant l'arrivée du médecin, on se trouvera bien de l'administration de doses de 1 à 2 grammes de : naphtol, benzonaphtol, salicylate de bismuth, salol.

Digitale et caféine. — Médicaments toni-cardiaques par excellence qui ne doivent être employés que sur prescription médicale. En cas d'urgence, on administrera la digitale sous forme de sirop à la dose de une ou deux cuillerées à soupe par jour.

La caféine, dans les cas de faiblesse du cœur ou de syncope, sera donnée sous forme d'injections hypodermiques :

Caféine 2ᵍʳ,50

```
Benzoate de soude. . . . . . . . .      3 grammes
Eau . . . . . . . . . . . . . . . . .   10   —
F. s. a. — Une seringue en vingt-quatre heures.
```

Le mode opératoire pour l'injection hypodermique a été décrit plus haut.

Antipyrine. — Tout le monde connaît son action anti-névralgique et analgésique : nous avons parlé précédemment d'une potion qui contient cette substance associée à d'autres agents médicamenteux.

Il faut toujours avoir grand soin, quand on prend de l'antipyrine, de faire suivre le cachet de l'absorption d'une grande tasse d'infusion chaude (tilleul ou camomille) sucrée. Doses, 1 à 4 grammes en 24 heures.

Le tableau suivant résumera les données précédentes :

OPIUM. . . . . Antidiarrhéique , calmant, hypno-
                       tique.
CALOMEL . . . . Purgatif, cholagogue, vermifuge, diu-
                       rétique, antiseptique.
BROMURES. . . . . Antinerveux, antispasmodiques, hyp-
                       notiques.
IODURES. . . . . Antiscrofuleux, antistrumeux, dépu-
                       ratifs, antisyphilitiques.
NAPHTOLSALOL . . . . . Antiseptiques intestinaux, antidiar-
                       rhéiques , antiseptique urinaire
                       (salol).
DIGITALE et CAFÉINE. . Cardiaques, diurétiques, toniques.
QUININE et QUINQUINA Antithermiques et toniques.
ANTIPYRINE. . . . . . . Antithermique et analgésique

                    *
                  *   *

Sans vouloir transformer le colon isolé en pharmacien de fortune, il nous paraît bon de l'initier à quelques connaissances sommaires de manipulations.

Toute dose de médicament un peu énergique doit être rigoureusement pesée : d'où usage indispensable de la balance et connaissance exacte des poids. On vend dans le commerce des petits instruments fort commodes avec la série des poids.

Pour peser dix centigrammes de calomel, procédez de la façon suivante :

Prenez deux carrés de papier d'égale grandeur et d'épaisseur identique, et mettez chacun d'eux dans un plateau de balance ; sur l'un d'eux, placez le poids de 10 centigrammes et, sur l'autre, le médicament : vous aurez ainsi le poids exact recherché.

Si vous désirez prendre ou faire prendre des poudres médicamenteuses de mauvais goût, vous les engloberez dans un cachet.

Le cachet, que chacun connaît, se compose de deux capotes distinctes : après avoir pesé par exemple 1 gramme d'antipyrine, placez la poudre dans une des capotes et placez la seconde sur la première, après avoir légèrement humecté les bords du cachet : cela suffit pour avoir un cachet extemporané. Les cachétérines, avec les divers ustensiles, permettent de faire un plus grand nombre de cachets ne se décollant pas et de conservation plus parfaite.

Tous les médicaments en poudre doivent être conservés dans des bocaux, des boîtes en métal ou des flacons : les uns et les autres seront soigneusement étiquetés ; les substances toxiques, pour l'usage externe, porteront un signe distinctif : étiquette rouge ou tête de mort blanche sur fond noir. On aura à sa disposition des flacons de diverses grandeurs en verre blanc pour préparer les potions : cela servira surtout après la visite du médecin, si ce dernier juge à propos de préparer lui-même une potion d'urgence. De toute nécessité sont aussi un mortier, une spatule, des ciseaux, desétiquettesblanches, de la colle, des bouchons, etc.

Outre les médicaments, la pharmacie doit encore posséder :

Un appareil électrique à faradisation, dont nous avons indiqué les usages ;

Des ventouses ;

Des sangsues ;

Un irrigateur, bock à injections ou douche d'Esmarck.

L'appareil électrique de faradisation, dit électro médical, à charriot, se composed'une pile à éléments de zinc repré-

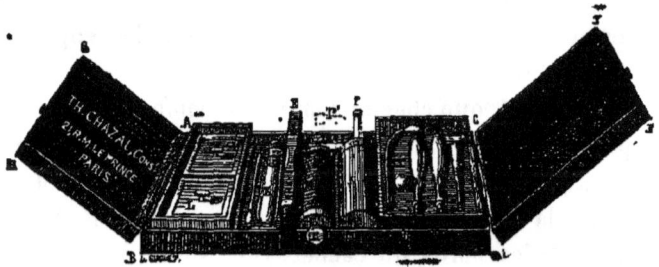

Légende : A, piles et leurs couvercles. — B, cloison où se placent les fils. — CC', les fils. — EE', poignées isolatrices. — B, bobine d'induction. — MNO, cases pour mettre les divers ustensiles quand la boîte est fermée. — PP', panneaux à rabattre pour former la boîte. — T, trembleur pour établir le courant. — X, régulateur du courant.

sentée par une boîte à deux compartiments avec couvercles, d'une bobine d'induction, d'un trembleur et de fils conducteurs terminés par des pointes qui s'embrochent dans les poignées qu'on tient à la main.

Dans les récipients en zinc A, on met deux ou trois pincées de bisulfate de mercure et on recouvre avec les petits couvercles. On relève le petit trembleur T, qui s'agite quand le courant passe. On adapte les fils dans les trous qui se trouvent sur la cloison B, et on règle l'appareil et son courant avec le régulateur X. Avant d'appliquer le courant sur la peau, on mouille les conducteurs de peau qui s'adaptent aux poignées.

S'il est quelquefois très urgent de savoir électriser un malade tombé en syncope ou en asphyxie, il est non moins important dans bien des cas de pouvoir mettre des ventouses. Dans un verre spécial en forme de cloche (au besoin un verre ordinaire sans pied ou un verre à bordeaux), on met un morceau de papier ou d'ouate enflammé, et on applique aussitôt la ventouse sur la peau, dos, poitrine, côtés, mollets, cuisses, etc. Les téguments s'élèvent aussitôt, remplissant le récipient qu'il n'est plus possible de séparer et de détacher de la peau. Il suffit de faire rentrer un peu d'air pour détacher la ventouse. Nous avons déjà décrit le procédé, d'autre part, pour les ventouses sèches ou scarifiées.

Très souvent, également, il deviendra indispensable de placer des sangsues, pour obtenir une émission sanguine se rapprochant de la saignée (vingt sangsues équivalent à une saignée moyenne de 250 grammes, quarante sangsues à une saignée forte). On doit les mettre sur les réseaux veineux qui émergent des parties malades, pour les décongestionner.

Exemples : Racine du membre (phlébite);

Aine (typhlite);

Anus (maladies du foie, à cause des racines de la circulation de la veine porte);

Apophyse mastoïde (maladie des yeux);

Angle de la mâchoire (cerveau, gorge);

Pour faire *prendre* la sangsue, placez-la dans un verre à

liqueur où au fond d'une carte à jouer roulée en cornet, et appliquez le tout sur l'épiderme, préalablement rasé de ses poils et humecté d'eau sucrée. Au bout de quelques instants, la sangsue se fixe par son extrémité la plus effilée où se trouve la bouche. Laissez alors l'animal, qui tombera de lui-même quand il sera gorgé de sang. Pour arrêter l'hémorrhagie, il suffit de laver la plaie avec de l'eau très chaude et d'appliquer un petit pansement contentif avec de la ouate hydrophile.

On doit éviter de placer des sangsues sur le trajet d'une veine trop importante, faisant saillie sous la peau.

Nous terminerons ce chapitre par quelques conseils relatifs à l'administration d'un lavement.

Il est administré très facilement avec le bock irrigateur ou douche d'Esmarck, d'une contenance de 2 litres, qu'on aura stérilisé au préalable en y faisant flamber un peu d'alcool. Une canule spéciale très fine termine le caoutchouc; on y peut adapter une sonde en gomme de Nélaton du n° 18, pour faire l'entéroclyse, c'est-à-dire un lavage plus profond de l'intestin ; la sonde en gomme, en effet, peut être enfoncée de 15 à 20 centimètres et remonte au-dessus du rectum.

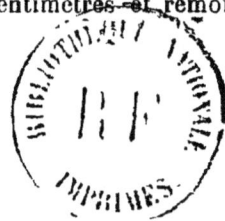

LEXIQUE

A

Aboulie. — Consiste dans l'affaiblissement partiel ou même la destruction complète de la volonté.

Acné. — Éruption de pustules se développant dans les régions où s'exerce une certaine compression : épaules, cou, taille face.

Adénite. — Inflammation des glandes ou ganglions lymphatiques.

Adénopathie. — Se dit d'une maladie des glandes ou ganglions lymphatiques.

Ainhum. — Affection de l'orteil, qui se produit exclusivement chez les noirs des pays tropicaux.

Alopécie. — Chute des cheveux.

Amaurose. — Perte complète de la vue.

Amblyopie. — Affaiblissement de la vue.

Anatomie. — Science qui s'occupe de la structure des êtres organisés.

Anémie. — État morbide caractérisé par une insuffisance de la quantité ou de la qualité du sang.

Anesthésie. — Abolition de la sensibilité.

Angine. — Inflammation de l'isthme du gosier et du pharynx.

Angine de poitrine. — Affection qui a pour symptômes des attaques d'angoisse au niveau du sternum, accompagnées d'irradiations pénibles dans le bras : c'est une névrose cardiaque.

Ankylostome. — Genre de vers de l'ordre des Nématoïdes, famille des Strongylidés.

Anophèle. — Insecte du genre des moustiques.

Anorexie. — Manque d'appétit. Dégoût pour les aliments.

Antisepsie. — Art de lutter avantageusement contre les germes et microbes, et de les détruire.

Anthrax. — Tumeur inflammatoire des glandes pilo-sébacées, avec tendance à la diffusion.

Aorte. — Gros tronc artériel émergeant du cœur, qui est l'origine commune de tous les vaisseaux artériels de la grande circulation.

Appendice. — Petit tube, terminé en cul-de-sac, appendu à l'extrémité inférieure du cæcum.

Appendicite. — Inflammation de l'appendice iléo-cæcal.

Apyrexie. — État normal qui succède à un accès de fièvre, avec abaissement du thermomètre.

Ascaride. — Genre de vers de l'ordre des Nématoïdes, famille des Ascaridés.

Ascite. — Épanchement de liquide dans la cavité péritonéale.

Asepsie. — État des substances qui ne sont contaminées par aucun microbe.

Asthénie. — Diminution générale ou partielle des forces de l'économie.

Asystolie. — Insuffisance du muscle cardiaque et troubles circulatoires généraux graves ; mort par le cœur.

Ataxie locomotrice. — Incoordination motrice dans les mouvements volontaires, en particulier de la marche.

Atrophie. — État d'un organe ou d'un tissu qui a diminué de volume sous l'influence d'un vice ou d'un défaut de nutrition.

B.

Badiane. — Fruit originaire de la Chine et du Japon, qu'on emploie dans la préparation de liqueurs stomachiques.

Bile. — L'un des produits de la sécrétion du foie.

Bilharziose. — Maladie produite par le Distoma hæmatobium (V. ce mot).

Biologie. — Science de la vie. Connaissance des règles qui président à la manifestation de la vie dans les êtres organisés.

Bismuth. — Ou mieux le sous-azotate de bismuth, s'emploie fréquemment en médecine (antidiarrhéique, antiseptique de l'intestin).

Blépharite. — Inflammation du bord de la paupière.

Blépharospasme. — Sorte de contraction des paupières avec occlusion presque complète de celle-ci.

Bobine. — Fil conducteur électrique isolé, enroulé un grand nombre de fois sur un cadre de bois.

Botanique. — C'est la science des végétaux.

Boulimie. — État maladif caractérisé par un appétit exagéré, par une voracité inexplicable.

Brachial. — En anatomie, tout ce qui appartient au bras.

Bright. — Médecin anglais, 1789-1858. A donné son nom, le brightisme, à une maladie du rein.

Buphtalmie. — Augmentation du volume de l'œil.

C

Cachexie. — Altération générale et profonde dans la nutrition, ayant pour conséquence un changement de la composition du sang.

Cæcum. — C'est la partie du côlon ascendant développé en cul-de-sac.

Calomel. — Protochlorure de mercure, très employé en médecine comme purgatif, ou vermifuge, en pommade, en pulvérisations.

Catarrhe. = On désigne sous ce nom, en général, l'inflammation des muqueuses.

Catgut. — Sorte de fils servant à faire les ligatures et les sutures.

Cécité. — État d'une personne qui a perdu la vue.

Céphalalgie. — Douleur de tête, mal de tête.

Céphalée. — Mal de tête durable et très intense.

Cerumen. — Matière épaisse, jaunâtre, qui se dépose dans l'oreille extérieure.

†Chique ou **Puce pénétrante.** — Insecte de l'ordre des Diptères, ne se rencontre que dans les régions intertropicales de l'Amérique. Détermine des tumeurs, aux pieds le plus souvent.

Cholagogue. = Se dit d'un purgatif qui a la propriété spéciale d'agir sur la sécrétion biliaire.

‹Cirrhose. — Mot qui sert à désigner diverses altérations du foie, du poumon, des reins, de la rate, etc.

Colite. — Inflammation du côlon.

Côlon. — Partie du gros intestin située entre le cæcum et le rectum.

Collapsus. — Chute rapide des forces avec affaiblissement des fonctions cardiaques.

Collyre. = Préparations usitées dans certaines affections des yeux.

Coma. = État pathologique dans lequel toutes les opérations cérébrales sont suspendues. Signe d'agonie.

Conjonctive. = La membrane muqueuse qui tapisse la face postérieure des paupières et la face antérieure du globe de l'œil, et unit ces organes.

Conjonctivite. — Inflammation de la conjonctive.

Cornée. — La membrane qui forme en avant la couche transparente la plus superficielle du globe oculaire.

Coryza. — Rhume de cerveau. Enchifrènement.

Cow-pox. — Mot anglais. Éruption qui se manifeste sur les trayons des vaches et qui contient le virus vaccin.

Cristallin. — Principal appareil réfringent de l'œil.

†Cryesthésie. — Impressionnabilité spéciale au froid qui se rencontre dans la néphrite chronique.

Cyanose. — Maladie qui se caractérise par une coloration bleuâtre des téguments et violacée des muqueuses.

Cytotoxines. — Poisons cellulaires.

D

Dégénérescence. — Ensemble de changements dans la composition et les propriétés d'un corps tel qu'il altère son caractère générique.

Dermatose. — Affection de la peau, en général.

Desquamation. — Détachement de l'épiderme par plaques ou écailles.

Diaphragme. — Muscle large hémisphérique qui forme une cloison entre la cavité thoracique et la cavité abdominale.

Diastole. — État de repos ou de dilatation des cavités cardiaques ou artérielles, lorsque le sang y pénètre.

Dicrotisme. — Battement double du pouls pour une seule révolution du cœur.

Diphterie. — Maladie générale spécifique, contagieuse, caractérisée par la formation d'une fausse membrane sur les muqueuses et un empoisonnement de toute l'économie.

Distoma hæmatobium. — Genre de vers de l'ordre des Trématodes. Existe en Égypte et certaines parties de l'Afrique. Produit l'hématurie et certaines affections vésicales

Diuretique. — Médicament qui augmente la quantité des urines.

Duodénum. — Première portion de l'intestin grêle. Son nom lui vient de ce que sa longueur avait été estimée à douze travers de doigts.

Dyspepsie. — Digestion difficile et douloureuse.

Dyspnée. — Difficulté de la respiration considérée en général.

E

Ecchymose. — Terme technique qui désigne le *bleu* vulgaire, occasionné sur le corps par un choc, une chute, etc.

Ecthyma. — Maladie d'origine inflammatoire, caractérisée par des pustules.

Ectropion. — Renversement de la paupière en dehors.

Eczema. — Maladie superficielle de la peau et des muqueuses, caractérisée par de la rougeur et des vésicules.

Elephantiasis. — Œdème cutané des jambes ; ressemblance avec les jambes d'éléphant.

Émonctoire. — Organe par lequel s'évacuent les humeurs.

Emphysème. — Tuméfaction causée par l'air ou un gaz quelconque qui s'accumule dans les tissus.

Enanthème. — Éruption à la face interne de certaines cavités.

Endosmose. — Échange qui s'effectue entre deux liquides séparés par une membrane poreuse, des principes qu'ils contiennent en dissolution.

Entérite. — Inflammation de l'intestin grêle.

Épigastre. — La région abdominale qui contient le foie et l'estomac.

Épistaxis. — Saignement de nez.

Épithélium. — On appelle ainsi tout revêtement cellulaire qui recouvre une surface intérieure ou extérieure du corps.

Épreintes. — Douleurs vives produites par l'irritation du sphincter, dans la dysenterie, la diarrhée grave.

Érysipèle. — Inflammation spéciale du tégument externe ou des muqueuses produite par l'introduction dans l'organisme d'un microbe pathogène.

Érythème. — Affection de la peau caractérisée par des taches rouges superficielles.

Escharre — Nom donné à la croûte noirâtre qui résulte des brûlures, de l'action des caustiques.

Esmarck. — Chirurgien allemand.

Étiologie. — Science qui s'occupe de l'étude des causes des maladies.

Exanthème. — Lésion cutanée caractérisée par une congestion des vaisseaux superficiels de la peau.

Exacerbation. — Aggravation accidentelle de l'intensité d'une maladie ou d'un symptôme prédominant.

Extravasation. — Sortie du sang hors des vaisseaux qui le contiennent.

F

Faradisation. — Mode de traitement des maladies par l'électricité, au moyen d'appareils d'induction.

Filaire. — Genre de vers de l'ordre des Nématoïdes.

Flatulence. — Accumulation du gaz dans une cavité du corps.

Forcipressure. — Méthode hémostatique consistant dans l'application sur un vaisseau lésé d'une pince qui le saisit et le comprime pendant un temps suffisant pour arrêter le sang.

Framboesia. — Voir *Pian*.

Froidure. — Action exercée par le froid sur les tissus vivants.

Furoncle. — Petite tumeur inflammatoire qui se termine par suppuration et laisse échapper avec le pus une masse de tissu cellulaire mortifié appelée *bourbillon*.

G

Ganglions. — Renflements qui se trouvent sur le trajet des vaisseaux lymphatiques ou des nerfs.

Gastralgie. — Douleur violente de l'estomac.

Gastro-entérite. — Inflammation simultanée de l'estomac et de l'intestin.

Germes pathogènes. — On appelle ainsi tous les êtres microscopiques dont la présence, dans le sang, ou les humeurs, ou les tissus, a une action fâcheuse sur l'organisme.

Glotte. — On désigne ainsi une partie du larynx.

Glycosurie. — Présence du sucre dans les urines.

H,

Helminthe. — Nom donné aux vers intestinaux.

Hématozoaires. — Nom donné aux animaux qui vivent dans le sang.

Hématochylurie. — État de maladie dans lequel du sang et des matières graisseuses se trouvent dans les urines.

Hématurie. — Présence du sang dans l'urine.

Hémiplégie. — Paralysie limitée à une des moitiés du corps.

Hémoptysie. — Crachement de sang.

Hémorragie. — C'est l'écoulement du sang hors des vaisseaux qui le contiennent.

Hémostase. — C'est l'action d'arrêter l'hémorragie.

Herpès. — Maladie cutanée, souvent très douloureuse, caractérisée par des bulles fort petites.

Horse-pox. — Maladie du cheval qui, inoculée à la vache, produit le cow-pox, et à l'homme la vaccine.

Hydatide. — Ce mot sert à désigner une des phases du développement du tænia.

Hydrocèle. — Accumulation dans la cavité vaginale ou dans les enveloppes du cordon de sérosité albumineuse.

Hypocondres. — Régions latérales supérieures de l'abdomen, de chaque côté de l'épigastre.

Hypertrophie. — Excès de développement d'un organe ou d'un tissu.

I

Ictère. — État de maladie caractérisé par la coloration jaune de la face, de la conjonctive, puis de toute la peau, avec altération spéciale des urines et des liquides de l'organisme.

Impetigo. — Maladie cutanée assez bénigne, caractérisée par une éruption de vésicules, bientôt remplacées par des croûtes jaunâtres.

Inhalation. — Absorption, par la voie respiratoire, de vapeurs liquides ou de gaz de diverses natures.

Instillation. — Injection goutte à goutte d'un liquide médicamenteux. On y a recours surtout dans les maladies des yeux.

Iris. — Membrane vasculo-musculaire placée dans le globe oculaire, en avant du cristallin, qui est séparée de la cornée par la *chambre antérieure* de l'œil et qui est percée à son centre de l'ouverture pupillaire.

J

Jaborandi. — Plantes employées comme stimulantes, diurétiques et sudorifiques. Se trouvent dans l'Amérique du Sud.

K

Kératite. — Inflammation de la cornée. On connaît surtout la kératite des moissonneurs. (2ᵉ partie, chap. XI.)

L

Ladrerie. — Maladie spéciale aux porcs, transmissible à l'homme.

Laryngite. — Inflammation du larynx: elle peut être aiguë ou chronique.

Leucocytes. — Globules blancs du sang, de la lymphe, du pus.

Lithiase. — Nom qui désigne la formation de concrétions pierreuses dans diverses régions du corps.

Lombric. — Genre de vers de l'ordre des Chétopodes-Abranches.

Lupus. — Maladie cutanée caractérisée par des petites nodosités se développant dans les régions profondes du derme et amenant l'ulcération ou l'atrophie superficielle de la peau.

Lymphangite. — Inflammation des vaisseaux lymphatiques.

Lymphatique. — Le système lymphatique est formé par une série de vaisseaux ramifiés, charriant de la périphérie vers le centre la lymphe puisée dans l'intimité des tissus, et le chyle puisé au niveau de l'intestin.

Lymphe. — Liquide qui circule dans les vaisseaux lymphatiques : clair, transparent, jaune pâle, de réaction alcaline, de saveur légèrement salée.

M

Maxillaire. — Adj. de *maxilla*, mâchoire.

Médicastre. — Médecin charlatan ou peu instruit.

Méningite. — Inflammation des enveloppes séreuses du cerveau ou de la moelle.

Microbe. — Voir *Germes pathogènes*.

Micrococque. — Microbe, genre des Vibrioniens, de forme arrondie. Donne lieu à plusieurs maladies infectieuses.

Microorganismes. — Voir *Germes pathogènes*.

Miliaire. — Éruption cutanée caractérisée par un érythème dont les vésicules sont comparables, pour la grosseur, à un grain de millet.

Misogynie. — Haine de la femme.

Morphine. — Alcaloïde de l'opium. Narcotique puissant.

Moustique. — Insecte des pays chauds dont la piqûre est très douloureuse. Principal vecteur du paludisme.

Muqueuses. — Membranes qui tapissent les diverses voies : digestives, respiratoires, génito-urinaires.

Myélite. — Inflammation de la moelle.

Myocardite. — Inflammation du tissu musculaire du cœur.

N

Nausée. — Sensation très pénible d'envie de vomir, précédant ou non le vomissement.

Néphrite. — Affection du rein. L'inflammation peut être totale ou partielle, aiguë ou chronique.

Névralgie. — Douleur paroxystique siégeant sur le trajet des nerfs, qui survient spontanément.

Neurasthénie. — Nom qui sert à désigner une névrose à symptômes très complexes : perte de la force nerveuse, épuisement nerveux.

Nyctalopie. — S'emploie quelquefois pour désigner la faculté de voir la nuit, ou de mieux voir à la chute du jour.

O

Œdème. — Infiltration de sérosité dans le tissu cellulaire, qui peut être limitée à une portion du corps ou généralisée.

Œsophage. — La portion du conduit alimentaire qui va du pharynx à l'estomac.

Ophtalmie. — Ce mot comprend plus spécialement les inflammations de la conjonctive, de la sclérotique et de la cornée.

Onycophage. — Celui qui a l'habitude de ronger ses ongles.

Ostéite. — Inflammation aiguë ou chronique du système osseux.

Otalgie. — Douleurs d'oreilles.

Otite. — Nom sous lequel on désigne l'inflammation de l'oreille. Les otites se divisent en internes, moyennes ou externes.

Otorrhagie. — Ecoulement du sang dans l'oreille.

Oxyde. — Composé résultant de l'union d'un corps simple avec l'oxygène.

Oxyure. — Genre de vers de l'ordre des Nématoïdes. L'oxyure de l'homme habite le tube intestinal et principalement le rectum. Détermine à l'anus un prurit insupportable.

P

Papule. — Élévation de la peau, qui ne renferme à son intérieur aucun liquide.

Parenchyme. — Désigne l'ensemble d'un tissu vivant où un grand nombre d'éléments divers sont combinés.

Parotide. — La plus grosse des glandes salivaires.

Parotidite. — Inflammation de la glande parotide ou du tissu cellulaire ambiant.

Pathogènes. — Voir *Germes pathogènes*.

Pathologie. — Science qui s'occupe des désordres matériels ou fonctionnels de l'organisme, considérés dans tous · leurs modes et sous toutes leurs formes.

Pathophobie. — Crainte exagérée de la maladie.

Pemphigus. — Affection cutanée caractérisée par l'apparition de bulles, qui se transforment rapidement en pustules et ensuite en croûtes violacées ou brunâtres.

Péritoine. — La séreuse qui tapisse la cavité abdominale et enveloppe les viscères.

Péritonite. — Inflammation du péritoine : elle est aiguë ou chronique, généralisée ou partielle.

Pétéchies. — Taches rouges hémorrhagiques qui sont un des symptômes des fièvres infectieuses graves (typhus, peste, fièvres éruptives).

Phagédénisme. — Creusement. — Ulcère phagédénique, celui qui détruit les tissus en largeur et en profondeur.

Pharynx. — La partie du tube digestif dans laquelle s'ouvrent la bouche et les fosses nasales, et qui se continue en bas avec l'œsophage et le larynx.

Phlegmon. — C'est l'inflammation du tissu cellulaire situé au-dessous de la peau ou profondément placé dans l'intervalle des organes.

Phlyctène. — Ampoule vésiculeuse que détermine une brûlure.

Photophobie. — Sensibilité exagérée et douloureuse de l'œil à la lumière.

Physiologie. — Science des phénomènes de la vie, c'est-à-dire des propriétés et fonctions des tissus et des organes chez les animaux vivants.

Pian. — Sorte de fièvre éruptive, fréquente surtout chez les noirs, véhiculée par les moustiques.

Pinta. — Maladie de la peau, contagieuse, bénigne, constatée au Pérou, etc., dans la classe pauvre.

Pneumocoque. — Microbe qui est le germe de la pneumonie.

Pneumo-gastrique. — Nerf important qui donne le mouvement et la sensibilité à trois grands viscères (cœur, poumons, estomac); il contribue aussi à l'innervation des parois intestinales.

Polyurie. — Augmentation de la quantité d'urine qui doit être émise, en moyenne, dans les vingt-quatre heures.

Pseudo-angor. — Fausse angine de poitrine. (Voir ce mot.)

Psorospermies. — Parasites intracellulaires, qui existent dans les fibres musculaires de l'homme.

Pustule. — Petit abcès très limité et recouvert par l'épiderme.

Pyrexie. — Nom général des maladies dont le caractère commun est l'état fébrile et qui ne dépendent pas de la lésion d'un organe particulier.

Q

Quillaya saponaria. — Genre de plantes dicotylédones, employé dans certaines préparations pharmaceutiques.

Quinine. — Fébrifuge très employé en médecine, principalement en injections intramusculaires (bichlorhydrate de quinine).

Quinte. — Accès de toux prolongé.

R

Rate. — Viscère abdominal, situé à gauche au-dessous des fausses côtes.

Rectum. — Partie terminale du gros intestin, fait suite au côlon.

Réfringent. — Organe qui produit la réfraction de la lumière.

Reins. — Organes qui procèdent à la sécrétion de l'urine.

Rétine. — Membrane sensible de l'œil, essentiellement excitable par la lumière.

Rougeole. — Fièvre éruptive très fréquente. En général bénigne.

Rubéole. — Éruption généralement bénigne, caractérisée par l'apparition de petites taches rosées très nombreuses et peu étendues, ce qui la distingue de l'érythème.

Rupia. — Affection cutanée pustulo-bulleuse laissant, à la suite de la chute des croûtes, la peau plus ou moins ulcérée.

Rythme. — Mouvement réglé en cadence, du pouls, du cœur.

S

Salol. — Salicylate de phénol. Antiseptique.

Santonine. — Alcaloïde du semen-contra. Poison. S'emploie associée au calomel comme vermifuge. (2ᵉ partie, chap. II.)

Sarcopte. — Parasite de la gale, genre des Acariens.

Scarlatine. — Fièvre éruptive, contagieuse, caractérisée par un exanthème écarlate, disposé par plaques sur le corps et par une desquamation sous forme de lambeaux épidermiques assez étendus.

Sclérose. — Induration pathologique des tissus et surtout des parenchymes.

Sclérotique. — Membrane fibreuse résistante de l'œil qui est percée en arrière pour laisser passer le nerf optique, et dans laquelle, en avant, est enchâssée la cornée.

Scotome. — Lacunes qui surviennent dans la continuité du champ visuel et qui sont dues à l'existence de points insensibles dans la rétine.

Septicémie. — Empoisonnement du sang par les toxines microbiennes.

Septique. — Adj., du grec σηπτικός, qui corrompt.

Septine. — Principe qui prend naissance dans les liquides organiques en putréfaction, ou encore dans les plaies.

Sérothérapie. — Traitement par les sérums antitoxiques.

Sérum. — C'est le liquide qui reste après la coagulation de la fibrine du sang, les globules étant emprisonnés dans le caillot fibrineux.

Spécifique. — Adj. Une maladie spécifique est celle qui est produite par une cause déterminée. Un remède spécifique est celui qui est propre à détruire la cause du mal, quand elle est connue.

Sphincter. — Ensemble de muscles disposés autour d'un orifice et destinés à le fermer.

Splénite. — Inflammation de la rate.

Staphylocoque. — Un des microbes de la suppuration.

Sténose. — Rétrécissement artificiel ou étroitesse congénitale d'un organe ou d'un conduit.

Sternum. — Os placé à la partie antérieure du thorax et recevant les cartilages des côtes.

Stomatite. — C'est l'inflammation de la muqueuse buccale et de la muqueuse des gencives.

Streptocoque. — Microbe, auteur des principales suppurations et des infections graves.

Suette. — Affection caractérisée par de grandes sueurs, une prostration extrème et une éruption papulo-vésiculeuse, dont chaque unité a le volume d'un grain de millet.

Syndactylie. — Adhérence des doigts entre eux, tantôt superficielle (doigts palmés), tantôt assez charnue et même osseuse.

Systole. — Phénomène de contraction musculaire qui a pour effet d'expulser le contenu de la cavité du cœur et de fermer un viscère creux.

T

Tachycardie. — Rapidité des battements du cœur.

Tannin. — Astringent végétal. Très employé en médecine.

Ténesme. — Douleurs vives produites par l'irritation du sphincter.

Tétanos. — Affection redoutable. Complication terrible, parfois possible, d'une blessure ou d'une plaie. Restée sans remède jusqu'à ces derniers temps.

Thérapeutique. — Traitement des maladies.

Thermomètre. — Appareil destiné à mesurer la température.

Thorax. — Cage osseuse formée par la colonne vertébrale, le sternum, les côtes et les cartilages costaux.

Trachée. — Conduit aérien qui fait suite au larynx et se continue par les bronches.

Trachéotomie. — Opération qui consiste dans la division des premiers anneaux de la trachée sur la ligne médiane antérieure du cou.

Traumatisme. — État créé par l'action d'une violence extrême sur notre organisme.

Trichines. — Genre de vers de l'ordre des Nématoïdes qui peuvent infecter l'homme par l'intermédiaire de la viande du cochon.

Toxines. — Produits des sécrétions des bactéries.

Toxicomanie. — Manie des poisons.

Tuberculose. — Maladie infectieuse, contagieuse, déterminée par le bacille de Koch, envahit de préférence le poumon et les appareils glandulaires.

Typhlite. — Inflammation du cæcum, ou, plus souvent encore, de l'appendice iléo-cæcal

U

Ulcère. — Plaie qui n'a aucune tendance à la réparation.

Urée. — Principe le plus abondant de l'urine.

Urémie. — Empoisonnement du sang par les matières excrémentitielles de l'urine.

Uricémie. — Accumulation de l'acide urique dans le sang.

V

Vaccin. — Virus de la vaccine.

Varicelle. — Maladie qui n'a, avec la variole, qu'un semblant d'apparence de l'éruption ; contagieuse et ne préserve pas de la variole.

Variole. — Fièvre éruptive, contagieuse, caractérisée par des pustules qui laissent après elles des taches indélébiles.

Varioloïde. — Variole atténuée, mais non modifiée. Atteint les personnes vaccinées dans leur enfance.

Ventouse. — Petite cloche de verre qu'on applique sur la peau et dans laquelle on fait un vide partiel.

Vermifuges. — Médicaments employés contre les helminthes et les parasites des intestins en général

Virus. — Substance nuisible qui, transmise d'un individu à un autre, peut communiquer à ce dernier la maladie du premier.

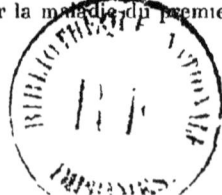

TABLE DES CHAPITRES

PREMIÈRE PARTIE

DEUXIÈME PARTIE

LEMANSKI *L'Hygiène du Colon.* 13

TABLE
ANALYTIQUE DES MATIÈRES

PREMIÈRE PARTIE

TABLE
ALPHABÉTIQUE DES MATIÈRES

A

B

C

O

P

20-1-11. — Tours, Imp. E. Arrault et Cie.

www.ingramcontent.com/pod-product-compliance
Lightning Source LLC
Chambersburg PA
CBHW031439210326
41599CB00016B/2056